临床护士实践能力训练

——老年科 PBL 教案

陈翠萍　卢　群　杨艳喜　主编

U0288331

同济大学 **出版社**
TONGJI UNIVERSITY PRESS
·上海·

内 容 提 要

　　本书精心汇编了一系列老年科的典型临床案例,生动地展现了老年患者从入院到治疗再到出院的整个医疗过程。每一个案例都由明确的学习目标、精炼的教案摘要、丰富的多幕情境、启发式的问题导引、教师注意事项、精心设计的提示问题以及详尽的参考资料构成。教案内容全面覆盖了老年科疾病相关的临床症状、病因、病理、治疗、护理、营养以及康复等多个领域的专业知识。

　　本书可供临床护理工作者、护理专业研究者及护理院校的师生阅读使用。

图书在版编目(CIP)数据

　　临床护士实践能力训练：老年科 PBL 教案/陈翠萍,
卢群,杨艳喜主编. --上海：同济大学出版社,2024.
7. -- ISBN 978-7-5765-1273-1

　　Ⅰ. R473

　　中国国家版本馆 CIP 数据核字第 2024KW2316 号

临床护士实践能力训练——老年科 PBL 教案

陈翠萍　卢　群　杨艳喜　**主编**

责任编辑 朱涧超　　**助理编辑** 徐艺峰　　**责任校对** 徐逢乔　　**封面设计** 陈益平

出版发行　　同济大学出版社　　　www.tongjipress.com.cn
　　　　　　(地址：上海市四平路 1239 号　邮编：200092　电话：021-65985622)
经　　销　　全国各地新华书店
印　　刷　　苏州市古得堡数码印刷有限公司
开　　本　　787 mm×1092 mm　1/16
印　　张　　25.5
字　　数　　621 000
版　　次　　2024 年 7 月第 1 版
印　　次　　2024 年 7 月第 1 次印刷
书　　号　　ISBN 978-7-5765-1273-1

定　　价　　98.00 元

本书若有印装质量问题,请向本社发行部调换　　版权所有　侵权必究

系列教材编写委员会

主　　编　施　雁

副主编　陈翠萍

编　　委　王　珏　　朱晓萍　　孙奋勇　　余　震　　陈翠萍　　范理宏　　郑加麟
　　　　　杨文卓　　秦环龙　　温　静　　施　雁　　翁素珍　　彭　沪　　蔡巧玲
秘　　书　贺学敏

本书编委会

主　　编　陈翠萍　　卢　群　　杨艳喜

副主编　朱燕琴　　沈海健　　杨霜霜　　姜金霞

编　　者　董　琼　　贾俊婉　　袁　静　　王丽雅　　屠奕超　　傅　怡　　陈　蓓
　　　　　严丽艳　　崔德君　　刘晓青　　姜金霞　　吴慧群　　金晓红　　张怡俊
　　　　　刘永珍　　李　莉　　冯桃桃　　周胜杰　　王玲敏　　施玉婷　　金英姬
　　　　　王一龙　　牟旭红　　李亚炜　　李艳艳　　杨巾夏　　杨佳敏　　邱　菊
　　　　　陈淑娟　　陈　悦　　施伟慧　　闻　静　　贺学敏　　徐启慧　　唐　林
　　　　　黄向东　　梅爱红　　蒋　媛　　程　琳　　陈静娟　　宋瑞梅　　荀林娟
　　　　　李孝红　　陈　芸　　孙　静　　王爱芳　　夏佳音　　王　蕾　　闵红叶
　　　　　郑盼盼　　王建花　　沈嘉妮

序一

近年来,随着人口老龄化的不断加速,老年人的健康问题愈发受到社会的高度重视,《"健康中国2030"规划纲要》中提到:"要坚持共建共享、全民健康,坚持政府主导,动员全社会参与,突出解决好妇女儿童、老年人、残疾人、流动人口、低收入人群等重点人群的健康问题。"《全国护理事业发展规划(2021—2025年)》中也提到:"采取有效措施增加护士队伍数量,特别是从事老年护理、儿科护理、中医护理、社区护理、传染病护理和安宁疗护工作的护士以及在基层医疗机构工作的护士数量。"因此,重视老年护理的研究,加强护理人员的培养培训,为老年人提供标准化、专业化、普及化和优质化的护理服务,是老年护理的首要任务。

老年患者往往疾病多且复杂,对于护理人员而言是重大的挑战。护理人员需要具备丰富的医学知识、专业知识、专业技能以及细心耐心的态度和良好的沟通技巧,确保老年患者获得最佳的医疗和护理质量。

《老年科PBL教案》为"临床护士能力训练——PBL教案"系列丛书之一。本书中的教案源于老年科典型临床案例,再现了老年患者入院—治疗—出院的全过程,将临床症状、病因、病理、治疗、护理、营养等多学科知识有机地结合在一起,帮助护理人员构建临床思维,通过基于PBL教案的启发式、探索式、情景式的教学方法,提高护理人员的临床实践能力。

本书是一本契合临床实际的培训参考用书,适用于护理院校的教学及临床护理人员的培训。

秦环龙

序二

随着中国人口老龄化问题的加剧,老年护理工作面临着前所未有的挑战,如何提升临床护理人员的老年护理能力已成为社会和医院关注的焦点。

本书遴选了老年人各系统疾病的临床典型案例,通过案例中的临床情景,以问题为导向,引导学习者整合基础医学、临床医学、护理学等多学科相关理论知识,对老年患者身心健康问题进行深入探讨和思考,并将相关学科的知识融会贯通,应用于临床实践。全书内容真实,结构合理,循序渐进,逐步引导学生进入临床情境,将护理要点融于临床情境中,适用于临床护理教学和护理人员的学习。

本书具有普适性及实用性,对提高医疗机构护理人员的老年患者护理能力具有重要的价值。

特荐此书!

翁素贞

前　　言

　　《临床护士实践能力训练——老年科 PBL 教案》聚焦于帮助护理人员提高对老年患者评估、诊断、正确临床决策及护理的能力。

　　本书基于临床案例,以问题为导向激发护理人员的学习兴趣、提高其自学能力、培养其思维模式。学习过程中,要求护理人员在获取理论和开展临床实践的基础上对已获得的知识体系不断地进行构建,有效地解决实际问题。书中的教学案例来源于临床,通过设计多幕情境,包括老年科疾病诊疗及护理、疾病并发症的护理、老年心理护理、临终关怀及康复训练等内容,将知识点以提出问题和解决问题的方式进行总结。每个案例还制订了教学目标、教师注意事项,并提供了参考资料,为教学提供便利。本书注重学科整合,把各个学科的知识整合到临床实践中,在理论和实践之间寻找到了关联。

　　本书聚集了临床一线医护人员的智慧和力量,全体编者不辞辛劳,对编写内容进行反复修改,在此深表感谢! 由于水平及时间有限,本书内容难免有不妥及疏漏之处,还请广大读者及护理同仁指正。

陈翠萍

目　　录

第一章 老年人呼吸系统疾病的护理

第一节 老年人支气管炎

——"都是寒流惹的祸"

教案摘要

李先生,75岁,自述有吸烟史30年。10年前无明显诱因下出现咳嗽、咳痰、憋喘,药物治疗后好转,症状常于秋冬季节或受凉后反复发作且逐年加重。1个月前,李先生受凉后出现咳嗽、咳痰、憋喘加重,咳嗽呈阵发性,痰为白色、量中,能咳出,稍活动即感憋喘,休息后可稍好转,为进一步诊疗遂来院就诊,门诊拟"慢性支气管炎急性发作"收入院。入院后李先生突感呼吸困难,张口呼吸,医护人员立即为其取头低脚高45°俯卧位、吸氧、床边心电监护、吸痰。患者不适症状得到缓解,最终经过抗炎、雾化吸入等治疗和护理,康复出院。通过对此患者全程、动态健康问题的探索、评估、分析,学生可以学习老年慢性支气管炎的病因、临床表现、诊断、治疗、雾化吸入的护理等相关知识,从而思考该疾病的健康照护及预防策略,实现以患者为中心的整体护理。

关键词

慢性支气管炎(Chronic Bronchitis);雾化吸入(Nebulization Therapy);窒息(Asphyxia);负压吸痰(Pressure of Sputum Aspiration);呼吸功能锻炼(Respiratory Training);健康促进(Health Promotion)。

主要学习目标

1. 掌握慢性支气管炎的定义。
2. 掌握慢性支气管炎的临床表现。
3. 掌握慢性支气管炎的诊断要点。

4. 掌握慢性支气管炎的并发症。

5. 掌握慢性支气管炎的健康教育。

次要学习目标

1. 熟悉支气管炎的病因及发病机制。

2. 了解支气管炎的治疗方法。

第 一 幕

李先生,75 岁,自述有吸烟史 30 年,每天 10 支左右。10 年前无明显诱因下出现咳嗽、咳痰、憋喘,药物治疗后症状好转。此次入冬受凉后,李先生咳嗽、咳痰、憋喘加重。咳嗽呈阵发性,痰为白色,每天能咳出小半杯的痰液,稍活动即感憋喘,休息后可稍好转,为进一步诊疗遂来院就诊。

入院后责任护士为李先生测量生命体征:T 37.2℃;P 110 次/min;R 21 次/min;BP 132/86 mmHg(1 mmHg=0.133 kPa)。听诊双肺底湿啰音,咳嗽时减少。肺部 CT 提示支气管壁增厚,细支气管和肺泡间质炎症细胞浸润。肺纹理增粗紊乱呈网状,以双下肺野明显。综合检查结果,医生要求李先生住院治疗,李先生对此提出质疑,认为自己"吃点药就好了",没必要住院。医生对李先生的疑问进行了详细的解答,最终李先生同意住院。

问题导引

1. 你认为哪些症状、体征有助于疾病的判断? 能初步判断是哪种疾病?

2. 为了明确诊断,李先生还需进行哪些辅助检查?

3. 李先生对疾病表示质疑,你该如何向患者解释?

4. 李先生发生该疾病的原因有哪些?

教师注意事项

本幕描述了慢性支气管炎患者发病入院就诊的情景。由患者的发病特点可引导学生学习鉴别慢性支气管炎,引导学生学习慢性支气管炎的病因、临床表现和辅助检查。

学习目标

1. 掌握慢性支气管炎的临床表现。

2. 掌握慢性支气管炎的辅助检查。

3. 熟悉慢性支气管炎的病因。

提示用问题

1. 此幕你认为患者发生了什么情况? 为什么会发生这种情况?

2. 你认为以上的信息可以确诊了吗? 还需要做哪些检查?

教师参考资料

1. 慢性支气管炎的概念

慢性支气管炎是气管、支气管黏膜及其周围组织的慢性非特异性炎症。

2. 病因

1）外因

（1）感染：病毒、细菌等。

（2）理化因素：吸烟、大气污染等。

（3）气候变化。

（4）过敏因素。

2）内因

（1）免疫功能降低。

（2）自主神经功能失调。

（3）老年人呼吸道防御功能低下，使慢性支气管炎发病增加。

3. 临床表现

缓慢起病，病程长，反复急性发作而病情加重。

1）症状

主要表现为咳嗽、咳痰，或伴有喘息。急性发作期指咳嗽、咳痰、喘息等症状突然加重。其主要原因是病毒、细菌、支原体或衣原体等引起的呼吸道感染。

2）体征

早期多无异常体征。急性发作期可在背部或双肺底听到干、湿啰音，咳嗽后可减少或消失。如合并哮喘可闻及广泛哮鸣音并伴吸气期延长。

3）临床分型、分期

（1）分型：①单纯型：表现为咳嗽、咳痰反复发作但不伴有哮喘。②喘息型：除反复发作的咳嗽、咳痰外，尚有哮喘，此型多为该病的晚期。

（2）分期：①急性发作期：在一周内出现脓性痰，痰量明显增多，或伴有发热等炎症表现，或咳、痰、喘任何一项症状明显加剧。②慢性迁延期：有不同程度的咳、痰、喘，症状迁延到1个月以上者。③临床缓解期：症状基本消失或偶有轻微咳嗽和少量痰液，病程在2个月以上者。

4. 辅助检查

（1）X线检查：早期无异常，反复发作引起支气管壁增厚，细支气管或肺泡间质炎症细胞浸润或纤维化，表现为肺纹理增粗、紊乱，呈网状或条索状、斑点状阴影，以双下肺野明显。

（2）呼吸功能检查：早期无异常，如有小气道阻塞时，最大呼气流速—容量曲线在75%和50%肺容量时，流量明显降低。

（3）血液检查：细菌感染时，偶可出现白细胞总数和（或）中性粒细胞计数增高。

（4）痰液检查：可培养出致病菌。涂片可发现革兰阳性菌或革兰阴性菌，或大量被破坏的白细胞和杯状细胞。

第 二 幕

　　李先生入科后责任护士遵医嘱予以低流量吸氧、复方甲氧那明(阿斯美)止咳、氨溴索化痰,以及头孢、莫西沙星抗感染等治疗。住院第 2 d,李先生在剧烈咳嗽过程中突感呼吸困难,只见李先生双手按着颈部,面部表情痛苦,张口呼吸,病友见状后立即打铃呼救,护士和医生赶到后立即对李先生展开了经鼻/口吸痰等抢救工作……经过抢救,李先生的症状得到了缓解,责任护士在严密观察李先生病情的同时为其做了相关指导。

问题导引

　　1. 本幕李先生出现了什么情况? 该怎么处理?

　　2. 经鼻/口吸痰的注意事项有哪些?

　　3. 李先生突发病情变化后,可能存在的心理问题是什么? 你该如何安抚患者的情绪?

教师注意事项

　　本幕描述慢性支气管炎患者入院后突发大量排痰引起了窒息,医护人员给予一系列抢救措施。通过学习让学生掌握窒息特征以及如何抢救患者,并学会如何为痰液过多患者进行吸痰操作,在抢救患者的同时,引导学生关注患者心理状态,抢救生命同时关爱患者。

学习目标

　　1. 掌握痰液过多引起窒息的抢救措施。

　　2. 掌握慢性支气管炎急性发作时患者的心理护理。

　　3. 熟悉慢性支气管炎的治疗措施。

提示用问题

　　1. 患者出现了什么危急状况? 评估依据是什么? 如何处理?

　　2. 紧急情况下该为患者安置何种体位?

　　3. 面对突发情况,如何为患者及家属进行心理疏导?

教师参考资料

1. 痰量分级

(1) 少量:<20～50 mL/24 h。

(2) 中等量:50～100 mL/24 h。

(3) 大量:>100 mL/24 h。

2. 慢性支气管炎治疗要点

1) 急性加重期的治疗

(1) 控制感染:抗菌药物可选用喹诺酮类、大环内酯类、β-内酰胺类或磺胺类抗生素口服,如左氧氟沙星,推荐用量为 0.4 g/d,分 2 次口服,或 0.5 g/d,1 次顿服;罗红霉素 0.3 g/d,分 2 次口服;阿莫西林 2～4 g/d,分 2～4 次口服;头孢呋辛 1.0 g/d,分 2 次口服。病情严重时静脉给药,如能培养出致病菌,可根据药敏试验结果选用抗菌药。

（2）祛痰镇咳:可用复方甘草合剂每次 10 mL,每天 3 次;或复方氯化铵合剂每次 10 mL,每天 3 次;也可用祛痰药溴己新每次 8～16 mg,每天 3 次;盐酸氨溴索每次30 mg,每天 3 次;桃金娘油每次 0.3 g,每天 3 次。干咳为主者可用镇咳药物,如右美沙芬等。

（3）平喘:有气喘者可加用解痉平喘药,如氨茶碱每次 0.1 g,每天 3 次;或用茶碱控制缓释剂;或长效 β_2 受体激动剂加糖皮质激素吸入。

2）缓解期治疗

（1）戒烟:避免有害气体和其他有害颗粒物的吸入。

（2）免疫调节剂:如细菌溶解产物、卡介菌多糖核酸、胸腺肽等。

3. 慢性支气管炎护理措施

（1）保持呼吸道通畅:指导患者采取有效的咳嗽方式,遵医嘱用药、进行雾化吸入等,促进痰液的排出。

（2）饮食护理:注意饮食营养,以增强体质。饮食以高蛋白、高热量、高维生素、低脂、易消化为宜,如瘦肉、蛋、奶、鱼、蔬菜和水果等。多饮水,每天不少于 1 500 mL。

4. 吸痰操作流程要点

1）目的

清除患者呼吸道分泌物,保持呼吸道通畅。

2）实施要点

（1）评估:①患者的意识状态、生命体征、吸氧流量。②患者呼吸道分泌物的量、黏稠度、部位。③对清醒患者应当进行解释,取得患者配合。

（2）操作要点:①做好准备,携物品至患者旁,核对患者信息,帮助患者取合适体位。②连接导管,接通电源,打开开关,检查吸引器性能,调节负压（0.01～0.02 MPa）。③检查患者口腔,取下活动义齿。④连接吸痰管,滑润冲洗吸痰管。⑤插管深度适宜,吸痰时边轻轻左右旋转吸痰管,边上提吸痰。⑥如果经口腔吸痰,嘱患者张口。对昏迷患者可以使用压舌板或者口咽气道帮助其张口,吸痰方法同清醒患者,吸痰毕,取出压舌板或者口咽气道。⑦清洁患者的口鼻,帮助患者恢复舒适体位。

（3）指导患者:①如果患者清醒,安抚患者紧张情绪,指导其自主咳嗽。②告知患者适当饮水,以利痰液排出。

3）注意事项

（1）密切观察病情,观察患者呼吸道是否通畅,以及面色、生命体征的变化等,如发现患者排痰不畅或喉头有痰鸣音,应及时吸痰。

（2）如为昏迷患者,可用压舌板或开口器先将口启开,再进行吸痰;如为气管插管或气管切开患者,需经气管插管或套管内吸痰,应严格执行无菌操作;如经口腔吸痰有困难,可由鼻腔插入吸引。

（3）吸痰管的选择应粗细适宜,不可过粗,特别是为小儿吸痰。吸痰时负压调节应适宜,插管过程中,不可打开负压,且动作应轻柔,以免损伤呼吸道黏膜。

（4）吸痰前后,应增加氧气的吸入,且每次吸痰时间应小于 15 s,以免因吸痰造成患者缺氧。如痰液较多,需要再次吸引,应间隔 3～5 min,待患者耐受后再进行。一根吸痰管只能使用一次。

（5）严格执行无菌操作，吸痰所用物品应每天更换 1～2 次，吸痰导管应每次更换，并做好口腔护理。

（6）如患者痰液黏稠，可协助患者变换体位，配合叩击、雾化吸入等方法，通过振动、稀释痰液，使之易于吸出。患者出现缺氧的症状如紫绀、心率下降等时，应当立即停止吸痰，休息后再吸。

（7）储液瓶内的吸出液应及时倾倒，一般不应超过瓶的 2/3，以免痰液倒吸损坏机器。

第 三 幕

住院第 3 d，责任护士拿了一个长管装置来到了李先生的面前，李先生疑惑地问道："护士小姐，这是什么呀？""李先生，您昨天由于痰液较多，而且非常黏稠，发生了一点意外，现在医生给予您开取了乙酰半胱氨酸（富露施）进行雾化吸入，可以帮助您稀释痰液，有助于痰液的排出，减轻咳嗽的症状。"随后责任护士对李先生进行了详细的操作指导。

李先生开始了第一次的雾化治疗。"护士，这是什么味道呀？我吸不进去，我想吐……"李先生嫌弃地将雾化机器拿一边，责任护士耐心地向李先生进行了解释工作。

住院第 6 d，经过医生和护士的共同努力，李先生康复出院。责任护士为其进行了详细的出院指导并发放了一些关于老年慢性支气管炎的相关资料。

问题导引

1. 什么是雾化吸入？
2. 雾化吸入的注意事项有哪些？
3. 如何在住院期间对李先生进行有效的健康指导？
4. 患者的出院宣教应从哪些方面进行？

教师注意事项

本幕描述雾化吸入的护理及患者在病情稳定后出院的场景，学生在本幕应学会雾化吸入的操作流程，指导患者雾化吸入的注意事项，学会告知患者如何避免诱发慢性支气管炎的因素，进行有效的健康指导，引导学生深入思考护理人员在疾病预后和康复中的作用。

学习目标

掌握慢性支气管炎的健康指导。

提示用问题

1. 哪些患者需要雾化吸入？常用药物有哪些？
2. 雾化吸入操作有哪些注意点？

3. 慢性支气管炎患者出院后在饮食习惯、日常活动方面有哪些需要注意的?

教师参考资料

1. 雾化吸入

1）操作目的

（1）湿化气道。

（2）控制呼吸道感染。

（3）改善通气功能。

（4）预防呼吸道感染。

2）适应证

（1）患者痰液黏稠,不易咳出。

（2）患者气道不畅,气管切开。

（3）患者支气管痉挛,出现喘息症状。

（4）患者存在呼吸道炎症。

3）操作要点

（1）在进行氧气雾化吸入前,要先评估氧气装置,确认流量表、给氧装置、湿化装置连接紧密,倒尽湿化瓶内水;同时评估周围环境,注意"防油、防火、防震、防热",确保用氧安全。

（2）在进行氧气雾化吸入前,将患者床头摇高至30°,雾化器应垂直拿在手上,防止药物外漏至口腔,引起呛咳甚至窒息。

（3）正确调节氧流量,一般氧流量调节至 6～8 L/min,氧流量不宜过大,过大会导致雾化烟雾过大,从而使患者感觉到憋气、气促、呼吸困难。雾化吸入的时间不宜过长,一般15～20 min即可达到治疗的效果。

（4）在雾化吸入的整个过程中,应经常巡视病房,观察患者是否正确操作,不正确的,应给予指导,如出现故障应及时解决问题,如有不适反应,立即停止雾化并告知医生处理。

（5）雾化完毕后,要协助患者拍背咳痰。①拍背方法:患者取坐位或侧卧位,操作者将手固定成背隆掌空状(即手背隆起,手掌中空,手指弯曲,拇指紧靠示指),有节奏地自下而上、由外向内轻轻叩打,从第十肋间隙开始向上叩击至肩部。②指导有效咳嗽:嘱患者深吸一口气后屏气 35 s,身体前倾,从胸腔进行 2～3 次短促有力的咳嗽,咳嗽同时收缩腹肌,或用手按压上腹部,帮助痰液咳出。

（6）操作完毕后,观察并记录痰液的色、质、量。

（7）雾化器应单人单用,不得混用,防止交叉感染。

4）并发症的护理

（1）过敏反应:①在雾化吸入前,询问有无药物过敏史。②患者出现过敏症状时,马上停止雾化。③观察生命体征,建立静脉通路,协助医生进行治疗。

（2）感染:①雾化结束后,充分清洗雾化器、口含嘴、连接管道。②雾化器应单人单用,不得混用。③有口腔感染者,应加强口腔清洁,加强局部治疗。

（3）呼吸困难:①选择合适体位,取半卧位,以使膈肌下降,增加肺活量。②持续吸氧,以免雾化吸入过程中出现氧饱和度下降。③对于慢阻肺或哮喘持续状态的患者等,湿化量不宜太大。

（4）哮喘发作和加重:①哮喘持续状态的患者,雾化的时间不宜过长,以 5 min 为宜。②患者一旦发生哮喘立即停止雾化,予以半坐卧位并吸氧。③经上述处理病情不能缓解、缺氧严重者,应予气管插管,人工通气。

（5）缺氧及 CO_2 潴留:①对于缺氧严重者必须使用超声雾化吸入时,雾化的同时给予吸氧。②使用以氧气为气源的患者,氧流量应调至 6～10 L/min。

2. 慢性支气管炎患者住院期间的健康教育

（1）指导患者及家属了解本病的相关知识,积极配合治疗,减少急性发作。

（2）增强体质,预防感冒、戒烟均是防治慢性支气管炎的重要措施,还要避免被动吸烟,避免烟雾化学物质等有害理化因素的刺激。

（3）注意劳逸结合,保证充足睡眠。平时多饮水,注意饮食清淡、富有营养、易消化。

（4）保持室内适宜的温湿度,通风良好。寒冷季节外出时,适当增加衣物,避免受寒。

（5）根据自身情况选择参加合适的体育锻炼,如健身操、太极拳、跑步等,可增加耐寒训练,如冷水洗脸、冬泳等。

（6）部分患者病情可控制,不影响工作、学习;部分患者可发展成慢性阻塞性肺疾病,甚至肺心病,预后不良。

（7）应定期监测慢性支气管炎患者的肺功能,以及时选择有效的治疗方案,控制病情的发展。

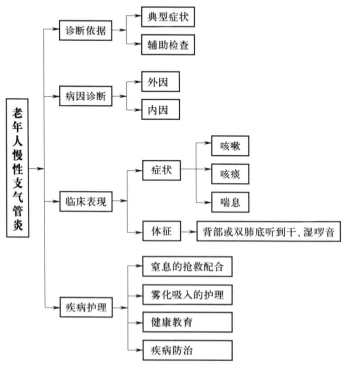

图 1-1-1　老年人慢性支气管炎护理流程图

参考文献

[1] 中华医学会重症医学分会. 重症患者侵袭性真菌感染诊断与治疗指南(2007)[J]. 中华内科杂志,2007, (11):960.

[2] 陆再英,钟南山.内科学[M]. 7版. 北京:人民卫生出版社,2008:17-39.

第二节　老年人肺炎

——"会呼吸的痛"

> **教案摘要**
>
> 　　王先生,75岁,既往体健。某日受凉后突然出现寒战、高热,体温40℃,以午后、晚间为重,咳嗽,咯暗红色血痰,右侧胸痛,深吸气及咳嗽时加重,伴气促。遂至医院发热门诊就诊,医生通过询问、体格检查及辅助检查,拟"右上肺炎"收入呼吸内科治疗。入院后,予以抗感染、对症支持治疗及护理、康复指导。在医护人员的精心照护及康复指导下,王先生顺利出院。对此案例患者全程、动态健康问题的探索、评估、分析,学生可以学习到肺炎的病因、临床表现、诊断、治疗、氧疗、高热的护理,以及使用抗生素的注意事项等相关知识,从而思考该疾病的健康照护及预防策略,实现以患者为中心的整体护理。

关键词

肺炎(Pneumonia);高热护理(High Fever Nursing);氧疗(Oxygen Treatment);健康指导(Health Guidance)。

主要学习目标

1. 掌握肺炎的临床表现。
2. 掌握肺炎的诊断标准。
3. 掌握抗生素使用期间的注意事项。
4. 掌握高热、氧疗的护理要点。
5. 掌握肺炎患者的心理护理。
6. 掌握肺炎患者的健康教育。
7. 熟悉肺炎的病因。

次要学习目标

1. 了解肺炎的治疗方法。

2. 了解肺炎的二级预防。

第 一 幕

王先生,75 岁,平时经常锻炼身体,没有慢性病史。10 月 5 日气温骤降,患者自认身体强壮,穿着一件薄薄的短袖外出买菜。8 日,王先生就出现寒战、高热,体温达 40℃,咳嗽、咯暗红色血痰,右侧胸痛,深吸气及咳嗽时加重伴气促,王先生遂在家人的陪伴下到医院发热门诊就诊。

医生询问现病史,查体:T 39.5℃,P 110 次/min,R 25 次/min,BP 95/60 mmHg,神志清楚,皮肤黏膜未见出血点,巩膜无黄染,口唇无发绀,右上肺浊音,语颤增强,可闻及支气管呼吸音,心界不大,律齐,心脏各听诊区未闻及杂音,腹平软,无压痛,肝脾肋下未触及。

王先生遂在医生的安排下进行了各项检查,胸片提示右上肺大片状致密影,急查血常规提示 WBC 19×10^9/L,N 90%。

随后,王先生被安排收入呼吸内科进一步治疗,王先生自认没什么大问题不肯住院,经过医生的反复告知和劝说,勉强地来到呼吸内科病房。

问题导引

1. 请分析本幕,你认为哪些症状、体征有助于疾病的判断? 能判断是哪种疾病?
2. 王先生发生该疾病的原因是什么?

教师注意事项

本幕描述的是肺炎患者初次就诊的情形。本例中的患者是老年人,急性起病,寒战、高热、咳嗽,胸片示右上肺实变体征、WBC 升高,既往无特殊病史。引导学生学习肺炎的病因、诱因、临床表现及辅助检查。

学习目标

1. 掌握肺炎的临床表现。
2. 掌握肺炎的诊断要点。
3. 熟悉肺炎的病因及诱因。

提示用问题

1. 如何根据病史、临床表现和实验室检查来明确诊断?
2. 你认为以上的信息可以确诊了吗? 还需要做哪些检查?

教师参考资料

1. 肺炎的定义

肺炎是指终末气道、肺泡和肺间质的炎症。可由细菌、病毒、真菌、寄生虫等致病微生物,以及放射线、吸入性异物等理化因素引起。临床主要症状为发热、咳嗽、咳痰、痰中带血,可伴胸痛或呼吸困难等。幼儿性肺炎,症状常不明显,可有轻微咳嗽。细菌性肺炎采用抗生素治疗,7～10 d多可治愈。病毒性肺炎的病情稍轻,抗生素治疗无效。

2. 肺炎的常见病因

引起肺炎的原因很多,如细菌(肺炎球菌、甲型溶血性链球菌、金黄色葡萄球菌、肺炎克雷白杆菌、流感嗜血杆菌、铜绿假单胞菌、大肠杆菌等)、病毒(冠状病毒、腺病毒、流感病毒、巨细胞病毒、单纯疱疹病毒等)、真菌(白色念珠菌、曲霉、放射菌等)、非典型病原体(如军团菌、支原体、衣原体、立克次体、弓形虫、原虫等)、理化因素(辐射、胃酸吸入、药物等)。按解剖部位可分为大叶性肺炎、小叶性肺炎、间质性肺炎。按病程分为急性肺炎、迁延性肺炎、慢性肺炎。

3. 肺炎的临床表现

本病起病急骤,常有淋雨、受凉、劳累等诱因,约1/3患者有上呼吸道感染史。自然病程7～10 d。

(1)寒战、高热:典型症状为突然寒战、高热,体温高达39℃～40℃,呈稽留热型,伴头痛、全身肌肉酸软、纳差。使用抗生素后热型不典型,年老体弱者仅有低热或不发热。

(2)咳嗽、咳痰:早期为刺激性干咳,继而咯出白色黏液痰或带血丝痰,1～2 d后,可咯出黏液血性痰、铁锈色痰、脓性痰,消散期痰量增多,痰黄而稀薄。

(3)胸痛:常有剧烈胸痛,呈针刺样,随咳嗽或深呼吸加重,可向肩或腹部放射。下叶肺炎可刺激隔胸膜引起腹痛,可被误诊为急腹症。

(4)呼吸困难:因肺实变致通气不足、气体交换障碍、动脉血氧饱和度降低而出现发绀、胸痛、呼吸困难。

(5)其他症状:少数有恶心、呕吐、腹胀或腹泻等胃肠道症状,重症时可出现神志模糊、烦躁、嗜睡、昏迷等。

4. 肺炎的辅助检查

(1)血常规检查:包括血白细胞总数及分类。如果白细胞总数超过$10×10^9$/L,中性白细胞百分比超过70%,则提示为细菌引起的肺炎。老年或幼儿可能增高不明显。

(2)痰培养:痰液标本尽可能在应用抗生素前采集。直接涂片,光镜下观察细胞数量,每低倍视野鳞状上皮细胞<10 个,白细胞>25 个,或鳞状上皮细胞/白细胞<1∶2.5,可作为"合格"标本接种培养。痰定量培养分离的致病菌或条件致病菌浓度≥10^7 cfu/mL,可认为是肺炎的致病菌;≤10^4 cfu/mL,则为污染菌;介于两者之间,应重复痰培养。连续 2 次分离到相同细菌,浓度 10^5～10^6 cfu/mL,可认为是致病菌。

(3)血和胸腔积液培养:血和胸腔积液培养是肺炎病原学诊断的方法。血和痰培养分离到相同细菌,可确定为肺炎的病原菌。由于血或胸腔积液标本的采集均经过皮肤,故需排除操作过程中皮肤细菌的污染。明确病原学诊断有助于临床治疗,尤其对于医院获得性肺炎。

(4)X 线胸部检查:是肺炎的重要检查方法,有助于肺炎的诊断。

(5)CT、MRI 检查:对于经 X 线检查不能确诊的患者,可进行 CT、MRI 检查,以明确诊断。

第 二 幕

入科后,王先生体温 39.8℃,责任护士立即遵医嘱给予急查血、血气、血培养;低流量持续吸氧;吲哚美辛 50 mg 纳肛;冰袋持续物理降温,并嘱其多饮水;半流质饮食;抗感染、祛痰、缓解呼吸困难等药物治疗。责任护士在用药前详细询问了王先生的药物过敏史,并告知了相关药物的作用和不良反应。随后,责任护士在给王先生复测体温时发现王先生因流汗全身湿透,立即给其更换了病服,给予有效咳嗽、咳痰等相关指导。

问题导引

1. 高热用退烧药时,为什么要补充水分? 如何做好高热患者的护理?
2. 如何为王先生调节吸氧流量? 氧疗有哪些注意事项?
3. 使用抗生素期间有哪些注意事项?

教师注意事项

本幕描述了肺炎患者入科后体温持续升高,医护人员给予一系列的治疗、护理措施。引导学生掌握肺炎的常规护理、抗生素使用的注意事项,以及人文关怀对于肺炎患者的重要性。

学习目标

1. 掌握抗生素使用期间的注意事项。
2. 掌握高热、氧疗的护理要点。
3. 掌握肺炎患者的心理护理。
4. 了解肺炎的治疗方法。

提示用问题

1. 根据肺炎的常见症状与体征,护士该如何做好病情观察?
2. 如何做好高热患者的护理?
3. 如何做好吸氧的护理?
4. 怎样消除患者的顾虑和烦恼,使其配合治疗?

教师参考资料

1. 肺炎的治疗

除了卧床休息、大量饮水、吸氧、积极排痰外,肺炎治疗的最主要环节是抗感染。细菌性肺炎的治疗包括针对病原体治疗和经验性治疗。前者根据痰培养和药敏试验结果,选择体外试验敏感的抗菌药物;后者主要根据本地区肺炎病原体流行病学资料,选择可能覆盖病原体的抗菌药物。此外,还应根据患者的年龄、基础疾病、疾病严重程度、是否有误吸等因素,选择抗菌药物和给药途径。

对于疑为肺炎者应马上给予首剂抗菌药物。病情稳定后可将静脉途径改为口服治疗。

肺炎抗菌药物疗程至少 5 d,多数患者要 7～10 d 或更长疗程。体温正常持续 48～72 h,无肺炎任何一项临床不稳定征象即可停用抗菌药物。肺炎临床稳定标准为:①体温≤37.8℃。②心率≤100 次/min。③呼吸频率≤24 次/min。④血压:收缩压≥90 mmHg。⑤呼吸室内空气条件下,动脉血氧饱和度≥90%或 PaO_2≥60 mmHg。

治疗有效的临床表现为体温下降、症状改善、临床状态稳定、白细胞逐渐降低或恢复正常,而影像学改善滞后于临床症状。如 72 h 后症状无改善,其原因可能有:①药物未能覆盖致病菌,或细菌耐药。②特殊病原体感染,如结核分枝杆菌、真菌、病毒等。③出现并发症或存在影响疗效的宿主因素(如免疫抑制)。④非感染性疾病误诊为肺炎。⑤药物热。需仔细分析,做必要的检查,进行相应处理。

抗菌药物的选择可参考以下内容。

(1)青壮年和无基础疾病的社区获得性肺炎:选用青霉素类、第一代头孢菌素类等抗生素,因我国肺炎链球菌对大环内酯类抗菌药物耐药率高,故对该菌所致的肺炎不单独使用大环内酯类抗菌药物治疗,对耐药肺炎链球菌可使用对呼吸道感染有特效的氟喹诺酮类(莫西沙星、吉米沙星和左氧氟沙星)。

(2)老年人、有基础疾病或需要住院的社区获得性肺炎:选用氟喹诺酮类、第二/三代头孢菌素、β-内酰胺类/β-内酰胺酶抑制剂,或厄他培南,可联合大环内酯类。

(3)医院获得性肺炎:选用第二/三代头孢菌素、β-内酰胺类/β-内酰胺酶抑制剂、氟喹诺酮类或碳青霉烯类。

(4)重症肺炎:首选广谱的强力抗菌药物,足量、联合用药。初始经验性治疗不足或不合理,而后根据病原学结果调整抗菌药物,其病死率均高于初始治疗正确者。重症社区获得性肺炎选用 β-内酰胺类联合大环内酯类或氟喹诺酮类;青霉素过敏者用氟喹诺酮类和氨曲南。医院获得性肺炎可用氟喹诺酮类或氨基糖苷类联合抗假单胞菌 β-内酰胺类、广谱青霉素/β-内酰胺酶抑制剂、碳青霉烯类的任何一种,必要时可联合万古霉素、替考拉宁或利奈唑胺。

2. 肺炎的常规护理

1)一般护理

(1)急性期卧床休息,降低机体耗能,注意保暖。

(2)为患者提供良好的住院环境,病室应保持适宜的温、湿度并通风。

(3)高热期应进食高营养、清淡、易消化的流质和半流质食物;不能进食者适当补液;恢复期可进食高蛋白、高维生素的普通饮食。

(4)加强口腔护理,肺炎患者体温较高,如果口腔内存留食物残渣,可因细菌生长繁殖而发生口腔炎,口腔的清洁还可以促进食欲。应在饭前、饭后协助患者漱口,如口唇有疱疹者局部涂碘甘油等。

2)对症护理

(1)高热的护理:体温超过 39℃时给予物理降温,头部放置冰袋或用 30%～50% 的乙醇(酒精)或温水擦浴、冰盐水灌肠等,半小时后测量体温。及时擦干汗液,更换内衣,注意保暖。鼓励多饮水,每天饮水量 1 000～2 000 mL,必要时静脉补液。每 4 h 测体温、脉搏、呼吸 1 次,观察热性变化规律。遵医嘱应用抗生素、退热剂,观察并记录用药效果。热退后要鼓励患者增加呼吸运动,以促进痰液排出,防止并发症出现。

(2)胸痛的护理:协助患者取患侧卧位,以降低患侧胸廓活动度,疼痛明显时可按医嘱小剂量服用止痛剂,并观察止痛效果。

(3)咳嗽、咳痰的护理:观察痰液颜色和量,及时正确收集痰标本,于晨起漱口 3 次,将深部咳出的痰置于痰培养皿中,1 h 内及时送检做痰细菌培养,了解病原菌并做药敏试验以指导治疗。指导并鼓励患者进行有效咳嗽、咳痰,协助排痰,如翻身、拍背、雾化吸入,每天 2~3 次,鼓励多饮水,保持气道湿润;剧烈刺激性干咳者遵医嘱给予可待因糖浆 10 mL,每天 2~3 次,并观察疗效。

3)病情观察

(1)用药观察:用药过程中,观察患者的体温、咳嗽、胸痛等情况,如体温不退或下降后又升高,应考虑有其他病变并存可能,如休克、脓胸等,需进一步检查。观察各类抗生素的反应,用药前按要求做皮肤过敏试验;大环内酯类抗生素胃肠道反应较著,静脉滴注易引起静脉炎。应注意药物浓度、滴速和用药间隔及配伍禁忌。

(2)感染性休克的观察:密切观察患者(尤其是老年患者)的生命体征和病情变化,当出现高热骤降至常温以下、脉搏细速、脉压变小、呼吸浅快、烦躁不安、面色苍白、肢冷出汗、尿量减少(每小时少于 30 mL)等休克征象时,立即与医生联系并配合处理。

第 三 幕

经过医护人员精心的治疗与护理,王先生的体温恢复正常,白细胞总数正常,肺部阴影大部分吸收。一周后,医生告知王先生可以出院,责任护士耐心地向王先生及家属做了疾病方面的指导,发放了很多和肺炎相关的材料。最终,王先生及妻子满意出院了。

问题导引

1. 肺炎恢复期应如何饮食与休息?
2. 作为责任护士,如何向患者做出院指导?

学习目标

1. 掌握肺炎患者住院期间的健康教育。
2. 了解肺炎的二级预防。

教师注意事项

本幕主要描述了患者的康复过程及出院的场景,引导学生站在患者的角度思考此时患者迫切需要得到哪些方面的护理,学习如何为患者提供专业的出院指导,使患者快速康复并早日恢复正常生活。引导学生深入思考护理人员在疾病预防和患者康复中的作用。

提示用问题

1. 患者发病期间有哪些饮食禁忌?
2. 患者出院后多久可以恢复正常生活?生活中有什么要注意的地方?
3. 如何预防该疾病?

教师参考资料

1. 肺炎的健康教育

（1）饮食：高热量、高蛋白、富含维生素、易消化的食物。一般以半流质为宜，如牛奶、蛋羹类、细软面条、鱼粥、肉粥。多进食及多饮水，忌食温热生痰的食物，如虾肉、白果、柑、胡椒、龙眼肉。

（2）高热时宜卧床休息，保证充足的睡眠。退热后可适当进行室内活动，注意初次起床时防止受凉。

（3）痰多难以咳出者，应每2～4 h进行有效咳嗽1次。即先进行数次随意深呼吸（腹式呼吸），吸气终了屏气片刻，然后咳嗽。

（4）肺炎虽然可以治愈，但若不注意，易复发。

（5）戒烟酒，避免淋雨、受寒。尽量避免到人多的公共场所。及时治疗上呼吸道感染。如有高热、寒战、胸痛、咳嗽、咳痰等情况，应立即就诊。

2. 肺炎的二级预防

（1）秋冬季警惕肺炎：气温明显过低，低于12℃，温度变化幅度上下超过3℃，都会使肺炎加重或肺部感染概率增加。儿童、老年人、免疫缺陷、已经患有其他肺部疾病，或是癌症患者以及其他慢性病患者，发生肺炎的概率更高，危害更大。

（2）肺炎最常见的症状是咳嗽、发烧、呼吸困难，除此之外，有些人会出现其他一些症状，比如咳痰，有时还会咯血，深呼吸时会感到胸口疼痛。如果这些症状很严重，必须尽快就医。

（3）养成良好的个人卫生习惯：不随地吐痰，勤洗手，避免将病原体传染给别人，或者通过自己的手将病原体带入体内。患病出行或就医时应戴口罩，并且与其他人员间隔1 m以上。注意室内通风，保持空气流通，这种环境不利于病原体繁殖，同时也降低了病原体数量，

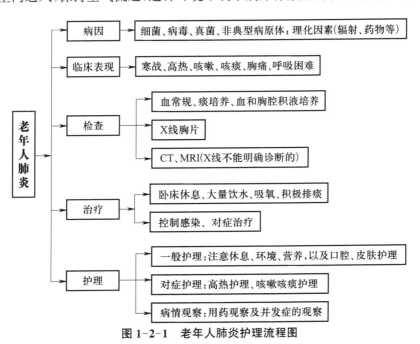

图 1-2-1　老年人肺炎护理流程图

降低了感染概率。注意保暖,避免寒冷刺激。多参加锻炼,增强体质,有利于免疫力提高。大力开展控烟活动,可以降低肺炎发病率。

（4）预防胜于治疗:很多种疫苗的接种都有利于降低肺炎发病率。接种麻疹、百日咳、流感、肺炎球菌、b型流感嗜血杆菌等疫苗能显著降低肺炎发病率。选择接种疫苗预防肺炎,相对其他措施来说更值得提倡,因为能够缩减医疗开支,减少抗生素使用,延长寿命、降低死亡率的效果会更加明显。

（5）在幼儿中可能有效的预防方法还包括在出生头几个月鼓励纯母乳喂养,补充锌元素,以及减少室内空气污染。

参考文献

[1] 陆再英,钟南山.内科学[M].7版.北京:人民卫生出版社,2007:17-39.
[2] 中华医学会重症医学分会.重症患者侵袭性真菌感染诊断与治疗指南(2007)[J].中华内科杂志,2007,(11):960.
[3] 孙进堂,李文英,王琪.通气机相关真菌性肺炎的流行病学研究[J].中华医院感染学杂志,2006,(12):1350.

第三节　老年人慢性阻塞性肺疾病

—"烟民的隐患"

教案摘要

张先生,75岁,是一位网吧网管,有50余年吸烟史,平均20支/d。有20余年老慢支病史,经常咳嗽咳痰,轻微气急、胸闷。近期频繁发作,气急气喘明显,遂来院就诊。医生通过问诊、体格检查及辅助检查,确诊为慢性阻塞性肺疾病,建议张先生采取家庭氧疗并配合使用吸入剂治疗。2周前,张先生症状加重再次来院就诊,进行了经支气管镜肺减容术,术后在医护人员的精心照护及康复指导下,张先生症状明显改善,顺利出院。通过本教案,学生可以学习慢性阻塞性肺疾病流行病学相关知识、病理生理、诊断治疗、护理以及健康促进,从而思考该疾病的预防及健康促进策略;通过对慢性阻塞性肺疾病患者全程、动态的健康照护问题的评估和分析,进行连续性照护,从而实现以患者为中心的整体护理。

关键词

慢性阻塞性肺疾病(Chronic Obstructive Pulmonary Disease,COPD,简称慢阻肺);以患者为中心(Patient-centered);经支气管镜肺减容术(Lung Volume Reduction by Bronchoscopy);呼吸功能锻炼(Respiratory Training);肺康复(Pulmonary Rehabilitation,PR);健康促进(Health Promotion)

主要学习目标

1. 掌握老年人 COPD 的诊断要点、临床表现。
2. 掌握老年人 COPD 的护理问题及护理措施。
3. 掌握经支气管镜肺减容术围手术期的护理。
4. 掌握经支气管镜肺减容术的并发症及处理。
5. 熟悉老年人 COPD 的健康教育。

次要学习目标

1. 了解老年人 COPD 的病因及诱因。
2. 了解老年人 COPD 的辅助检查。
3. 了解老年人 COPD 急性期与非急性期治疗方法。

第 一 幕

张先生,75 岁,是一位网吧网管,经常熬夜看守网吧,已经有 50 余年吸烟史了,约 20 支/d。网吧环境喧嚣,总是烟雾缭绕。最近 10 年,张先生总感觉有些气急、胸闷,时不时咳嗽,早晨起床总要咳嗽一会儿,咳出少量黏痰才会舒服一些。家人劝他去医院看看,但张先生认为没有特别严重,就是有点慢性咽炎,就这样拖拖拉拉地过了好几年。

最近,张先生觉得很焦虑,咳嗽发作比以前频繁了,痰明显增加,胸闷气急严重,总要深呼吸才会好受些。更严重的是没啥食欲,干活也没有力气,稍微干点体力活就觉着气喘,爬楼喘得厉害。这次着凉后,张先生开始剧烈咳嗽,不能平躺,头重脚轻,拖了几天,不见好转,张先生在家人的陪同下来到医院门诊。

在门诊预检台,张先生着急地问:"护士小姐,我最近咳嗽得厉害,痰多,感觉自己发烧了,我应该去哪个科看病?"门诊的护士详细地询问了张先生的病情,并量得其体温为 38.1℃,根据张先生描述的症状进行了预检分诊,告知其应该去哪个科就诊。

门诊医生详细地询问了张先生的病史后为其做了体格检查,然后安排他进行胸部 X 线、肺 CT、心电图等各项检查。

问题导引

1. 请分析本幕,根据上述信息你认为张先生发生了什么情况?你的依据是什么?
2. 张先生还需要进行哪些检查以明确诊断?

教师注意事项

本幕描述的是一位老年患者从慢性支气管炎到 COPD 急性发作的发展过程。门诊的护士应学会对疾病进行预检分诊,涉及慢性支气管炎、肺炎、肺结核、肺气肿、支气管哮喘等的鉴别诊断。因此,在询问病史时应仔细询问患者患病的经过、生活及工作习惯、伴随症状、既往史等。本例中的患者是一位网管,常年吸烟、熬夜,最近几年都有慢性咳嗽、咳痰症状,引导学生学习鉴别诊断 COPD 的临床表现。通过对该疾病流行病学及病因的学习,引导学生思考该病的防治及健康促进。

学习目标

1. 掌握老年人 COPD 的诊断要点。
2. 掌握老年人 COPD 的临床表现。
3. 了解老年人 COPD 的病因及诱因。
4. 了解老年人 COPD 的辅助检查项目。

提示用问题

1. 张先生的症状可能是哪些疾病导致的? 如何通过病史和相关检查明确诊断?
2. 张先生的工作与疾病有什么关系?
3. 张先生为什么要做胸部 X 线、肺 CT、心电图等各项检查?
4. 你认为以上辅助检查可以明确诊断吗? 还需要完善哪些检查?

教师参考资料

1. 慢性阻塞性肺疾病的定义

慢性阻塞性肺疾病(Chronic Obstructive Pulmonary Disease,COPD),简称慢阻肺,是一种具有气流受限特征的、可以预防和治疗的疾病。其气流受限不完全可逆、呈进行性发展,与肺脏对吸入烟草烟雾等有害气体或颗粒的异常炎症反应有关。COPD 主要累及肺脏,但也可引起全身(或称肺外)的不良效应。肺功能检查对明确是否存在气流受限有重要意义。在吸入支气管舒张剂后,如果第 1 s 用力呼气容积占用力肺活量的百分比(FEV_1/FVC)<70%,则表明存在不完全可逆的气流受限。

2. 诊断及鉴别诊断

根据吸烟等发病危险因素、临床症状、体征及肺功能检查等综合分析确定。不完全可逆的气流受限是 COPD 诊断的必备条件。吸入支气管舒张药后 FEV_1/FVC<70%可确定为不完全可逆性气流受限。少数患者并无咳嗽、咳痰、明显气促等症状,仅在肺功能检查时发现 FEV_1/FVC<70%,在除外其他疾病后,亦可诊断为 COPD。

一些已知病因或具有特征病理表现的气流受限疾病,如支气管哮喘、支气管扩张症、肺结核纤维化病变、肺囊性纤维化、弥漫性泛细支气管炎以及闭塞性细支气管炎等,有其特定发病规律、临床特点和诊疗方法,不属于 COPD 范畴,临床上须加以区别。支气管哮喘的气流受限多呈可逆性,但部分患者由于气道炎症持续存在导致气道重塑,可发展为固定性气流受限,表现为兼有哮喘和 COPD 两种疾病的临床和病理特点,目前认为其可能为 COPD 的临床表型之一。

(1) 慢性支气管炎:是气管、支气管黏膜及其周围组织的慢性非特异性炎症。临床上以咳嗽、咳痰或伴有气喘等反复发作为主要症状,每年持续 3 个月,连续 2 年以上。早期症状轻微,多于冬季发作,春夏缓解。晚期因炎症加重,症状可常年存在。其病理学特点为支气管腺体增生和黏膜分泌增多。病情呈缓慢进行性进展,常并发阻塞性肺气肿,严重者常发生肺动脉高压,甚至肺源性心脏病。

（2）肺气肿:是指终末细支气管远端(呼吸细支气管、肺泡管、肺泡囊和肺泡)的气道弹性减退,过度膨胀、充气和肺容积增大或同时伴有气道壁破坏的病理状态。按其发病原因,肺气肿可分为以下几种类型:老年性肺气肿、代偿性肺气肿、间质性肺气肿、灶性肺气肿、旁间隔性肺气肿、阻塞性肺气肿。

（3）肺炎:是指终末气道、肺泡和肺间质的炎症,可由疾病微生物、理化因素、免疫损伤、过敏及药物所致。细菌性肺炎是最常见的肺炎,也是最常见的感染性疾病之一。日常所讲的肺炎主要指细菌性感染引起的肺炎。

3. 该疾病的流行病学特点

目前全球 40 岁以上成年人中至少有 10% 患有该病,在全球范围内受 COPD 困扰的患者多达 6 亿,每年可导致 275 万人死亡。在我国,慢性呼吸道疾病是城市的第 4 位死亡原因,在农村则为第 1 位,其中 COPD 占 60%。我国每年 COPD 患者总人数可达 2 700 万。需要特别指出的是,随着吸烟人数的增加、大气污染日益严重,以及人群的老龄化,COPD 的发病率将越来越高。我国 COPD 的发病率已达 8.2%,估计全国目前有 4 000 多万患者,每年致死人数超过 100 万。据世界卫生组织估计,COPD 在全球疾病死亡原因中次于心脏病、脑血管病和急性肺部感染,与艾滋病并列成为第四大"杀手"。

4. 危险因素

COPD 的主要危险因素包括吸烟、大气污染、感染、蛋白酶—抗蛋白酶失衡。

5. 临床表现及辅助检查

1）症状

（1）慢性咳嗽:常为首发症状。初为间断性咳嗽,早晨较重,此后早晚或整日均可有咳嗽,夜间咳嗽常不显著。少数患者无咳嗽症状,但肺功能显示明显气流受限。

（2）咳痰:咳少量黏液性痰,清晨较多。合并感染时痰量增多,可有脓性痰。少数患者咳嗽不伴咳痰。

（3）气短或呼吸困难:是 COPD 的典型表现。早期仅于活动后出现,后逐渐加重,严重时日常活动甚至休息时也感气短。

（4）喘息:部分患者,特别是重度患者可出现喘息症状。

（5）全身性症状:体重下降、食欲减退、外周肌肉萎缩和功能障碍、抑郁和(或)焦虑等。

2）体征

COPD 早期体征不明显,随着疾病进展可出现以下体征。

（1）一般情况:黏膜及皮肤紫绀,严重时呈前倾坐位,球结膜水肿,颈静脉充盈或怒张。

（2）呼吸系统:呼吸浅快,辅助呼吸肌参与呼吸运动,严重时可呈胸腹矛盾呼吸;桶状胸,胸廓前后径增大,肋间隙增宽,剑突下胸骨下角增宽;双侧语颤减弱;肺叩诊可呈过清音,肺肝界下移;两肺呼吸音减弱,呼气相延长,部分患者可闻及干啰音和(或)湿啰音。

（3）心脏:可见剑突下心尖搏动;心脏浊音界缩小;心音遥远,剑突部心音较清晰响亮,出现肺动脉高压和肺心病时 P2＞A2,三尖瓣区可闻及收缩期杂音。

（4）腹部:肝界下移,右心功能不全时肝颈反流征阳性,出现腹水移动性浊音阳性。

（5）其他:长期低氧病例可见杵状指/趾,高碳酸血症或右心衰竭病例可出现双下肢凹陷性水肿。

3）肺功能检查

肺功能检查,尤其是通气功能检查对 COPD 诊断及病情严重程度分级评估具有重要意义。

（1）第 1s 用力呼气容积占用力肺活量百分比（FEV₁/FVC％）是评价气流受限的一项敏感指标。第 1s 用力呼气容积占预计值百分比常用于 COPD 病情严重程度的分级评估,其变异性小,易于操作。吸入支气管舒张剂后 FEV₁/FVC＜70％,提示为不完全可逆的气流受限。

（2）肺总量（TLC）、功能残气量（FRC）、残气量（RV）增加和肺活量（VC）减少,提示肺过度充气。由于 TLC 增加不及 RV 增加程度明显,故 RV/TLC 升高。

（3）肺一氧化碳弥散量（D₁CO）与肺泡通气量（VA）比值（D₁CO/VA）下降,表明肺弥散功能受损,提示肺泡间隔的破坏及肺毛细血管床的丧失。

（4）支气管舒张试验:以吸入短效支气管舒张剂后 FEV₁ 改善率≥12％且 FEV₁ 绝对值增加超过 200 mL,作为支气管舒张试验阳性的判断标准。其临床意义在于:①有助于COPD 与支气管哮喘的鉴别,或提示二者可能同时存在;②不能可靠预测患者对支气管舒张剂或糖皮质激素治疗的反应及疾病的进展;③受药物治疗等因素影响,敏感性和可重复性较差。

4）胸部 X 线影像学检查

（1）胸部 X 线检查:发病早期胸片可无异常,此后出现肺纹理增多、紊乱等非特异性改变。发生肺气肿时可见如下相关表现,包括肺容积增大,胸廓前后径增长,肋骨走向变平,肺野透亮度增高,横膈位置低平,心脏悬垂狭长,外周肺野纹理纤细稀少等。并发肺动脉高压和肺源性心脏病时,除右心增大的 X 线征象外,还可有肺动脉圆锥膨隆,肺门血管影扩大,右下肺动脉增宽和出现残根征等。胸部 X 线检查对确定是否存在肺部并发症及与其他疾病（如气胸、肺大疱、肺炎、肺结核、肺间质纤维化等）鉴别有重要意义。

（2）胸部 CT 检查:高分辨率 CT 对辨别小叶中心型或全小叶型肺气肿及确定肺大疱的大小和数量有很高的敏感性和特异性,有助于 COPD 的表型分析,对判断肺大疱切除或外科减容手术的指征有重要价值,对 COPD 与其他疾病的鉴别诊断有较大帮助。

5）血气分析检查

可据此诊断低氧血症、高碳酸血症、酸碱平衡失调、呼吸衰竭及其类型。

6）其他实验室检查

血红蛋白、红细胞计数和红细胞压积可升高。合并细菌感染时白细胞可升高,中性粒细胞百分比增加;痰涂片及痰培养可帮助诊断细菌、真菌、病毒及其他非典型病原微生物感染;血液病原微生物核酸及抗体检查、血培养可有阳性发现;病原培养阳性行药物敏感试验有助于合理选择抗感染药物。可行其他有助于病理生理诊断和合并症诊断的相关检查。

第 二 幕

张先生由儿子、儿媳妇推着来到呼吸科病房,责任护士立即安置其半坐卧位休息并给予低流量氧气持续吸入。床位医生给张先生做了详细的体格检查,体检:T 38.2℃,R 22 次/min,P 90 次/min,BP 130/85 mmHg,SPO$_2$ 85%。神志清楚,精神萎靡,呼吸促,半卧位,口唇紫绀,颈软,颈静脉充盈,桶状胸,两肺呼吸音减低,可闻及粗湿啰音。辅助检查:胸片示慢性支气管炎,肺气肿征;肺CT示左肺阴影,肺功能示:FEV$_1$<45%,FEV$_1$/FVC<50%。确诊张先生为"慢性阻塞性肺疾病急性发作",建议患者行经支气管镜肺减容术进行治疗。

张先生提出疑问:"手术真的可以让我恢复得像健康人一样吗?"责任护士对其进行了耐心的疏导并告知了手术的目的及相关注意事项,最终张先生同意进行手术。手术当日,责任护士完善术前准备,患者被推入气管镜室行经支气管镜肺减容术,与气管镜护士交接,术顺。术后责任护士为张先生连接好心电监护,心率82次/min,血压148/83 mmHg,指脉氧83%。予以氧气持续吸入。详细告知张先生术后可能发生的并发症。同时给予张先生头孢消炎、茶碱类平喘、盐酸氨溴索化痰等治疗。

中班护士巡视病房时发现张先生咯了一口血,量约2 mL,呈鲜红色,立刻通知医生,遵医嘱予以止血敏、邦亭及云南白药对症处理,嘱张先生卧床休息,进食清淡温凉食物。

问题导引

1. 目前对于COPD有哪些治疗手段?
2. 作为一名责任护士,如何在术前保证患者最佳的心理状态?
3. 行经支气管镜肺减容术前要完善哪些准备工作?
4. 术后应做好哪些方面的护理措施以确保患者安全?
5. 你认为患者行该手术最危险的并发症是什么? 如何防止此类并发症的发生?

教师注意事项

本幕主要讲的是围手术期护理的情况,术前引导学生关注患者的心理变化,讨论和分析患者心理变化的原因,从而引出如何有针对性地做好术前宣教;术后严密的病情观察和护理是确保患者康复的必要条件,引导学生学习如何做好病情观察,预防术后并发症的发生。

学习目标

1. 掌握经支气管镜肺减容术围手术期的护理。
2. 掌握支气管肺减容术的并发症及处理。
3. 了解COPD急性期与非急性期的治疗措施。

提示用问题

1. COPD急性期与非急性期的治疗方法有哪些?

2.患者目前主要的护理问题及护理措施是什么？

3.行肺减容术后患者会有哪些并发症？有什么样的预防措施？

教师参考资料

1. 老年 COPD 的筛查与评估

1）健康状态综合评估

老年人机体功能衰退，患病时间较长，基础疾病多，对诸多疾病和意外伤害的易感性高，耐受能力差，因此老年 COPD 的预后较差。需要对老年 COPD 患者的肺功能、临床症状、急性加重风险、并发症、合并症等进行全面评估，以制定长期的个体化治疗和管理方案。

2）疾病分层与危险因素评估

（1）COPD 稳定期病情评估：稳定期 COPD 应根据患者肺功能、临床症状、既往急性加重次数与程度等进行综合评估。①肺功能评估：根据气流受限程度，即 FEV_1 占预计值的百分比将患者肺功能分成 4 级。GOLD 1 级（轻度）：FEV_1 占预计值的百分比$\geq 80\%$；GOLD 2 级（中度）：$50\%\leq FEV_1$ 占预计值的百分比$<80\%$；GOLD 3 级（重度）：$30\%\leq FEV_1$ 占预计值的百分比$<50\%$；GOLD 4 级（极重度）：FEV_1 占预计值的百分比$<30\%$。②临床症状评估：根据改良版英国医学研究委员会呼吸困难问卷（Modified British Medical Research Council，mMRC）或 COPD 患者自我评估测试（Chronic Obstructive Pulmonary Disease Assessmenttest，CAT）进行临床症状综合评估。③急性加重情况评估：去年一年≥ 2 次中/重度急性加重，或者≥ 1 次急性加重住院，为发生急性加重的高风险人群。

（2）COPD 急性加重期严重程度评估：COPD 急性加重期根据患者临床症状分为轻度、中度、重度。轻度仅需吸入短效支气管扩张剂治疗；中度使用短效气管扩张剂联合抗生素治疗，根据患者病情，可给予糖皮质激素治疗；重度需要住院或急诊治疗。老年 COPD 急性加重期的评估需要特别关注共患病、并发症、基础肺功能、认知功能以及全身营养状况等对疾病严重程度的影响。根据疾病严重程度和（或）基础疾病严重程度的不同，判断是否需要住院治疗以及是否需要入住 ICU 治疗。

3）疾病进程与并发症评估

COPD 是慢性进行性疾病，咳嗽是常见的临床症状，以晨起和夜间阵咳为主；咯痰多伴随咳嗽出现，痰色白、质黏，急性加重期可伴随脓性痰、难咯；COPD 早期可出现劳力性呼吸困难。随着病情进展逐渐加重，后期可在日常活动甚至休息时出现呼吸困难；喘息和胸闷常见于重症或急性加重期的患者。

COPD 病情随着气道阻塞及肺功能损害逐渐加重，可出现慢性呼吸衰竭、肺源性心脏病、右心衰竭和自发性气胸甚至猝死等。老年 COPD 临床症状缺乏特异性，常存在心血管疾病、内分泌及代谢疾病、神经及精神疾病、消化系统疾病、营养不良/肌少症及急慢性肾病等多种合并症，影响 COPD 的整体预后。应根据老年患者病理生理及其机能特点，选择相应的治疗方案。

2. 治疗措施

1）稳定期治疗

主要目的是减轻症状，阻止 COPD 病情发展，缓解或阻止肺功能下降，改善 COPD 患者的活动能力，提高其生活质量，降低死亡率。

（1）避免诱发因素，教育与劝导患者戒烟，因职业或环境粉尘、刺激性气体所致者，应脱离污染环境。

（2）支气管扩张剂：是控制症状的主要措施，依据症状、肺功能和急性加重风险等综合评估稳定期 COPD 患者的病情严重程度，并依据评估结果选择主要治疗药物。

（3）糖皮质激素：研究显示，高风险患者长期吸入糖皮质激素与长效肾上腺素受体激动药的联合制剂可增加运动耐量、减少急性加重发作频率、提高生活质量。

（4）祛痰药：对痰不易咳出者可选用盐酸氨溴索等祛痰药物。

（5）长期家庭氧疗（Long-term Oxygen Therapy，LTOT）：对 COPD 伴有慢性呼吸衰竭的患者可提高生活质量和生存率，对血流动力学、运动能力、精神状态产生有益影响。

2）急性加重期治疗

（1）确定病因，首先确定导致急性加重的原因，最常见的是细菌或病毒感染，并根据病情严重程度决定门诊或住院治疗。

（2）支气管扩张剂：同稳定期，有严重喘息症状者可给予较大剂量雾化吸入治疗。

（3）低流量吸氧发生低氧血症者可用鼻导管吸氧，或通过文丘里面罩吸氧。应避免吸入氧浓度过高而引起二氧化碳潴留。

（4）抗生素：当患者呼吸困难加重、痰量增加和咳脓性痰时，根据常见或确定的病原菌种类及药物敏感情况选用抗生素。

（5）糖皮质激素：对需住院治疗的急性加重期患者可口服泼尼松龙或静脉给予甲泼尼龙。

（6）祛痰药：对痰不易咳出者可选用盐酸氨溴索等祛痰药物。

（7）必要时给予无创性机械通气。

3. 支气管镜肺减容术

1）肺减容术

（1）概述：肺减容术是治疗某些肺内或支气管疾病的有效手段。根据病变的性质、范围和患者肺功能的情况，可以切除一侧全部肺脏（即全肺减容术）；也可以进行肺部分切除（包括肺叶切除、肺段切除或楔形切除）；还可以切除两个肺叶，或做肺叶加肺段（或楔形）切除；有时也可一次（或分期）做两侧肺叶或肺段切除。

（2）适应证：①高分辨率 CT 证实的高度非均质性肺气肿。②肺功能检查：$FEV_1\%$ 达预计值的 $15\%\sim45\%$；残气量（RV）＞预计值（正常值）的 1.8 倍（180%pred）；肺总量（TLC）＞预计值（正常值）的 1.2 倍。③6MWT＞140 m。④靶肺叶与相邻肺叶间无旁路通气（Chartis 评估）。

（3）禁忌证：①伴支气管镜检查禁忌证者。②活动性感染患者。③$FEV_1\%$ 占预计值的百分数＜15%。④肺一氧化碳弥散量（D_LCO）＜预计值（正常值）的 20%。

2）支气管镜检查

（1）定义：电子支气管镜（Video Bronoscop）是通过视频监视器提供支气管及肺的观察、诊断、摄影和治疗用的影像，其具有安全、可靠、创伤性小的特点，已广泛应用于临床实际工作中。

（2）支气管镜检查的护理措施

术前护理：①心理护理，向患者介绍治疗的重要性，增加患者的感性认识，以消除患者紧张、焦虑、恐惧心理，增强患者的信心和勇气。②患者准备，术前嘱患者禁食、禁水 4 h。做好相应术前检查（CT、心电图、肺功能、肝功能、动脉血气分析、凝血功能），严格掌握适应证和禁忌证。③器械准备，连接好灌洗装置，备好收集灌洗液的灭菌容器等物品。药物准备：利多卡因、呋麻滴鼻液、生理盐水、凝血酶、抢救药品等。④麻醉,将2%利多卡因10 mL加入雾化器中,通过超声雾化15~20 min,使药液均匀分布在整个气道,起到麻醉的作用。

术中护理:①体位,协助患者取仰卧位,颈部垫一块软枕,头后仰,给患者佩戴好眼罩。事先告诉患者电子支气管镜进入声门时有恶心、咳嗽、憋气感属正常反应,应尽量放松、张口呼吸,操作时患者不可说话,以免声带受伤,操作过程中如有不舒服可以举手表示。②鼻腔麻醉,先用2%利多卡因5 mL左右鼻腔各滴注3次。再用呋麻滴鼻液左右鼻腔各点3次,每次2~3滴。③术中配合,检查中配合医生在一侧鼻腔插入电子支气管镜。在插管过程中,电子支气管镜可人为地造成一定程度的阻塞性通气阻碍,且出现低氧血症,应保持氧气吸入。保持呼吸道通畅,并做好一切抢救准备。④局部用药,若通过支气管镜观察到有出血部位,将(1∶20 000)肾上腺素溶液1~2 mL,或(40U/ mL)凝血酶溶液5~10 mL灌注到出血部位,可起到收缩血管和促进凝血的作用,止血效果肯定。

术后护理:①器械处理,在电子支气管镜灌洗术后,按常规清洁和消毒备用。②标本处理,采集病灶部位的分泌物及时送检,做细菌学培养和药敏试验。③病情观察,术后继续观察15~30 min,无不良反应者方可离开检查室。术后予以半卧位或患侧卧位,吸氧。嘱患者术后禁食、水2~3 h,防止误吸,术后第一餐以半流质、少辛辣刺激性饮食为宜。少讲话,适当休息,使声带功能尽快恢复。保持呼吸道通畅。

3)支气管镜肺减容术并发症及处理

(1)喉痉挛或喉头水肿:多为术中插管刺激声门所引起,大多在拔出支气管镜后可缓解;严重者立即吸氧,予抗组胺药,或静脉给予糖皮质激素并备好气管切开包等急救物品。

(2)咯血:因支气管扩张患者或术中损伤致黏膜出血。因此,在咯血的救治过程中,应时刻警惕窒息的发生。一旦发现患者有明显胸闷、烦躁、喉部作响、呼吸浅快、大汗淋漓、一侧(或双侧)呼吸音消失,甚至神志不清等窒息的临床表现时,应立即采取措施,全力以赴地进行抢救。

(3)术后发热:除适当使用解热镇痛药外,可酌情应用抗生素。

(4)低氧血症:血氧饱和度下降,由于操作时间长,支气管镜占据气管一部分空间,加上气道反应性增加,造成气管特别是支气管痉挛所致。予吸氧改善缺氧症状。

第 三 幕

术后,张先生安静地躺在床上吸氧,第2 d查房时,床位医生让张先生摘掉氧气试试,张先生半信半疑,拿掉氧气后发现自己竟然可以平静呼吸,完全没有往日呼吸困难的感觉。术后第4 d,张先生在护士的鼓励下可以在病房自由行走了。之后张先生又在护士的帮助下开展了呼吸功能锻炼,如腹式呼吸、呼吸操等。

1周后,张先生的病情得到进一步控制,由一级护理改为二级护理。护士在巡查病房时发现张先生没有吸氧,帮他吸上氧气,并抽空为张先生及其家属做了COPD相关知识的普及,建议出院后复查动脉血气,如有必要,需遵医嘱坚持长期家庭氧疗。

出院前1 d,护士为张先生做了出院指导,共同制订了肺康复计划,包括呼吸功能锻炼、长期家庭氧疗等。出院当天,护士为张先生做了出院带药指导,包括沙丁胺醇、福莫特罗等药物的使用方法,并再次告知COPD稳定期长期用药的重要性。

问题导引

1. 张先生术后为什么要做呼吸功能锻炼?如何做?
2. 你如何为张先生进行出院前的指导?

学习目标

1. 掌握经支气管镜肺减容术术后肺康复锻炼项目及执行方法。
2. 熟悉 COPD 的健康教育。

教师注意事项

本幕主要描述了患者康复过程及出院场景,完善的康复锻炼是确保患者康复必不可少的措施,学生在本幕应学习做好康复师的角色,指导患者做好各项术后及康复期的锻炼。最后是患者出院的场景,引导学生站在患者的角度思考此时患者迫切需要得到哪些方面的护理,学习如何为患者提供专业的出院指导,使患者快速康复并早日恢复正常生活。引导学生深入思考护理人员在疾病预防和患者康复中的作用。

提示用问题

1. 张先生术后为什么要做呼吸功能锻炼?有哪些常见方法?与肺康复是什么关系?
2. COPD 患者家庭氧疗的指征是什么?COPD 患者为什么要长期坚持家庭氧疗?
3. 张先生的病会复发吗?生活中有什么要注意的地方吗?
4. 张先生还能从事网管工作吗?

教师参考资料

1. 呼吸功能锻炼

(1)腹式呼吸训练:取立位(体弱者可取半卧位或平卧位),左、右手分别放在腹部和胸前。全身肌肉放松,静息呼吸。吸气时用鼻吸入,使膈肌最大程度下降,尽力挺腹;呼气时用口呼出,同时收缩腹部,胸廓保持最小活动幅度,慢呼深吸,增加肺泡通气量。每分钟呼吸7～8次,如此反复训练,每次 10～20 min,每天 2 次。熟练后逐步增加次数和时间,使之成为不自觉的呼吸习惯。

(2)缩唇呼吸训练:用鼻吸气用口呼气,呼气时口唇缩拢似吹口哨状,持续缓慢呼气,同时收缩腹部。吸与呼时间之比为 1:2 或 1:3,缩唇的程度与呼气流量由患者自行选择调整,以能使距口唇 15～20 cm 处、与口唇等高水平的蜡烛火焰随气流倾斜又不致熄灭为宜。

2. 肺康复

(1)肺康复的定义:肺康复是针对有症状、日常生活能力下降的慢性呼吸系统疾病患者采取的一项有循证医学证据、多学科、全面干预的非药物治疗方法,旨在通过稳定或逆转疾病的全身表现而减轻症状,优化功能状态,增加患者依从性,减少医疗费用。

(2)肺康复的主要内容:包括运动训练、呼吸肌训练、咳嗽训练、营养支持、教育与管理、心理干预、氧疗与无创正压通气等。①运动训练,按训练部位可分为以下 3 种:a. 下肢肌肉锻炼:包括行走、爬楼梯、功率自行车等。b. 上肢肌肉锻炼:包括举重物、阻力对抗等。c. 全身锻炼:家务劳动(如扫地)、游泳、康复等。对于危重的患者,可采取被动的运动方法(如按摩、针灸和神经肌肉电刺激等)。②呼吸肌训练:腹式呼吸、缩唇呼吸、呼吸操及呼吸训练器训练。

(3)肺康复的评定方法:①肺通气功能评定:其主要测定指标为:第 1 s 用力呼气容积(FEV_1)、一秒率(FEV_1/FVC);用力肺活量(FVC)、最大通气量(MVV);深吸气量(IC);肺总量(TLC)。②运动和活动能力测定:应用 6 min 步行试验(6-Minute Walking Test,6MWT)观察患者运动耐力的变化情况。患者在指定距离的平坦的硬地上往返式步行的总距离,根据患者步行的总距离由低到高分为 1～4 级。③健康相关生活质量评估:如圣乔治呼吸疾病问卷(SGRQ);日常生活能力量表(改良 Barthel 指数);生存质量量表(WHOQOL-BREF)。

(4)长期家庭氧疗的适应证:长期家庭氧疗已被证实可以降低肺动脉高压,改善 COPD 患者低氧血症,缓解并发症,提高生存率。目前临床广泛采用的 LTOT 标准为:休息状态下存在动脉低氧血症,即呼吸室内空气时,动脉血氧分压(PaO_2)≤55 mmHg(1 mmHg＝0.133 kPa),或动脉血氧饱和度(SaO_2)≤88%,存在或不存在高碳酸血症,这是 LTOT 最主要的适应证。另外,COPD 患者 PaO_2 在 55～60 mmHg 之间,或 SaO_2>89%。但有以下情况之一者也应接受 LTOT:①有肺动脉高压依据。②外周水肿提示充血性心力衰竭。③继发性红细胞增多(血细胞比容>55%),氧疗的目标是使患者在休息、睡眠和活动过程中维持 SaO_2>90%。

3. COPD 健康教育的内容

(1)知己知彼:患者应接受治疗和健康教育,掌握 COPD 的基础知识,了解病变以及相应的治疗原则,积极配合医生治疗。

(2)避免诱发:戒烟和避免大小环境污染,不仅是预防 COPD 发生的重要措施,也是减缓病情进展的重要手段。

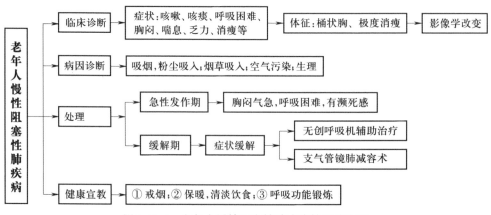

图 1-3-1　老年人慢性阻塞性肺疾病护理流程图

（3）密切监测：应密切监测病情变化和治疗反应。临床症状中，咳、痰、喘对判断病情有重要意义。

（4）定期监测血气和肺功能：一旦发现有呼吸衰竭或右心衰竭时，应立即入院治疗。

（5）综合治疗：对稳定期和急性加重期的患者分别采取相应的措施。

参考文献

［1］蔡柏蔷.慢性阻塞性肺疾病诊断、处理和预防全球策略（2017 GOLD 报告）解读［J］.国际呼吸杂志，2017，37（1）：6-17.

［2］慢性阻塞性肺疾病急性加重诊治专家组.慢性阻塞性肺疾病急性加重（AECOPD）诊治中国专家共识（2014 年修订版）［J］.国际呼吸杂志，2014，34（1）：1-11.

［3］路明，姚婉贞.慢性阻塞性肺疾病防治全球倡议（2015 年更新版）解读［J］.中华医学杂志，2015，95（22）：1715-1718.

［4］陈环，朱昊，袁艺，等.重度慢阻肺患者行肺减容术的护理［J］.当代护士旬刊，2017（8）：25-27.

［5］王永丽，史新华，苏平.胸腔镜下肺减容术的围术期护理［J］.全科护理，2014（30）：2830-2831.

［6］葛均波，徐永健.内科学［M］.8 版.北京：人民卫生出版社，2013.

［7］尤黎明，葛英.内科护理学［M］.6 版.北京：人民卫生出版社，2017.

［8］中国老年学和老年医学会.老年慢性阻塞性肺疾病管理指南［J］.中西医结合研究，2023，15（3）：154-164.

第四节　老年人呼吸衰竭

——"气息奄奄"

教案摘要

夏先生，74 岁，是一位退休教师，20 年前受凉后出现阵发性咳嗽，咳白色黏痰，予以抗炎对症治疗后，病情好转。此后每逢受凉后或天气转凉均有发作，且反复发作，症状逐渐加重。4 d 前，患者受凉后出现咳嗽加剧、咳痰增多、胸闷、气喘明显、口唇发绀，遂来院就诊。医生通过询问、体格检查及辅助检查，确诊为"COPD，Ⅱ型呼吸衰竭"。予以无创呼吸机辅助通气、抗生素控制感染、呼吸兴奋剂等对症治疗，经过一段时间的精心照护及康复指导，患者症状明显改善顺利出院。通过本教案，学生可以学习老年人呼吸衰竭的病因及诱因、诊断、治疗、护理以及健康促进等，从而思考该疾病的预防及健康促进策略；通过对呼吸衰竭老年患者全程、动态的健康照护问题的评估和分析，进行连续性照护，从而实现以患者为中心的整体护理。

关键词

呼吸衰竭（Respiratory Failure）；呼吸功能不全（Respiratory Insufficiency）；无创呼吸机

（Non-invasive Ventilator）；以患者为中心（Patient-centered）；肺康复（Pulmonary Rehabilitation，PR）；健康促进（Health Promotion）

主要学习目标

1. 掌握老年人呼吸衰竭的临床表现。
2. 掌握老年人呼吸衰竭的诊断标准。
3. 掌握老年人呼吸衰竭急性期的抢救配合及病情观察。
4. 掌握老年人呼吸衰竭的常见并发症及处理。
5. 掌握老年人呼吸衰竭的护理要点。
6. 掌握无创呼吸机辅助通气的护理要点。
7. 掌握老年人呼吸衰竭的健康教育。

次要学习目标

1. 了解老年人呼吸衰竭的病因及诱因。
2. 了解老年人呼吸衰竭的治疗原则。

第 一 幕

　　夏先生，74 岁，是一位退休教师。20 年前受凉后出现阵发性咳嗽，咳白痰，予以抗生素（青霉素、左氧氟沙星）治疗后，病情好转。此后每逢受凉后或天气转凉均有发作，且反复发作，症状逐渐加重。近 4～5 年，夏先生咳嗽、咳痰、气喘发作频繁，平均每年发作持续时间达 3 个月以上，常为白色泡沫痰，伴气喘，活动后明显加重，每次经抗感染、平喘、化痰等治疗后症状稍有好转。4 d 前，夏先生受凉后出现咳嗽加剧、咳痰增多、胸闷、气喘明显，口唇发绀，遂在家人的陪同下来到了医院门诊。

　　在门诊预检台，夏先生的家人着急地问："护士小姐，我爸爸咳嗽、喘不过来气三四天了，我们应该去哪个科看病？"门诊护士详细地询问了夏先生的病情，并根据家属描述的症状进行了预检分诊，告知其应该去哪个科就诊。

　　门诊医生详细地询问了夏先生的病史后为其做了详细的体格检查，然后安排他进行实验室检查、X 线、心电图等各项检查。

问题导引

1. 初步判断夏先生患了哪种疾病？有哪些依据？
2. 要确诊该疾病，夏先生需要进行哪些检查？

教师注意事项

　　本幕描述的是呼吸衰竭老年患者发病过程及急诊就诊情形。通过本幕提供的信息，引导学生根据患者既往病史、临床表现进行快速预检分诊,根据所给信息思考患者可能患有何种疾病,学习了解该疾病相关的危险因素及辅助检查项目。

学习目标

1. 了解老年人呼吸衰竭的常见病因及诱因。

2. 掌握老年人呼吸衰竭的临床表现。

提示用问题

1. 作为预检护士,你如何快速为夏先生的疾病进行分诊?

2. 你认为夏先生有哪些疾病诊断可能?依据有哪些?如何排除其他诊断?

教师参考资料

1. 呼吸衰竭的定义

呼吸衰竭,简称呼衰,指各种原因引起的肺通气和换气功能严重障碍,以致在静息状态下亦不能维持足够的气体交换,导致低氧血症伴(或不伴)高碳酸血症,进而引起一系列病理生理改变和相应临床表现的综合征。

2. 老年人呼吸衰竭的病因

(1)呼吸系统退行性变:这是老年人呼吸衰竭发病率高的基础。如同样的病原、相同大小及部位的肺部感染,非老年患者很少并发呼吸衰竭。特别是高龄患者,急性呼吸衰竭常是肺部病变的首发症状。

(2)阻碍外呼吸气体交换:凡能阻碍空气与肺内血液进行气体交换(即外呼吸)的任何病因均可引起呼吸衰竭。老年人因免疫功能低下,肿瘤、感染及自身免疫等疾病的易感性远比非老年人高。有COPD的老年人常因上呼吸道感染诱发呼吸衰竭。缺血性心脏病的老年人常因左心衰竭并发肺水肿时合并呼吸衰竭。脑及脊髓的肿瘤、出血及感染等使呼吸异常引起的急性呼吸衰竭,也以老年人居多。

3. 老年人呼吸衰竭的分类

1)根据病程分类

(1)急性呼衰:患者既往无呼吸道疾病,由于突发因素,导致呼吸抑制或呼吸功能突然衰竭,因机体难以代偿,如不及早诊断治疗会危及患者生命,如急性呼吸窘迫综合征。

(2)慢性呼衰:多见于慢性呼吸系统疾病,如COPD、重度肺结核、肺弥漫性纤维化等。其呼吸功能损害逐渐加重,虽有缺氧或CO_2潴留,但通过机体代偿适应,仍保持一定的生活活动能力,称为代偿性慢性呼衰。

(3)慢性呼衰急性发作:慢性呼衰患者一旦并发呼吸道感染,或其他原因导致呼吸生理负担增加,则发生失代偿,出现严重缺O_2、CO_2潴留和酸中毒的临床表现,称为失代偿性慢性呼衰。

2)按血气变化分类

(1)Ⅰ型呼衰:主要是换气功能障碍导致缺氧。血气分析表现为单纯$PaO_2 < 60$ mmHg。

(2)Ⅱ型呼衰:主要是肺泡通气不足,血气分析表现为$PaO_2 < 60$ mmHg 及 $PaCO_2 > 50$ mmHg。

3)按病变部位分类

可以分为周围型及中枢型呼衰。

4. 临床表现

1）常见临床表现

除导致呼吸衰竭的原发性疾病症状外,主要是缺氧和 CO_2 潴留所引起的症状,但它们往往相互混杂,难以明确区分。

（1）呼吸困难:较早表现为呼吸频率增快,发绀,病情加重时出现呼吸困难,辅助呼吸肌活动加强,如三凹征。

（2）精神神经症状:急性缺氧可出现精神错乱、躁狂、昏迷、抽搐等症状。

（3）循环系统表现:多数患者有心动过速;严重低氧血症、酸中毒可引起心肌损害、血压下降、心律失常及心脏骤停等。

（4）消化和泌尿系统表现:上消化道出血;个别患者尿中出现蛋白、红细胞和管型。

（5）弥散性血管内凝血（Disseminated Intravascular Coagulation,DIC）:病程中感染、缺氧、酸中毒、休克等均可为 DIC 的诱发因素。

2）老年患者呼吸衰竭的临床特点

（1）易导致呼吸衰竭:研究发现,老年人比青年人更易从基础疾病演变成呼吸衰竭。

（2）无特殊的自觉症状和临床表现:虽 PaO_2 表现异常,但老年人不一定出现任何不适。且咳嗽、喘息和痰量增加比青年人出现率低,而出现意识障碍的比例明显高于青年人。

（3）合并其他器官衰竭:老年人呼吸衰竭并发多器官衰竭者明显高于非老年组。尤以合并心功能衰竭、肾衰竭为多见。

5. 辅助检查

1）实验室检查

（1）动脉血气分析:$PaO_2 < 60$ mmHg,伴或不伴 $PaCO_2 > 50$ mmHg,pH 可正常或降低。

（2）电解质测定:常有血钾上升。

2）其他辅助检查

心电图可有窦性心律失常,传导阻滞,房性和室性心律失常,非特异性 ST 段和 T 波改变。

第 二 幕

夏先生随后被推入呼吸内科病房。医生通过问诊,发现夏先生痰不易咳出、无咯血及痰中带血。通过体格发现夏先生神清,精神差,消瘦,口唇轻度紫绀,胸部呈桶状。护士测量生命体征:T 36.5℃,P 121 次/min,R 30 次/min,BP 100/60 mmHg,SPO2 86%。责任护士迅速妥善安置夏先生,帮助其取半卧位、吸氧、急查血、血气、开通静脉通路、心电监护。血气分析示 $PaCO_2$ 77 mmHg,PaO_2 50 mmHg,钾 3 mmol/L, pH 值 7.45。血常规:WBC 15×10^9/L,N 88%,医疗诊断:"COPD,Ⅱ型呼衰"。医生向夏先生本人及其家属告知了诊断结果,并建议采用无创呼吸机辅助通气、呼吸兴奋剂等对症治疗。

夏先生的儿子听后很是懊恼和担忧,他说:"什么是慢性阻塞性肺疾病啊? 我们不就是支气管炎吗? 我爸的病这么严重啦? 会不会有生命危险?"责任护士注意到了小夏先生的懊恼,她耐心地解释。

在使用无创呼吸机治疗 10 min 后,夏先生突然自行暴力取下面罩,责任护士第一时间赶到床边询问,夏先生表示使用了呼吸机后更加憋闷。责任护士耐心倾听、分析,并亲自示范,终于帮助夏先生适应了呼吸机治疗。夏先生和小夏先生纷纷表示很感谢责任护士。

问题导引

1. 夏先生得了什么病? 医生是如何诊断的?
2. 夏先生被诊断为呼吸衰竭后首要的治疗是什么?
3. 为什么责任护士要为夏老先生取半卧位? 吸氧有什么注意事项?
4. 夏先生血钾正常吗? 呼吸衰竭有哪些并发症? 急性期患者的病情观察重点有哪些?
5. 使用无创呼吸机时有哪些常见问题? 要如何预防?

教师注意事项

本幕描述的是老年呼吸衰竭患者入院后明确诊断、紧急处理、后续治疗的情景。通过本幕提供的信息,引导学生了解老年呼吸衰竭急性期的病情变化特点、治疗及常见的并发症,引导学生根据疾病特点思考该患者的病情观察要点,学习如何争分夺秒做好抢救配合。

学习目标

1. 掌握老年人呼吸衰竭的诊断依据。
2. 掌握呼吸衰竭的病情观察要点及抢救配合。
3. 掌握呼吸衰竭的病情观察要点及抢救配合。
4. 掌握无创呼吸机的护理要点。
5. 掌握老年人呼吸衰竭的常见并发症的处理。
6. 了解老年人呼吸衰竭的治疗。

提示用问题

1. 护士为什么帮助夏先生取半卧位? 为什么要吸氧?
2. 夏先生的血气结果提示什么?
3. 呼吸兴奋剂的作用是什么? 针对王老先生的疾病,治疗要点是什么?
4. 夏先生使用呼吸机治疗时发生了什么情况?

教师参考资料

1. 鉴别及诊断依据

呼吸衰竭应与张力性气胸和哮喘持续状态相鉴别,同时注意与急性肺水肿、肺部感染、肺栓塞、急性呼吸窘迫综合征及脑血管意外相鉴别。老年人呼吸衰竭发展迅猛,死亡率极高,降低死亡率的关键在于早期诊断及正确的治疗。主要诊断依据如下:①呼吸系统疾病或其他导致呼吸衰竭的病史。②与有缺氧和 CO_2 潴留有关的表现。③血气分析是主要的诊断依据。

2. 老年呼吸衰竭的治疗

1)呼吸支持治疗

包括非通气支持和通气支持治疗。

(1)非通气支持:急性呼吸衰竭的治疗主要是确保重要器官的氧气充足供应。吸入氧的最低浓度是使血氧饱和度达 90%($PO_2 \geqslant 60$ mmHg)。对于阻塞性气道疾病所致呼吸衰竭,通常给予低流量氧气吸入。

(2)通气支持:通气支持主要是维持气道的开放和确保肺泡足够的通气,可以分为面罩(非创伤性)、气管插管和机械通气。

2)呼吸兴奋剂的应用

应用适量的呼吸兴奋剂(尼可刹米、多沙普仑等)可能有一定疗效。但如果长期应用,会使呼吸肌疲劳,得不偿失。

3)一般支持治疗

老年呼吸衰竭患者一般病程长,病情复杂,进食少,消耗大,应注意补充营养、维生素和多种微量元素。

4)对症治疗

(1)控制感染:早期,有效地控制感染对老年人更为重要。在应用广谱强效抗生素的同时,应注意防治二重感染,反复查痰、尿、粪便。

(2)解除支气管痉挛和保持呼吸道畅通:对合并有气道高反应性者,支气管解痉治疗是必要的。同时应积极排痰。

(3)纠正酸碱失衡和电解质紊乱:呼吸衰竭引起的酸碱失衡以呼吸性酸中毒最常见,电解质紊乱最常见的是低氯、低钾、高钾、低钠等。应根据病情变化及时调整。

(4)并发症的处理:老年人呼吸衰竭更应该注重预防应激性溃疡、深静脉血栓、电解质紊乱、休克、感染等并发症。

3. 病情观察要点

(1)观察患者的神志、生命体征、皮肤颜色、尿量和大便颜色等,观察有无休克、肺性脑病、消化道出血等。

(2)观察各类药物作用和副作用(尤其是呼吸兴奋剂)。

(3)监测动脉血气分析和各项化验指标变化。

(4)观察机械通气患者的缺氧程度和通气效果。

4. 呼吸衰竭的抢救配合

(1)急性期密切观察患者病情变化,尤其是呼吸、血氧饱和度等情况。

(2)持续低流量吸氧并建立静脉通路。

(3)清理呼吸道分泌物,缓解支气管痉挛。

(4)心电监护。

(5)遵医嘱使用抗生素控制感染。

(6)备好急救器械和药品。

(7)遵医嘱使用呼吸兴奋剂。

（8）如有 CO_2 潴留，注意畅通气道，及时吸痰。

（9）观察有无肺性脑病先兆及其他并发症先兆。

（10）给予心理护理，安抚患者紧张、焦虑等情绪。

5. 使用无创呼吸机时常见问题的预防方法

（1）幽闭症患者紧张情绪预防：解释无创通气的概念、其他选择余地以及各种鼻/面罩配件的选择等；在使用头带之前，临床医生或患者可用手扶着鼻/面罩进行适应性通气，以增加患者对治疗的信心；灵活使用，可以允许患者在短时间内摘下鼻/面罩，进行一些放松活动。

（2）同步不良预防：加强患者的辅导和训练；调整鼻/面罩的佩戴，加用下颌带，减少漏气口的开放，检查管道是否漏气；及时清除管道积水，调整湿化温度；维修。

（3）口咽干燥预防：减少经口漏气；多喝水（每天 2 500～3 000 mL）；使用加温湿化器。

（4）面罩压伤预防：选择合适的鼻/面罩，在鼻梁、鼻翼放纱布垫或水胶体可以减压，同样可以减少漏气。

（5）胃肠胀气预防：尽量用鼻呼气；少说话；促胃动力的药；胃肠减压。

（6）排痰障碍预防：定时翻身拍背；鼓励患者咳嗽；痰液黏稠时雾化；必要时吸痰。

第 三 幕

治疗 1 周后，夏先生病情稳定，血气结果有了明显的改善，肺 CT 显示两肺稍许炎症性病变，肺功能显示 $FEV_1/FVC=62\%$，$FEV_1<45\%$ 预计值。

这天，责任护士佳佳在巡视病房时发现夏先生没有吸氧，佳佳督促其吸氧，夏先生却说：“没必要吸氧了，我都不喘了。”佳佳趁机给夏先生及其家属讲述 COPD 的知识，说明氧疗的重要性。后来，佳佳给夏先生做雾化又遭到拒绝，佳佳在治疗间隙主动找老先生谈心，原来夏先生担心被家人嫌弃才不愿做雾化化痰。佳佳了解情况后，嘱托家属经常安慰夏先生，支持夏先生进行长期家庭氧疗。通过护士的努力，终于又可以在夏先生的脸上见到他的微笑和对医务人员的信任。

夏先生出院前，佳佳还给老先生介绍了几位肺康复得很好的病友，鼓励老先生在治疗同时积极开展肺康复计划。

问题导引

1. 夏先生目前存在的主要护理问题有哪些？作为责任护士，你该如何处理？

2. 如何指导患者开展呼吸功能锻炼？

3. 如何指导患者开展长期家庭氧疗？

教师注意事项

本幕描述的是老年呼吸衰竭患者进入疾病相对稳定期，护士精心护照，开展肺康复计划的情形。通过本幕提供的信息，引导学生根据患者疾病过程中出现的护理问题思考该患者的护理要点，学习并掌握肺康复知识。

学习目标

1. 掌握老年呼吸衰竭患者的护理要点。
2. 掌握呼吸功能锻炼、氧疗知识。

提示用问题

1. 在夏先生出现情绪问题时，你可以做些什么？
2. 如何评估夏先生目前的肺功能？他该如何进行呼吸功能锻炼？
3. 为什么要给夏先生做吸氧治疗？为什么要给夏先生做雾化治疗？
4. 如何给夏先生做健康指导？

教师参考资料

1. 老年呼吸衰竭患者的常见护理问题

（1）清理呼吸道无效：与呼吸道感染、分泌物过多或黏稠、咳嗽无力及大量液体和蛋白质漏入肺泡有关。

（2）气体交换受损：与通气功能障碍有关。

（3）语言沟通障碍：与呼吸困难、人工气道建立或辅助呼吸有关。

（4）液体不足：与大量痰液排出、出汗增加、摄入减少有关。

（5）营养失调，低于机体需要：与食欲下降、进食减少、消耗增加有关。

（6）潜在并发症：肺心病、肺性脑病、电解质紊乱、消化道出血等。

2. 护理措施

（1）保持室内空气新鲜，湿度与温度适宜。

（2）病情观察：观察患者呼吸困难及缺氧的情况，观察神志、生命体征变化，对于昏迷患者要检查瞳孔大小、对光反射等病理特征等。

（3）保持呼吸道通畅：鼓励、指导患者咳嗽、咳痰，更换体位和多饮水。必要时翻身、拍背。使用机械通气患者应及时吸痰，注意无菌操作，应加强湿化吸入，并注意观察痰的颜色、性质、量，及时做好记录。

（4）根据血气分析和临床情况合理给氧：Ⅰ型呼吸衰竭时，短时间给予高流量吸氧；Ⅱ型呼吸衰竭时，对于经鼻导管吸氧者，要给予控制性低流量吸氧，吸氧流量为 $1\sim2$ L/min。使用鼻罩或口鼻面罩加压辅助机械通气者，做好该项护理有关事项。

（5）病情危重患者建立人工气道，应严格按照人工气道护理要求实施护理。

（6）安全护理：躁动患者加床档，系约束带。

（7）饮食护理：鼓励清醒患者进食，增加营养，摄入优质蛋白、高维生素和低碳水化合物的饮食，如瘦肉、鸡蛋等（安置胃管患者应按胃管护理要求护理）。

（8）皮肤护理：防止压疮发生，按时翻身拍背、按摩骨突处、变换体位，防止压疮及坠积性肺炎的发生。

（9）用药护理：①呼吸兴奋剂：用药过程中应保持呼吸道通畅，滴速不宜过快，观察患者呼吸频率与节律变化。用药后可出现血压增高、心悸、心律失常、烦躁不安、发热等不良反应，中毒时出现惊厥，继之发生中枢抑制。洛贝林过量导致心动过缓和传导阻滞应及时通知医生。②镇静药：原则上呼吸衰竭患者应禁止应用镇静药，但在气管插管机械通气的患者中常会出现烦躁不安,此时可以适量使用,但不能过量,用药时要注意患者的自主呼吸情况,密切监测动脉血压变化。③利尿剂:应观察水肿、呼吸困难是否减轻,记录尿量,注意防止低钾低氯性碱中毒的发生。

（10）心理护理:对于呼吸困难的患者,尽量减少患者的说话次数,保持病室安静。同患者交谈时要有耐心,态度和蔼,创造一个轻松和谐的气氛,安排熟悉患者情况、能与患者有效沟通的护士提供连续性护理,减少无效交流次数。

3. 呼吸功能锻炼

（1）腹式呼吸训练:取立位(体弱者可取半卧位或坐位),左、右手分别放在腹部和胸前。全身肌肉放松,静息呼吸。吸气时,用鼻吸入,尽力挺腹,胸部不动;呼气时,用口呼出,同时收缩腹部,胸廓保持最小活动幅度,慢呼深吸,增加肺泡通气量。每分钟呼吸 7～8 次,如此反复训练,每次 10～20 min,每天 2 次。熟练后逐步增加次数和时间,使之成为不自觉的呼吸习惯。

（2）缩唇呼吸训练:用鼻吸气用口呼气,呼气时口唇缩拢似吹口哨状,持续缓慢呼气,同时收缩腹部。吸与呼时间之比为 1：2 或 1：3,缩唇的程度与呼气流量由患者自行选择调整,以距口唇 15～20 cm 处同水平的蜡烛火焰随气流倾斜又不致熄灭为宜。

4. 肺康复

详见慢性阻塞性肺疾病章节。

5. 健康教育

（1）饮食指导:重症期给予高蛋白、高热量、高维生素、易消化的流质或半流质饮食。在心功能允许的情况下,鼓励患者多饮水,补充足够的水分。使痰液易于咳出,减少并发症。缓解期指导患者逐步增加食物中的蛋白质和维生素,食物以软而易消化的半流质为主,可选用稀肉粥、馒头、新鲜蔬菜及水果等,每天 5～6 餐。恢复期指导患者进普食,食物宜软、清淡可口。

（2）休息与活动指导:重症期应卧床休息,帮助患者取舒适且有利于改善呼吸状态的体位,可协助其取半卧位或坐位,对于病情允许的患者,可协助其趴伏在桌上。缓解期和恢复期,应根据患者的情况指导患者制订合理的活动和休息计划,指导患者避免进行耗氧量较大的活动,并在活动中注意休息。

（3）氧疗指导:要遵医嘱吸氧,Ⅰ型呼衰患者可吸入较高浓度的氧(浓度大于 35%),Ⅱ型呼衰患者给予低浓度持续氧(浓度小于 35%),注意做好吸氧安全、湿化及消毒指导。

（4）日常生活指导:告诫患者戒烟。少食多餐,保持大便通畅等。增强患者体质,避免各种诱因。避免疲劳、情绪激动等不良因素刺激。

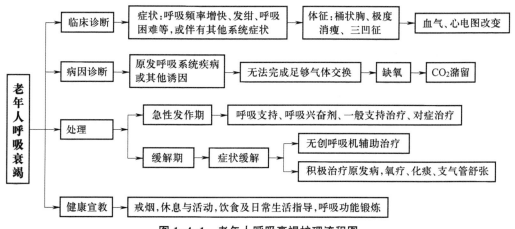

图 1-4-1 老年人呼吸衰竭护理流程图

参考文献

[1] 蔡柏蔷. 慢性阻塞性肺疾病诊断、处理和预防全球策略(2017 GOLD 报告)解读[J]. 国际呼吸杂志，2017，37(1)：6-17.

[2] 慢性阻塞性肺疾病急性加重诊治专家组. 慢性阻塞性肺疾病急性加重(AECOPD)诊治中国专家共识(2014 年修订版)[J]. 国际呼吸杂志，2014，34(1)：1-11.

[3] Rochwerg B, Brochard L, Elliott M W, et al. Official ERS/ATS clinical practice guidelines：noninvasive ventilation for acute respiratory failure[J]. European Respiratory Journal，2017，50(2)：160.

[4] Tay C K, Sung K, Cho Y H. Clinical pearls in venovenous extracorporeal life support for adult respiratory failure[J]. Asaio Journal，2017，64(1)：1.

[5] Davidson A C, Banham S, Elliott M, et al. BTS/ICS guideline for the ventilatory management of acute hypercapnic respiratory failure in adults[J]. Thorax，2016，71(S 2)：1.

[6] 葛均波,徐永健.内科学[M]. 8 版. 北京：人民卫生出版社,2013.

[7] 尤黎明,葛英.内科护理学[M]. 6 版. 北京：人民卫生出版社,2017.

第五节　老年人肺栓塞

——"隐形杀手"

教案摘要

　　刘先生,男,71 岁,退休前是一名出租车司机,开车 40 余年,2 个月前右侧腰部酸胀入院,确诊为右肾恶性肿瘤,于 1 月前行右肾切除术。1 d 前,刘先生下床活动后突发胸闷、气急,遂入院就诊,经过一系列体格检查、辅助检查,患者确诊为"肺栓塞",收入呼吸内科进一步住院治疗,在医护人员实施溶栓治疗后刘先生病情转危为安,顺利出院。通过对此案例患者全程、动态健康问题的探索、评估、分析,学生可以学习肺栓塞的临床表现、诊断、治疗、溶栓的护理等相关知识,从而思考该疾病的健康照护及预防策略,实现以患者为中心的整体护理。

 关 键 词

　　肺血栓栓塞症(Pulmonary Thromboembolism, PTE)；肺栓塞(Pulmonary Embolism, PE)；溶栓(Thrombolysis)；健康指导(Health Guidance)

 主要学习目标

　　1.掌握老年肺栓塞患者的临床表现。

　　2.掌握肺栓塞的诊断标准。

3. 掌握肺栓塞的急救处理。

4. 掌握溶栓的护理要点。

5. 掌握溶栓的并发症及处理。

6. 掌握老年肺栓塞患者的健康指导。

次要教学目标

1. 了解肺栓塞的病因及诱因。

2. 了解肺栓塞溶栓治疗的适应证及禁忌证。

第 一 幕

　　刘先生,71 岁,退休前是一名出租车司机,开车 40 余年。2 个月前,因右侧腰部酸胀发现右肾恶性肿瘤,于 1 月前行手术切除右肾,病理发现右肾门血管癌栓,术后恢复良好,顺利出院,每天如正常人一般生活,不受影响,他家住 6 楼,每天上下楼都是步行,一天上下楼好几趟,没有任何胸闷、气急、心慌等不适。可是 1 周前当他午休结束,下床活动时,突发胸闷胸痛,差点晕倒,遂入院就诊。入院后查体:T 36.8℃,P 124 次/min,R 21 次/min,BP 89/58 mmHg,SpO$_2$ 92%。医生予以急查血、心电图、胸片。血生化报告提示:D-二聚体 18.09 mg/L,肌酐 126 mol/L。心电图无明显改变。胸片提示:两肺纹理增多,两上肺纤维钙化灶伴胸膜粘连增厚,肺气肿。医生结合检查结果将刘先生转入呼吸内科进一步治疗。

问题导引

1. 根据这些信息,你认为刘先生发生了什么情况? 支持你的依据是什么?

2. 刘先生为什么会发生这种情况?

3. 刘先生还需要做哪些检查来明确诊断?

教师注意事项

　　本幕描述的是一位刚刚做完右侧肾切除术后的老年肺栓塞患者入院就诊的过程。希望通过本幕的分析和讨论,学生可以掌握如何鉴别诊断肺栓塞,更好地了解肺栓塞的临床表现,为以后的病情观察和护理打下良好的基础。

学习目标

1. 掌握肺栓塞的临床表现。

2. 掌握肺栓塞的诊断标准。

3. 了解肺栓塞的病因。

提示用问题

1. 根据刘先生的病史及临床症状,可以提出哪些可能的诊断?

2. 刘先生还需要通过哪些辅助检查明确诊断?

3. 根据刘先生目前的诊断,如不及时住院治疗,可能出现哪些状况?

 教师参考资料

1. 肺栓塞的定义

肺栓塞(PE)是指各种栓子脱落阻塞肺动脉及其分支引起肺循环障碍的临床综合征。最常见的栓子为血栓,由血栓引起的肺栓塞也称肺血栓栓塞症。因此,本节主要讲述血栓所导致的肺栓塞。

2. 肺栓塞的病因

(1)血栓性深静脉炎和深静脉血栓是发生肺栓塞的主要原因。60%～85%的栓子来源于下肢静脉和盆腔静脉,72%的急性脊柱损伤可发生深静脉血栓形成。

(2)心肺疾病。最常见于心房纤颤、心力衰竭合并风湿性心脏病、冠状动脉粥样硬化性心脏病,肺源性心脏病(肺心病)也易合并肺栓塞,右心房(室)附壁血栓脱落可致肺栓塞,感染性心内膜炎赘生物脱落也可成为炎性栓子,另外34%的急性心肌梗死患者可发生深静脉血栓形成,尤其在 70 岁以上患者中,71%患深静脉血栓形成,这也是导致肺栓塞发生的一个重要原因。

(3)长期卧床、制动。急性心肌梗死后下肢深静脉病的增多与高凝状态休克心力衰竭及卧床(超过 5 d)等有关。内科监护病房卧床的患者超声检查发现静脉血栓形成发生率为33%,下肢骨折偏瘫手术后重症心肺疾病及健康人不适当的长期卧床或长途乘车(或飞机)肢体活动减少,丧失肌肉的按摩动作,降低了静脉血流的驱动力。此外,深静脉血栓形成的发生率与卧床时间相关,连续卧床 7 d 血流速度会减慢到最低点。

(4)骨折、创伤及外科手术后。肺栓塞并发于外科术后或外伤者约占43%,其中创伤患者约 15%并发肺栓塞,大面积烧伤和软组织创伤也可并发肺栓塞,后者原因可能为受伤组织释放的某些物质损伤了肺血管内皮引起多发性肺微血栓形成,冠状动脉旁路手术合并肺栓塞的危险性为 4%,合并小腿深静脉血栓形成为 20%。

(5)肺、胰腺、消化道和生殖系统的肿瘤易合并瘤栓而导致肺栓塞,同时肺栓塞又是肿瘤存在的信号,其中肺癌最为常见。恶性肿瘤患者易并发肺栓塞的原因可能与凝血机制异常有关。

(6)年龄与性别。尸检资料显示,肺栓塞的发病率随年龄的增加而上升,儿童患病率约为 3%,60 岁以上者可达 20%,肺栓塞以 50～60 岁年龄段最多见,90%致死性肺栓塞发生在 50 岁以上;性别与肺栓塞的发生在儿童及青春期无明显差别,20～39 岁年龄组女性深静脉血栓病的发病比同龄男性高 10 倍。

(7)其他因素。如血液病、代谢性疾病、妊娠及口服避孕药、肥胖症等。某些血液病(镰状红细胞增多症、阵发性睡眠性血红蛋白尿),代谢性疾病(糖尿病等)及静脉内插管等也易发生肺栓塞;孕妇肺栓塞的发生率约是同龄未孕妇女的 8 倍,易发生于妊娠的前 3 个月和围产期,确切机制不清楚;口服避孕药的妇女静脉血栓形成的发生率比不服药者高 4～7 倍,已证明避孕药能引起凝血因子、血小板纤维蛋白溶酶系统变化,改变血浆脂蛋白三酰甘油和胆固醇含量,这些可能与肺栓塞的发生有关;如肥胖超过标准体重 20%者栓塞病的发生率增加。

以上各因素均可引起血管内皮损伤、凝血因子、纤维蛋白原、抗纤溶酶、胆固醇等在血液中浓度增加,造成血液高凝状态,从而进一步导致肺栓塞。

3. 鉴别诊断

（1）急性心肌梗死：急性心肌梗死是冠状动脉急性、持续性缺血缺氧所引起的心肌坏死。临床上多有剧烈而持久的胸骨后疼痛，休息及服用硝酸酯类药物不能完全缓解，伴有血清心肌酶活性增加及进行性心电图变化，可并发心律失常、休克或心力衰竭，常可危及生命。本病在欧美最常见，美国每年约有 150 万人发生心肌梗死。中国近年来呈明显上升趋势。

（2）肺癌：肺癌是近年来发病率和死亡率增长最快，对人群健康和生命威胁最大的恶性肿瘤之一。近 50 年来，许多国家都报道肺癌的发病率和死亡率均明显升高，肺癌在男性中发病率和死亡率均占所有恶性肿瘤的第一位，在女性中发病率占第二位，死亡率占第二位。肺癌的病因至今尚不完全明确，但大量资料表明，长期大量吸烟与肺癌的发生有非常密切的关系。

4. 肺栓塞的临床表现

（1）不明原因的呼吸困难：多于栓塞后即刻出现，尤在活动后明显，为 PE 最常见的症状。

（2）胸痛：包括胸膜炎性胸痛或心绞痛样胸痛。

（3）晕厥：可为 PE 的唯一或首发症状。

（4）烦躁不安、惊恐甚至濒死感：由严重呼吸困难和剧烈胸痛所致。

（5）咯血：常为少量咯血，大咯血少见。急性 PE 时，咯血主要反映局部肺泡的血性渗出，并不意味病情严重。呼吸困难、胸痛和咯血同时出现，称为"三联征"。

（6）咳嗽：早期为干咳或伴有少量白痰。

5. 肺栓塞的体征

（1）呼吸系统体征：呼吸急促、发绀；肺部哮鸣音和（或）细湿啰音。

（2）循环系统体征：心率加快，严重时可出现血压下降甚至休克；颈静脉充盈或异常搏动；肺动脉瓣区第二心音亢进或分裂，三尖瓣区收缩期杂音。

（3）发热：多为低热，少数患者体温可达 38℃ 以上。

6. 深静脉血栓的表现

如肺栓塞继发于下肢深静脉血栓形成，可伴有患肢肿胀、周径增粗、疼痛或压痛、皮肤色素沉着，行走后患肢易疲劳或加重肿胀。

7. 急性肺血栓栓塞的临床分型

（1）高危（大面积）PTE：以休克和低血压为主要表现，收缩压＜90 mmHg 或与基线值相比，下降幅度≥40 mmHg，持续 15 min 以上。须排除新发生的心律失常、低血容量或感染中毒症所致的血压下降。

（2）中危（次大面积）PTE：未出现休克和低血压，但存在右心功能不全和（或）心肌损伤。

（3）低危（非大面积）PTE：血流动力学稳定且无右心功能不全和心肌损伤，病死率＜1%。

8. 肺栓塞的检查

根据临床表现及相关检查（心电图、心超、D-二聚体、动脉血气分析、放射性核素肺通气扫描、肺动脉造影）可协助诊断或确诊。

第 二 幕

　　刘先生拟"肺栓塞"收入呼吸内科,床位医生为刘先生完善了实验室检查、心电图、肺 CT、超声心动图等辅助检查,超声心动图提示:LVE 60%,右心比例增大,轻度肺动脉高压,考虑大面积肺栓塞可能。

　　护士小艾遵医嘱予以床边心电监护(P 125 次/min,R 21 次/min,BP 91/55 mmHg,SpO₂ 91%)、氧气吸入,开通静脉通路,严密监测刘先生的病情变化,并且嘱其绝对卧床休息,不可下床走动,连大小便也必须在床边解决,不可自行上厕所。

　　刘先生目前生命体征不稳且 1 个月前行了右肾切除术,行肺动脉 CTA有可能导致急性肾衰竭,床位医生权衡利弊考虑抢救生命为重,决定为患者进行溶栓治疗,患者及家属表示理解和同意。

　　面对这种情况,刘先生非常紧张害怕,小艾立即安抚患者情绪并告知了疾病的相关注意事项,同时密切观察患者病情变化。

问题导引

　　1. 面对肺栓塞患者,应采取哪些抢救措施?

　　2. 什么是溶栓治疗? 溶栓的适应证有哪些?

　　3. 患者目前最主要的心理问题是什么? 我们应如何干预及引导?

教师注意事项

　　本幕主要描述了肺栓塞患者入科确诊后溶栓治疗前的护理过程。通过本幕的分析与讨论,可以使学生重视患者的心理需求,同时引导学生思考肺栓塞溶栓治疗的适应证及禁忌证,做好肺栓塞溶栓治疗前的护理。

学习目标

　　1. 了解溶栓治疗的适应证及禁忌证。

　　2. 掌握肺栓塞的急救处理。

提示用问题

　　1. 针对刘先生目前的状况,你认为最有效的治疗手段是什么?

　　2. 如何做好该患者的心理护理?

　　3. 肺栓塞患者溶栓时应采取哪些护理措施?

教师参考资料

1. 肺栓塞急救处理

(1) 绝对卧床休息,高浓度吸氧。

(2) 放置中心静脉压导管,测量中心静脉压,控制输液入量及速度。

（3）镇痛。有严重胸痛时，可用吗啡皮下注射。休克者避免使用镇痛药物。

（4）抗休克治疗。

（5）解痉。

2. 肺栓塞治疗

（1）一般处理：对高度疑诊或确诊 PTE 的患者，应进行严密监护，监测呼吸、心率、血压、静脉压、心电图及动脉血气的变化。患者应卧床休息，保持大便通畅，避免用力，以免促进深静脉血栓脱落。必要时可适当使用镇静、止痛、镇咳等药物对症治疗。

（2）呼吸循环支持：有低氧血症者可经鼻导管或面罩给氧。对于出现右心功能不全且血压下降者，可使用多巴酚丁胺、多巴胺、去甲肾上腺素等。

（3）抗凝治疗：抗凝能够有效预防血栓再形成和复发，为机体发挥自身的纤溶机制溶解血栓创造条件，是 PTE 和 DVT 的基本治疗方法。常用药物包括肝素和华法林，当临床疑诊 PTE 时，即可开始使用肝素进行抗凝治疗。或者选择新型抗凝药物：如达比加群酯、利伐沙班和阿哌沙班。

（4）溶栓治疗：①适应证：溶栓治疗可迅速溶解部分或全部血栓，恢复肺组织灌注，降低 PTE 患者的病死率和复发率，主要适用于大面积 PTE 患者。对于次大面积 PTE，若无禁忌证可考虑溶栓；而对于血压和右心室运动功能均正常的患者，则不宜溶栓。溶栓的时间窗一般为 14 d 以内，但若近期有新发 PTE 征象可适当延长。溶栓应尽可能在 PTE 确诊的前提下慎重进行，但对有明确溶栓指征的患者宜尽早开始溶栓。②禁忌证：溶栓治疗的主要并发症为出血，以颅内出血最为严重，发生率为 1%～2%，发生者近半数死亡。因此，用药前应充分评估出血的危险性，溶栓治疗的绝对禁忌证有活动性内出血和近期自发性颅内出血。相对禁忌证包括：近期有大手术、分娩、器官活检或不能压迫止血部位的血管穿刺、胃肠道出血、严重创伤、神经外科或眼科手术、心肺复苏史；血小板计数减少；缺血性脑卒中、难以控制的重度高血压、妊娠；细菌性心内膜炎；严重肝、肾功能不全；糖尿病出血性视网膜病变等。对于致命性大面积 PTE，上述绝对禁忌证亦应视为相对禁忌证。③常用溶栓药物：包括尿激酶（Urokinase，UK），链激酶（Streptokinase，SK），重组组织型纤溶酶原激活剂（Recombinant Tissue Type Plasminogen Activator，rt-PA）等。

（5）肺动脉导管碎解和抽吸血栓：适用于肺动脉主干或主要分支的高危（大面积）PTE 并存在以下情况者：溶栓治疗禁忌；经溶栓或积极的内科治疗无效；在溶栓起效前很可能发生致命性休克。

（6）肺动脉血栓摘除术：手术风险大，死亡率高，需较高的技术条件，仅适用于经积极内科治疗无效的紧急情况（如大面积 PTE）或有溶栓禁忌证者。

（7）放置腔静脉滤器：为预防再次发生栓塞，可根据 DVT 的部位放置下腔静脉或上腔静脉滤器，置入滤器后如无禁忌证，宜长期服用华法林抗凝，定期复查有无滤器上血栓形成。

（8）慢性血栓栓塞性肺动脉高压的治疗：若阻塞部位处于手术可及的肺动脉近端，可考虑行肺动脉血栓内膜剥脱术。

3. 肺栓塞患者心理护理

肺栓塞患者容易发生焦虑，这与突发的严重呼吸困难、胸痛有关。

（1）评估焦虑程度：针对患者焦虑程度采取适当的措施。

（2）增加患者的安全感：当患者突然出现严重的呼吸困难和胸痛时，医护人员需保持冷静,避免引起紧张慌乱的气氛而加重患者的恐惧心理。护士应尽量陪伴患者,告诉患者目前的病情变化,让患者确信目前的治疗能够帮助缓解症状,用患者能够理解的词句和方式解释各种设备、治疗措施和护理操作,并采用非言语性沟通技巧,如抚摸、握住患者的手等增加患者的安全感,减轻其恐惧感。当病情剧变时,亲人的陪伴可有效降低患者的焦虑和恐惧心理,因此,在不影响抢救的前提下,可允许家属陪伴患者。

（3）鼓励患者充分表达自己的情感:应用适当的沟通技巧促使患者表达自己的担忧和疑虑。

（4）用药护理:按医嘱适当使用镇静、止痛、镇咳等对症治疗措施,注意观察疗效和不良反应。

第 三 幕

刘先生及家人接受了低分子肝素钠皮下注射溶栓治疗。治疗期间,责任护士小艾每天询问刘先生有无异常出血的情况,如有无黑便、皮下出血、鼻腔牙龈出血等情况,并且定期遵医嘱检测刘先生的凝血功能及粪便隐血。

一天,刘先生大便后厕纸上可见少量鲜红色血液,他立刻告知了小艾护士,并惊恐地问护士:"护士,我这种情况是不是很危险?"小艾护士安抚刘先生:"别担心,之前大便都很正常,你有痔疮吗?我来帮你检查一下。"同时小艾护士也通知了医生,并且暂停注射当日的低分子肝素钠。经过肛门及肠道检查以及粪便隐血试验,医生发现刘先生的便血是痔疮引起的,肠道内部无其他异常出血,决定暂不改变治疗方案,但需严密监测出血情况。之后,刘先生仅有肛门局部少量出血。

经过 3 周的治疗,刘先生胸闷气急的症状完全好转,生命体征平稳,精神可,食欲及大小便正常,医生告知刘先生可以考虑出院,责任护士小艾为其做了详细的出院指导。

问题导引

1. 刘先生溶栓治疗期间的观察要点有哪些?

2. 溶栓的并发症有哪些?应如何处理?

3. 刘先生马上就要出院了,应进行哪些方面的出院指导?

教师注意事项

本幕主要描述的是肺栓塞患者进行溶栓治疗以及康复出院前期的场景,溶栓效果的进展及并发症的预防是治疗和护理的关键,疾病的早期预防和康复以后的定期随访也是健康促进的两个大方向。希望通过本幕的引导,学生能对患者做出完整的、个性化的出院指导。

学习目标

1. 掌握肺栓塞患者溶栓期间的观察、护理要点。

2. 掌握溶栓的并发症及处理。

3. 掌握肺栓塞患者的健康指导。

提示用问题

1. 刘先生溶栓治疗时,我们应监测哪些指标?

2. 溶栓治疗可能出现的并发症有哪些?如何预防?

3. 出院后,刘先生如何预防疾病复发?

教师参考资料

1. 肺栓塞的护理要点

肺栓塞发病急,且因持续胸闷、胸痛、低氧血症,加之对本病缺乏了解导致患者易产生恐惧、焦虑情绪,对预后感到失望,给患者带来濒死感。

(1)护理人员应细致耐心地讲解该病有关知识及治疗方法,使患者稳定情绪,减少神经体液反应对肺动脉和肺血管的不良刺激,减少耗氧量,使其以良好的心态配合治疗。

(2)严密观察症状、体征,肺栓塞临床表现多样化、无特异性,其呼吸困难、胸痛、咯血典型的三联征所占比例不到 1/3,因此,接诊护理人员除询问患者现病史外,还应了解其基础疾病。目前已知的肺栓塞危险因素包括静脉炎、静脉血栓、血液黏滞度增加、高凝状态、恶性肿瘤、术后长期静卧、长期使用糖皮质激素等。

(3)生命体征的监测,专人持续多参数监护仪监护,每 15～30 min 记录 1 次,严密观察患者血压、心率、心律、呼吸和血氧饱和度的变化,发现异常及时报告医生,平稳后测 P、R、BP,每小时 1 次。

(4)溶栓前准备,详细询问患者病史,检查出凝血常规及肝肾功能。采用浅静脉留置管连接三通管以防止反复抽血增加患者痛苦和加重局部出血的并发症,每次从三通管处取血,取血后用肝素盐水封管。准备好吸引器、除颤器、气管插管等溶栓及抢救药品和物品。

(5)溶栓、抗凝护理,一旦确诊肺栓塞,最有效的方法是采用溶栓、抗凝法使栓塞血管再通,维持有效的肺循环血量,迅速降低右心前阻力。在充分抗凝的前提下,绝对卧床休息12～14 d并加强生活护理。溶栓前测凝血酶,溶栓期间严格执行溶栓药物剂量、滴速,选择粗直血管,避开关节,防止药物外渗。溶栓治疗后,每 4 h 测凝血酶 1 次,并动态观察凝血功能。出血特别是胃肠道、颅内出血是溶栓治疗的最主要并发症,注意观察患者有无腹痛、头痛症状。观察注射部位、皮肤、黏膜有无出血点。嘱患者勿用力咳嗽以防咯血,勿挖鼻,选用软质牙刷,不用锋利的剃须刀。

2. 肺栓塞的健康指导

1)疾病预防指导

(1)对存在 DVT 危险因素的人群,应指导其避免可能增加静脉血流淤滞的行为:如长时间保持坐位,特别是坐时跷二郎腿,以及卧床时膝下放置枕头;穿束膝长筒袜;长时间站立不活动;等等。建议患者长途旅行应每 1～2 h 站起来走动。

(2)对于卧床患者应鼓励其进行床上肢体活动,不能自主活动的患者需进行被动关节活动,病情允许时需协助患者早期下地活动和走路。不能活动的患者,将腿抬高至心脏以上水平,可促进下肢静脉血液回流。

(3)卧床患者可利用机械作用,如穿加压弹力抗栓袜、应用下肢间歇序贯加压充气泵等促进下肢静脉血液回流。

（4）指导患者适当增加液体摄入，防止血液浓缩。由于高脂血症、糖尿病等疾病可导致血液高凝状态，应指导患者积极治疗原发病。

（5）对于血栓形成的高危患者，应指导其按医嘱使用抗凝制剂，防止血栓形成。

2）病情监测指导

向患者介绍 DVT 和 PTE 的表现。对于长时间卧床的患者，若出现一侧肢体疼痛、肿胀，应注意 DVT 发生的可能；如突然出现胸痛、呼吸困难、咳血痰等表现时应注意 PTE 复发的可能性，需及时告诉医护人员或及时就诊。

3）用药指导

由于 PTE 的复发率较高，出院后常需要继续口服华法林进行抗凝治疗，因此需进行以下几方面的指导。

（1）按医嘱服用华法林，不可擅自停药。

（2）定期测量 INR，如 INR 低于 1.5 或高于 2.5 需及时就诊。

（3）应选用软毛牙刷刷牙，男性剃须应使用电动剃须刀，以减少出血风险。

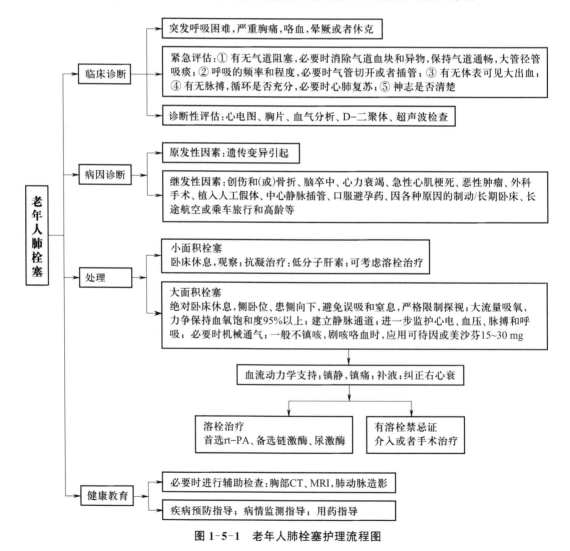

图 1-5-1　老年人肺栓塞护理流程图

（4）出血的表现，一旦观察到出血应立即到医院复诊。

（5）没有医生处方不能服用阿司匹林以及其他非处方药物。

（6）随身携带"服用抗凝药物"的标签。

参考文献

[1] 中华医学会心血管病学分会，中国医师协会心血管内科医师分会肺血管疾病学组，中国肺栓塞救治团队（PERT）联盟.急性肺栓塞多学科团队救治中国专家共识[J].中华心血管病杂志，2022，50(01)：25-35.

[2] 冯艳.老年肺栓塞护理体会[J].内蒙古中医药，2011，30(2)：1.

[3] 刘双，杨京华.从典型病例看急性肺栓塞的早期识别与救治[J].中国医刊，2014，49(11)：6-9.

[4] 赵园媛.18例急性肺栓塞患者抗栓治疗的护理[J].天津护理，2015，23(6)：2.

[5] 王晓，聂绍平.急性肺栓塞的救治——拓宽治疗手段，推广团队救治势在必行[J].中华心血管病杂志：网络版，2021(1)：9.

[6] 葛均波，徐永健.内科学[M].8版.北京：人民卫生出版社，2013.

[7] 尤黎明，葛英.内科护理学[M].6版.北京：人民卫生出版社，2017.

第六节 老年人肺癌

——"癌中第一杀手"

教案摘要

葛先生，66岁，是一位生意人，已有36年吸烟史，时常为了应酬抽烟喝酒，最多的时候一天抽20支左右，平均每天抽10支。3个月前，无明显诱因下出现咳嗽、咳痰，自行服药后略有好转。2个月前出现咯血，为鲜红色，每天2～3口，咳痰逐渐严重，伴胸痛及活动后气促，遂到我院门诊就诊。医生通过询问、体格检查及辅助检查，确诊为"肺恶性肿瘤（可能）"，建议住院进一步诊疗。入院后经过完善的术前准备，葛先生在局麻下行"气管镜活检术"，病理报告示：（支气管）非小细胞癌，结合免疫组化结果提示为鳞状细胞癌。后行化疗。通过本教案，学生可以学习原发性支气管肺癌的病因、病理分类、临床表现、诊断治疗、护理以及健康指导，从而思考该疾病的预防及健康促进策略；通过对原发性支气管肺癌患者全程、动态的健康照护问题的评估和分析，进行连续性照护，从而实现以患者为中心的整体护理。

关键词

原发性支气管肺癌（Primary Bronchogenic Carcinoma）；以患者为中心（Patient-centered）；电子支气管镜（Video Bronoscop）；经外周静脉穿刺中心静脉置管（Peripherally

Inserted Central Venous Catheter，PICC)；化学疗法(Chemotherapy)；健康促进(Health Promotion)

 主要学习目标

1. 掌握原发性支气管肺癌的临床表现。
2. 掌握原发性支气管肺癌的诊断标准。
3. 掌握 PICC 的置管及维护。
4. 掌握原发性支气管肺癌患者化疗后的观察及护理要点。
5. 掌握化疗药物的不良反应。
6. 掌握原发性支气管肺癌患者的心理护理。
7. 掌握原发性支气管肺癌的健康指导。

 次要教学目标

1. 了解原发性支气管肺癌的诱因。
2. 了解原发性支气管肺癌的治疗方法。

第 一 幕

葛先生,66 岁,是一位生意人。平素因工作忙碌,经常三餐不定,时常为了应酬抽烟喝酒,最多的时候一天要抽 20 支左右,平均每天抽 10 支。3 个月前,无明显诱因下出现咳嗽、咳痰,自行服药后略有好转。家人劝他要少抽烟少喝酒,最好定期去医院检查检查身体,免得生什么大毛病,但是他总是固执己见,认为自己的身体很好没什么毛病。

2 个月前的一个晚上,葛先生出现咯血,为鲜红色,每天 2～3 口,咳痰逐渐严重,伴胸痛及活动后气促,遂到我院门诊就诊。

葛先生入院后查体示:T 38.0℃,P 96 次/min,R 20 次/min,BP 118/76 mmHg。听诊两肺呼吸音粗,闻及散在干啰音。肺部 CT 示右肺上叶不规则实变影,两肺上叶数个结节影,两肺胸膜增厚。门诊医生综合检查结果决定将葛先生收入呼吸内科病房继续治疗。

提示用问题

1. 你认为哪些症状、体征有助于疾病的判断? 初步判断是哪种疾病?
2. 葛先生还需要进行哪些检查来明确诊断?
3. 葛先生发生该疾病的诱因有哪些?

教师注意事项

本幕描述的是原发性支气管肺癌患者初次就诊的情形。应学会对疾病的预检分诊,会出现咳嗽、咳痰、咯血等症状的疾病有很多,如支气管扩张、肺结核、肺炎、肺栓塞等。因此,在询问病史的同时应仔细询问患者患病的经过、生活及工作习惯、伴随症状、既往史等。本例中的患者是一位有30余年吸烟史的生意人,平时抽烟喝酒,生活不规律,最近发生了咳嗽、咳痰、咯血的症状,引导学生学习原发性支气管肺癌的临床表现及鉴别诊断。

学习目标

1. 掌握原发性支气管肺癌的临床表现。
2. 了解原发性支气管肺癌的诱因。

提示用问题

1. 根据患者的症状,有几种可能的诊断? 如何通过病史和体格检查确定或排除这些诊断?
2. 患者为什么要做肺部 CT? 对疾病的诊断有什么帮助?
3. 你认为以上的信息可以确诊了吗? 还需要做哪些检查?

教师参考事项

1. 原发性支气管肺癌的定义

原发性支气管肺癌,简称肺癌(lung cancer),肿瘤细胞源于支气管黏膜或腺体,常有区域性淋巴结和血行转移,早期有刺激性干咳和痰中带血等呼吸道症状,病情进展速度与细胞的生物特性有关。

2. 原发性支气管肺癌的分类

(1) 解剖学部位分类:中央型肺癌指发生在段支气管至主支气管的肿瘤。以鳞状上皮细胞癌和小细胞未分化癌较多见,约占 3/4。起源于主支气管、肺叶支气管,位置靠近肺门。周围型肺癌发生在段支气管以下的肿瘤,以腺癌多见,约占 1/4。起源于肺段支气管以下,在肺的周围部分。分布:右肺多于左肺,上叶多于下叶。

(2) 组织病理学分类:非小细胞癌(Non-Small Cell Lung Cancer,NSCLC)、鳞状上皮细胞癌(多见)、腺癌、大细胞癌等。

3. 肺癌的临床表现

(1) 由原发肿瘤引起的症状:①咳嗽:为最常见症状,早期常出现刺激性咳嗽;晚期咳嗽加重,带有金属音。②咯血:通常为痰中带血丝痰或少量咳血,大量咳血很少见。③胸痛:多为轻度钝痛。癌肿侵犯胸膜时出现尖锐胸痛,侵及肋骨时出现固定压痛。④胸闷、气急:多为支气管狭窄、阻塞、呼吸面积减少所致。⑤发热:癌肿坏死可引起发热,不受抗生素治疗的影响。但多数发热是由癌肿阻塞支气管导致阻塞性肺炎所引起。

(2) 肿瘤局部扩展引起的症状:包括胸痛;呼吸困难;咽下困难;声音嘶哑;上腔静脉阻塞综合征;Horner 综合征;由癌肿远处转移引起的症状,如中枢神经系统、骨、淋巴结转移。

(3) 肺外表现:包括内分泌、神经肌肉、结缔组织、血液系统和血管的异常改变,又称伴癌综合征。

4. 鉴别诊断

(1) 支气管扩张:是指直径大于 2 mm 的支气管由于管壁的肌肉和弹性组织破坏引起的慢性异常扩张。临床特点为慢性咳嗽、咳大量脓性痰和(或)反复咯血。

（2）肺结核：是结核分枝杆菌引起的肺部慢性传染性疾病。结核分枝杆菌可侵及全身几乎所有的脏器，但以肺部最为常见。典型的肺结核表现为午后低热、消瘦、乏力、盗汗等结核中毒症状等。肺结核球多见于年轻患者，病灶多见于结核好发部位，如肺上叶尖后段和下叶背段，一般无症状，病灶边界清楚，密度高，可有包膜。有时含有钙化点，周围有纤维结节状病灶，多年不变，既往有病理可以鉴别。

（3）肺炎：是指终末气道、肺泡和肺间质的炎症，可由病原微生物、理化因素等引起。肺部慢性炎症机化，形成团块状的炎性假瘤，易与肺癌相混淆，但炎性假瘤往往形态不整，边缘不齐，核心密度较高，易伴有胸膜增厚，病灶长期无明显变化，既往有病理可以鉴别。

第 二 幕

葛先生入院第 3 d 在局麻下做了气管镜活检术，活检结果镜下可见管腔内新生物，确诊"肺恶性肿瘤，鳞癌"。医生建议对葛先生进行化疗，葛先生对此表示担忧，责任护士小王在旁安抚葛先生情绪并向其详细解释了化疗的目的及相关的注意事项，最终葛先生决定接受化疗。

次日，小王护士遵照医嘱给予葛先生放置了 PICC，采用足叶乙苷＋顺铂的化疗方案，辅助使用还原型谷胱甘肽、奥美拉唑、泮托拉唑等保肝护胃药物。用药过程中，责任护士加强巡视，密切观察葛先生的用药反应，询问葛先生有无不适主诉并嘱其化疗后多饮水。

葛先生化疗后没有出现恶心、呕吐等不良反应，只是自觉食欲不佳。

问题导引

1. 支气管镜活检术有什么临床意义？
2. 目前原发性支气管肺癌的主要治疗方法有哪些？
3. 如何安抚葛先生的情绪？
4. 为什么要放置 PICC 导管进行化疗？如何维护 PICC 导管？
5. 葛先生在配合化疗的过程中需要观察些什么？化疗后的护理措施有哪些？

教师注意事项

本幕主要描述了葛先生通过气管镜活检术被确诊为"原发性支气管肺癌"，继而进行化疗的过程。原发性支气管肺癌是最常见及发展最快的恶性肿瘤，该疾病可以采取手术治疗、化疗、中医中药治疗、免疫治疗、放射线治疗及综合治疗，患者在此阶段往往表现出担心和焦虑，学生应注意关注此类患者的心理状态。此外，如何加强维护 PICC 也是本幕的要点，同时密切观察患者化疗后有无不良反应，及时处理。

学习目标

1. 掌握原发性支气管肺癌的诊断标准。

2. 掌握 PICC 的置管及维护。

3. 掌握原发性支气管肺癌患者化疗后的观察及护理要点。

4. 掌握原发性支气管肺癌患者的心理护理。

5. 了解原发性支气管肺癌的治疗方法。

提示用问题

PICC 置管在化学药物治疗过程中为葛先生带来了哪些益处?

教师参考资料

1. 肺癌的辅助检查

(1) 细胞学检查:痰脱落细胞检查。

(2) 影像学检查:X 线检查、CT 检查、磁共振(MRI)检查。

(3) 纤维支气管镜检查:可获取组织供病理诊断。

(4) 其他:如经胸壁细针穿刺活检、肿瘤标志物检查、胸腔镜检查等。

2. 肺癌的治疗

肺癌的治疗方法有外科治疗、放射治疗、化学疗法和免疫疗法。外科治疗已被公认为治疗肺癌的首选方法,要依据肺癌临床分期选择治疗方案。到目前为止,根治性切除是唯一有可能使肺癌患者获得治愈从而恢复正常生活的治疗手段。术前必须评估患者能否耐受手术。这些检查通常包括体格检查、肺通气功能、血液学检查等。

3. 肺癌患者的心理护理

(1) 建立良好的护患沟通,增加彼此的信任感,使患者产生安全感,增强对抗疾病的信心。

(2) 护士应注意与家属的沟通,家属的支持及鼓励可消除患者的不良情绪。

(3) 向患者讲述类似疾病康复的案例,增强患者康复的信心。

(4) 做好健康宣教工作,告知患者需要配合治疗的注意事项,缓解患者担忧的情绪。

4. PICC 的定义

PICC 即经外周静脉穿刺中心静脉置管,是利用导管从外周手臂的静脉进行穿刺,导管直达靠近心脏的大静脉,避免化疗药物与手臂静脉的直接接触,加上大静脉的血流速度很快,可以迅速冲稀化疗药物,防止药物对血管的刺激,因此能够有效保护上肢静脉,减少静脉炎的发生。

5. PICC 的日常护理

(1) 带 PICC 管患者需保持局部清洁干燥,不要擅自撕下贴膜。贴膜如有卷曲、松动,贴膜下有汗液时,及时更换。

(2) 带 PICC 管患者可以从事一般性日常工作、家务劳动、体育锻炼,但需避免置管侧上肢剧烈活动或过度屈伸持重,并需避免游泳等会浸泡到无菌区的活动。

(3) 携带此导管的患者可以淋浴,但应避免盆浴、泡浴。淋浴前用塑料保鲜膜在肘弯处缠绕两至三圈,上下边缘用胶布贴紧,淋浴后检查敷料下有无浸水,如有浸水,及时更换敷料。

(4) 携带 PICC 管患者若得了感冒,在换药时应该戴上口罩,避免增加感染概率。

(5) 注意观察针眼周围有无发红、疼痛、肿胀,有无渗出,如有异常及时联络医生或护士。

（6）治疗间歇每周对 PICC 管进行冲管、换贴膜、换肝素帽等维护。

6. 肿瘤患者化疗过程中的观察要点

注意有无疼痛、疲乏、厌食、恶心呕吐、口腔炎、腹泻、便秘等情况。

第 三 幕

化疗后的第 2 d,葛先生开始出现明显的恶心呕吐,他难受地说道:"我不治了,你们别管我了!"家属听后十分焦急,护士耐心地对葛先生进行疏导,讲解康复案例,同时遵医嘱给予护胃药物,半小时后葛先生不适症状缓解。责任护士指导葛先生爱人多为其准备新鲜蔬菜瓜果,陪同进食以增进食欲。

住院第 8 d,葛先生不适症状明显好转,医生告知其可以出院,一周后门诊复查血常规,21 d 后继续入院行第二次化疗。责任护士详细地向葛先生讲解了 PICC 导管的维护方法以及出院的注意事项,最终葛先生顺利出院。

问题导引

1. 葛先生在化疗后第 2 d 出现了什么问题?

2. 针对葛先生目前的状况,你要如何指导葛先生及家属配合治疗?

3. 你要如何指导葛先生进行 PICC 导管的日常维护?

4. 针对葛先生的疾病状态,你如何进行出院健康指导?

教师注意事项

本幕主要描述了患者第一次化疗后出现了不适反应,通过对症处理缓解症状,患者出院的场景,引导学生学习化疗药物的不良反应及应对。患者出院时,应指导患者进行 PICC 导管的日常维护,帮助患者早日恢复正常生活的状态,引导学生深入思考护理人员在患者康复中的作用。

学习目标

1. 掌握化疗药物的不良反应。

2. 掌握指导患者进行 PICC 导管日常维护的方法。

3. 掌握原发性支气管肺癌的健康指导。

提示用问题

1. 第一次化疗结束后患者出现了什么状况,该如何解决?

2. 化疗过程中患者还会遇到哪些问题? 该如何干预?

3. 置管后可能对患者的日常生活带来哪些影响? 应如何维护?

4. 如何进行患者的出院指导?

教师参考资料

1. 化疗药物常见的不良反应

（1）局部反应：一些刺激性较强的化疗药物在静脉注射的过程中可引起严重的局部反应：①静脉炎：表现为注射处出现静脉栓塞和沿静脉皮肤色素沉着等。②局部组织坏死：当刺激性强的药物漏入皮下时可造成局部组织化学性炎症、红、肿、疼痛，甚至组织坏死或溃疡，经久不愈。

（2）骨髓抑制：大多数化疗药物均有不同程度的骨髓抑制；而骨髓抑制又常为抗肿瘤药物的剂量限制性毒性。骨髓移植在早期可表现为白细胞尤其是粒细胞减少，严重时血小板、红细胞、血红蛋白均可降低。不同的药物对骨髓作用的强弱、快慢和长短不同，所以反应程度也不同。同时患者可有疲乏无力、抵抗力下降、易感染、发热、出血等表现。

（3）胃肠毒性：大多数化疗药物可引起胃肠道反应，表现为口干、食欲不振、恶心、呕吐，有时可出现口腔黏膜炎、溃疡、便秘、麻痹性肠梗阻、腹泻、胃肠出血及腹痛等。

（4）免疫抑制：化疗药物一般多是免疫抑制药，对机体的免疫功能有不同程度的抑制作用，机体免疫系统在消灭体内残存肿瘤细胞上起着很重要的作用，当免疫功能低下时，有的肿瘤不易被控制，反而会加快复发或者转移进程。

（5）肾毒性：部分化疗药物可引起肾脏损伤，主要表现为肾小管上皮细胞急性坏死、变性、间质水肿、肾小管扩张，严重时出现肾功能衰竭，患者可出现腰痛、血尿、水肿等。

（6）肝损伤：化疗药物引起的肝脏损害可以是急性而短暂的，包括坏死、炎症；也会由于长期用药，引起肝慢性损伤，如纤维化、脂肪性变、肉芽肿形成、嗜酸性粒细胞浸润等，临床上表现为肝功能检查异常、肝区疼痛、肝肿大、黄疸等。

（7）心脏毒性：临床上表现为心律失常、心力衰竭、心肌病综合征（患者表现为无力、活动性呼吸困难、发作性夜间呼吸困难，心力衰竭时可有脉速、呼吸快、肝大、心脏扩大、肺水肿、浮肿和胸水等），心电图出现异常。

（8）肺毒性：少数化疗药物可引起肺毒性，表现为肺间质性炎症和肺纤维化。临床上表现为发热、干咳、气急，多急性起病，伴有粒细胞增多。

（9）神经毒性：部分化疗药物可引起周围神经炎，表现为指（趾）麻木、腱反射消失，感觉异常；有时还会发生便秘或麻痹性肠梗阻。有些药物还会产生中枢神经毒性，主要表现为感觉异常、振动感减弱、肢体麻木、刺痛、步态失调、共济失调、嗜睡、精神异常等。

（10）脱发：有些化疗药物可引起不同程度的脱发，一般只是脱发，有时其他毛发也可受影响，这是化疗药物损伤毛囊的结果。脱发的程度通常与药物的浓度和剂量有关。

（11）其他不良反应：如听力减退、皮疹、面部或皮肤潮红、指甲变形、骨质疏松、膀胱及尿道刺激征、不育症、闭经、性功能障碍、男性乳腺增大等。

2. 肺癌患者的饮食指导

（1）戒烟，这是预防肺癌最有效的方法。

（2）少饮烈性酒。

（3）不吃霉烂变质食物，少吃腌制食品。

（4）进食时，应细嚼慢咽，不吃过烫食物。

（5）忌辛辣刺激性食物以及葱、蒜、韭菜、姜、花椒、辣椒、桂皮等。

（6）忌油煎、烧烤等热性食物。

（7）忌油腻、黏滞生痰的食物。

（8）勿过多摄入脂肪，摄入量控制在摄入总热量的 30％ 以下，即每日摄取的动植物性脂肪不超过 50 g～80 g；多吃新鲜蔬菜和水果，每天至少摄入 10 g 膳食纤维和一般水平的维生素。

3. 肺癌的健康教育

（1）劝患者戒烟。

（2）讲解空气污染对肺部健康的危害，使人人关心环境，具有保护环境的意识。

（3）指出锻炼的重要性，每日进行可耐受的锻炼。

（4）介绍所用药物的名称、剂量、作用、用法和副作用。

（5）鼓励进食高热量、高蛋白、富含维生素食物。

（6）协助患者联合社会支持组织，如术后癌乐园等。

（7）指导患者及家属，如患者出现肩背部疼痛、记忆力下降、疲乏、体重减轻、咳嗽加重或咯血等现象，及时来医院就诊。

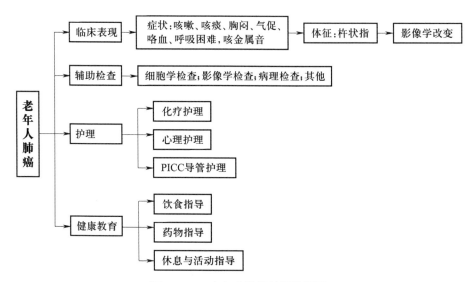

图 1-6-1　老年人肺癌护理流程图

参考文献

[1] 冯正仪. 内科护理学[M]. 上海：上海科学技术出版社，2001：35-42.

[2] 郭奉银. 内科护理学[M]. 北京：高等教育出版社，2004：54-57.

第二章 老年人循环系统疾病的护理

第一节 老年人高血压

教案摘要

刘先生,67岁,发现血压升高10余年,多次测量均高于140/90 mmHg,最高达190/115 mmHg,服用硝苯地平(拜新同)+培哚普利(雅施达)治疗,近一年自行停药,平时血压波动在(150~160)/(95~100)mmHg。昨日刘先生预约口腔科拔牙,到达门诊时主动在自助血压监测机上测量,提示血压为231/97 mmHg,同时伴胸闷、胸痛、逐渐视物模糊,刘先生面色潮红、出冷汗,由门诊护士协同家属送入急诊就诊,立即至抢救室降压治疗。急查心电图:异位心律,心房颤动,ST-T改变,现为进一步治疗,急诊拟"高血压病"收治入院。在住院期间,医生予以降压、复律、抗凝、改善循环和营养心肌治疗,入院后刘先生出现头晕症状,以起床时明显,发生直立性低血压导致跌倒。护士落实健康教育、加强安全管理,随着病情逐渐稳定,刘先生最终康复出院。通过此案例,学生可以学习老年人高血压的临床表现、诊断、治疗及可能出现的并发症,熟悉老年人高血压急症,学习护理要点、应急预案等相关知识,从而思考该疾病的健康照护及预防策略,实现以患者为中心的整体护理。

关键词

老年人高血压(Hypertension in the Elderly);高血压急症(Hypertensive Emergencies)、高血压危象(Hypertensive Crisis);直立性低血压(Orthostatic Hypotension);以患者为中心(Patient-centered);健康指导(Health Guidance)

主要学习目标

1. 掌握老年人高血压的临床表现及护理措施。
2. 掌握高血压危象的临床表现及护理措施。

3. 掌握老年人高血压的分级。

4. 掌握老年人高血压的健康指导。

5. 熟悉老年人高血压的定义及诊断标准。

6. 熟悉老年人高血压的治疗要点。

7. 熟悉老年人高血压的药物治疗方法。

次要学习目标

1. 了解高血压的并发症。

2. 了解老年人高血压患者出现心血管并发症的临床表现、辅助检查及治疗措施。

3. 了解老年人高血压发病的相关因素。

4. 了解降压药物的作用机制。

第 一 幕

刘先生,67 岁,发现血压升高 10 余年,未服用药物时多次测量均高于 140/90 mmHg,最高达 190/115 mmHg,经门诊检查,服用拜新同＋雅施达降压治疗 2 年,近 2 年血压控制平稳,平时血压波动在(150～160)/(95～100)mmHg。因听邻居说长期吃高血压药会有依赖,还会对肝脏造成损害,刘先生近半年开始自行减量,停药 1 月余,平时没有头晕等不适。

昨日刘先生去医院口腔科拔牙,刘先生在家时已经感到头痛、疲倦不适,到达门诊时主动在自助血压监测机上测量,提示血压 231/97 mmHg,同时刘先生感到胸闷、胸痛,逐渐视物模糊,家属大声呼叫护士,护士立即接诊,发现刘先生面色潮红、出冷汗,马上把刘先生送入急诊抢救室,护士立即给予开放静脉通路、吸氧、心电血压监护等。医生询问刘先生病史,症状如上诉,既往有冠心病史,否认糖尿病、脑梗死、肝炎等病史,查体示:T 37.0℃,P 76 次/min,R16 次/min,BP 225/87 mmHg,护士遵医嘱给予硝酸甘油静滴治疗。

问题导引

1. 根据以上信息,你认为刘先生发生了什么情况? 支持你的依据有哪些?

2. 作为一名急诊科护士,你应该如何做出初步处理?

3. 还有哪些观察要点?

4. 为什么用硝酸甘油治疗?

教师注意事项

本幕描述刘先生因拔牙时测量血压明显升高,伴胸闷、胸痛、视物模糊、面色潮红、出冷汗,至急诊就诊的情况。医生根据刘先生的血压情况及临床表现,判断出刘先生是高血压急症,发生了高血压危象,立即给予降压等治疗措施。引导学生学习老年人高血压危象的诊断思路:诱因＋症状(血压、伴随症状、辅助检查)。重点掌握老年人高血压危象的鉴别流程与其他表现为高血压的疾病(肾血管性高血压、原发性醛固酮增多症等),做快速而准确的判断,配合医生做好相应护理。

学习目标

1.掌握高血压危象的临床表现及护理措施。

2.熟悉老年人高血压的定义及分级。

3.熟悉硝酸甘油的降压机制。

提示用问题

1.结合刘先生的病史及临床症状,你认为刘先生的疾病诊断是什么? 如何诊断?

2.哪些原因会导致老年人血压升高?

3.如果你是急诊科护士,如何做好急救配合?

教师参考资料

1.老年人高血压的定义及分级

年龄≥65岁,在未使用降压药物的情况下,非同日3次测量血压,收缩压≥140 mmHg和(或)舒张压≥90 mmHg,可诊断为老年高血压。曾明确诊断高血压且正在接受降压药物治疗的老年人,虽然血压<140/90 mmHg,也应诊断为老年高血压。

目前仍以诊室血压作为高血压诊断的依据,有条件的患者应同时积极采用家庭血压或动态血压诊断高血压,其中家庭血压>135/85 mmHg、动态血压白天平均值>135/85 mmHg或24 h平均值≥130/80 mmHg为高血压诊断的阈值,血压水平具体定义和分级见表2-1-1。

表2-1-1 血压水平定义和分级

分类	收缩压(mmHg)	舒张压(mmHg)
正常血压	<120	和<80
正常高值	120~139	和(或)80~89
高血压	≥140	和(或)≥90
1级高血压(轻度)	140~159	和(或)90~99
2级高血压(中度)	160~179	和(或)100~109
3级高血压(重度)	≥180	和(或)≥110
单纯收缩期高血压	≥140	和<90

注:1 mmHg=0.133 kPa。

2.老年人高血压的诱因

(1)肾血管性老年人高血压:此病是单侧或双侧肾动脉主干或分支狭窄引起的老年人高血压。常见原因有多发性大动脉炎、肾动脉纤维肌性发育不良和动脉粥样硬化。凡进展迅速或突然加重的老年人高血压,应怀疑此病。查体时,在上腹部或背部肋脊角处可闻及血管杂音,多普勒超声、静脉肾盂造影、肾动脉造影可协助诊断。

(2)甲状腺功能亢进:可引起血压升高,多以收缩压升高为主,脉压差大,同时伴有高代谢综合征的表现,如纳差、消瘦、多汗、夜寐多梦、脾气急躁,查体有甲状腺肿大、结节血管杂音,甲状腺功能测定明显升高,甲状腺彩超可示异常。

（3）原发性醛固酮增多症：本症是肾上腺皮质增生或肿瘤分泌过多醛固酮所致,以长期高血压伴低钾血症为特征。血压大多为轻、中度升高,实验室检查有低血钾、高血钠、代谢性碱中毒、血浆肾素活性降低、血浆及尿醛固酮增多。

3. 老年人高血压的临床表现

（1）症状：高血压通常起病缓慢,早期常无症状,可偶于体格检查时发现血压升高,少数患者则在发生心、脑、肾等并发症后才被发现。高血压患者可有头晕、头痛、颈项板紧、疲劳、心悸、耳鸣等症状,但症状严重程度并不一定与血压水平成正比,也可出现视力模糊、鼻出血等较重症状。

（2）体征：一般较少,应重点检查周围血管搏动、血管杂音、心脏杂音等项目。心脏听诊可闻及主动脉瓣区第二心音亢进、主动脉瓣区收缩期杂音或收缩早期喀喇音。老年人中收缩压升高和脉压增大常见,血压波动性增强尤其是体位性低血压、餐后低血压、昼夜节律失常和晨峰现象加剧等血压异常形态特征明显。

4. 高血压急症

即原发性或继发性高血压患者在某些诱因作用下,血压突然显著升高（一般超过 180/120 mmHg）,同时伴有进行性心、脑、肾等重要靶器官功能不全的表现。高血压急症包括高血压脑病、颅内出血（脑出血和蛛网膜下腔出血）、脑梗死、急性心力衰竭、急性冠状动脉综合征、主动脉夹层动脉瘤、子痫、急性肾小球肾炎等。少数患者舒张压持续>130 mmHg,伴有头痛、视物模糊、眼底出血、渗出和视乳头水肿,肾脏损害突出,持续蛋白尿、血尿及管型尿,称为恶性高血压。应注意血压水平的高低与急性靶器官损害的程度并非成正比,但如不及时将血压控制在合理范围内会对脏器功能产生严重影响,甚至危及生命。

5. 高血压危象

1）临床表现

（1）血压显著增高：收缩压升高可达 200 mmHg 以上,严重时,舒张压也显著增高,可达 117 mmHg 以上。

（2）自主神经功能失调症状：发热感,多汗,口干,寒战,手足震颤,心悸等。

（3）靶器官急性损害的表现：①视物模糊,视物丧失,眼底检查可见视网膜出血、渗出、视乳头水肿。②胸闷,心绞痛,心悸,气急,咳嗽,甚至咳泡沫痰。③尿频,尿少,血浆肌酐和尿素氮增高。

2）相关护理措施

（1）避免诱因：指导患者避免情绪激动、劳累、暴饮暴食、寒冷刺激,戒烟限酒,勿随意增减药量。

（2）嘱患者绝对卧床休息,抬高床头,避免一切不良刺激和不必要的活动,安抚患者情绪,必要时,用镇静剂,协助患者生活护理。

（3）保持患者呼吸道通畅,给予氧气吸入。

（4）连接好心电监护,持续监测患者血压。

（5）尽快建立静脉通路,遵医嘱尽早使用降压药物,血压控制的目标为平均动脉血压的降低幅度不超过治疗水平前的 25%,在其后 2～6 h 降至安全水平,一般为 160/100 mmHg,在 24～48 h 降至正常水平。用药过程注意监测血压,避免出现血压骤降。特别是硝普钠和硝酸甘油类药物,应严格遵医嘱控制滴速,密切观察药物不良反应。

6. 硝酸甘油的作用机制

（1）松弛血管平滑肌，释放一氧化氮，激活鸟苷酸活化酶，调节平滑肌收缩状态，引起血管扩张。

（2）硝酸甘油扩张动静脉血管床，以扩张静脉为主，作用强度与剂量相关。扩张外周静脉使血液潴留在外周，回心血量减少，降低心脏前负荷。扩张动脉使外周阻力（后负荷）降低。动静脉扩张使心肌耗氧量减少，心绞痛缓解。

第 二 幕

急诊医生予以硝酸甘油、甘油果糖、地西泮等降压药物治疗后，刘先生血压降至 186/89 mmHg，心率 87 次/min，但是仍主诉有胸闷、胸痛等不适，现为进一步治疗，急诊以"老年人高血压"收治心内科病房，入院后予以降压、改善循环和营养心肌等治疗。

护士小屠安置好刘先生后，发现刘先生一直眉头紧皱，耐心询问："是不是对床位不满意？还是担心家人？"刘先生拉着小屠的衣袖不安地说道："我最近两年血压一直控制得很好，最近药物也停了，这次血压怎么会这么高？如果一直这么高，我是不是又要吃药了？这么高的血压会不会爆血管呀？我血压能降下来吗？"护士小屠耐心听完刘先生说的话，根据刘先生的实际情况对他进行了相应的解释及心理疏导，刘先生的不安情绪有所缓解。

问题导引

1. 刘先生长期高血压会不会造成靶器官的损伤，会出现哪些并发症？
2. 怎样判断老年人高血压心血管并发症？有哪些检查手段可以帮助诊断？
3. 老年人高血压患者有哪些药物治疗方法？
4. 作为心内科护士，怎样安抚刘先生情绪？

教师注意事项

在本幕，刘先生被收入心内科病房，进一步完善了辅助检查。本幕主要引导学生，掌握高血压的并发症及观察要点，并根据刘先生的血管病变情况，引导学生思考高血压患者不同的并发症，容易出现哪些临床表现。根据刘先生出现的焦虑不安情绪，引导学生关注、讨论和分析刘先生的心理状态，从而针对性地做好健康教育。

学习目标

1. 掌握老年人高血压的心理护理。
2. 熟悉老年人高血压心血管并发症的临床表现、辅助检查及治疗措施。
3. 熟悉老年人高血压的药物治疗。
4. 了解老年人高血压的并发症。

提示用问题

1. 老年人高血压的并发症有哪些？

2.老年人高血压心血管并发症的临床表现有哪些？请说明辅助检查及治疗措施。

3.老年人高血压的药物治疗方法有哪些？

4.刘先生收入病房后,你作为心内科护士如何做好心理护理?

 教师参考资料

1.高血压的并发症

(1)脑血管病:包括脑出血、脑血栓形成、腔隙性脑梗死和短暂性脑缺血发作。

(2)心力衰竭和冠心病。

(3)慢性肾衰竭。

(4)主动脉夹层。

2.高血压的心血管风险分层

高血压患者的诊断和治疗不能只根据血压水平,必须对患者进行心血管风险评估并分层(表 2-1-2),即根据血压升高水平、其他心血管危险因素、靶器官损害和伴随临床疾病将高血压患者分为低危、中危、高危和很高危四个层次(表 2-1-3)。

表 2-1-2　影响高血压患者心血管预后的因素

心血管危险因素	靶器官损害	伴随临床疾病
高血压(1~3 级); 年龄>55 岁(男),>65 岁(女); 吸烟; 糖耐量受损和(或)空腹血糖受损; 血脂异常:总胆固醇≥5.7 mmol/L(220 mg/dL)或低密度脂蛋白胆固醇>3.3 mmol/L(130 mg/dL)或高密度脂蛋白胆固醇<1.0mmol/L(40 mg/dL); 早发心血管疾病家族史(一级亲属发病年龄男性<55 岁,女性<65 岁); 腹型肥胖(腰围:男性≥90 cm,女性≥85 cm)或肥胖(BM1≥28 kg/m²); 血同型半胱氨酸>10 μmol/L	左心室肥厚; 颈动脉超声:颈动脉内膜中层厚; 厚度≥0.9 mm 或动脉粥样硬化斑块; 颈股动脉脉搏波传导速度≥12 m/s; 踝臂指数<0.9; 肾小球滤过率降低[eGFR<60 mL/(min·1.73 m²)]或血清肌酐轻度升高: 男性115~133 μmol/L(1.3~1.5 mg/dL); 女性107~124 μmol/L(1.2~1.4 mg/dL); 尿微量白蛋白:30~300 mg/24 h 或白蛋白/肌酐≥30 mg/g(3.5 mg/mmol)	脑血管病(脑出血、缺血性脑卒中、短暂性脑缺血发作); 心脏病(心肌梗死、心绞痛、冠状动脉运重建、慢性心力衰竭); 肾脏疾病[糖尿病肾病、肾功能受损、肌酐升高(男性≥133 μmol/L,女性≥124 μmol/L)、尿蛋白≥300 mg/24 h]; 周围血管疾病; 视网膜病变(出血、渗出或视乳头水肿); 糖尿病

表 2-1-3　高血压患者心血管风险水平分层标准

其他危险因素 和病史	高血压		
	1 级高血压	2 级高血压	3 级高血压
无	低危	中危	高危
1~2 个其他危险因素	中危	中危	很高危
≥3 个其他危险因素或靶器官损害	高危	高危	很高危
临床并发症或合并糖尿病	很高危	很高危	很高危

3.高血压药物治疗方法

(1)药物治疗时机:①高危、很高危患者,应立即开始降压药物治疗。②中危、低危患者分别随访 1 个月和 3 个月,多次测量血压仍＞140/90 mmg,推荐或考虑启动降压药治疗。

(2)降压药物种类与作用特点:目前常用降压药物可归纳为 5 类,即利尿剂、β 受体拮抗剂、钙通道阻滞剂(CCB)、血管紧张素转化酶抑制剂(ACEI)、血管紧张素 Ⅱ 受体拮抗剂(ARB)。如有必要,还可以选择 α 受体阻断剂和其他降压药。①利尿剂主要通过排钠,降低细胞外容量,减轻外周血管阻力发挥降压作用。适用于轻、中度高血压患者。降压起效较平稳、缓慢,持续时间相对较长,作用持久。②β 受体拮抗剂主要通过抑制过度激活的交感神经活性、抑制心肌收缩力、减慢心率发挥降压作用;起效较迅速、强力。适用于各种不同程度的高血压患者,尤其是心率较快的中青年患者或合并心绞痛、慢性心力衰竭的患者,对老年高血压疗效相对较差。③钙通道阻滞剂主要通过阻断血管平滑肌细胞上的钙离子通道,发挥扩张血管、降低血压的作用。对老年高血压患者有较好的降压疗效,高钠摄入和非甾体抗炎药物不影响降压疗效,可用于合并糖尿病、冠心病或外周血管病的患者。起效迅速,降压疗效和降压幅度相对较强,剂量与疗效成正相关。④血管紧张素转化酶抑制剂通过抑制血管紧张素转换酶来阻断肾素血管紧张素系统,从而发挥降压作用,降压起效缓慢,逐渐增强,在 3～4 周时达最大作用。适用于伴有心力衰竭、心肌梗死、房颤、蛋白尿、糖耐量减退或糖尿病肾病的高血压患者。⑤血管紧张素 Ⅱ 受体拮抗剂通过阻断紧张素受体发挥降压作用,起效缓慢,但持久而平稳,在 6～8 周时达最大作用,低盐饮食或与利尿药联合使用能明显增强疗效。

(3)降压药物应用原则:应用降压药物治疗应遵循以下原则:①小剂量开始:初始治疗时通常应采用较小的有效治疗剂量,并根据需要、逐步增加剂量。②优先选择长效制剂,其目的主要是有效控制夜间血压与晨峰血压,有效预防心脑血管并发症发生。③联合用药:2 级以上高血压为达到目标血压常需联合治疗,对血压≥160/100 mmHg 或中危及中危以上的患者,初始即可采用两种降压药小剂量联合治疗。④个体化:根据患者具体情况、耐受性、个人意愿或长期承受能力,选择适合患者的降压药物。

(4)联合用药方案:我国临床中优先推荐 6 种联合用药方案:二氢吡啶类钙通道阻滞剂和 ACEI;二氢吡啶类钙通道阻滞剂和 ARB;ACEI 和小剂量噻嗪类利尿剂;ARB 和小剂量噻嗪类利尿剂;二氢吡啶类钙通道阻滞剂和小剂量噻嗪类利尿剂;二氢吡啶类钙通道阻滞剂和小剂量 β 受体阻断剂。

4. 老年高血压患者的心理护理

老年高血压患者的心理表现是紧张、易怒、情绪不稳,这些又都是使血压升高的诱因。告知患者高血压的诱因,长期药物治疗的重要性,随意停药的危害性。鼓励患者通过改变自己的行为方式,培养对自然环境和社会的良好适应能力,避免情绪激动及过度紧张、焦虑,遇事要冷静、沉着,当有较大的精神压力时应设法释放,向朋友、亲人倾诉或鼓励患者参加轻松愉快的业余活动,将精神倾注于音乐或寄情于花卉之中,从而维持稳定的血压。

第 三 幕

　　在刘先生住院期间,医生予以口服奥美沙坦、氨氯地平(去宁)降压,异山梨酯醇扩冠以及营养心肌等治疗,血压维持在(150～95)/(95～65) mmHg,平躺时测血压为 145/90 mmHg,站立后 3 min 内血压为 95/65 mmHg。刘先生仍会出现头晕症状,以起床时明显,床边休息数分钟后头晕症状可缓解,伴乏力、疲倦,无心悸、胸闷、气短等其他不适症状。

　　住院 3 d 后,刘先生午休后醒来尿急,立即站起,自行如厕,突然感觉头晕、乏力、视物模糊,跌倒在地。倒地后刘先生自觉头晕症状缓解,自行缓慢扶床站起,邻床患者打铃呼叫护士。护士赶到刘先生床边,进行询问,刘先生表示自己无碍,就是起床太急了。护士立即将刘先生安置到床上,并通知医生,进行体格检查,T 36.8℃,P 78 次/min,R 18 次/min,BP 125/75 mmHg,未见明显外伤。

问题导引

　　1. 这一幕,刘先生发生了什么? 你的判断依据是什么?

　　2. 老年高血压患者发生这一情况的治疗措施有哪些?

　　3. 如何预防老年高血压患者发生上述情况?

教师注意事项

　　本幕描述了老年高血压患者住院期间出现了直立性低血压,直立性低血压是血压过低的一种特殊情况,是指体位变化时,发生的血压突然快速下降,同时伴有头晕或晕厥等脑供血不足的症状。直立性低血压的发生率随着年龄的增长而上升,老年男性患者较常见。直立性低血压是跌倒及心血管事件的独立危险因素。本幕要引导学生掌握直立性低血压的预防措施。

学习目标

　　1. 掌握直立性低血压的诊断依据。

　　2. 掌握患者发生意外跌倒的紧急处理。

提示用问题

　　1. 什么是直立性低血压?

　　2. 直立性低血压的临床表现有哪些?

　　3. 怎样治疗直立性低血压?

　　4. 患者发生意外跌倒时,护士应该如何进行紧急处理?

教师参考资料

1. 直立性低血压的定义

直立性低血压(Orthostatic Hypotension)的定义为人从卧位转为站立后 3 min 内收缩

压下降＞20 mmHg 或舒张压下降＞10 mmHg,同时可伴或不伴头晕、乏力、视物模糊、疲劳和跌倒等临床症状。

2. 直立性低血压的临床表现

直立性低血压无特异性的症状,最常见的表现为神经系统症状,如头晕、乏力、眩晕、视物模糊、焦虑、晕厥、震颤、运动迟缓、认知障碍等。部分患者还会出现心悸、面色苍白、呼吸困难、四肢冰凉、恶心、呕吐、食欲减退等循环、消化系统症状。上述症状经平卧休息后可得到缓解。

3. 直立性低血压的治疗方法

1) 非药物治疗

(1) 由仰卧位改为站立位时,动作应缓慢,站立前可多做几次交叉双腿运动。这样可增加心输出量和平均血压。平时可练习用脚尖站立或交叉并挤压双腿使肌肉收缩,可有效预防直立性低血压。

(2) 穿弹性长袜以防止静脉瘀滞。

(3) 保持足够的钠盐和液体的摄入量,避免摄入大量酒精和高碳水化合物食物,以减少直立性低血压的发生。

(4) 避免热水淋浴或在炎热的环境中运动,以免导致血管代偿性舒张,从而避免血压下降。

(5) 避免用力排尿、排便。

(6) 睡觉时床头可抬高 $10°\sim20°$。这样可降低肾动脉压力并引起肾素释放,促进醛固酮释放,导致水钠潴留,从而增加血压。

(7) 停用引起直立性低血压的药物。约 50% 以上的直立性低血压在停用降压药后症状可得到缓解。

(8) 对于老年高血压患者,降压药物可选用血管紧张素转换酶抑制剂、血管紧张素受体拮抗剂和具有内在拟交感活性的 β 肾上腺素受体拮抗剂(如吲哚洛尔、扎莫特罗),降压药物需小剂量使用,密切监测直立性低血压及其他不良反应的发生。

2) 药物治疗

当非药物治疗方案临床效果欠佳时,可考虑进一步行药物治疗。以下药物可供选择。

(1) 盐酸米多君:外周选择性 $α_1$ 受体激动剂,是直立性低血压的首选药物,通过收缩动静脉发挥作用。常见的不良反应是仰卧位高血压、皮肤瘙痒、刺痛。

(2) 屈昔多巴:合成氨基酸前体的去甲肾上腺素,可明显改善神经源性直立性低血压的头晕、视物模糊、乏力、疲倦等症状,已经被食品药品监督管理局批准用于治疗神经源性直立性低血压,具体使用剂量取决于患者的症状反应。主要用于不能耐受盐酸米多君的患者。存在多巴胺 β−羟化酶缺陷的患者使用屈昔多巴时的升压效果优于盐酸米多君。常见的不良反应有头痛、头晕、恶心、高血压等。

(3) 氟氢可的松:是一种人工合成的盐皮质激素,它可引起水钠潴留,从而增加血浆容量。主要的副作用是仰卧位高血压,可通过抬高床头将不良反应降至最低。

(4) 促红细胞生成素:是一种促进造血药物,可增加红细胞和血红蛋白的数量,使血红蛋白与一氧化氮结合并抑制其舒张血管的作用。主要副作用是仰卧位高血压。

(5) 其他药物:扎莫特罗、可乐定、奥曲肽、生长抑素、双氢麦角胺、育亨宾、甲氧氯普胺、吡啶斯的明等药物也可用来治疗直立性低血压。

4. 发生意外跌倒的紧急处理

（1）发现患者意外跌倒后，通知医生，立即就地处理，对患者进行病情初步判断及采取紧急抢救措施。如病情允许，将患者移至抢救室或病床上，以便进一步检查与治疗，做好病情观察。

（2）积极配合医生进行医疗处理和观察，进行伤情认定，患者跌倒后若出现死亡或极严重情况应立即通知护理部、总值班（夜班）。

（3）安慰患者，减轻紧张情绪，通知家属，再次做好防跌倒宣教，提高患者的自我防范意识。

（4）了解坠床、摔倒的经过，记录患者跌倒时的环境状态、跌倒经过、受伤部位及处理措施，分析原因，讨论患者跌倒的危险因素，制订整改措施，改进护理措施和设施设备，避免类似事件再次发生。

（5）启动不良事件报告流程，由当班护士上报护士长。

第 四 幕

刘先生住院 5 d 后生命体征平稳，病情基本稳定，刘先生开始独自进行洗漱、下床如厕等日常生活。家属也认为刘先生经历了抢救等治疗受到了惊吓，同时消耗了大量的体力和营养物质，应该好好进补，补充营养，每天给刘先生送甲鱼汤、鸡汤、红烧肉等荤菜。

护士小屠看见了，对刘先生说："你动作有点快和急哦！还记得我教你的起床、活动三部曲吗？"刘先生笑眯眯地说："记得，记得。你看我现在恢复得多好，谢谢你。家里人还给我送了很多好吃的，还有我最喜欢吃的酱瓜、咸菜呢。正好，听说体育锻炼能控制血压呢，你能教教我吗？"经过小屠耐心指导解释，刘先生及家属终于知道大鱼大肉对刘先生的疾病康复非但不利还有害，最后刘先生康复出院。

问题导引

1. 对于刘先生生活自理活动方面，你有什么好的提议？
2. 老年高血压患者只依靠体育锻炼能否控制血压？
3. 为了给刘先生补充营养，刘先生家属的做法妥当吗？

学习目标

1. 掌握高血压患者的健康教育。
2. 了解老年人高血压发病的相关因素。

教师注意事项

本幕主要描述了刘先生病情稳定、逐渐康复的过程。学生在本幕应学习如何做好健康教育，帮助患者建立良好的生活习惯，引导学生深入思考护士在疾病预后和康复中的作用。

提示用问题

    1. 高血压发病的相关因素有哪些？

    2. 老年人高血压该如何合理饮食？

    3. 老年人高血压的用药指导有哪些？

    4. 你如何指导刘先生进行运动？

教师参考资料

1. 高血压发病相关的因素

1) 遗传因素

原发性高血压有明显的家族聚集性，双亲均有高血压，子女发生高血压的概率高达 46％，约 60％ 的高血压患者有高血压家族史。

2) 环境因素

(1) 饮食：食盐摄入量与高血压的发生和血压水平成正相关。另外，有人认为低钾、高蛋白质摄入，饮食中饱和脂肪酸较高、饱和脂肪酸与不饱和脂肪酸的比值较高也可能属于升压因素。饮酒也与血压水平成线性相关。

(2) 精神应激：脑力劳动者高血压患病率超过体力劳动者，从事精神紧张度高的职业和长期生活在噪声环境中的工作者患高血压较多。

(3) 吸烟：吸烟可使交感神经末梢释放去甲肾上腺素增加，使血压增高，同时，吸烟所引发的氧化应激可通过损害一氧化氮介导的血管舒张，引起血压增高。

(4) 其他因素：体重增加是血压升高的重要危险因素，腹型肥胖者容易发生高血压。50％ 的睡眠呼吸暂停低通气综合征患者患有高血压。此外，口服避孕药、麻黄碱、肾上腺皮质激素等也可使血压增高。

2. 老年高血压患者的饮食指导

(1) 减少钠盐摄入：钠盐可显著升高血压，钾盐则可对抗钠盐升高血压的作用。每天钠盐摄入量应低于 6 g，并增加钾盐摄入，建议使用可定量的盐勺。减少味精、酱油等含钠盐调味品的摄入量，减少摄入含钠较高的加工食品，如咸菜、火腿等。

(2) 限制总热量：尤其要控制油脂类的摄入量。

(3) 营养均衡：适量补充蛋白质，增加新鲜蔬菜和水果的摄入，增加膳食中钙的摄入。

3. 老年高血压患者的用药指导

(1) 强调长期药物治疗的重要性，降压治疗的目的是使血压达到目标水平，从而降低脑卒中、急性心肌梗死和肾脏疾病等并发症发生和死亡的风险，因此应嘱患者长期服药。

(2) 遵医嘱按时按量服药，告知降压药的名称、剂量、用法、作用及不良反应，并提供书面材料。

(3) 不能擅自突然停药，经治疗血压得到满意控制后，可遵医嘱逐渐减少剂量。如果突然停药，可导致血压突然升高，特别是冠心病患者突然停用 β 受体阻断剂可诱发心绞痛、心肌梗死等。

4. 老年人高血压患者的运动指导

合理安排运动量，建议每周进行 3～5 次、每次 30 min 的有氧运动，如步行、慢跑等。建议选择中等强度的运动，可选用以下方法评价：①主观感觉：运动中心跳加快、微微出汗、自我感觉有点累。②客观表现:运动中呼吸频率加快、微喘,可以与人交谈,但是不能唱歌。③步行速度:每分钟 120 步左右。④运动中的心率保持在每分钟(170-年龄)次。⑤在休息后约10 min 内,锻炼所引起的呼吸频率增加应明显缓解,心率也恢复到正常或接近正常,否则应考虑运动强度是否过大。

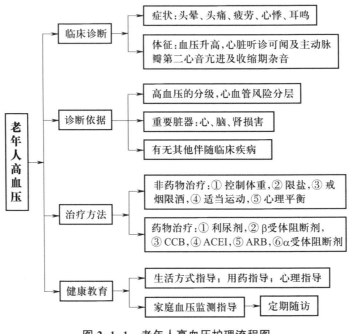

图 2-1-1 老年人高血压护理流程图

参考文献

[1] 中国老年医学学会高血压分会,国家老年疾病临床医学研究中心中国老年心血管病防治联盟. 中国老年高血压管理指南 2019[J]. 中华老年多器官疾病杂志,2019,18(2):81-106.

[2] 尤黎明.内科护理学[M]. 6 版. 北京:人民卫生出版社,2017.

[3] 罗君婷,朱鹏立.体位性低血压相关因素研究进展[J]. 中华高血压杂志,2017,25(1):27-30.

[4] Vercnese, Nicola, de Rui, et al. Orthostatic changes in blood pressure and mortality in the Elderly: The Pro.V.A Study[J]. American Journal of Hypertension,2015,28(10):1248-1256.

[5] 李世超,杨晶晶,甘继宏. 直立性低血压发病机制及风险评估研究进展[J]. 中华老年心脑血管病杂志,2018,20(2):208-210.

[6] Arnold A C, Shibao C. Current concepts in orthostatic hypotension management[J]. Current Hypertension Reports,2013,15(4):304-312.

[7] Kaufmann H, Norcliffekaufmann L, Palma J A. Droxidopa in neurogenic orthostatic hypotension[J]. Neurology,2014,83(4):328-335.

[8] 李稳,李丽.老年直立性低血压 1 例报告[J].中华高血压杂志,2019,27(9):895-897.

[9] 中国医师协会心血管内科医师分会高血压学组.《2020 国际高血压学会全球高血压实践指南》解读[J]. 中国医学前沿杂志(电子版),2020,12(5):54-60.

第二节 老年人冠心病

教案摘要

张大爷,64 岁,是个老烟民,吸烟 30 余年,退休后赋闲在家爱上了打麻将,于是在小区内开了间棋牌室。于昨天夜间睡眠中无明显诱因下出现心前区疼痛,范围约巴掌大小,为胀痛,疼痛放射至左臂内侧及肩背部,伴有反酸,当时无胸闷、大汗、心悸、气促,无头痛、头晕,无眼前一过性黑矇、晕厥,无夜间阵发性呼吸困难,无端坐呼吸等不适,夜间胸痛发作 5~15 min 后症状缓解。今晨来我院就诊后收治。既往有高血压、糖尿病病史。入院后并发低血糖及房颤,经一系列急救治疗及护理措施后转危为安。随着患者病情逐渐稳定,最终康复出院。通过此案例,学生可以学习冠心病的临床表现、诊断、治疗及可能出现的并发症,学习射频消融术术前、术后的护理要点等相关知识,从而思考该疾病的健康照护及预防策略,注意观察老年患者存在的基础疾病情况,实现以患者为中心的整体护理。

关键词

冠状动脉粥样硬化性心脏病(Coronary Atherosclerotic Heart Disease);射频消融术(Radio Frequency Catheter Ablation);房颤(Atrial Fibrillation);以患者为中心(Patient-centered);健康指导(Health Guidance)

主要学习目标

1. 掌握冠心病的临床表现、诊断标准。
2. 掌握射频消融术的围手术期护理要点。
3. 掌握冠心病的并发症。
4. 掌握房颤的心电图特征及临床表现。
5. 掌握房颤的治疗要点。
6. 掌握冠心病患者的康复指导。
7. 熟悉冠心病的定义、诱因。

次要学习目标

1. 了解冠心病的危险因素。
2. 了解冠心病的二级预防。

第 一 幕

张大爷,64 岁,是个老烟民,吸烟 30 余年,退休后赋闲在家爱上了打麻将,在小区内开了间棋牌室。于昨天夜间睡眠中出现心前区疼痛,范围约巴掌大小,为胀痛,疼痛放射至左臂内侧及肩背部,伴有反酸,当时无胸闷,无大汗,无心悸、气促,无头痛、头晕,无眼前一过性黑矇、晕厥,无夜间阵发性呼吸困难,无端坐呼吸等不适,夜间胸痛发作 5～15 min 后症状缓解。遂于今日至我科门诊就诊,询问病史,如上所述,既往有高血压病史 18 年,血压最高达169/99 mmHg,长期口服氨氯地平(络活喜)5 mg 降压治疗,自诉血压控制在 140～160/70～90 mmHg。既往糖尿病病史 2 年余,长期不规律服用"西格列汀、二甲双胍"等降糖治疗。血糖控制不佳。无药物过敏史。完善相关检查:心电图示:①窦性心律;②Ⅲ、aVF 呈 qR 型。心肺五项示:BNP 测定13.30 pg/mL,血浆 D-二聚体测定 100.00 ng/mL,血清肌钙蛋白 I 测定(定量)0.05 ng/mL,血清肌红蛋白测定(干免疫学方法)108.00 ng/mL,血清肌酸激酶-MB 同工酶活性测定3.30 ng/mL。微量血糖 6.8 mmol/L。冠脉 CT 检查示:左前降支中段局部见完全性浅表型心肌桥形成,壁冠状动脉管腔狭窄(20%～30%)。

问题导引

1. 根据这些信息,你认为张大爷发生了什么情况? 你的依据是什么?

2. 张大爷入院后,你觉得他还需要做哪些检查?

3. 你觉得张大爷的疾病有哪些并发症?

教师注意事项

本幕描述患者于夜间睡眠中无明显诱因下出现心前区疼痛的就诊情况。医生根据患者的疼痛性质、心电图及生化指标判断出患者是冠心病(心绞痛),立即完善冠脉 CT 检查。引导学生学习冠心病(心绞痛)引起的胸痛的判断思路:诱因＋症状(胸痛特点、部位、放射、持续、伴随症状、缓解因素)＋心电图＋心肌酶,确诊需要行冠脉造影。重点掌握心绞痛胸痛的鉴别要点与其他表现为胸痛的致死疾病(急性心肌梗死、急性肺动脉栓塞)做快速而准确的判断,配合医生做好相应护理。

学习目标

1. 掌握冠心病的临床表现。

2. 掌握冠心病引起胸痛的判断思路。

3. 掌握心绞痛胸痛的鉴别要点。

4. 熟悉冠心病的定义、诊断要点。

提示用问题

1. 结合张大爷的病史及临床症状,你认为张大爷的疾病诊断是什么? 如何诊断?

2. 还有哪些原因也会导致急性胸痛？如何鉴别？

3. 张大爷的血肌钙蛋白指标有无异常？张大爷的心电图报告有无异常？

4. 心绞痛的分级方法是什么？

教师参考资料

1. 鉴别诊断

（1）急性心肌梗死：此病临床上可表现为胸闷、胸痛，伴头晕、黑蒙、晕厥、大汗淋漓等，严重时可有休克表现，心电图可提示 ST 段抬高，心肌酶谱明显升高，本幕中的患者虽然临床表现与该病相似，但心电图及心肌酶谱不符。

（2）急性肺动脉栓塞：可发生胸痛、咯血、呼吸困难和休克。但有右心负荷急剧增加的表现，如发绀、肺动脉瓣区第二心音亢进、颈静脉充盈、肝大、下肢水肿等。心电图示 I 导联 S 波加深，III 导联 Q 波显著 T 波倒置，右胸导联 T 波倒置等改变。

2. 冠心病的定义

冠状动脉粥样硬化性心脏病（Coronary Atherosclerotic Heart Disease，CHD），指冠状动脉粥样硬化使血管腔狭窄、阻塞和（或）因冠状动脉功能性改变（痉挛）导致心肌缺血缺氧或坏死而引起的心脏病，简称冠心病，亦称缺血性心脏病（Ischemic Heart Disease）。

3. 冠心病的病因

本病病因尚未完全明确，研究表明，本病是多种因素作用于不同环节所致的冠状动脉粥样硬化，这些因素亦称危险因素。主要危险因素如下。

（1）人口学因素：本病多见于 40 岁以上人群，49 岁以后发病率明显增加，近年来，本病发病年龄有年轻化趋势。与男性相比，女性发病率较低，与雌激素有抗动脉粥样硬化的作用有关，故女性在绝经后发病率明显增加。

（2）血脂异常：脂质代谢异常是动脉粥样硬化最重要的危险因素。主要包括总胆固醇（TC）、甘油三酯（TG）、低密度脂蛋白（LDL-C）或极低密度脂蛋白（VLDL-C）升高；高密度脂蛋白尤其是它的亚组分 II（HDL II）降低；载脂蛋白 A（apoA）降低，载脂蛋白 B（apoB）升高；脂蛋白[LP(a)]升高。在临床实践中，以 TC 及 LDL 升高最受关注。

（3）高血压：血压升高与本病密切相关。60%～70%的冠心病患者有高血压。高血压患者患本病的概率较血压正常者高 3～4 倍，无论收缩压和（或）舒张压升高都与本病关系密切。

（4）吸烟：吸烟可造成动脉壁氧含量不足，促进动脉粥样硬化的形成。烟草中的尼古丁还可直接作用于冠状动脉和心肌，导致动脉痉挛和心肌损伤。吸烟者与不吸烟者比较，本病的发病率和病死率均增加 2～6 倍，且与每天吸烟的支数成正比，被动吸烟也是导致冠心病的危险因素之一。

（5）糖尿病和糖耐量异常：与无糖尿病的人群相比，糖尿病患者心血管疾病风险增加 2～5 倍，且动脉粥样硬化进展迅速，未来 10 年发生心肌梗死的风险高达 20%。糖耐量降低也常见于本病患者。近年来研究认为，胰岛素抵抗和动脉粥样硬化的发生有密切关系，2 型糖尿病患者常有胰岛素抵抗和高胰岛素血症伴冠心病。

（6）其他危险因素：①肥胖；②缺乏体力活动；③进食过多的动物脂肪、胆固醇、糖和钠盐；④遗传因素；⑤A 型性格等。

4. 冠心病的临床表现

1）稳定型心绞痛的临床表现

（1）症状：以发作性胸痛为主要临床表现，典型疼痛的特点为：①部位：主要在胸骨体中、上段之后，或心前区，界线不很清楚，常放射至左肩、左臂内侧达无名指和小指，或至颈、咽或下颌部。②性质：常为压迫样、憋闷感或紧缩感，也可有烧灼感，但与针刺感或刀割样锐性痛不同，偶伴濒死感。有些患者仅觉胸闷而非胸痛。发作时，患者往往不自觉地停止原来的活动，直至症状缓解。③诱因：体力劳动、情绪激动、饱餐、寒冷、吸烟、心动过速、休克等。其疼痛的发生往往是在劳力或情绪激动的当时，而不是在之后。④持续时间：疼痛出现后常逐渐加重，持续 3～5 min，多数不超过半小时，一般休息或舌下含服硝酸甘油可缓解。

（2）体征：平时无明显体征。在心绞痛发作时，患者可出现面色苍白、出冷汗、心率加快、血压升高，心尖部听诊有时出现第四或第三心音奔马律；可有暂时性心尖部收缩期杂音，是乳头肌缺血以致功能失调引起二尖瓣关闭不全所致。

2）不稳定型心绞痛的临床表现

（1）症状：不稳定型心绞痛的胸痛部位、性质与稳定型心绞痛相似，但具有以下特点。①在 1 个月内疼痛发作的频率增加、程度加重、时限延长、诱因发生改变，硝酸酯类药物作用减弱。②1～2 个月之内新发生的较轻负荷所诱发的心绞痛。③休息状态下发作心绞痛或轻微活动即可诱发。

（2）体征：体检时能听到一过性第三心音或第四心音，以及由于二尖瓣反流引起的一过性收缩期杂音，不具有特异性，但是详细的体格检查可发现潜在的加重心肌缺血的危险因素，并成为判断预后非常重要的依据。

5. 心绞痛的分级方法

心绞痛严重程度可分为以下四级。

Ⅰ级：一般体力活动（如步行和登楼）不受限，但在强、快或持续用力时发生心绞痛。

Ⅱ级：一般体力活动轻度受限；快步走、饭后、寒冷或刮风中、精神应激或醒后数小时内发作心绞痛。一般情况下平地步行 200 m 以上或登楼一层以上受限。

Ⅲ级：一般体力活动明显受限，一般情况下平地步行 200 m 以内或登楼一层引起心绞痛。

Ⅳ级：轻微活动或休息时即可发生心绞痛。

第 二 幕

张大爷入院后完善相关宣教，给予心内科常规护理，予以低盐低脂饮食、氯吡格雷抗血小板聚集、辛伐他汀调脂、硝苯地平缓释片降压、二甲双胍缓释片降糖等治疗，并完善相关检查。心脏超声检查提示：左心房正常上限、左室壁稍增厚、左室舒张功能降低。冠脉造影提示：冠脉正常，分布呈右冠脉优势型；左主干未见异常；前降支近中段狭窄 50%；其余未见狭窄病变。夜间，护士巡视病房，发现其床边心电监护仪示：HR 140 次/min，P 波消失，代之大小不等、形态不一、间隔不均匀的颤动波，R-R 间隔极不规则，QRS 波群形态正常，护士查看患者面色苍白、出冷汗、四肢冰冷，询问张大爷，张大爷诉心慌、胸闷，护士立即通知医生并配合治疗。

问题导引

1. 根据描述，张大爷的病情发生了什么变化？
2. 遇见这种情形，你应该采取什么紧急措施？
3. 为了降低这些事件的发生率，你有什么防范措施？

教师注意事项

在本幕，患者入院后发生低血糖及并发房颤。本幕主要引导学生重视老年患者基础疾病，注意临床观察。掌握老年冠心病的护理工作、病情观察要点。根据患者的血管病变情况，引导学生思考冠心病患者容易出现哪些临床并发症。引导学生关注、讨论和分析患者发生心律失常的原因，从而有针对性地做好健康宣教。严密的病情观察和护理是确保患者康复的必要条件，引导学生学习老年冠心病患者的护理常规及心理护理。

学习目标

1. 掌握冠心病的并发症。
2. 掌握房颤的心电图特征及临床表现。
3. 掌握低血糖的临床表现。

提示用问题

1. 冠心病有哪些并发症？如何早期发现？
2. 房颤的心电图特征有哪些？有什么临床表现？
3. 如果你发现张大爷突发房颤，你会如何处理？
4. 有哪些治疗或护理措施可以降低张大爷心律失常的再发生率？
5. 张大爷哪些表现能够提示其发生了低血糖？

教师参考资料

1. 房颤的心电图特征及临床表现

（1）房颤的心电图特征：①P波消失，代之以大小不等、形状不一、间隔不均的颤动波，称 f 波，频率为 350～600 次/min。②R-R 间隔极不规则，心室率通常在 100～160 次/min。③QRS 波群形态一般正常，当心室率过快，伴有室内差异性传导时 QRS 波群增宽。

（2）房颤发作时临床表现：心悸、乏力、胸闷、运动耐量下降是心房颤动最常见的临床症状，严重者可发生黑矇、晕厥。部分心房颤动患者无任何症状或以脑卒中、动脉栓塞、心力衰竭等心房颤动的并发症为首发症状。

2. 房颤的治疗要点

（1）积极寻找和治疗基础心脏病，控制诱发因素。

（2）抗凝治疗：房颤患者栓塞风险较高。对于合并有瓣膜病的患者，需要用华法林抗凝。对于非瓣膜病患者，需使用评分系统进行栓塞风险评估。2012 欧洲心脏病协会心房颤动治疗指南提出了血栓形成风险评估系统（CHA_2DS_2-VASc 评分系统）和出血风险评分系统（HAS-BLED 评分系统）。若 CHA_2DS_2-VASc 评分为 0 分，不抗栓；评分为 1 分者，根据获益和风险衡量，可采用口服抗凝血药或阿司匹林，或不用抗栓药物，优选抗凝治疗；评分≥2 分者，口服华法林或新型抗凝血药抗凝治疗，服用华法林使凝血酶原时间国际标准化比值（INR）维持在 2.0～3.0。HAS-BLED 评分≥3 分，意味着出血风险较大，抗凝时需非常谨慎。在房颤维持时间＞48 h 或维持时间不明的患者中,拟行择期心脏复律前应调整华法林剂量,使 INR 达到 2.0～3.0 或使用新型口服抗凝血药进行至少 3 周的抗栓治疗。经食管超声检查无左心房或心耳血栓者,在抗凝治疗下,提前进行转律治疗(不必等 3 周的抗凝治疗)。复律后继续 4 周的抗凝治疗。房颤发作＜48 h 的患者应用普通肝素或低分子肝素或新型口服抗凝血药治疗下可直接进行心脏复律。转律后,具有脑卒中危险因素者应继续抗凝治疗。无血栓栓塞危险因素者停用抗凝药物。房颤发作＞48 h 且伴血流动力学不稳定(心绞痛、心肌梗死、休克或肺水肿)应立即进行心脏复律,尽快启动抗凝治疗,复律后继续维持治疗,口服抗凝药治疗的维持时间取决于患者是否存在脑卒中的危险因素。

(3) 转复和维持窦性心律治疗:对于发作频繁或者症状明显的阵发性房颤患者,或持续性房颤不能自动转复为窦性心律者,可先用 I A(奎尼丁、普鲁卡因胺)、I C(普罗帕酮)或Ⅲ类(胺碘酮)抗心律失常药复律。奎尼丁可诱发致命性心律失常,目前很少应用;I C 类药物可致室性心律失常,适用于非器质性心律失常,胺碘酮致心律失常发生率低,是目前维持窦性心律的常用药物,尤其适用于器质性心脏病者。若选用电复律,应提前几天给予抗心律失常药物,预防复律后房颤复发。房颤持续发作伴血流动力学障碍者首选电复律。

对于经过合理药物治疗仍有明显症状的患者,可行射频消融术。射频消融术被列为房颤的二线治疗方案,不推荐作为首选治疗方法。其他方法包括房室结阻断消融术同时植入起搏器、外科手术等。

(4) 控制心室率治疗:近些年的研究表明,持续性房颤选择减慢心室率的同时需要注意血栓栓塞的预防,预后与电复律后维持窦性心律无明显差别,因为简便易行更适用于老年患者。可选用 β 受体阻滞剂或钙通道阻滞剂、洋地黄控制心室率。对于无严重的快速心率相关症状者,安静时心率＜110 次/min 即可。对于有症状的患者需要严格控制心率,安静状态下＜80 次/min,中等运动量时心率＜110 次/min。对于心室率较慢的患者,最长 R-R 间歇＞5 s 或症状显著者,可考虑植入起搏器治疗。

3. 低血糖的临床表现

低血糖的临床表现与血糖水平以及血糖的下降速度有关,可表现为交感神经兴奋(如心悸、焦虑、出汗、头晕、手抖、饥饿感等)和中枢神经症状(如神志改变、认知障碍、抽搐和昏迷)。老年患者发生低血糖时常可表现为行为异常或其他非典型症状。有些患者发生低血糖时可无明显的临床症状,称为无症状性低血糖,也称为无感知性低血糖或无意识性低血糖。有些患者屡发低血糖后,可表现为无先兆症状的低血糖昏迷。

第 三 幕

护士检测张大爷末梢血糖为 2.8 mmol/L,遵医嘱立即予以静脉推注 50% 葡萄糖 20 mL,并予以胺碘酮(可达龙)150 mg 稀释后缓慢静推,可达龙 300 mg 稀释后缓慢静滴,后复测血糖为 4.0 mmol/L,但心电图仍为快房颤。后加用肝素抗凝治疗,并持续药物复律 72 h,仍未复律。张大爷仍有心悸、胸闷。遵医嘱予以射频消融术前准备,由导管室护士配合完成射频消融术,术程顺利,患者转入 CCU 继续治疗。

问题导引

1. 房颤导管消融术有哪些适应证?

2. 思考作为导管室护士,有哪些措施是你在手术全程需要为张大爷做到的?

3. 如何做好射频消融术的围手术期护理?

教师注意事项

本幕描述了对第二幕的治疗,即控制血糖并用药物复律,药物复律不成功后,调整治疗方案,准备为患者进行射频消融术来复律。本幕要引导学生掌握射频消融术围手术期的护理及观察要点。

学习目标

掌握射频消融术的围手术期护理要点。

提示用问题

1. 什么是射频消融治疗?

2. 张大爷行射频消融术,护士需要做好哪些术前准备和术中护理配合?

3. 张大爷返回病房后,作为 CCU 病房护士,你如何做好相应护理措施?

教师参考资料

1. 导管消融术的适应证

目前指南推荐导管消融术作为抗心律失常药物治疗失败的症状性阵发性房颤(Ⅰ类推荐)或持续性房颤(Ⅱb 类推荐)患者以及长期持续性房颤患者的二线治疗。对于部分有症状的阵发性房颤患者,在尝试使用抗心律失常药物之前,可以考虑将导管消融作为一线治疗。

具体来说,Ⅰ类适应证为有症状的阵发性房颤;Ⅱa 类适应证包括有症状的持续性房颤、心力衰竭伴射血分数降低(HFrEF)、心动过速-心动过缓综合征(一线)、选择性老年患者及运动员。其他可以考虑导管消融术的适应证包括无症状患者和有心理困扰的房颤患者。

荟萃分析和随机对照试验的数据显示,与症状控制相结合,在使用至少一种抗心律失常药物无获益的患者中,导管消融术在减少房颤复发、维持窦性心律方面比使用抗心律失常治疗明显更有效。

2. 导管消融术的围手术期护理

1)术前护理

(1)向患者及家属介绍手术的方法、意义、必要性和安全性,以解除患者思想顾虑和精神紧张,必要时手术前晚遵医嘱给予口服镇静药,保证充足的睡眠。

(2)指导患者完成必要的实验室检查(血尿常规、血型、出凝血时间、电解质、肝肾功能)胸部 X 线、超声心动图等。

(3)根据需要行双侧腹股沟及会阴部或上肢、锁骨下静脉穿刺术区备皮及清洁皮肤。穿刺股动脉者检查两侧足背动脉搏动情况并标记,以便于术中、术后对照观察。穿刺股动脉者训练患者术前进行床上排尿。

（4）术前不需禁食，术前一餐饮食以六成饱为宜，可进食米饭、面条等，不宜喝牛奶、吃海鲜和油腻食物，以免术后卧床出现腹胀或腹泻。指导患者穿舒适的衣物，术前排空膀胱。

（5）术前停用抗心律失常药物 5 个半衰期以上。

（6）常规 12 导联心电图检查，必要时进行食管调搏、Holter 等检查。

（7）房颤消融术术前服用华法林（维持 INR 在 2.0～3.0）或者新型口服抗凝药物至少 3 周或行食管超声检查确认心房内无血栓方可手术。华法林抗凝达标者术前无需停药，新型口服抗凝药物达比利群、利伐沙班、阿哌沙班用于术前抗凝，优点是不需要常规调整剂量，较少食物或药物相互作用，但费用较高，原则上不可用于严重肾功能不全患者。

2）术中护理

（1）严密监测患者血压、呼吸、心率、心律等变化，密切观察有无心脏压塞、心脏穿孔、房室传导阻滞或其他严重心律失常等并发症，并积极协助医生进行处理。

（2）做好患者的解释工作，如药物、发放射频电能引起的不适症状，或由于术中靶点选择困难导致手术时间长等，以缓解患者紧张与不适，帮助患者顺利配合手术。

3）术后护理

（1）卧床休息，做好生活护理。

（2）静脉穿刺者肢体制动 4～6 h；动脉穿刺者压迫止血 15～20 min 后进行加压包扎，以 1 kg 沙袋加压伤口 6～8 h，肢体制动 24 h。观察动、静脉穿刺点有无出血与血肿，如有异常立即通知医生。检查足背动脉搏动情况，比较两侧肢端的颜色、温度、感觉与运动功能情况。

（3）描记 12 导联心电图。监测患者的一般状态及生命体征。观察有无术后并发症，如房室传导阻滞、窦性停搏、血栓与栓塞、气胸、心脏压塞等。

（4）房颤消融者因抗凝治疗，需适当延长卧床时间，防止出血。术后根据出血情况，在术后 12～24 h 重新开始抗凝，出血风险高的患者可延迟 48～72 h 再重新开始抗凝治疗，术后起始可用肝素或低分子肝素与华法林重叠，华法林达标后停用肝素和低分子量肝素。必要时遵医嘱使用胺碘酮、美托洛尔等药物。

第 四 幕

　　张大爷在 CCU 住院期间，持续监测生命体征，完善相关检查，持续药物治疗，1 周后生命体征平稳，病情基本稳定，但他担心预后再复发，晚上睡不着，护士遵医嘱予以艾司唑仑 1 粒口服，1 h 后患者入睡。在对其进行健康教育时，护士发现患者喜欢喝咖啡、浓茶等饮品。经过护士耐心指导，张大爷终于接受配合，最后康复出院。

问题导引

1. 你觉得张大爷疾病的危险因素是什么？如何进行管理？

2. 如果是你给张大爷做健康教育,你如何进行指导?

学习目标

1. 了解冠心病的二级预防。
2. 了解冠心病的危险因素管理。

教师注意事项

本幕主要描述了患者病情稳定、逐渐康复的过程。学生在本幕应学习做好康复师的角色,做好健康宣教,帮助患者建立良好的生活习惯,指导患者做好疾病预后的康复锻炼。引导学生深入思考护理人员在疾病预后和康复中的作用。

提示用问题

1. 你如何指导张大爷进行康复活动?
2. 张大爷在心梗恢复期该如何饮食?
3. 如何指导张大爷养成良好的生活习惯?
4. 张大爷今后是否还能吸烟,为什么?
5. 张大爷出院回家后如何进行自我保健?

教师参考资料

1. 冠心病的二级预防

心脏康复医生需掌握心血管疾病药物治疗的原则,评估患者对心血管保护药物的知晓程度,教育患者长期应用有循证证据的二级预防用药,包括:抗血小板药物、β受体阻滞剂、血管紧张素转换酶抑制剂(ACEI)/血管紧张素Ⅱ受体拮抗剂(ARB)、他汀类药物等,提高患者应用二级预防药物治疗的依从性。冠心病药物治疗的分类和注意事项见表2-2-1。

表2-2-1　冠心病药物治疗的分类和注意事项

药物	适宜人群	注意事项
抗血小板药物	若无禁忌证,所有冠心病患者均应长期服用阿司匹林 75～100 mg/d,冠状动脉旁路移植术后应于 6 h 内开始使用阿司匹林。若不能耐受,可用氯吡格雷 75 mg/d 代替	接受经皮冠状动脉介入治疗的患者,需联合使用阿司匹林 75～100 mg/d 和氯吡格雷 75 mg/d 治疗 12 个月。也可口服普拉格雷 10 mg/d 或替格瑞洛 90 mg/d,分 2 次服用,代替氯吡格雷联合阿司匹林治疗 12 个月
β受体阻滞剂	若无禁忌证,所有冠心病患者均应长期使用β受体阻滞剂,可选择美托洛尔、比索洛尔或卡维地洛	个体化调整剂量,将患者清醒时静息心率控制在 55～60 次/min 为佳
ACEI/ARB	若无禁忌证,所有冠心病患者均应长期使用 ACEI,如患者不能耐受 ACEI,可用 ARB 类药物代替	冠心病患者应用 ACEI/ARB 时血压应>110/60 mmHg为宜
他汀类药物	若无禁忌证,应启动并坚持长期使用他汀类药物	入院时患者 TC 和(或)LDL-C 无明显升高,也需应用

2. 冠心病危险因素管理

（1）血脂管理：饮食治疗和改善生活方式是血脂异常治疗的基础措施。无论是否选择药物进行调脂治疗，都必须坚持控制饮食和改善生活方式。强烈推荐稳定型冠心病（Stable Coronary Artery Disease,SCAD）患者坚持日常体育锻炼和控制体重。建议低脂饮食。药物治疗推荐以他汀类药物为主。

（2）血压管理：建议所有 SCAD 患者进行生活方式调整：控制体重，增加体育锻炼，节制饮酒，限盐，增加新鲜果蔬的摄入和低脂饮食，避免过度劳累。如果 SCAD 患者血压≥140/90 mmHg（1 mmHg＝0.133 kPa），在调整生活方式的同时，考虑使用降压药物。降压药物应根据患者具体情况选择，但建议包括 ACEI 或 ARB 和（或）β受体阻滞剂，治疗目标应＜140/90 mmHg。糖尿病患者血压控制目标建议为 130/80 mmHg。

（3）糖尿病患者血糖管理：对于糖尿病病程较短，预期寿命较长的 SCAD 患者，HbA1c 目标值≤7％是合理的。对年龄较大、糖尿病病程较长、存在低血糖高危因素患者，HbA1c 目标应控制在＜7.5％或＜8.0％。对慢性疾病终末期患者，如纽约心脏协会（New York Heart Association,NYHA）心功能Ⅲ～Ⅳ级、终末期肾脏病、恶性肿瘤伴有转移、中重度认

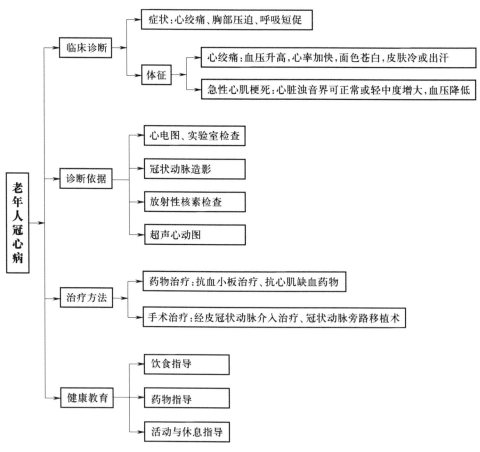

图 2-2-1 老年人冠心病护理流程图

知功能障碍等,HbA1c 控制目标可适当放宽至<8.5%。为达到 HbA1c 的目标值,推荐给予药物治疗。SCAD 患者不应选用罗格列酮治疗。

(4)体育锻炼:建议所有 SCAD 患者在日常锻炼强度(如工作间歇的步行、家务劳动)的基础上,每周至少 5 d 进行 30~60 min 中等强度的有氧锻炼(如健步走),以增强心肺功能。对所有患者,建议根据体育锻炼史和(或)运动试验情况进行风险评估来指导治疗和改善预后。推荐首诊时发现具有缺血风险的患者参与医学监督项目(如心脏康复)和在医生指导下进行基于家庭的锻炼项目。

(5)体重管理:医生应建议 SCAD 患者通过有计划地锻炼、限制热量摄取和日常运动来控制体重,目标体重指数 18.5~24.9 kg/m²。减重治疗的起始目标为体重较基线下降 5%~10%。如成功,可尝试进一步减重。

(6)戒烟:SCAD 患者应戒烟,避免被动吸烟,必要时可借助药物戒断。

(7)社会心理因素管理:对于 SCAD 患者,需筛查其是否合并抑郁、焦虑、严重失眠等心理障碍,如有指征,建议进行心理治疗或药物治疗。

(8)酒精管理:酒精对心血管系统的影响尚有争议,故不推荐饮酒。对于有饮酒史的 SCAD 患者,如对酒精无禁忌,建议非妊娠期女性每天饮用酒精不超过 15 g(相当于 50%vol 白酒 30 mL),男性每天不超过 25 g(相当于 50%vol 白酒 50 mL)。

参考文献

[1] 尤黎明,吴瑛,孙国珍,等. 内科护理学[M]. 6 版. 北京:人民卫生出版社,2017.

[2] 中华医学会心血管病学分会介入心脏病学组,中华医学会心血管病学分会动脉粥样硬化与冠心病学组,中国医师协会心血管内科医师分会血栓防治专业委员会,等. 稳定型冠心病诊断与治疗指南[J]. 中华心血管病杂志,2018,9,46(9):680-694.

[3] 中华医学会,中华医学会杂志社,中华医学会全科医学分会,等. 稳定型冠心病基层诊疗指南(2020 年)[J]. 中华全科医师杂志,2021,3,20(3):265-273.

[4] 中华医学会,中华医学会临床药学分会,中华医学会杂志社,等. 冠心病心脏康复基层合理用药指南[J]. 中华全科医师杂志,2021,3,20(3):311-320.

[5] Parameswaran R,Al-Kaisey AM,Kalman JM. Catheter ablation for atrial fibrillation:current indications and evolving technologies[J]. Nat Rev Cardiol,2021,18(3):210-225.

第三节　老年人急性冠状动脉综合征

教案摘要

李先生,70 岁,曾经是一名公交车司机,既往有高血压病史 50 年,慢性阻塞性肺疾病,脑梗死。入院前 2 周出现胸骨中段后胸闷,活动时加重,休息后缓解,持续时间 10～15 min,病初未就医。入院前 8 h 无诱因下再次出现上述部位胸痛,伴乏力、气促,程度进行性加重,服用"麝香保心丸"后无好转,遂来我院急诊内科就诊。拟诊"急性非 ST 段抬高型冠脉①综合征",行急诊冠脉造影证实前降支近段狭窄 80%～90%,回旋支中段分出钝缘支后完全闭塞,右冠全程弥漫性病变,狭窄最重达 50%。术中发生室颤 1 次,除颤成功,于回旋支植入支架 1 枚,择期行冠脉造影,于前降支植入支架 1 枚。术后转入 CCU 监护,由于术中使用肝素,患者发生了肝素诱导的血小板减少症。此外,患者发生跌倒 1 次,无损伤。随着患者病情逐渐稳定,最终康复出院。通过此案例,学生可以学习老年急性冠脉综合征的临床表现、诊断、治疗及可能出现的并发症、意外事件,学习冠脉介入术术前、术后的护理要点等相关知识,从而思考该疾病的健康照护及预防策略,实现以患者为中心的整体护理。

关键词

急性冠状动脉综合征(Acute Coronary Syndrome,ACS,简称急性冠脉综合征);冠脉介入术(Coronary Intervention);经皮冠状动脉介入治疗(Percutaneous Coronary Intervention,PCI);室颤(Ventricular Fibrillation);以患者为中心(Patient-centered);健康指导(Health Guidance)

主要学习目标

1. 掌握老年人急性冠脉综合征的临床表现及诊断标准。
2. 掌握经桡动脉行冠脉介入术的围手术期护理要点。
3. 掌握老年人急性冠脉综合征的并发症。
4. 掌握室颤的心电图特征及临床表现、抢救配合要点。
5. 掌握老年人急性冠脉综合征患者的康复指导。
6. 熟悉老年人急性冠脉综合征的定义及诱因。
7. 了解老年人急性冠脉综合征患者的二级预防。

---

① 临床上常将冠状动脉简称为冠脉。

次要学习目标

1. 了解 Allen 试验。
2. 了解老年急性冠脉综合征的治疗方法。

第 一 幕

李先生,70 岁,退休前经常值夜班,既往有高血压病史 50 年,长期服用"替米沙坦氢氯噻嗪""苯磺酸左旋氨氯地平"。李先生近 2 周出现胸骨中段后胸闷,活动时加重,休息后缓解,持续 10～15 min,病初未就医,李先生认为休息一会儿就好了。入院前 8 h 无诱因下再次出现上述部位胸痛,伴乏力、气促,无冷汗、肩背部放射痛,无黑蒙、晕厥。程度进行性加重,服用"麝香保心丸"后无好转,于是到我院急诊内科就诊。急查心电图:窦性心律,下壁 T 波倒置。TNI:12.30 ng/mL,CK-MB:5.9 ng/mL。急诊护士问:"你哪里不舒服?",李先生说:"我胸口这里像有石头压着,又闷又痛,喘不上气来。"了解患者情况后,护士立即给予评估及相应处理,医生询问了患者病史,症状如上诉,李先生自诉没有糖尿病、肝炎等疾病,无药物过敏史,查体示:T 36.5℃,P 78 次/min,R 20 次/min,BP 149/82 mmHg。GRACE 评分 159 分,为高危组,有急诊 PCI 的指征。医生根据患者情况,立即给予抗凝等处理并启动导管室。20 min 后,术者、护士、技师等医务人员已就位,患者也安全转入 DSA 机房。

问题导引

1. 根据这些信息,你认为患者发生了什么情况? 支持你的依据是什么?
2. 作为一名急诊护士,患者主诉胸闷、胸痛后应该立即做什么?
3. 还有哪些对症处理是你需要马上给予的?
4. 你觉得患者的疾病有哪些治疗方案?

教师注意事项

本幕描述患者因突发心前区剧烈疼痛而就诊的情况。医生根据患者的疼痛性质,心电图及生化指标判断出患者是急性广泛前壁心梗,立即给予镇痛、抗凝、扩冠等治疗措施。引导学生学习老年人急性冠脉综合征导致的急性胸痛的诊断思路:诱因+症状(胸痛特点、部位、放射、持续、伴随症状、缓解因素)+心电图+心肌酶,确诊需要行冠脉造影。重点掌握急性胸痛的鉴别流程与其他表现为胸痛的致死疾病(主动脉夹层、张力性气胸),做快速而准确的判断,配合医生做好相应护理。

学习目标

1. 掌握老年人急性冠脉综合征的临床表现、诊断标准。
2. 熟悉老年人急性冠脉综合征的定义、诱因。
3. 了解老年人急性冠脉综合征的治疗方法。
4. 了解 Allen 试验的方法。

提示用问题

    1. 结合患者的病史及临床症状,你认为患者的诊断是什么? 如何诊断?

    2. 还有哪些原因也会导致急性胸痛? 你如何鉴别?

    3. 患者的血肌钙蛋白指标有无异常? 患者的心电图报告有无异常?

    4. 患者所得疾病的治疗方法有哪些?

    5. 如果你是急诊科护士,该如何做好患者的护理措施?

 教师参考资料

1. 鉴别诊断

    (1) 主动脉夹层:由于主动脉管壁内膜发生破裂,血液从破裂的部位流入夹层,形成夹层血肿。主要表现为胸前区剧烈疼痛,向肩胛部、背部放射,血压升高,双上肢血压不对称。

    (2) 急性心包填塞:由于大量的心包积液或迅速增长的少量积液,使心室舒张受阻,心排血量降低,临床表现为急性循环衰竭,如血压下降、心率增快、呼吸困难、紫绀、面色苍白、出汗、颈静脉怒张等。

    (3) 张力性气胸:张力性气胸指胸膜腔的漏气通道呈单向活瓣状,吸气时胸膜腔内压降低,活瓣开放,气体进入;呼气时胸膜腔内压升高,活瓣关闭,气体不能排出。患者表现为极度呼吸困难,端坐呼吸。缺氧严重者出现发绀、烦躁不安、昏迷,甚至窒息。

2. 急性冠脉综合征

    1) 定义

    急性冠脉综合征(ACS)是心脏供血障碍的一种表现,其主要临床症状表现为急性心肌缺血,导致这一疾病的主要原因在于冠状动脉粥样硬化。包括不稳定型心绞痛、ST 段抬高型心肌梗死、非 ST 段抬高型心肌梗死。

    2) 诱因

    患者多发生在冠状动脉粥样硬化狭窄的基础上,由于某些诱因致使冠状动脉粥样斑块破裂,血中的血小板在破裂的斑块表面聚集,形成血块(血栓),突然阻塞冠状动脉管腔,导致心肌缺血坏死;另外,心肌耗氧量剧烈增加或冠状动脉痉挛也可诱发急性心肌梗死,常见的诱因如下。

    (1) 过劳:过重的体力劳动,尤其是负重登楼,过度体育活动,连续紧张劳累等,都可使心脏负担加重,心肌需氧量突然增加,而冠心病患者的冠状动脉已发生硬化、狭窄,不能充分扩张而造成心肌缺血。剧烈体力负荷也可诱发斑块破裂,导致急性心肌梗死。

    (2) 激动:由于激动、紧张、愤怒等激烈的情绪变化诱发。

    (3) 暴饮暴食:不少心肌梗死病例发生于暴饮暴食之后。进食大量含高脂肪、高热量的食物后,血脂浓度突然升高,导致血液黏稠度增加,血小板聚集性增高。在冠状动脉狭窄的基础上形成血栓,引起急性心肌梗死。

    (4) 寒冷刺激:突然的寒冷刺激可能诱发急性心肌梗死。因此,冠心病患者要十分注意防寒保暖,冬春季节天气寒冷是急性心肌梗死发病率较高的原因之一。

    (5) 便秘:便秘在老年人当中十分常见。临床上,因便秘时用力屏气而导致心肌梗死的老年人并不少见。老年人应足够重视,要保持大便通畅。

（6）吸烟、大量饮酒：吸烟和大量饮酒可通过诱发冠状动脉痉挛及心肌耗氧量增加而诱发急性心肌梗死。

3. 急性冠脉综合征的临床表现

（1）突然发作剧烈而持久的胸骨后或心前区压榨性疼痛：休息和含服硝酸甘油不能缓解，常伴有烦躁不安、出汗、恐惧或濒死感。

（2）全身症状：难以形容的不适、发热。

（3）胃肠道症状：表现为恶心、呕吐、腹胀等，下壁心肌梗死患者更常见。

（4）心律失常：见于75%～95%的患者，发生在起病的1～2周内，以24 h内多见，前壁心肌梗死易发生室性心律失常，下壁心肌梗死易发生心率减慢、房室传导阻滞。

（5）心力衰竭：主要是急性左心衰竭，在起病的最初几小时内易发生，也可在发病数日后发生，表现为呼吸困难、咳嗽、发绀、烦躁等症状。

（6）低血压、休克：急性心肌梗死时由于剧烈疼痛、恶心、呕吐、出汗、血容量不足、心律失常等可引起低血压，大面积心肌梗死（梗死面积大于40%）时心排血量急剧下降，可引起心源性休克，收缩压<80 mmHg，面色苍白，皮肤湿冷，烦躁不安或神志淡漠，心率加快，尿量减少（<20 mL/h）。

4. 急性冠脉综合征的诊断标准

符合以下其中2条即可确诊为冠脉综合征。

（1）出现典型的胸痛，起病急骤，疼痛持续时间长，位于胸骨后或心前区，可向左颈、左臂放射，疼痛呈压榨性，常伴有濒死感。

（2）心电图有明显的缺血改变，甚至出现心肌梗死的心电图表现：起病时（急性期）面向梗死区的导联出现异常Q波和ST段明显抬高，后者弓背向上与T波连接呈单向曲线，R波减低或消失；背向梗死区的导联则显示R波增高和ST段压低。在发病后数日至2周左右（亚急性期），面向梗死区的导联ST段逐渐恢复到基线水平，T波变为平坦或显著倒置；背向梗死区的导联则T波增高。发病后数周至数月（慢性期）T波可呈V形倒置，其两肢对称波谷尖锐异常，Q波此后常永久存在，而T波有可能在数月至数年内恢复。

（3）血清酶学改变，包括血清酶浓度的序列变化或开始升高和随后降低，这些典型的心肌梗死的演变过程。血清肌酸磷酸激酶（CK或CPK）发病6 h内出现，24 h达高峰，48～72 h后消失，阳性率达92.7%。但对于不稳定型心绞痛患者，心肌酶有可能是正常的。

第 二 幕

在导管室护士完善术前准备后，手术医生给李先生右手桡动脉穿刺处行局部浸润麻醉，实施冠脉介入术，急诊冠脉造影证实前降支近段狭窄80%～90%，回旋支中段分出钝缘支后完全闭塞，右冠全程弥漫性病变，狭窄最重达50%。术中患者出现短暂意识丧失，心电图表现为规律的QRS-T波群消失，呈现不规律的波群，立即予以非同步200 J除颤，除颤成功，顺利于回旋支植入支架。

问题导引

1. 在这一幕中,患者发生了什么情况?

2. 遇见这种情形,你第一时间会采取什么样的紧急措施?

3. 还有哪些可怕情况是你预估老年急性冠脉综合征患者恢复期间会发生的?

4. 你对降低这些可怕事件的发生率,有什么好的护理计划?

教师注意事项

本幕描述了老年急性冠脉综合征患者术中出现了室颤的并发症,其中80%的患者猝死为室颤所致。除颤是成功挽救患者生命的关键,更关键在于除颤的时间!据报道,如能在1~3 min 内除颤成功,患者存活率可达50%,若迟于3 min,患者存活率仅为3%。作为临床一线的护理人员,必须具备判断患者病情变化的能力,以及急危重症的抢救处理能力。本幕要引导学生掌握急性冠脉综合征患者的病情观察要点及并发症,当患者出现严重并发症时的抢救配合措施。

学习目标

1. 掌握老年人急性冠脉综合征的并发症。

2. 掌握室颤的心电图特征及临床表现。

3. 掌握患者突发室颤时的抢救配合要点。

提示用问题

1. 老年人急性冠脉综合征有哪些并发症? 如何早期发现?

2. 室颤的心电图特征有哪些? 临床表现有哪些?

3. 如果你发现患者突发室颤,你会如何处理?

4. 有哪些治疗护理措施可以降低患者心律失常的再发生率?

教师参考资料

1. 老年人急性冠脉综合征的并发症

(1)心脏破裂:常发生在冠脉综合征后1~2周内,好发于左心室前壁下1/3处。原因是梗死灶失去弹性,心肌坏死、中性粒细胞和单核细胞释放水解酶所致的酶性溶解作用导致心壁破裂,心室内血液进入心包,造成心包填塞而引起猝死。另外,室间隔破裂,左心室血液流入右心室,可引起心源性休克和急性左心衰竭。左心室乳头肌断裂,可引起急性二尖瓣关闭不全,导致急性左心衰竭。

(2)室壁瘤:可发生在心肌梗死早期或梗死灶已纤维化的愈合期。由梗死心肌或瘢痕组织在心室内压力作用下,局限性地向外膨隆而形成室壁瘤。室壁瘤可继发附壁血栓、心律不齐及心功能不全。

(3)附壁血栓形成:多见于左心室。由于梗死区内膜粗糙,室壁瘤处出现涡流等原因而诱发血栓形成。血栓可发生机化,少数血栓因心脏舒缩而脱落,引起动脉系统栓塞。

(4)心律失常:多发生在发病早期,也可在发病1~2周内发生,以室性早搏多见,可发生室性心动过速、心室颤动,导致心脏骤停、猝死。缓慢性心律失常如心动过缓、房室传导阻滞多见于下壁梗死患者发病早期,多可恢复,少数需永久起搏器治疗。

（5）心力衰竭和心源性休克：可见于发病早期，也可于发病数天后出现。

（6）心肌梗死后综合征：一般在急性心肌梗死后 2～3 周或数月内发生，表现为心包炎、胸膜炎，或肺炎，有发热、胸痛等症状，可反复发生，可能为机体对心肌坏死形成的自身抗原的过敏反应。

2. 室颤的临床表现

1）室颤发作时临床表现

（1）意识丧失、抽搐，即阿-斯综合征。

（2）面色苍白或青紫，脉搏消失，心音听不到，血压为 0。

（3）如不及时抢救，随之呼吸、心跳停止。

2）心电图表现

心电图检查显示 QRS 波群与 T 波完全消失，代之以形态大小不等、频率不规则的颤动波，频率为 150～500 次/min。

3. 室颤抢救配合要点

（1）直流电复律和除颤为治疗室扑和室颤的首选措施，应争取在短时间内（1～2 min）给予非同步直流电除颤。

步骤：打开开关→选择能量（起始 200J）非同步→均匀涂抹导电糊→放好电极板（STERNVM 电极板上缘放于胸骨右侧第二肋，APEX 电极板上缘置于左锁骨中线第五肋间）→充电→再次确认室颤，提醒周围人让开→放电→观察心律。

（2）药物除颤，利多卡因或胺碘酮静脉注射。若是洋地黄中毒引起室颤，应用苯妥英钠静脉注射。

（3）经上述治疗恢复自主心律者，可持续静脉滴注利多卡因或胺碘酮维持，防止再次发生心律失常。

（4）在维持上述治疗的同时要注意保持气道通畅，坚持人工呼吸，提供充分氧气。

（5）在抢救治疗的同时，还应注意纠正酸碱平衡失调和电解质紊乱。因为室扑、室颤持续时间稍长，体内即出现酸中毒，不利于除颤。

（6）若条件允许亦可插入临时起搏导管进行右室起搏。

4. 患者健康教育

（1）患者一定要保持卧床休息，检测患者心率、血压和呼吸情况。

（2）督促患者按时规律服药，避免紧张的情绪。

（3）低盐低脂饮食，不宜过饱，戒烟限酒。

第 三 幕

术后李先生转入 CCU 继续治疗，持续心电血压监护，心电监护仪示：窦性心律偶见室早，82 次/min，穿刺部位出现 3 cm×3 cm 血肿，复查血常规：血小板 $80×10^9$/L，患者暂无其他部位出血。予以右手桡动脉术后压迫器加压止血，观察右手臂有无肿胀。

问题导引

1. 在这一幕,患者发生了什么情况?

2. 遇见这种情形,你第一时间会采取什么紧急措施?

3. 还有哪些可怕情况是你预估老年急性冠脉综合征患者在恢复期间会发生的?

4. 对于降低这些事件的发生率,你有什么好的护理计划?

教师注意事项

本幕描述了急性冠脉综合征患者介入术后发生肝素诱导的血小板减少症(Heparin Induced Thrombocytopenia,HIT),一般停用肝素后 1 周可恢复。除了血小板减少外,同时可伴有血栓形成和弥散性血管内凝血,出血症状少见,主要表现为血栓形成。此外,患者为老年人,有脑梗死病史,使用降压药和利尿剂,经评估属于跌倒高风险患者,住院期间发生跌倒 1 次,无损伤。作为临床一线的护理人员,必须具备判断患者病情变化的能力,以及防范各类意外事件发生的能力。本幕要引导学生掌握急性冠脉综合征患者术后的病情观察要点及并发症,当患者出现严重跌倒等意外事件时能够及时处理。

学习目标

1. 掌握老年急性冠脉综合征患者在介入术后发生 HIT 的观察要点。

2. 掌握压迫器使用方法及观察要点。

提示用问题

1. 老年人急性冠脉综合征介入术后发生 HIT 的观察要点是什么?患者需注意什么?

2. 影响老年患者跌倒的危险因素有哪些?有哪些措施可以预防跌倒?

3. 跌倒的应急预案是什么?你会如何处理?

教师参考资料

1. HIT 的观察要点

(1) 出血事件:穿刺点皮肤出血、血肿,常发生在术后 1 周内,需压迫止血。粪便隐血试验阳性,均能自行缓解。鼻出血、牙龈出血也会发生。

(2) 凝血指标:发生 HIT 时,患者的 PLT 显著减少,PT、APTT 显著延长。停用肝素,可恢复至治疗前的水平。

(3) 注意观察患者有无牙龈出血、大便出血,避免受伤。每次注射完毕,穿刺处按压 10 min,直到不出血为止。

2. 影响老年人跌倒的危险因素

包括年龄、认知能力、走动能力、自理能力(排泄)、住院前 1 年曾有跌倒史、目前使用镇静/止痛/安眠/利尿/泻药/降压药/降糖药/其他特殊药物、视力障碍、依从性低或沟通障碍、躁动不安等。

3. 跌倒的预防措施

(1) 嘱患者穿防滑鞋,避免穿不合脚的鞋子及过长的裤子。

(2) 告知患者地面潮湿时应避免不必要的走动。

(3) 告知患者离床活动应有人陪护。

(4) 嘱患者避免睡前大量饮水,睡觉时拉起床栏,起夜时呼叫陪护人员。

（5）患者私人常用物品固定放置。

（6）指导患者起床时做到三个半分钟：床上躺半分钟，两腿下垂床沿坐半分钟，站立半分钟后再行走。

4. 跌倒的应急预案

（1）做好预防跌倒的宣教工作，对每位入院患者进行跌倒风险评估，落实有易跌倒倾向患者的护理措施。

（2）发现患者意外跌倒后，通知医生，立即就地处理，对患者进行病情初步判断并行紧急抢救措施。如病情允许，将患者移至抢救室或患者床上，以便进一步检查与治疗，做好病情观察。

（3）安慰患者，减轻患者紧张情绪，通知家属，再次做好防跌倒宣教，提高患者的自我防范意识。

（4）积极配合医生进行医疗处理和观察，进行伤情认定，患者跌倒后若出现死亡或极严重情况应立即通知护理部、总值班（夜班）。

（5）了解坠床、摔倒的经过，记录患者跌倒时的环境状态、跌倒经过、受伤部位及处理措施，分析原因，讨论患者跌倒的危险因素，制订整改措施，改进护理措施和设施设备，避免类似事情再次发生。

（6）启动不良事件报告流程，当班护士通过手机端网络上报护理质量安全事件至护理部。

第 四 幕

李先生住院 17 d 后生命体征平稳，病情基本稳定，开始进行洗漱、下床如厕、室内走动等日常生活，但下床走动后常感乏力、胸闷不适，被迫停止活动。另外，由于多日卧床，进食少，患者出现便秘症状，护士遵医嘱给予患者开塞露 1 支肛塞，并叮嘱患者不要用力排便。几分钟后患者顺利排便。住院后期护士巡房发现家属每天为患者送来鸽子汤、骨头汤等进补食物，认为患者在经历了疾病以及手术后消耗了大量的体力应该好好进补，同时还了解到患者平时喜欢喝酒、打麻将。责任护士耐心指导解释，患者及家属终于接受护士的建议，家属停止送高热量进补食物，最后患者康复出院。

问题导引

1. 患者下床活动后觉得胸闷不适，对此你有什么好的提议？

2. 患者出现便秘情况，你会怎么做来帮助他解决问题？

3. 患者的家人给他大量进补，你认为这样的做法妥当吗？

4. 患者如果继续喝酒、打麻将，你觉得对他疾病恢复是否有影响？

学习目标

1. 掌握老年人急性冠脉综合征的健康宣教。

2. 了解老年人急性冠脉综合征的保健及二级预防。

教师注意事项

本幕主要描述了患者病情稳定,逐渐康复的过程。学生在本幕应学习做好康复师的角色,做好健康宣教,帮助患者建立良好的生活习惯,指导患者做好疾病预后的康复锻炼。引导学生深入思考护理人员在疾病预后和康复中的作用。

提示用问题

1. 你如何指导患者进行康复活动?

2. 患者在急性冠脉综合征恢复期该如何饮食?

3. 如何指导患者养成良好的生活习惯?

4. 患者今后是否还能喝酒、打麻将,为什么?

5. 患者出院回家后如何进行自我保健?

教师参考资料

1. 老年急性冠脉综合征患者术后活动指导

老年急性冠脉综合征患者急性期应绝对卧床 3~7 d,由护理人员协助完成一切生活护理,经 3~7 d 治疗后,如无并发症,无新的心肌缺血改变,护士应指导患者进行康复活动,如床上坐起、看书洗漱等。坐起时动作缓慢,防止体位性低血压。逐渐于床边、室内慢步走动,逐渐增加活动量,以不感劳累为原则。向患者说明循序渐进的活动锻炼可增加活动量,提高血流量,改善心肌梗死症状,预防肢体血栓的形成等。

2. 老年急性冠脉综合征患者出院指导

护理人员应对其进行详细的出院指导,防止病情反复。

(1)根据自身情况,选择合适的运动方式。适当进行体力活动和锻炼,可促进血液循

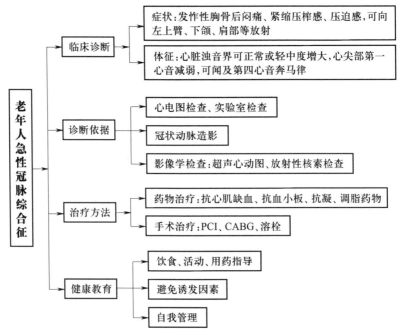

图 2-3-1 老年人急性冠脉综合征护理流程图

环,恢复体力,改善心功能。活动应循序渐进,如运动过程中出现面色苍白、呼吸困难、心悸气短、脉搏增快、胸闷胸痛等不适症状,应停止活动并及时就诊。

(2)合理调整饮食。以清淡易消化为宜,多进食新鲜水果、蔬菜和纤维食物,养成良好的饮食习惯,少食用高脂、高胆固醇食物。忌烟、酒、咖啡、浓茶、辛辣刺激性食物等。

(3)养成有规律的起居生活习惯,保持稳定情绪。避免各种诱因,建议患者家属积极参与康复指导,帮助患者正确面对疾病,树立战胜疾病的信心和勇气。

(4)保持大便通畅。过度用力排便会使心脏负荷明显增加,加重心脏缺氧而导致发生意外。必要时给予药物通便。

(5)按时服药,定期检查。随身携带硝酸甘油片以备急用,如出现心绞痛发作次数增加,持续时间延长,疼痛程度加重,含服硝酸甘油片无效时,应急呼120救助,及时就诊。

参考文献

[1] 谢楠,李剑,许璨. 老年急性冠脉综合征患者经皮冠状动脉介入治疗术后发生不良心脏事件的危险因素分析[J]. 中国循证心血管医学杂志,2019,11(9):1121-1124.

[2] 赵普宇. 磺达肝癸钠用于急性冠脉综合征PCI术后并发HIT-Ⅱ患者的抗凝疗效及安全性观察[J]. 临床心血管病杂志,2015,31(3):287-291.

[3] 中国医师协会急诊医师分会,中华医学会心血管病学分会,中华医学会检验医学分会. 急性冠脉综合征急诊快速诊疗指南[J]. 中国急救医学,2016,36(3):207-214

[4] 苏小妹,贺姗. 急诊全程优化护理在抢救急性心肌梗死患者中的应用[J]. 护理实践与研究,2015(10):130-131.

[5] 李志霞,王玉丰,王蓓,等. 急性冠脉综合征治疗前后HCY、hs-CRP及NT-proBNP含量的变化[J]. 中国实验诊断学,2017,21(6):1007-1009.

[6] 刘坤,黄浩,朱红,等. 华西跌倒风险评估量表与托马斯跌倒风险评估量表对老年住院患者跌倒的预测价值[J]. 护理研究,2021,35(9):1516-1520.

第四节 老年人心肌梗死

教案摘要

朱先生,79岁,既往有60余年吸烟史,40余年高血压史,30余年糖尿病史,长期便秘。因突发心前区疼痛,持续半小时不缓解,伴胸闷、气促,但神志清楚,反应略迟钝,服用麝香保心丸4粒后症状无缓解,由家属送入我院胸痛中心就诊。医生通过询问病史、体格检查及辅助检查,拟诊"急性前壁心肌梗死",予以氯吡格雷、阿司匹林负荷剂量后行急诊PCI。PCI证实左主干开口及体部狭窄70%,前降支开口狭窄90%,近段至中段狭窄80%,植入支架两枚,钝缘支中段次全闭塞,植入支架一枚。术顺,术后转入CCU监护,住院期间患者发生室颤、意识丧失等危急症状,予以一系列急救治疗及护理措施后转危为安。在医护人员的精心照护及康复指导下,患者康复出院。通过本教案,学生可以学习急性心梗的临床表现、诊断、治疗及可能出现的并发症,学习冠脉介入术术前、术后的护理要点等相关知识,从而思考该疾病的健康照护及预防策略;通过对心肌梗死动态的健康照护问题的评估和分析,进行连续性照护,从而实现以患者为中心的整体护理。

关键词

急性心肌梗死(Acute Myocardial Infarction,简称心梗);冠脉介入术(Coronary Intervention)、室颤(Ventricular Fibrillation);以患者为中心(Patient-centered);健康指导(Health Guidance)

主要学习目标

1. 掌握急性心梗的临床表现、诊断标准。
2. 掌握经桡动脉行冠脉介入术的围手术期护理要点。
3. 掌握急性心梗的并发症。
4. 掌握室颤的心电图特征及临床表现。
5. 掌握室颤的抢救配合要点。
6. 掌握急性心梗患者的康复指导。
7. 熟悉急性心梗的定义、诱因。

次要学习目标

1. 了解 Allen 试验。
2. 了解急性心梗的治疗方法。
3. 了解急性心梗患者的二级预防。

第 一 幕

朱先生,79 岁,既往有长期吸烟史,长期便秘。某晚,在家如厕后,突感心前区剧烈压榨样疼痛,有濒死感,呼吸急促,大汗淋漓,立即予以麝香保心丸 4 粒舌下含服,症状持续未缓解,遂呼叫 120,送至我院就诊。急诊护士询问患者情况后,立即给予评估及相应处理,医生询问了患者病史,症状如上诉,否认肝炎等病史,无药物过敏史,查体示:T 36.8℃,P 96 次/min,R 22 次/min,BP 184/76 mmHg。急查 12 导联心电图,提示为窦性心律,心率 96 次/min,频发室性早搏,V_1-V_6 导联 ST 段弓背向上抬高。急查心肌酶标志物 TNI 7.08 ng/mL,CK-MB 39.7 ng/mL,血钾 3.13 mmol/L,血钠 136.2 mmol/L。胸痛中心医生根据患者情况,立即给予镇痛、抗凝等处理并通知启动导管室。半小时后,此时导管室医务人员已就位,患者也安全转入数字减影血管造影(DSA)机房。

问题导引

1. 请分析本幕，根据这些信息你认为患者发生了什么情况？你的依据是什么？
2. 作为一名急诊护士，你第一时间想到能帮助患者的措施是什么？
3. 还有哪些对症处理是你需要马上进行的？
4. 你觉得患者的疾病有哪些治疗方案？

教师注意事项

本幕描述患者因用力排便后突发心前区剧烈疼痛的就诊情况。医生根据患者的疼痛性质、心电图及生化指标判断出患者是急性广泛前壁心梗，立即给予镇痛、抗凝、扩冠(扩张冠状动脉)等治疗措施。引导学生学习心肌梗死导致的急性胸痛的诊断思路：诱因＋症状(胸痛特点、部位、放射痛部位、持续时间、伴随症状、缓解因素)＋心电图＋心肌酶，确诊需要行冠脉造影。重点掌握急性胸痛的鉴别流程，与其他表现为胸痛的致死疾病(心包填塞、张力性气胸)相鉴别，做快速而准确的判断，争分夺秒，配合医生做好相应护理。

学习目标

1. 掌握急性心梗的临床表现、诊断标准。
2. 熟悉急性心梗的定义、诱因。
3. 了解急性心梗的治疗方法。

提示用问题

1. 朱先生的症状有可能出现哪些诊断？如何通过病史和相关检查确定或排除这些诊断？
2. 还有哪些原因也会导致急性胸痛？你如何鉴别？
3. 朱先生为什么要做心电图、心肌酶谱检查？对疾病的诊断有什么帮助？
4. 患者所得的疾病的治疗方法有哪些？
5. 如果你是急诊科护士，该如何做好患者的护理措施？

教师参考资料

1. 鉴别诊断

(1)急性心包填塞：由于大量的心包积液或迅速增长的少量积液，使心室舒张受阻，心排血量降低，临床表现为急性循环衰竭，如血压下降、心率加快、呼吸困难、紫绀、面色苍白、出汗、颈静脉怒张等。

(2)张力性气胸：张力性气胸指胸膜腔的漏气通道呈单向活瓣状，吸气时胸膜腔内压降低，活瓣开放，气体进入，呼气时胸膜腔内压升高，活瓣关闭，气体不能排出。患者表现为极度呼吸困难，端坐呼吸。缺氧严重者出现发绀、烦躁不安、昏迷，甚至窒息。

2. 急性心肌梗死的定义

急性心肌梗死是指在冠状动脉病变的基础上，发生冠状动脉血供急剧减少或中断，使相应的心肌发生严重而持久的急性缺血导致的心肌坏死。

3. 急性心肌梗死的诱因

患者多在冠状动脉粥样硬化狭窄的基础上，由于某些诱因致使冠状动脉粥样斑块破裂，血中的血小板在破裂的斑块表面聚集，形成血块(血栓)，突然阻塞冠状动脉管腔，导致心肌缺血坏死。另外，心肌耗氧量剧烈增加或冠状动脉痉挛也可诱发急性心肌梗死，常见的诱因如下。

（1）过劳：过重的体力劳动，尤其是负重登楼、过度体育活动、连续紧张劳累等，都可使心脏负担加重，心肌需氧量突然增加，而冠心病患者的冠状动脉已发生硬化、狭窄，不能充分扩张而造成心肌缺血。剧烈体力负荷也可诱发斑块破裂，导致急性心肌梗死。

（2）激动：可由激动、紧张、愤怒等激烈的情绪变化诱发。

（3）暴饮暴食：不少心肌梗死病例发生于暴饮暴食之后。进食大量含高脂肪高热量的食物后，血脂浓度突然升高，导致血液黏稠度增加，血小板聚集性增高。在冠状动脉狭窄的基础上形成血栓，引起急性心肌梗死。

（4）寒冷刺激：突然的寒冷刺激可能诱发急性心肌梗死。因此，冠心病患者要十分注意防寒保暖，冬春季节天气寒冷是急性心肌梗死发病率较高的原因之一。

（5）便秘：便秘在老年人当中十分常见。临床上，因便秘时用力屏气而导致心肌梗死的老年人并不少见。必须引起老年人足够的重视，要保持大便通畅。

（6）吸烟、大量饮酒：吸烟和大量饮酒可通过诱发冠状动脉痉挛及心肌耗氧量增加而诱发急性心肌梗死。

4. 急性心肌梗死的临床表现

典型的心肌梗死症状如下。

（1）突发剧烈而持久的胸骨后或心前区压榨性疼痛，休息和含服硝酸甘油不能缓解，常伴有烦躁不安、出汗、恐惧或濒死感。

（2）全身症状：难以形容的不适，发热。

（3）胃肠道症状：表现为恶心、呕吐、腹胀等，下壁心肌梗死患者更常见。

（4）心律失常：见于 $75\% \sim 95\%$ 的患者，发生在起病的 1～2 周内，以 24 h 内多见，前壁心肌梗死易发生室性心律失常，下壁心肌梗死易发生心率减慢、房室传导阻滞。

（5）心力衰竭：主要是急性左心衰竭，在起病的最初几小时内易发生，也可在发病数日后发生，表现为呼吸困难、咳嗽、发绀、烦躁等症状。

（6）低血压、休克：急性心肌梗死时，由于剧烈疼痛、恶心、呕吐、出汗、血容量不足、心律失常等可引起低血压，大面积心肌梗死（梗死面积大于 40%）时心排血量急剧减少，可引起心源性休克，收缩压<80 mmHg，面色苍白，皮肤湿冷，烦躁不安或神志淡漠，心率加快，尿量减少（<20 mL/h）。

5. 急性心肌梗死的诊断标准

符合以下 3 条中的 2 条即可确诊为典型心肌梗死。

（1）出现典型的胸痛，起病急骤，疼痛持续时间长，位于胸骨后或心前区，可向左颈、左臂放射，疼痛呈压榨性，常伴有濒死感。含服硝酸甘油不缓解。这是心肌梗死的诊断标准中比较典型的。

（2）在心肌梗死的诊断标准中，典型的心电图演变过程是：起病时（急性期）面向梗死区的导联出现异常 Q 波和 ST 段明显抬高，后者弓背向上与 T 波连接呈单向曲线，R 波波幅减小或消失；背向梗死区的导联则显示 R 波增高和 ST 段压低。在发病后数日至 2 周左右（亚急性期），面向梗死区的导联 ST 段逐渐恢复到基线水平，T 波变为平坦或显著倒置；背向梗死区的导联则 T 波增高。发病后数周至数月（慢性期）T 波可呈 V 形倒置，其两肢对称波谷尖锐异常，Q 波此后常永久存在，而 T 波有可能在数月至数年内恢复。

（3）血清酶学改变，包括血清酶浓度的序列变化或开始升高和随后降低，这些典型的心肌梗死的演变过程。血清肌酸磷酸激酶(CK 或 CPK)在发病 6 h 内出现,24 h 达高峰,48～72 h 后消失,阳性率达 92.7%。

第 二 幕

在导管室护士完善术前准备后,手术医生予患者右手桡动脉穿刺处行了局部浸润麻醉,实施冠脉介入术,冠脉造影提示:左主干开口及体部狭窄70%,前降支开口狭窄 90%,近段至中段狭窄 80%,植入支架两枚,钝缘支中段次全闭塞,植入支架一枚。支架扩张良好,远端血流恢复 TIMI3 级。患者术中情绪紧张,导管室护士一直陪同在旁密切观察,并积极配合医生顺利完成手术。术后,压迫器常规压迫桡动脉止血。患者拟"急性心肌梗死(广泛前壁,ST 段抬高型)"被送至 CCU 病房继续治疗。护士小刘安置好患者后,发现他眉头紧锁,便询问其怎么了,患者说道:"你看我的右手,被这个像手表一样的东西压着,又麻又胀,手指都肿了。能不能拿走?"护士小刘耐心听患者说完话,根据急性心梗介入术后护理规范及患者的实际情况对他进行了相应护理及心理疏导,这才让患者舒展了眉头,安心休息。

问题导引

1. 作为导管室护士,有哪些措施是你在手术全程需要为患者做到的?
2. 根据患者的冠脉造影情况,回溯他的哪些临床症状符合血管病变?
3. 作为 CCU 护士,怎样做好经桡动脉冠脉介入术的术后护理?
4. 作为 CCU 护士,怎样安抚患者情绪?

教师注意事项

在本幕,患者在确诊急性心肌梗死后立即行冠脉介入术,结果示左主干开口及体部狭窄70%,前降支开口狭窄 90%,近段至中段狭窄 80%,钝缘支中段次全闭塞,予以急诊 PCI 开通血管。本幕主要引导学生,掌握冠脉介入术前的护理工作、术中的病情观察要点。并根据患者的血管病变情况,引导学生思考不同的心肌梗死部位容易出现哪些临床表现。患者术后烦躁不安,引导学生关注、讨论和分析患者心理变化的原因,从而针对性地做好术后宣教。术后严密的病情观察和护理是确保患者康复的必要条件,引导学生学习急性心梗介入术后的护理常规及心理护理。

学习目标

掌握经桡动脉冠脉介入术的围手术期护理要点。

提示用问题

1. 什么是 PCI?
2. 患者行急诊冠脉介入术,护士需要做好哪些术前准备和术中护理配合?
3. 作为 CCU 病房护士,患者安返病房后,你如何做好相应护理措施?

教师参考资料

1. 急性心肌梗死的治疗

1）溶栓治疗

使用爱通立（注射用阿替普酶），在使用过程中注意患者有无出血情况。对于高危出血倾向者，包括近 6 个月内有显著出血疾病等患者禁用。

2）抗栓治疗

（1）抗血小板治疗：①阿司匹林；②噻吩并砒啶类；③GPⅡb/Ⅲa 受体拮抗剂。使用抗血小板药物治疗时，密切观察患者有无出血倾向。

（2）抗凝治疗：①普通肝素；②低分子量肝素；③磺达肝葵钠；④比伐卢定。抗凝血药可用于防治血管内栓塞或血栓形成的疾病，易引起自发性出血。

（3）抗心肌缺血及其他治疗：①硝酸酯类；②β受体阻滞剂；③ACEI 和 ARB；④醛固酮受体拮抗剂；⑤钙离子通道拮抗剂；⑥他汀类药物。使用β受体阻滞剂时，注意监测患者心律血压情况。失代偿性心功能不全、心源性休克、病态窦房结综合征、Ⅱ度或Ⅲ度房室传导阻滞，以及有临床意义的心动过缓的患者禁用。

（4）冠脉搭桥术：是取患者本身的血管（如胸廓内动脉、下肢的大隐静脉等）或者血管替代品，将狭窄冠状动脉的远端和主动脉连接起来，让血液绕过狭窄的部分，到达缺血的部位，改善心肌血液供应，进而达到缓解心绞痛症状，改善心脏功能，提高患者生活质量及延长寿命的目的。

（5）PCI：是指经心导管技术疏通狭窄甚至闭塞的冠状动脉管腔，从而改善心肌的血流灌注的治疗方法。目前是急性心肌梗死最有效的治疗措施。

2. 急性心肌梗死的急救及护理

1）急救

镇静、吸氧、开通静脉通路，做心电图检查，必要时含服阿司匹林和波立维，行床边心电监护；通知导管室做好急诊 PCI 准备工作。

2）护理措施

（1）做好疼痛评估（疼痛部位、性质、程度、发作及持续时间），可使用面部表情疼痛量表，必要时遵医嘱使用吗啡。

（2）吸氧：减少心肌耗氧（绝对卧床），持续高流量吸氧（4～6 L/min），监测氧饱和度。

（3）建立静脉通路：遵医嘱使用抗凝、扩冠等药物。

（4）持续心电监护，观察患者生命体征变化。

（5）做好患者转运工作。

3. 经皮冠状动脉介入术的围手术期护理

1）术前护理

（1）贴身穿病员服，去除身上首饰。

（2）建立左下肢静脉通路。

（3）做好常规抽血检查，包括心肌酶、凝血功能、血常规、电解质等。

（4）术前根据医嘱常规给予患者拜阿司匹林 300 mg，波立维 300 mg（拜 3 波 4），皮下注射低分子量肝素，患者若出现任何部位出血应及时告知医生做相应处理。

（5）进行 Allen 试验，Allen 阳性者可经此侧桡动脉行冠状动脉介入术。

（6）通知导管室医务人员,填妥手术转运交接单,将患者连同病历一起送至导管室。

2）术中护理

（1）物品、药品、器械的准备:导管室护士需全面考虑并准备好可能用到的一切物品,除常规介入包、一次性用品外,还应熟悉各种导管型号、用途,各种导丝的性能和不同型号的球囊、支架。准备好除颤仪、临时起搏器、简易呼吸气囊等。备好抢救药品(阿托品、多巴胺、硝酸甘油等),并合理放置,方便拿取。

（2）病情观察及配合:①严密监测血压,持续心电监护。整个 PCI 过程中需持续监测心电、血压变化,记录心率、心律、动脉内压力以及 ST 段和 T 波变化。护士应关注手术进程,特别是在球囊扩张、支架释放过程中密切观察有无低血压、心律失常的发生。②仔细观察患者病情变化。若患者出现恶心、呕吐、头晕等症状,此系迷走神经兴奋所致,嘱患者头偏向一侧,以防窒息,并给予对症处理。术中仔细倾听患者主诉,若患者胸痛,注意观察胸痛的部位、性质、程度,必要时给予硝酸甘油舌下含服。胸痛持续不能缓解者,要反复造影,查清原因后,可适量给予镇痛药物。若患者情绪紧张焦虑,可酌情给予镇静类药物,并配合安慰、鼓励、支持、分散注意力等心理干预。术中保持通路通畅,若出现异常情况,立即遵医嘱给予药物。

4. 经皮冠状动脉介入术的术后护理

（1）心电监测:监测心率、血压、SpO_2,注意观察患者胸痛的缓解程度。对于右冠状动脉 STEMI 的患者,尤其要注意观察心律,防止房室传导阻滞的发生,观察血压,静脉输液补充血容量,防止心源性休克的发生。

（2）体位与休息:24 h 内嘱患者绝对卧床休息。平卧位时右上肢抬高 45°～60°。坐位时右上肢抬高,高于胸部。

（3）桡动脉穿刺部位的护理:①气囊式压迫器按压穿刺部位,注意桡动脉搏动情况,每 2 h 解压一次。②指导患者右手每 5 min 做 3～5 次伸手握拳运动。③观察局部穿刺点有无渗血、血肿等并发症。

（4）术后用药护理:①遵医嘱使用抗凝药、抗血小板制剂,监测凝血指标,观察有无出血倾向。②术后根据患者情况应用钙离子通道阻滞剂、调脂类药物等。

（5）心理护理:允许患者表达情感,进行有效解释,取得家属及患者本人的认可。

（6）饮食护理:可进食少量易消化清淡食物。鼓励患者多饮水,使 4～6 h 尿量达 1 000 mL,以加速造影剂排泄。

第 三 幕

术后患者持续心电血压监护,窦性心律,偶见室性早搏,保持在80～95 次/min,其他生命体征平稳。术后 2 d,护士发现患者心电监护提示室颤,急至床边摇肩呼唤,发现患者神志不清、尿失禁,立即予以心前区叩击、胸外心脏按压,呼救同事送急救药品与物品,在医生指导下予双相波 200 J 进行电击除颤后患者恢复窦性心律,意识转清。责任护士遵医嘱予 5% 葡萄糖＋可达龙 450 mg 缓慢静滴,密切关注患者症状、体征及心电血压变化。

问题导引

1. 在这一幕,患者发生了什么情况?
2. 遇见这种情形,你第一时间会采取什么紧急措施?
3. 还有哪些可怕情况是你预估心肌梗死患者在恢复期间会发生的?
4. 对于降低这些可怕事件的发生率,你有什么好的护理计划?

教师注意事项

本幕描述了急性心肌梗死患者住院期间出现室颤的情形。急性心肌梗死患者猝死有 80% 为室颤所致,为挽救患者生命,除颤是关键,更关键在于除颤的时间! 据报道,如能在 $1\sim3$ min 内除颤成功,患者存活率可达 50%,若迟于 3 min,患者存活率仅为 3%。作为临床一线护理人员,必须具备判断患者病情变化的能力并掌握急危重症的抢救处理。本幕要引导学生掌握急性心肌梗死患者的病情观察要点及并发症,以及当患者出现严重并发症时的抢救配合措施。

学习目标

1. 掌握急性心肌梗死的并发症。
2. 掌握室颤的心电图特征及临床表现。
3. 掌握患者突发室颤时的抢救配合要点。

提示用问题

1. 急性心肌梗死有哪些并发症? 如何早期发现?
2. 室颤的心电图特征有哪些? 有哪些临床表现?
3. 如果你发现患者突发室颤,你会如何处理?
4. 有哪些治疗护理措施可以降低患者心律失常的再发生率?

教师参考资料

1. 急性心肌梗死的并发症

(1) 心脏破裂:常发生在心肌梗死后 $1\sim2$ 周内,好发于左心室前壁下 1/3 处。原因是梗死灶失去弹性、心肌坏死、中性粒细胞和单核细胞释放水解酶所致的酶性溶解作用,导致心壁破裂,心室内血液进入心包,造成心包填塞而引起猝死。另外,室间隔破裂,左心室血液流入右心室可引起心源性休克和急性左心衰竭。左心室乳头肌断裂可引起急性二尖瓣关闭不全,导致急性左心衰竭。

(2) 室壁瘤:可发生在心肌梗死早期或梗死灶已纤维化的愈合期,由梗死心肌或瘢痕组织在心室内压力作用下,局限性地向外膨隆而形成室壁瘤。室壁瘤可继发附壁血栓、心律不齐及心功能不全。

(3) 附壁血栓形成:多见于左心室。由于梗死区内膜粗糙、室壁瘤处出现涡流等原因而诱发血栓形成。血栓可发生机化,少数血栓因心脏舒缩而脱落引起动脉系统栓塞。

(4) 心律失常:多发生在发病早期,也可在发病后 $1\sim2$ 周内发生,以室性早搏多见,可发生室性心动过速、心室颤动,导致心脏骤停、猝死。缓慢性心律失常如心动过缓、房室传导阻滞多见于下壁梗死患者发病早期,多可恢复,少数需永久起搏器治疗。

（5）心力衰竭和心源性休克：可见于发病早期，也可于发病数天后出现，详见临床表现部分。

（6）心肌梗死后综合征：一般在急性心肌梗死后 2～3 周或数月内发生，表现为心包炎、胸膜炎或肺炎，有发热、胸痛等症状，可反复发生，可能为机体对心肌坏死形成的自身抗原的过敏反应。

2. 室颤临床表现

1）室颤发作时临床表现

（1）意识丧失、抽搐，即阿 - 斯综合征。

（2）面色苍白或青紫，脉搏消失，心音听不到，血压为零。

（3）如不及时抢救，随之呼吸、心跳停止。

2）室颤心电图

QRS 波群与 T 波完全消失，代之以形态大小不等、频率不规则的颤动波，频率为 150～500 次/min。

3. 室颤的抢救配合要点

（1）直流电复律和除颤为治疗室扑和室颤的首选措施，应争取在短时间内（1～2 min内）给予非同步直流电除颤。

步骤：打开开关→选择能量（起始 200J），非同步→均匀涂抹导电糊→放好电极板（STERNVM 电极板上缘放于胸骨右侧第二肋，APEX 电极板上缘置于左锁骨中线第五肋间）→充电→再次确认室颤，提醒周围人让开→放电→观察患者心律。

（2）药物除颤，静脉注射利多卡因或胺碘酮。对于洋地黄中毒引起的室颤应用苯妥英钠静脉注射。

（3）经上述治疗恢复自主心律者，可持续静脉滴注利多卡因或胺碘酮维持，防止再次发生心律失常。

（4）在维持上述治疗的同时要注意保持气道通畅，坚持人工呼吸，提供充分氧气。

（5）在抢救治疗的同时，还应注意纠正酸碱平衡失调和电解质紊乱。因为室扑、室颤持续时间稍长，体内即出现酸中毒，不利于除颤。

（6）若条件允许，亦可插入临时起搏导管进行右室起搏。

第 四 幕

患者住院 1 周后生命体征平稳，病情基本稳定，开始进行洗漱、下床如厕、室内走动等日常生活，但下床走动后常感乏力、胸闷不适，被迫停止活动。另外，由于多日卧床，进食少，患者出现便秘症状，护士遵医嘱给予患者开塞露 1 支塞肛，并叮嘱患者不要用力排便。几分钟后患者解出粪便。住院后期家属每天为患者送来鸽子汤、骨头汤等进补食物，认为患者在经历了疾病以及手术后消耗了大量的体力，应该好好进补，同时患者还在病房走廊偷偷吸烟。经过责任护士耐心指导解释，患者及家属终于接受护士建议，家属停止送高热量进补食物，患者保证戒烟，最后康复出院.

问题导引

1. 患者下床活动后觉得胸闷不适,对此你有什么好的提议?
2. 患者出现便秘情况,你会怎么做来帮助他解决问题?
3. 患者的家人给他大量进补,你认为这样的做法妥当吗?
4. 患者继续抽烟,你觉得对他疾病的恢复是否有影响?

学习目标

1. 掌握急性心肌梗死的健康宣教。
2. 了解急性心肌梗死的保健及二级预防。

教师注意事项

本幕主要描述了患者病情稳定,逐渐康复的过程。学生在本幕应学习做好康复师的角色,做好健康宣教,帮助患者建立良好的生活习惯,指导患者做好疾病预后的康复锻炼。引导学生深入思考护理人员在疾病预后和康复中的作用。

提示用问题

1. 你如何指导患者进行康复活动?
2. 患者在心肌梗死恢复期该如何饮食?
3. 如何指导患者养成良好的生活习惯?
4. 患者今后能否吸烟,为什么?
5. 患者出院回家后如何进行自我保健?

教师参考资料

1. 急性心肌梗死患者术后活动指导

心肌梗死急性期应绝对卧床 3～7 d,由护理人员协助完成一切生活护理,经 3～7 d 治疗后,如无并发症,无新的心肌缺血改变,护士应指导患者进行康复活动。如床上坐起、看书洗漱等。坐起时动作缓慢,防止体位性低血压。逐渐于床边、室内慢步走动,逐渐增加活动量,以不感劳累为原则。向患者说明循序渐进的活动锻炼,可增加活动量,提高症状的血流量,改善心肌梗死症状,预防肢体血栓的形式等。

2. 急性心肌梗死患者出院指导

护理人员应对其进行详细的出院指导,防止病情反复。

(1) 根据自身情况,选择合适的运动方式:适当进行体力活动和锻炼,可促进血液循环,恢复体力,改善心功能。活动应循序渐进,如运动过程中出现面色苍白,呼吸困难,心悸气紧,脉搏增快,胸闷胸痛等不适症状,应停止活动并及时就诊。

(2) 合理调整饮食:饮食以清淡易消化为宜,多进食新鲜水果、蔬菜和纤维食物,养成良好的饮食习惯,少食用高脂、高胆固醇食物。忌烟、酒、咖啡、浓茶、辛辣刺激性食物。

(3) 养成有规律的起居生活习惯,保持稳定情绪:避免各种疾病诱因,建议患者家属积极参与康复指导,帮助患者正确面对疾病,树立战胜疾病的信心和勇气。

(4) 保持大便通畅:过度用力排便会使心脏负荷明显增加,加重心脏缺氧而容易发生意外。必要时给予药物通便。

（5）按时服药,定期检查:随身携带硝酸甘油片以备急用,如出现心绞痛发作次数增加,持续时间延长,疼痛程度加重,含服硝酸甘油片无效时,应急呼 120 救助。

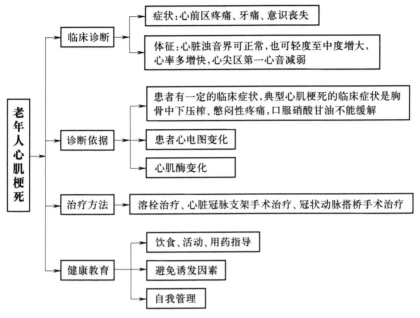

图 2-4-1 老年人心肌梗死护理流程图

参考文献

［1］中华医学会心血管病学分会心力衰竭学组,中国医师协会心力衰竭专业委员会中华心血管病杂志编辑委员会. 中国心力衰竭诊断和治疗指南 2018[J]. 中华心血管病杂志,2018,46(10):760-789.

［2］中华医学会心血管病学分会,中华心血管病杂志编辑委员会. 急性 ST 段抬高型心肌梗死诊断和治疗指南（2019）[J]. 中华心血管病杂志,2019,47(10):766-783.

［3］苏小妹,贺姗.急诊全程优化护理在抢救急性心肌梗死患者中的应用[J].护理实践与研究,2015(10):130-131.

［4］于佩佩,急性心肌梗死患者行急诊 PCI 术的全程护理[J].护士进修杂志,2012,15(03):1-15.

［5］胡盛寿,高润霖,刘力生,等.《中国心血管病报告 2018》概要[J].中国循环杂志,2019,34(3):209-220.

［6］中华医学会心血管病学分会,中华心血管病杂志编辑委员会. 急性 ST 段抬高型心肌梗死诊断和治疗指南[J].中华心血管病杂志,2015,43(5):380-393.

［7］许敏,郭金成,徐荣,等.光学相干断层成像对 ST 段抬高型心肌梗死患者急诊经皮冠状动脉介入治疗策略的影响[J].中国介入心脏病学杂志,2017,25(8):432-436.

第五节　老年人心力衰竭

教案摘要

李先生,84 岁,既往有高血压病、腔隙性脑梗死、前列腺增生等病史。2005 年,患者因胸闷、心悸持续不能缓解至我院就诊,查心电图提示为"房颤",出院后,患者长期服用阿司匹林＋地高辛＋倍他乐克。2006 年,患者再次出现胸闷、心悸,并晕厥一次,伴大小便失禁,持续约 15 min 后自行转醒,当时送于我院急诊,行 MRI 示:腔隙性脑梗死。2012 年 7 月患者行动态心电图检查,提示房颤,室早,交界线逸搏,最长间歇 4 s,提示高度房室传导阻滞,部分 ST 变化。后停用"地高辛、倍他乐克"等药物。之后患者多次胸闷、气喘在我科住院,末次住院为 2021 年 4 月 13 日,住院心电图示:心房颤动,ST-T 改变。心脏彩超示:心脏明显增大,心包积液,两侧胸腔少量积液,心功能不全可能。为进一步治疗,门诊拟"心力衰竭"收治入院。入院后完善相关检查,给予吸氧、强心、扩冠、利尿、降压、解痉平喘、营养心肌、抗血小板凝集、升血小板等对症治疗。随着患者病情逐渐稳定,胸闷、气喘症状好转,最终康复出院。通过此案例,学生可以学习心力衰竭的临床表现、诊断、治疗及可能出现的并发症,学习心力衰竭护理要点等相关知识,从而思考该疾病的健康照护及预防策略,实现以患者为中心的整体护理。

关键词

心力衰竭(Heart Failure);心房颤动(Atrial Fibrillation);以患者为中心(Patient-centered);健康指导(Health Guidance)

主要学习目标

1. 掌握老年人心力衰竭的临床表现、评估标准。
2. 掌握老年人心力衰竭的护理要点。
3. 掌握老年人心力衰竭的并发症。
4. 掌握房颤的心电图特征及临床表现。
5. 掌握房颤的抢救配合要点。
6. 掌握老年人心力衰竭的康复指导。
7. 熟悉老年人心力衰竭的定义、诱因。

1. 了解老年人心力衰竭的治疗方法。
2. 了解老年人心力衰竭的辅助检查。
3. 了解老年人心力衰竭的治疗原则。

第 一 幕

李先生,84岁,既往有高血压、慢性阻塞性肺疾病、腔隙性脑梗死、上消化道出血、前列腺增生、血小板减少病史。某晚,患者入睡后突然憋气而惊醒,被迫采取端坐位,不能平卧,呼吸深快,有窒息感,休息片刻,不能缓解,呼叫120,送至我院就诊。急诊护士询问患者情况后,立即给予评估及相应处理,医生询问了患者病史,症状如上述,患者既往有青霉素、奥美沙坦等药物过敏史,否认肝炎、结核、血吸虫、伤寒等传染病,查体示:T 36.8℃,P 68次/min,BP 120/65 mmHg,神清,气促,呼吸频率为28次/min,两肺呼吸音低,可闻及湿啰音,心律绝对不齐,第一心音强弱不等,三尖瓣可闻及3/6级SM,腹软,无压痛,双下肢浮肿。急查心电图、血常规、肾功能、电解质、BNP,心电图示:心房颤动,ST段改变。NT-pro BNP1337pg/mL,pro BNP体略升高,予以西地兰、地西泮(速尿)、硝酸甘油等强心、利尿、扩冠等对症治疗。

问题引导

1. 根据这些信息,你认为患者发生了什么情况? 支持你的依据是什么?
2. 作为一名急诊护理人员,患者主诉胸闷、气促等症状后,你第一时间想到能帮助患者的是什么?
3. 思考还有哪些对症处理是你需要马上给予的?
4. 你觉得患者的疾病有哪些治疗方案?

教师注意事项

本幕描述患者入睡后突然憋气而惊醒,被迫采取端坐位,不能平卧,呼吸深快,有窒息感,休息片刻不能缓解,至急诊就诊的情形。医生根据患者临床表现、心电图、心衰标志物,判断患者发生心力衰竭,立即给予强心、利尿、扩冠、平喘等治疗措施。引导学生学习心力衰竭的诊断思路:发病情况+症状(胸闷、气促、端坐体位)+心电图+心衰标志物,重点掌握心力衰竭与支气管哮喘、心包相关疾病、肝硬化伴下肢水肿的鉴别,做快速而准确的判断,配合医生做好相应的护理。

学习目标

1. 掌握老年人心力衰竭的鉴别诊断。
2. 掌握老年人心力衰竭的定义、诱因。
3. 掌握老年人心力衰竭的临床表现、诊断标准。

4. 了解老年人心力衰竭的辅助检查。

提示用问题

1. 结合患者的病史和临床症状,你认为患者的疾病诊断是什么?如何诊断?

2. 还有哪些原因也会导致心力衰竭?该如何鉴别?

3. 患者的心衰标志物有无异常?患者的心电图报告有无异常?

4. 患者所得疾病的治疗方法有哪些?

5. 如果你是急诊科护士,该如何做好患者的护理措施?

教师参考资料

1. 心力衰竭的定义

心力衰竭是各种心脏结构或功能性疾病导致心室充盈和(或)射血功能受损,心排血量下降,不能满足机体组织代谢的需求,以肺循环和(或)体循环淤血、器官、组织血液灌注不足为临床表现的一组综合征。可分为急性或慢性,左心、右心和全心衰竭。

2. 鉴别诊断

1) 左心衰竭的鉴别诊断

诊断左心衰竭时需与伴有呼吸困难、咳嗽的支气管或肺部疾病相鉴别。

(1) 支气管哮喘:心源性哮喘与支气管哮喘发作的鉴别有时较为困难。心源性哮喘多见于中老年,病程一般较短,有引起心力衰竭的基础心脏病;有夜间阵发性呼吸困难,夜间常憋醒,坐起后减轻,严重呼吸困难时伴咳泡沫状痰,呈粉红色;常有左心室或左心房增大等体征,可闻及 S3 奔马律,肺部可闻及哮鸣音及湿啰音,无肺气肿征。胸部 X 线可有肺淤血征,心影扩大,超声心动图可见左心室扩大。洋地黄、利尿剂静脉注射,血管扩张剂、吗啡等有效。支气管哮喘多见于青少年,一般有过敏及支气管哮喘史,病程一般较长,春秋季多见,无心脏病基础,发作性呼吸困难前有打喷嚏、咳嗽、胸闷等症状;心脏大小正常,双肺布满哮鸣音,有时伴肺气肿体征,胸部 X 线检查见肺野正常或肺气肿征,心脏大小、形态正常。用支气管扩张剂治疗有效。

(2) 肺炎或支气管炎:肺炎或支气管炎所致的呼吸困难受体位影响小,同时可伴有发热和咳嗽等症状,肺部啰音固定;左心衰竭时,发生呼吸困难时取坐位可减轻症状,肺部啰音不固定,即可随体位变化,一般无发热和咳脓痰。

2) 右心衰竭的鉴别诊断

(1) 心包积液:心包积液患者有静脉压增高等体循环淤血体征,与右心衰竭相似,但心包积液者大多无心脏病史,查体心尖搏动在心浊音界内侧,心界音向两侧扩大,并随体位而变动,心音遥远,胸部 X 线示心影呈烧瓶状,心电图示低电压,超声心动图可见液性暗区。

(2) 缩窄性心包炎:缩窄性心包炎所致体循环淤血与右心衰竭相似,但缩窄性心包炎患者多有急性心包炎病史,X 线检查显示心包钙化等。

3. 慢性心力衰竭的临床表现

1) 左心衰竭

左心衰竭以肺淤血和心排血量降低为主要表现。

(1) 呼吸困难:呼吸困难是左心衰竭最常见的症状,心力衰竭的程度不同,其表现特征亦不相同。①劳力性呼吸困难:是左心衰竭最早出现的症状,运动导致回心血量增加,左房压力升高,加重了肺淤血。引起呼吸困难的运动量随心衰程度加重而减少。②端坐呼吸:肺淤血达到一定程度时,患者不能平卧,因平卧时回心血量增加且膈肌上抬,呼吸更为困难。高枕卧位、半卧位,甚至端坐时方可使憋气好转。③夜间阵发性呼吸困难:患者入睡后突然因憋气而惊醒,被迫采取端坐位,呼吸深快。重者可有哮鸣音,称之为"心源性哮喘"。大多数患者端坐休息后可自行缓解。其发生机制除睡眠时平卧导致血液重新分配,肺血量增加外,夜间迷走神经张力增加、小支气管收缩、横膈高位、肺活量减少等也是促发因素。

(2)咳嗽、咳痰和咯血:咳嗽、咳白色浆液性痰,痰中可带有血丝,坐位或立位时咳嗽可减轻。长期慢性肺淤血肺静脉压力增高,肺循环及支气管血液循环之间在支气管黏膜形成侧支,这种血管一旦破裂可导致大咯血。

(3)心慌、乏力、头晕:心排血量不足、器官组织灌注不足、代偿性心率加快所致。

(4)少尿及肾功能损伤:严重的左心衰竭血液再分配时,肾的血流量减少,出现少尿,长此以往,可出现血尿素氮、肌酐升高并伴有肾功能不全的症状。

2)右心衰竭

右心衰竭以体循环淤血为主要表现。

(1)消化道症状:胃肠道及肝脏淤血引起腹胀、食欲不振、恶心、呕吐等是右心衰最常见的症状。

(2)劳力性呼吸困难:继发于左心衰竭的右心衰竭呼吸困难也可存在呼吸困难。单纯性右心衰竭为分流性先天性心脏病或肺部疾病所致,均有明显的呼吸困难。

3)全心衰竭

临床多数情况是右心衰竭继发于左心衰竭而形成全心衰竭,右心衰竭时右心排血量减少,因此全心衰竭时呼吸困难等肺淤血症状反而有所减轻。扩张型心肌病等表现为左、右心室衰竭者,左心衰竭的表现以心排血量减少的相关症状为主,肺淤血症状往往不严重。

4. 急性心力衰竭的临床表现

突发严重呼吸困难,呼吸频率可达 $30\sim50$ 次/min,端坐呼吸,频繁咳嗽,咳粉红色泡沫痰,有窒息感而极度烦躁不安、恐惧。面色灰白或发绀,大汗,皮肤湿冷,尿量显著减少。肺水肿早期血压可一过性升高,如不及时纠正,血压可持续下降直至休克。听诊两肺满布湿啰音和哮鸣音,心率快,心尖部可闻及舒张期奔马律,肺动脉瓣区第二心音亢进。

5. 评估急性心力衰竭发作的临床严重程度

常用 Killip 分级。

Ⅰ级:无急性心力衰竭的临床症状和体征。

Ⅱ级:有急性心力衰竭的临床症状和体征,肺部 50% 以下肺野湿啰音,心脏第三心音奔马律,胸片见肺淤血。

Ⅲ级:严重急性心力衰竭的临床症状和体征,严重肺水肿,肺部 50% 以上肺野湿啰音。

Ⅳ级:心源性休克。主要表现为:①持续性低血压,收缩压降至 90 mmHg 以下,且持续时间 30 min 以上,需要循环支持。②血液动力学障碍:肺毛细血管楔压(PCWP)≥18 mmHg,心脏指数≤2.2 L/(min·m²)(有循环支持时)或 1.8 L/(min·m²)(无循环支持时)。③组织低灌注状态,可有皮肤湿冷、苍白和发绀;尿量显著减少(<30 mL/h),甚至无

尿;意识障碍;代谢性酸中毒。

6. 辅助检查

（1）血液检查：BNP 和氨基末端 B 型利钠肽前体（NT-proBNP）是心衰诊断、患者管理、临床事件风险评估中的重要指标。未经治疗的患者若 BNP 水平正常可基本排除心衰诊断，已接受治疗者 BNP 水平高则提示预后差。但很多疾病均可导致 BNP 升高，因此特异性不高。其他包括血常规、肝肾功能、电解质、血糖、血脂等在内的血液检查也很重要。

（2）X 线检查：心影大小及外形可为病因诊断提供重要依据，心脏扩大的程度和动态改变也可间接反映心功能状态。肺淤血的有无及其程度直接反映左心功能状态。

（3）超声心动图：相较 X 线检查，能够更准确地提供各心腔大小变化及心瓣膜结构及功能情况，是诊断心衰最主要的仪器检查。以收缩末及舒张末的容量差计算左室射血分数（LVEF），可反映心脏收缩功能，正常 LVEF＞50％，LVEF≤40％提示收缩功能障碍；超声多普勒可显示心动周期中舒张早期与舒张晚期（心房收缩）心室充盈速度最大值之比（E/A），是临床上最实用的判断舒张功能的方法，正常人 E/A 值不应小于 1.2，舒张功能不全时 E/A 值降低。

（4）放射性核素检查：放射性核素心血池显影有助于判断心室腔大小，计算 EF 值及左心室最大充盈速率，反映心脏收缩及舒张功能。行心肌灌注显像可评价存活/缺血心肌。

（5）心-肺运动试验：在运动状态下测定患者对运动的耐受量，仅适用于慢性稳定性心衰患者。可测定最大耗氧量，即运动量虽继续增加，耗氧量已达峰值不再增加时的值，表明此时心排血量已不能按需要继续增加。心功能正常时，此值应＞20 mL/（min·kg）。无氧阈值即患者呼气中 CO_2 的增长超过了氧耗量的增长，标志着无氧代谢的出现，此值越低说明心功能越差。

（6）有创性血流动力学检查：对急性重症心衰患者必要时采用床旁右心漂浮导管（Swan-Ganz 导管）检查，经静脉插管直至肺小动脉，测定各部位的压力及血液含氧量，计算心脏指数（CI）及肺毛细血管楔压（PCWP），直接反映左心功能。正常时 CI＞2.5 L/（min·m²），PCWP＜12 mmHg。危重患者也可以采用脉搏指示连续心排血量监测（PiCCO），经外周动、静脉置管，应用指示剂热稀释法估测血容量、外周血管阻力、全心排血量等指标，更好地指导容量管理，通常仅适用于具备条件的 CCU、ICU 等病房。

第 二 幕

　　患者在病房突发严重呼吸困难，面色灰白发绀，大汗、皮肤湿冷，呼吸频率为 36 次/min，端坐呼吸，心电监护显示：持续性房颤（图 2-5-1），频率为 180 次/min，立即给予患者吸氧、开放两条静脉通路，遵医嘱予以胺碘酮复律药物、西地兰控制心室率等对症治疗，半小时后患者转为窦性心律，90 次/min，呼吸频率为 26 次/min。

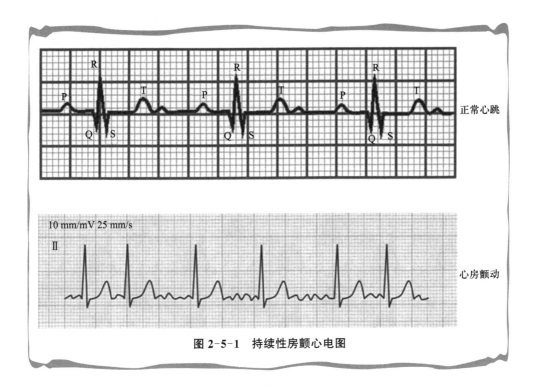

图 2-5-1 持续性房颤心电图

问题引导

1. 在这一幕,患者发生了什么情况?

2. 遇见这种情形,你第一时间会采取什么紧急措施?

3. 还有哪些可怕情况是你预估老年人心力衰竭在恢复期间会发生的?

4. 你对降低这些可怕事件的发生率有什么好的护理计划?

教师注意事项

本幕描述了老年患者发生急性心衰的情形。各个年龄段心衰病死率均高于其他心血管病,其中左心功能衰竭可达 59%,多表现为急性肺水肿或心源性休克,是严重的急危重症。临床一线护理人员必须具备判断患者病情变化的能力、急危重症的抢救处理能力。本幕要引导学生掌握急性心力衰竭患者的病情变化观察要点及并发症,以及当患者出现严重并发症时的抢救配合措施。

学习目标

1. 掌握老年人心力衰竭的并发症。

2. 掌握房颤心电图特征及临床表现。

3. 掌握突发房颤的抢救配合措施。

提示用问题

1. 老年人心力衰竭有哪些并发症?如何早期发现?

2. 房颤心电图有哪些特征?有哪些临床表现?

3. 如果发现患者突发房颤,你如何处理?

4. 有哪些治疗护理措施可以降低患者再发心律失常的概率?

教师参考资料

1. 老年人心力衰竭的并发症

（1）呼吸道感染：较常见，由于心力衰竭时肺部淤血，易继发支气管炎和肺炎，必要时可给予抗生素治疗。

（2）血栓形成和肺栓塞：长期卧床可导致下肢静脉血栓形成，脱落后可引起肺栓塞。

（3）心源性肝硬化：由于长期右心衰竭，肝脏长期淤血缺氧，小叶中央区肝细胞萎缩和结缔组织增生，晚期出现门脉高压，表现为大量腹水、脾脏增大和肝硬化。

（4）电解质紊乱：常发生于心力衰竭治疗过程中，尤其多见于多次或长期应用利尿剂后，其中低血钾和失盐性低钠综合征最为多见。

2. 房颤心电图

（1）P 波消失，代之以形态、间距及振幅均绝对不规则的心房颤动波（f 波），频率在 350～600 次/min。

（2）QRS 间距绝对不规则。

（3）QRS 波群形态通常正常。

3. 房颤发作时临床表现

（1）少数患者无明显症状，或仅有心悸、胸闷与心慌。

（2）个别严重患者有头晕、晕厥、心绞痛、急性心力衰竭，甚至急性肺水肿。

（3）部分患者可出现体循环动脉栓塞，以脑栓塞最常见。

（4）心室率不规则，频率多在 100～160 次/min，节律绝对不整齐，心音强弱不等，脉搏短绌。

4. 房颤的抢救配合要点

（1）吸氧。

（2）建立静脉通路。

（3）及时通过心电图检查来评判患者的危险性，分为高危、中危和低危。①如果心率小于 100 次/min，症状比较轻微或者是没有症状，而且没有血液动力循环的障碍，这种情况就属于低危。需要判定患者的发病时间，如果发病在 24 h 之内就可以用胺碘酮来进行转服，如果发病超过 24 h 要进行肝素抗凝，同时可以应用胺碘酮来进行转服。②如果心率在 100～154 次/min，有胸闷、心悸、气短等症状，影响了血流动力学，这种类型就属于中危，应当在血流动力学稳定之后采取治疗措施，通常的治疗措施也是应用胺碘酮进行转服，必要的时候可以采取同步直流电复率的方法来进行转服。如果发病超过 24 h 就应当口服或者是静脉滴注 β 受体阻滞剂（维拉帕米、地尔硫卓等）来控制心室率，然后应用同步电复率的方法来进行转服。③如果心率已经超过了 150 次/min，而且患者有明显的血流动力学障碍，这种情况下就应当在肝素抗凝的基础上给予同步直流电复率。

第 三 幕

患者住院 14 d，生命体征平稳，病情基本稳定，开始自行下床如厕、洗漱、室内走动等日常活动，但下床走动后常感胸闷不适，被迫停止活动。患者出现心情烦闷，情绪低落，对住院效果提出质疑，与护士沟通时夹杂个人情绪。此时，护士应对患者进行心理疏导，通过对疾病知识的相关介绍以及药物作用效果的指导安抚患者情绪。

问题导引

1. 患者下床活动后觉得胸闷不适,对此你有什么好提议?
2. 你觉得患者的不良情绪对疾病恢复是否有影响?

学习目标

1. 掌握老年心力衰竭患者康复锻炼的项目和执行方法。
2. 熟悉老年心力衰竭患者出院前的指导。

教师注意事项

本幕主要描述了患者病情稳定,逐渐康复的过程。学生在本幕应学习做好康复师的角色,做好健康宣教,帮助患者建立良好的生活习惯,指导患者做好疾病预后的康复锻炼。引导学生深入思考护理人员在疾病预后和康复中的作用。

提示用问题

1. 患者应该在什么时间开始进行康复锻炼?如何开展?
2. 患者的病会复发吗?生活中有什么注意事项吗?

教师参考资料

1. 老年心力衰竭患者的休息与活动指导

休息可减轻心脏负担,但长期卧床易发生静脉血栓形成甚至肺栓塞,同时也使消化功能减弱,肌肉萎缩。因此,应根据患者的病情轻重合理安排休息与活动。心功能Ⅰ级时,避免剧烈运动及重体力劳动。心功能Ⅱ级时,停止比较剧烈运动,保证充足睡眠。心功能Ⅲ级时,限制体力活动,日常生活自理或在他人协助下自理,有充足的休息时间。心功能Ⅳ级时,完全卧床休息,日常生活应有专人协助及护理,定时改变体位,防止发生压疮。

2. 老年心力衰竭患者出院指导

心力衰竭发病原因比较复杂,而且老年人多发,患者在很长时间内要接受康复疗养,随着症状加重导致患者反复住院,加剧了家庭的经济负担。有研究发现,心功能情况、运动习惯、饮食习惯等都是影响心力衰竭的重要原因。

(1)体位:心功能不全患者应根据心功能不全程度,采取适当体位配合治疗。一般患者应采取高枕位睡眠;病情较重者采取半卧位或坐位,可以减少夜间气短、喘憋等呼吸困难症状。严重心功能不全或急性左心功能不全者,应采取端坐位,同时双下肢下垂,使回心血量减少,膈肌下降,胸腔容积扩大,肺活量增加,可缓解呼吸困难。

(2)活动:轻度心功能不全患者不宜做重体力活动,如病情允许,可限于日常生活活动。对于中度心功能不全患者,增加卧床休息时间,避免激烈运动项目,较适于散步一类轻活动,出现心功能不全症状应立即停止。重度心功能不全患者应绝对卧床休息,待心功能改善后,根据病情恢复情况尽早活动,以防止长期卧床而导致肌肉萎缩、消化功能减退、静脉血栓形成等,活动应注意循序渐进。

(3)饮食:心力衰竭时,由于胃肠道充血,消化功能低下,容易引起腹胀,如再进食过多,胃部饱满,易导致膈肌痉挛,影响心肺功能。因此,心力衰竭患者的饮食原则是以易消化、清淡的半流质或软食为主,并少食多餐,适当控制每日进食总量。宜低盐饮食,每日食盐不宜超过 5 g;忌食盐腌制食品及含盐炒货。严禁烟、酒,不喝浓茶或咖啡。

（4）按时服药,定期检查:患者本人或照护者应掌握药物的用法、用量,熟悉药物的不良反应,如有体重突然增加、尿量突然减少等情况,应及时就医。

3. 老年心力衰竭患者的心理护理

（1）解除患者的紧张情绪,帮助患者树立战胜疾病的信心。

（2）积极调动患者的主观能动性,促进康复。

（3）创造和谐的生活环境,巩固疗效。

（4）做好情绪护理及护患交流工作。

（5）给予鼓励,唤起患者康复的希望和信心。

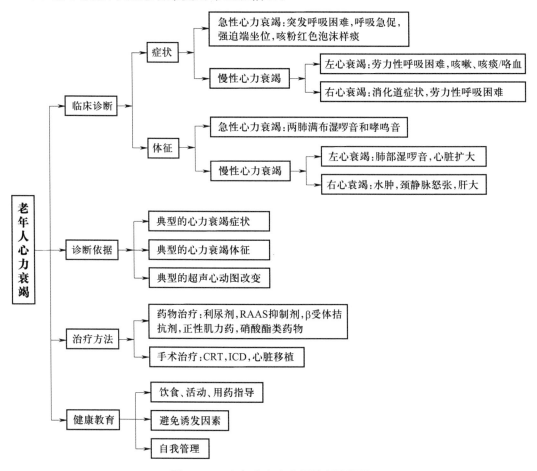

图 2-5-2　老年人心力衰竭护理流程图

参考文献

[1] 尤黎明,吴瑛. 内科护理学[M]. 6 版.北京:人民卫生出版社,2017.

[2] 殷伟贤. 全球心力衰竭现状[J]. 中国心血管杂志,2018,23(01):11-14.

[3] 游桂英,方进博. 心血管内科护理手册[M]. 北京:科学出版社,2011.

[4] 宋秀秀,吕春娜. 整体护理在老年慢性心力衰竭患者中的临床应用效果分析[J]. 中国医药指南,2016,14(25):229-230.

[5] 张云. 慢性心力衰竭的系统化护理体会[J]. 中西医结合心血管病杂志,2016,4(20):111-114.

第三章 老年人消化系统疾病的护理

第一节 老年人反流性食管炎

教案摘要

　　张先生,77岁,20年前出现进食后喉咙有异物感,进食粗糙固体食物后,该症状更加突出,症状时有反复,近一年来进食米饭、馒头均有明显异物感。昨日同家人去吃自助火锅,当晚患者出现多次胃内容物反流至口咽部,胸口烧灼感伴疼痛,严重影响患者睡眠,次日在家人陪伴下来院就诊。医护人员通过体格检查及辅助检查,确诊患者为反流性食管炎,经过积极的治疗和护理,患者病情稳定后出院。通过对此案例患者全程、动态健康问题的探索、评估分析,学生可以学习到反流性食管炎疾病的病因、诱因、临床表现、诊断、治疗等相关知识,从而思考该疾病的健康照护及预防策略,实现以患者为中心的整体护理。

关键词

反流性食管炎(Reflux Esophagitis,RE);胃食管反流(Gastroesophageal Reflux);健康促进(Health Promotion);健康指导(Health Guidance)

主要学习目标

1. 掌握反流性食管炎的临床表现。
2. 掌握反流性食管炎患者的饮食护理。
3. 掌握反流性食管炎的心理护理和人文关怀。
4. 掌握反流性食管炎的健康宣教。
5. 掌握反流性食管炎的居家护理要点。
6. 熟悉反流性食管炎的诱发因素。

次要学习目标

1. 了解反流性食管炎的诊断标准。
2. 了解反流性食管炎的治疗方法。

第 一 幕

张先生,77 岁,既往有吸烟史 50 余年,饮酒史 50 余年,尤其喜爱碳酸饮料,20 年前出现进食后喉咙有异物感,进食粗糙固体食物后该症状更加突出,症状时有反复,近一年来进食米饭、馒头均有明显异物感,自身并未在意。

1 d 前,同家人去吃自助火锅,当天夜里患者出现多次胃内容物反流至口咽部,胸口烧灼感伴疼痛,严重影响睡眠,次日至上午门诊就诊,诉:"医生,我夜里没办法睡觉,一躺下来,就一股酸酸的东西流到喉咙里,整个喉咙和胸口这里像被火烧一样。"医生建议门诊行内镜检查,张先生执意要求住院。现为进一步完善检查及治疗收入病房。

问题导引

1. 根据这些信息,患者可能的诊断有哪些? 依据是什么?
2. 患者发生此病的诱因是什么?
3. 为明确诊断,需要进一步完善哪些辅助检查?

教师注意事项

本幕描述的是反流性食管炎患者因暴饮暴食引起症状加重来院就诊的情形。引导学生学习反流性食管炎的鉴别诊断、临床表现及辅助检查等。

学习目标

1. 掌握反流性食管炎的临床表现。
2. 熟悉反流性食管炎的诱发因素。
3. 了解反流性食管炎的诊断标准。

提示性问题

1. 你觉得患者可能的诊断是什么?
2. 为了明确诊断,患者还需要做哪些检查?
3. 患者生活习惯与该病的发生有什么关系?

教师参考资料

1. 反流性食管炎的概念

反流性食管炎是指因胃内容物(胃酸和胃蛋白酶),甚至十二指肠液(胆汁和胰液)反流入食管而引起的食管黏膜糜烂、溃疡等炎症。40%的胃食管反流患者表现为反流性食管炎。反流性食管炎可发生于任何年龄的人群,成人发病率随年龄增长而升高,西方人群发病率更高,亚洲人群发病率较低。但近 20 年全球的发病率都有上升的趋势,中老年人、肥胖、吸烟、饮酒及精神压力大是返流性食管炎的高危因素。

2. 反流性食管炎的病因

引起反流性食管炎的先决条件是胃内容物越过下食管括约肌反流至食管内,而食管本身不能将反流物尽快地清除,造成胃内容物在食管内长时间滞留,胃内容物中的损伤因素如胃酸、胆汁酸、胃蛋白酶等对食管黏膜造成损伤而导致反流性食管炎。

3. 反流性食管炎患者的鉴别诊断

(1) 反流性食管炎与消化性溃疡:相似的症状为反酸,可通过胃镜检查查看溃疡发生的位置,如发生在胃肠,则为消化性溃疡,如发生在食管,则为反流性食管炎,另外,24 h 食管内 pH 监测是诊断反流性食管炎的金标准。

(2) 反流性食管炎与食管癌:相似症状为进食食物出现梗阻、疼痛、反流等,可通过胃镜检查进行鉴别。

(3) 反流性食管炎与心绞痛:心绞痛临床表现为胸骨后压榨样疼痛,反射至肩背部,症状持续数秒至几分钟,口服硝酸甘油可缓解,心电图可见明显 ST 段抬高,可通过心电图检查进行鉴别。

4. 反流性食管炎的临床表现

食管炎的严重程度与反流症状无相关性。反流性食管炎患者表现有胃食管反流的典型症状,但也可无任何反流症状,仅表现为上腹疼痛、不适等消化不良的表现。严重食管炎患者的临床表现并不一定很严重。

(1) 典型症状:表现为胸骨后烧灼感(烧心)、反流和胸痛。烧心是指胸骨后向颈部放射的烧灼感,反流指胃内容物反流到咽部或口腔。反流症状多发生于饱餐后,夜间反流严重时影响患者睡眠。

(2) 疾病后期:食管瘢痕形成食管狭窄,烧灼感和烧灼痛逐渐减轻,但出现永久性咽下困难,进食固体食物时可引起堵塞感或疼痛。

(3) 严重食管炎患者可出现食管黏膜糜烂而致出血,多为慢性少量出血。长期或大量出血均可导致缺铁性贫血。

第 二 幕

张先生入院后完善相关检查,胃镜提示:①慢性浅表性胃炎,②反流性食管炎;24 h 食管内 pH 监测提示反流性食管炎,明确诊断为反流性食管炎。遵医嘱予以硫糖铝、奥美拉唑中和胃酸、抑制胃酸分泌等治疗。

住院期间,患者情绪低落,吃不下,睡不好,觉得医院饭菜不合自己胃口,胃口差;不敢躺下睡觉,担心胸骨灼烧感再次袭来。

入院第 3 d,中午午餐时间家属前来探望,带来患者最喜欢吃的烤玉米和雪碧,责任护士巡房时发现情况并及时制止。责任护士详细为患者讲述反流性食管炎的饮食注意事项,并对患者进行了相关心理疏导。治疗期间,护士每日督促患者按时服药,倾听患者主诉,同时指导患者发生疼痛时的正确处理方法。

问题导引

1. 患者发生了什么心理问题？你该如何做好心理护理？
2. 反流性食管炎患者治疗期间有哪些观察护理要点？
3. 如何指导反流性食管炎患者进食？

教师注意事项

本幕描述的是反流性食管炎患者进食时的场景，护士见患者饮食不符合规范，及时制止，并指导患者反流性食管炎的饮食规范。引导学生学会观察，掌握反流性食管炎患者的健康指导。

学习目标

1. 掌握反流性食管炎的心理护理和人文关怀。
2. 掌握反流性食管炎的饮食护理。
3. 了解反流性食管炎的治疗方法。

提示性问题

1. 如何为反流性食管炎患者做好心理护理？
2. 反流性食管炎的常用治疗方法有哪些？
3. 如何指导反流性食管炎患者进食？

教师参考资料

1. 反流性食管炎患者的心理护理和人文关怀

该病的发生和发展与心理社会因素密切相关。有调查发现反流性食管炎患者社会支持总分低于健康人，社会心理因素对发病起关键作用，并受个性特征影响。反流性食管炎患者多为中老年人，常合并其他系统疾病，如呼吸道、心血管疾病等。由于该疾病反复发作，患者常因食欲差而导致营养不良，抵抗力下降，情绪低落，出现焦虑、抑郁、恐惧、偏执、人际关系敏感及心理异常等，对治疗也失去信心。我们应该根据患者个性特点及其对疾病认识程度，针对其行为纠正问题。护理人员要主动、热情，多关心患者，坦诚地和患者交流，鼓励患者主动诉说内心的想法，满足其心理需要。同时做好卫生宣教，按时准确地完成各项治疗与护理，消除患者焦虑情绪，使其树立起战胜疾病的信心。另外，需注意该类患者的体位护理，反流性食管炎患者如果体位不当，常有酸性或苦味的胃内容物溢入口腔。应指导患者改变体位，餐后保持直立或半卧位，使躯干与下肢大于 90°，休息或睡眠时将床头抬高 25～30 cm。鼓励患者进餐后可慢走半小时以促进胃排空，以免胃内容物潴留而引起反流，避免做低头、弯腰、下蹲等动作。

2. 反流性食管炎患者的饮食护理

（1）改变饮食习惯：饮食习惯与反流性食管炎的发生发展有密切关系，目前认为反流性食管炎患者需做到以下五点：①避免过多饮酒，特别是烈性酒；②避免过多吃甜食，包括甜味饮料、很甜的水果等；③避免过多吃油脂，如油炸食物、肥肉，避免过多吃含油量多的点心，如蛋糕、面包（如羊角面包、各种酥）、甜饼干，以及富含油脂的各类坚果，如花生、瓜子、核桃、芝麻、开心果等；④避免进食过多荤菜；⑤避免过多食用辛辣食物、浓咖啡等刺激性较大的食物。定时、定量进餐，少食多餐，每日 4～6 次，进食速度宜慢，食物温度为 40℃～42℃，以免过高温度烫伤食管黏膜。不宜过饱,不宜餐后平卧,减少胃膨胀及食物潴留。餐后或发生反流后可口服温开水或生理盐水 100～200 mL,冲洗食道,减少食物滞留管腔,减轻黏膜充血、水肿,减轻炎症。餐后延长卧床时间 3～6 h,睡前 3～4 h 不要进食,避免卧位进食。

（2）改变饮食成分:进食高维生素、高蛋白、高热量、低脂肪饮食。脂肪餐可刺激胰泌素和胆囊收缩素的分泌,而胰泌素又可削弱胃泌素的作用,从而使下食管括约肌压力下降,易导致胃内容物反流。同时胆囊收缩素使胃、十二指肠压力差颠倒,造成十二指肠内容物反流入胃,由于进食过多的脂肪可延缓胃的排空,使胃膨胀。所以平时应注意少吃肥肉、奶油及烹调油,烹饪方式应以煮、炖、蒸为主,少吃或不吃油炸食品。避免进食能引起食管括约肌张力降低的食物,如巧克力、可可、咖啡、浓茶、鲜柠檬汁、鲜橘汁、番茄汁等饮料及一些辛辣、刺激性食物,如葱、蒜、辣椒等。避免直接刺激食管黏膜。饮食力求清淡、易消化,吞咽固体食物有困难时,给予流质和半流质饮食,必要时亦可禁食,同时向患者及家属介绍流质和半流质饮食的种类。适当增加蛋白质摄入,如瘦肉、牛肉、豆制品及鸡蛋清等(因为蛋白质可刺激胃泌素的分泌。胃泌素可使下食管括约肌压力增加,抑制胃内容物反流)。

3. 反流性食管炎患者治疗方法

治疗原则:减少胃食管反流,减少反流物的酸性,增强食管动力,保护食管黏膜。

（1）一般治疗:饮食宜少量多餐,不宜过饱,忌烟、酒、咖啡、巧克力、酸食、过食。避免餐后即平卧,卧位床头抬高 20～30 cm,裤带不宜过紧。尽量避免服用抑制食管和胃动力的药物。促动力剂的应用:包括甲氧氯普胺(胃复安)、多潘立酮(吗丁林)睡前和餐前服用,能促进食管、胃的排空,增加下食管括约肌的张力。

（2）降低胃酸:①抗酸剂:氢氧化铝凝胶、硫糖铝(胃溃宁)等。②H_2 受体拮抗剂:西咪替丁、雷尼替丁、法莫替丁。③质子泵抑制剂:奥美拉唑(洛赛克)和兰索拉唑等。④联合用药:联合应用促胃肠动力剂、抗酸剂和抑制胃酸分泌药物,能够发挥协同作用,促进食管黏膜的愈合。

第 三 幕

入院第 4 d,责任护士小江巡视病房,张先生胸骨后灼烧感有所缓解,夜间睡觉较前好转。"护士,你之前和我说,你们医院是无烟医院,那到哪里可以抽烟? 我来这里 4 d 了,一根烟也没抽,现在就想抽根烟。"护士小江向张先生解释抽烟与反流性食管炎的关系,取得了张先生的理解。

经过 10 d 的治疗,张先生症状明显改善,进食时无明显反酸及胸口疼痛感,医生开具出院医嘱,责任护士向患者进行了详细的健康宣教,指导患者按时服药,严格进行饮食和生活习惯管理。

问题导引

1. 在患者住院期间,如何有针对性地进行健康指导?

2. 对于该患者,你觉得如何进行居家护理?

教师注意事项

本幕描述的是患者治疗后病情稳定,逐渐康复的过程,引导学生在本幕学习做好康复师的角色,做好健康宣教,帮助患者建立良好的生活习惯,引导学生思考对于该患者的居家护理。

学习目标

1. 掌握反流性食管炎的健康宣教。
2. 掌握反流性食管炎的居家护理要点。

提示性问题

1. 如何做好出院指导?
2. 针对该患者,如何进行居家护理?

教师参考资料

1. 反流性食管炎患者健康宣教

(1) 遵医嘱坚持服药,定期复查。

(2) 进食后端坐或慢走 30 min,适当进行体育锻炼。

(3) 保持良好心态,避免精神紧张。

(4) 如有胸骨后烧灼感、排黑便、持续疼痛不缓解等情况,应及时就诊。

2. 反流性食管炎的用药护理

反流性食管炎是一种慢性复发性疾病,多数患者在停止治疗后一年内复发,因此炎症愈合后仍需要用药维持治疗。此类药物有抗酸剂、质子泵抑制剂、促胃肠动力药及黏膜保护剂等。在服药过程中,应帮助患者熟悉所用药物的药理作用、剂量、用法和可能出现的不良反应。如餐后或睡前给予氢氧化铝、雷尼替丁等抗酸剂和质子泵抑制剂,抑制胃酸分泌以消除剑突后疼痛或烧灼感,如果效果不佳,可口服 2% 的利多卡因或普鲁卡因。同时用热水袋热敷胸部以缓解疼痛,并做心电图、心肌酶谱分析,排除心源性疼痛。抗酸剂应在两餐之间或临睡前服用,片剂宜研碎或嚼服,黏膜保护剂宜饭前服,促胃动力药宜饭后服。氢氧化铝凝胶需要平卧口服,少量多次咽下,服药后平卧 30 min,可自由翻身,注意长期服用可引起骨质疏松和便秘。避免进食能降低食管括约肌张力及刺激食管黏膜的药物,如心痛定等钙离子拮抗剂及地西泮、多巴胺、普萘洛尔及 NSAIDS 等。

3. 反流性食管炎患者的居家护理

(1) 心理疏导:反流性食管炎的病程较长,相关症状持续困扰患者,会对患者造成一定的心理负担。同时,由于治疗效果个体化差异大,患者容易出现对预后及经济等方面的担忧,导致患者对治疗产生消极、不信任的心理。因此,患者家属应正确评估患者的心理状态,积极疏导患者,让患者正确认识疾病,并保持乐观放松的心态。

(2) 日常生活管理:在睡眠时抬高床头,防止胃酸反流;避免引起腹压增高,平时注意不要将裤带束得太紧。便秘时不要屏气,也不要用力排便;避免屈曲、前倾动作。

(3) 饮食方面:进食不要太饱,宜少食多餐;戒烟;减少甚至不饮酒;避免饮用咖啡;避免食用辛酸食物,如话梅、酸杏等;避免食用脂肪含量大的油腻食品。

（4）预防：反流性食管炎是一种反复发作的慢性疾病，平时应注意病情监测，当病情变化出现不适症状时，及时咨询医生。平时注意放松心情，避免焦虑情绪，生活中戒烟、戒酒。

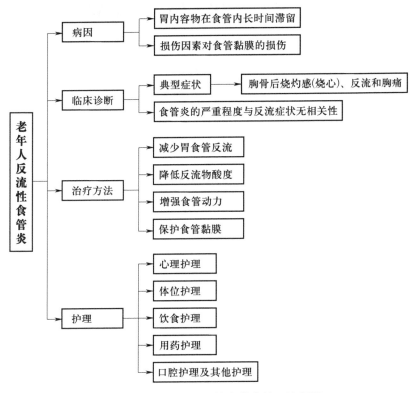

图 3-1-1　老年人反流性食管炎护理流程图

参考文献

［1］高慧敏,张明萍,段恒. 反流性食管炎中医治疗研究进展［J］. 中医临床研究,2021,13(15):46-48.

［2］乔刚,赵宏志. 反流性食管炎临床研究进展［J］. 中国中西医结合外科杂志,2020,26(04):787-789.

［3］黎妍,罗伟生,吴姗姗,等. 老年反流性食管炎的临床研究进展［J］. 广西医学,2020,42(15):2005-2007.

［4］徐阳,唐艳萍. 难治性反流性食管炎的病因及诊治研究进展［J］. 中国中西医结合外科杂志,2020, 26(01):183-186.

［5］孙彬,王生,张丽敏. 老年幽门螺杆菌感染与反流性食管炎的相关性研究［J］. 中华保健医学杂志,2019, 21(06):542-544.

［6］中华医学会消化病学分会. 2020 年中国胃食管反流病专家共识［J］. 中华消化杂志,2020,40(10): 649-663.

第二节　老年人消化性溃疡

教案摘要

　　李爷爷,75 岁,一个月前出现上腹痛,呈阵发性,不剧烈,以餐后为主,伴恶心、腹胀、纳差,无呕吐、腹泻,2 d 前出现解黑便,柏油样,量少,约 50~100 g,每日 3~4 次,当时未重视。既往有下肢关节疼痛病史 20 年,自服阿司匹林止痛;有高血压病史 19 年,自服降压药,血压控制在 140/90 mmHg 左右;有饮酒、吸烟史近 60 年,现每日抽烟 5~6 支、少量饮酒。2 h 前,李爷爷因关节疼痛服用止痛药阿司匹林后出现头晕、眼花、恶心,随即口吐暗红色血液,家人拨打 120,将其送入医院就诊。入院后医生通过询问病史、体格及辅助检查确诊该患为消化性溃疡,收入消化内科病房继续治疗。患者入院后予禁食、抑酸、补液、支持等治疗,顺利出院。通过对此案例患者全程动态健康问题的探索、评估、分析,学生可以学习到消化性溃疡的病因、临床表现、诊断治疗及护理等相关知识,从而思考该疾病的健康照护及预防策略,实现以患者为中心的整体护理。

关 键 词

消化性溃疡(Peptic Ulcer);胃溃疡(Gastric Ulcer);十二指肠溃疡(Duodenal Ulcer);腹痛(Abdominal Pain);上消化道出血(Upper Gastrointestinal Hemorrhage);健康指导(Health Guidance)

主要学习目标

1. 掌握消化性溃疡的临床表现。
2. 熟悉消化性溃疡的诊断标准。
3. 熟悉消化性溃疡的分类及鉴别。
4. 掌握消化性溃疡的病情观察及护理要点。
5. 掌握消化性溃疡的临床表现。
6. 掌握消化性溃疡的健康宣教。
7. 掌握胃溃疡合并上消化道大出血的急救护理要点。

次要学习目标

1. 了解消化性溃疡的定义及病因。
2. 了解消化性溃疡的治疗方式。
3. 了解内镜下消化性溃疡的分期。

第 一 幕

李爷爷,75岁,有下肢关节疼痛病史20年,自服阿司匹林止痛;有高血压病史19年,自服降压药,血压控制在140/90 mmHg左右;有饮酒、吸烟史近60年,现每日抽烟5~6支,少量饮酒。

约1个月前,李爷爷出现上腹痛的症状,呈阵发性,不剧烈,以餐后为主,伴恶心、腹胀、纳差,无呕吐、腹泻,2 d前出现解黑便,柏油样,量少,约50~100 g,每日3~4次,未予以重视。2 h前,李爷爷因关节疼痛服用阿司匹林后出现头晕、眼花、恶心,随即口吐暗红色血液,家人拨打120,将其送入医院就诊。急诊护士接诊后即刻测量生命体征:T 36.8℃,P 100次/min,R 20次/min,BP 100/56 mmHg;医生询问病情后查体:腹软,无压跳痛及肌紧张,给予心电监护、氧气吸入,嘱绝对卧床、禁食禁水。

问题导引

1. 根据这些信息,你认为患者发生了什么情况? 你的依据是什么?
2. 你觉得患者需要行哪些辅助检查来明确诊断?
3. 患者的发病原因有哪些?
4. 作为一名急诊护士,第一时间能帮助患者的措施是什么?

教师注意事项

本幕描述的是胃溃疡患者初次就诊的情形,患者年龄较大,因基础疾病长期服药,继而出现腹痛、腹胀、解黑便的症状,根据患者的临床表现,可排除消化性溃疡穿孔。引导学生学习消化性溃疡的临床表现、诊断标准、鉴别诊断及辅助检查。

学习目标

1. 掌握消化性溃疡的临床表现。
2. 熟悉消化性溃疡的诊断标准。
3. 了解消化性溃疡的定义及病因。

提示性问题

1. 结合患者的病史及临床症状,你认为该患者的初步诊断是什么?
2. 结合本幕内容,为明确诊断,患者需要进行哪些检查来明确诊断?
3. 结合该患者病情,你认为疾病可能的病因有哪些?

教师参考资料

1. 消化性溃疡的定义

消化性溃疡主要是指发生于胃和十二指肠黏膜的慢性溃疡,即胃溃疡和十二指肠溃疡。胃溃疡好发于中老年人,十二指肠溃疡则以中青年人为主。和胃溃疡相比,患十二指肠溃疡的人更多,约为胃溃疡的3倍。

2. 消化性溃疡的鉴别诊断

（1）功能性消化不良（Functional Dyspepsia）：有消化不良症状而无溃疡或其他器质性疾病，如慢性胃炎、十二指肠炎或胆道疾病者。此症颇常见，多见于年轻妇女。有时症状酷似十二指肠溃疡，但 X 线及胃镜检查无溃疡发现。可有胃肌张力减退，表现为餐后上腹饱胀不适、嗳气、反酸、恶心和无食欲，服用制酸剂不能缓解，但服用甲氧氯普胺（胃复安）或多潘立酮（吗丁啉）后可获改善。患者常有神经官能症表现，诸如焦虑失眠、神经紧张、情绪低落、抑郁等，也可伴有肠易激综合征，表现为结肠痉挛性腹痛或无痛性腹泻，心理治疗或镇静安定剂有时奏效。

（2）慢性胃、十二指肠炎：常有慢性无规律性上腹痛，检查示慢性胃窦炎和十二指肠球炎，但无溃疡，胃镜是主要的诊断和鉴别手段。

（3）促胃液素瘤：亦称 Zollinger－Ellison 综合征，是胰腺非 β 细胞瘤分泌大量促胃液素所致，特点是高促胃液素血症，高胃酸分泌，和多发性、难治性消化性溃疡。肿瘤往往很小（＜1 cm），生长慢，半数恶性。因促胃液素过度刺激而使壁细胞增生，分泌大量胃酸，使上消化道包括空肠上段经常处于高酸环境，导致多发性溃疡，以位于不典型部位（球后十二指肠降段和横段甚或空肠远段）为其特点。

（4）胃癌：胃溃疡与溃疡型胃癌的鉴别极为重要，但有时比较困难。一些溃疡型胃癌早期的形态和临床表现可酷似良性溃疡，甚至治疗后可暂愈合（假愈），故有专家主张对所有胃溃疡患者都进行胃镜检查，在溃疡边缘做多点活检，明确溃疡的性质。

（5）胃黏膜脱垂症：本症可有上腹痛，由于脱垂间歇出现症状亦可呈间歇性。一般上腹疼痛并无溃疡的节律性或夜间痛，制酸剂不能缓解，但可通过改变体位（左侧卧位或床脚抬高）缓解。诊断主要依靠 X 线钡餐检查示十二指肠球部有"蕈样"或"伞状"缺损阴影。

（6）胆囊炎及胆石症：本病中年女性较多见，也可引起慢性、复发性上腹痛，有时会被误诊为消化性溃疡。疼痛一般缺乏溃疡的节律性，往往因进食而发作，如胆绞痛、Murphy 征阳性，急性发作时常有发热及黄疸，通过胆囊造影、B 超及经内镜逆行性胰胆管造影（Endoscopic Retrograde Cholangio Pancreatography，ERCP）检查可以确诊。

3. 消化性溃疡的病因

消化性溃疡的发生是胃、十二指肠黏膜侵袭因素和防御因素失去平衡的结果，是一种多因素疾病，其中幽门螺杆菌感染和服用非甾体抗炎药是已知的主要病因，胃酸在溃疡形成中起关键作用。

4. 消化性溃疡的临床表现

消化性溃疡的临床表现不一，部分患者可无症状，或以出血穿孔等并发症为首发症状。典型的消化性溃疡有以下特征：①慢性过程，病史可达数年或数十年；②周期性发作，发作与自发缓解相交替，发作期可为数周或数月，缓解期也长短不一，发作常呈季节性，多在秋冬或冬春季节发作，可因精神情绪不良或过劳而诱发；③发作时上腹痛呈节律性。

1）症状

（1）腹痛：上腹疼痛是本病的主要症状，可为钝痛、灼痛、胀痛，甚至剧痛，或呈饥饿样不适感。疼痛部位多位于上腹中部、偏右或偏左，多数患者疼痛有典型的节律，十二指肠溃疡表现为空腹痛，即餐后 2～4 h 或午夜痛，进食或服用抗酸剂后缓解；胃溃疡的疼痛多在餐后 1 h 内出现，经 1～2 h 后逐渐缓解，至下餐进食后再次出现疼痛，午夜痛也可发生，但较十二指肠少见。部分患者无上述典型疼痛，而仅表现为无规律的上腹隐痛不适。也可因并发症而发生疼痛性质及节律的改变。

（2）其他：消化性溃疡除上腹疼痛外，尚可有反酸、嗳气、恶心、呕吐、食欲减退等消化不良症状，也可有失眠、多汗、缓脉等自主神经功能失调表现。

（3）老年人消化性溃疡：溃疡常较大，临床表现多不典型，常无任何症状，或症状不明显，疼痛多无规律，食欲不振、恶心、呕吐、消瘦、贫血等症状较突出，须与胃癌鉴别。

2）体征

溃疡活动期可有上腹部固定而局限的轻压痛，十二指肠溃疡压痛点常偏右。缓解期则无明显体征。胃溃疡与十二指肠溃疡的鉴别见表3-2-1。

表3-2-1 胃溃疡和十二指肠溃疡的鉴别诊断

	胃溃疡（GU）	十二指肠溃疡（DU）
常见部位	胃角或胃窦、胃小弯	十二指肠球部
胃酸分泌量	正常或降低	增加
发病机制	主要是防御/修复因素减弱	主要是侵袭因素增强
发病年龄	多见于中老年	多见于青少年
幽门螺杆菌检出率	80%～90%	90%～100%
疼痛特点	餐后1 h疼痛—餐前缓解—进食后1 h再次疼痛，午夜痛较少见	餐前痛—进餐后缓解—餐后2～4 h再痛—进餐后缓解，午夜痛较多见

5. 辅助检查

（1）胃镜和胃黏膜活组织检查：是确诊消化性溃疡的首选检查方法。胃镜检查可直视溃疡的部位、病变大小、性质，并取黏膜组织做病理学检查和幽门螺杆菌检测。

（2）X线钡餐检查：溃疡的X线直接征象为龛影，对溃疡有确诊价值。

（3）幽门螺杆菌检测：是消化性溃疡的常规检测项目，其结果可作为选择性根除幽门螺杆菌治疗方案的依据。

（4）粪便隐血试验：隐血试验阳性提示溃疡有活动性，若持续阳性，提示有癌变可能。

第 二 幕

在急诊，李爷爷完善了血常规、心电图、消化内镜检查，血常规提示血红蛋白75 g/L，急诊胃镜提示胃体小弯前壁见2 cm×3 cm溃疡，可见血管残端，予以内镜下止血，为进一步治疗，收入消化内科病房。

在急诊至病房的过程中，医生、护士、运送师傅全程护送，至病房后，患者突发头晕目眩、呕吐鲜红色液体约200 mL，此时心率110次/min、血压90/54 mmHg、氧饱和度92%，责任护士小刘立即调节氧流量至6 L/min，开通两条静脉通路给予补液支持治疗，遵医嘱使用白眉蛇毒血凝酶（邦亭）止血，复方乳酸钠山梨醇注射液（平衡液）、琥珀酰明胶注射液（佳乐施）静滴扩容，奥美拉唑（洛赛克）抑制胃酸分泌等，密切观察患者的生命体征、肢端温度、尿量等变化。

抢救期间，患者家属情绪失控，大哭大叫，护士在配合抢救的间歇，引导家属至门口等候，耐心安抚，解释告知。在小李护士的安慰下，家属逐渐恢复理智，在病房门口安静等待患者的消息。

问题导引

1. 这一幕中,患者进入消化内科后发生了什么情况?
2. 消化性溃疡常见并发症有哪些? 如何做好患者的病情观察,防止并发症的发生?
3. 作为消化内科责任护士,面对这种病情变化该如何处理?

教师注意事项

本幕描述患者入住病房时发生上消化道大出血的并发症,引导学生学习消化性溃疡的并发症,上消化道大出血的临床表现、抢救配合要点及护理。在本幕,患者病情突发变化,家属情绪激动,引导学生积极应对患者家属突发的心理变化。

学习目标

1. 掌握消化性溃疡合并上消化道大出血的急救护理要点。
2. 掌握消化性溃疡的病情观察要点。
3. 了解消化性溃疡的治疗方式。
4. 了解内镜下消化性溃疡的分期。

提示性问题

1. 消化性溃疡有哪些并发症? 如何识别并发症的发生?
2. 作为消化内科责任护士,针对该患者病情突变,如何配合医生进行抢救?
3. 如何对该患者进行病情观察和护理?
4. 消化性溃疡常见的治疗方法有哪些?

教师参考资料

1. 消化性溃疡内镜检查的分期

内镜下消化性溃疡可分为三个时期。

(1)活动期:溃疡基底部蒙有白色或黄白色厚苔,周围黏膜充血、水肿(A1 期),或周边黏膜充血,水肿开始消退,四周出现再生上皮所形成的红晕(A2 期)。

(2)愈合期:溃疡缩小变浅,苔变薄,四周再生上皮所形成的红晕向溃疡围拢,黏膜皱襞向溃疡集中(H1 期),或溃疡面几乎被再生上皮覆盖,黏膜皱襞更加向溃疡集中(H2 期)。

(3)瘢痕期:溃疡基底部白苔消失,呈现红色瘢痕(S1 期),最后转变为白色瘢痕(S2 期)。

2. 消化性溃疡的治疗方法

1)一般治疗

注重饮食和生活规律。包括停止吸烟、饮酒,以及食用刺激性强的食物,饮食有规律、节制。生活工作学习,要注意劳逸结合,多休息。

2)药物治疗

根据消化性溃疡的发病机制及药物作用特点分成抗酸制剂、壁细胞上的受体阻断剂、黏膜保护剂及抗幽门螺杆菌抗生素 4 大类。

(1)抗酸剂:主要有碳酸氢钠、氢氧化铝以及许多复方制剂,这类药物对于缓解症状有一定的疗效。

(2)受体阻断剂:①H_2 受体阻断剂,此类药物是通过阻滞壁细胞 H_2 受体从而减少胃酸分泌,同时乙酰胆碱受体及胃泌素受体也受到抑制;②质子泵抑制剂,能抑制胃酸的分泌;

③胃泌素受体阻断剂,竞争性抑制胃壁细胞胃泌素受体的作用,从而有利于胃酸分泌和溃疡愈合。

(3)黏膜保护剂:本类药物主要是通过增加黏膜厚度促进黏液及 HCO_3^- 分泌,对胃十二指肠黏膜起保护作用。包括前列腺素及表面制剂:①前列腺素类:促进胃黏液分泌,抑制胃酸的分泌,还能有效预防应激性溃疡及出血;②表面制剂:具有抑制胃蛋白酶活性和中和胃酸的作用,其分子在酸性环境中崩解成具有活性的带负电的颗粒,形成一种黏性糊状复合物,选择性地黏附到溃疡基底构成一层保护性屏障,此外也有刺激 HCO_3^- 和黏液分泌的作用。

(4)抗幽门螺杆菌药:幽门螺杆菌是一种感染率较高的细菌,可致慢性胃炎、胃溃疡等,长期发展可能会恶化为胃癌,危及患者生命。分析调查结果显示,由幽门螺杆菌引起的胃病发生率是其他原因引起胃病的 6 倍左右,慢性胃炎以及胃溃疡患者携带此病菌的概率高达 90% 左右。2015 年发表的《幽门螺杆菌胃炎京都全球共识报告》提出:"除非存在抗衡因素,否则,幽门螺杆菌感染者均应给予根除治疗。"

目前我国推荐 7 种铋剂四联疗法,[2 种抗生素+质子泵抑制剂(PPI)+铋剂]作为主要的经验性根除幽门螺杆菌方案,这些方案的根除率均可达到 85%～94%,治疗疗程推荐为 10 d 或 14 d。

①抗生素:目前抗幽门螺杆菌抗生素主要有阿莫西林、克拉霉素、四环素、左氧氟沙星、甲硝唑及呋喃唑酮等,推荐餐后口服,组合方案见表 3-2-2。

表 3-2-2 推荐的 Hp 根除四联方案中抗生素组合、剂量和用法

方案	抗生素 1	抗生素 2
1	阿莫西林 1 000 mg,2 次/d	克拉霉素 5 00 mg,2 次/d
2	阿莫西林 1 000 mg,2 次/d	左氧氟沙星 500 mg,1 次/d;或 200 mg,2 次/d
3	阿莫西林 1 000 mg,2 次/d	呋喃唑酮 100 mg,2 次/d
4	四环素 500 mg,3 次/d 或 4 次/d	甲硝唑 400 mg,3 次/d 或 4 次/d
5	四环素 500 mg,3 次/d 或 4 次/d	呋喃唑酮 100 mg,2 次/d
6	阿莫西林 1 000 mg,2 次/d	甲硝唑 400 mg,3 次/d 或 4 次/d
7	阿莫西林 1 000 mg,2 次/d	四环素 500 mg,3 次/d 或 4 次/d

注:增加甲硝唑剂量至 1.5～1.6 g/d 或增加呋喃唑酮剂量至 0.3 g/d,可提高疗效,但不良反应发生率相应增加。

②质子泵抑制剂(PPI):包括艾司奥美拉唑、雷贝拉唑、奥美拉唑、兰索拉唑、泮托拉唑、艾普拉唑等,推荐 2 次/d,餐前半小时口服。PPI 在根除 Hp 治疗中的主要作用是抑制胃酸分泌、提高胃内 pH 值,从而增强抗生素的作用,包括降低最小抑菌浓度、增加抗生素化学稳定性和提高胃液内抗生素浓度。

③铋剂:包括枸橼酸铋钾(220 mg)和果胶铋(标准剂量未确定),推荐 2 次/d,餐前半小时口服。此类药物能在胃黏膜上形成一层牢固保护膜,隔绝胃酸、胃蛋白酶及食物对胃部溃疡黏膜的侵蚀,亦具有杀灭幽门螺杆菌的作用。含铋剂方案与不含铋剂方案的不良反应相比较,仅粪便颜色有差异,提示短期(1～2 周)服用铋剂有相对高的安全性,且铋剂能够直接杀灭幽门螺杆菌,不耐药。因此,除非有铋剂禁忌或已知属于低耐药率地区,经验治疗根除幽门螺杆菌应尽可能应用铋剂四联方案。它可对幽门螺杆菌耐药菌株额外地增加 30%～40% 的根除率。

3）内镜下治疗

当消化性溃疡合并出血时，可行内镜下止血治疗。内镜下止血治疗是内镜下治疗消化道出血方法的统称，临床上应用广泛，常用方法包括局部喷洒止血剂、局部注射（无水乙醇、硬化剂、组织黏合剂等）、高频电凝止血、微波、激光、止血夹、氩离子凝固、血管套扎等。其禁忌证如下：①急性上呼吸道感染和严重的咽喉炎；②未能控制的高血压和心力衰竭；③严重的呼吸功能不全；④极度衰竭或休克未纠正、血液动力学不稳定；⑤严重脊柱畸形，降主动脉瘤，怀疑有消化道穿孔；⑥出血合并穿孔；⑦不合作或意识不清不能配合者。除禁忌证外，各种原因所致的消化道出血均可采用内镜下止血治疗。

4）手术治疗

消化性溃疡的治疗以内科治疗为主，当出现以下情况时，可考虑手术治疗。①严格内科治疗 8～12 周，效果不满意，溃疡不愈合；②内科治疗后溃疡愈合，但又复发者；③复合性胃十二指肠溃疡；④幽门前或幽门管溃疡；⑤高位胃小弯溃疡；⑥并发出血、穿孔、癌变以及穿透性溃疡等；⑦不能排除癌变或恶性溃疡者；⑧年龄大于 45 岁者；⑨巨大溃疡，直径大于 2.5 cm 者；⑩既往有大出血、穿孔病史者。

3. 消化性溃疡的并发症

（1）出血：是最常见的并发症，大约 50% 的上消化道大出血是消化性溃疡所致。

（2）穿孔：急性穿孔、慢性穿孔、亚急性穿孔。

（3）幽门梗阻：上腹部空腹振水音、胃蠕动波以及空腹抽出胃液量＞200 mL 是幽门梗阻的特征性表现。

（4）癌变：慢性胃溃疡是否会癌变，目前尚有争议。多数学者认为胃溃疡癌变是存在的，其癌变率估计在 1%～7%，胃溃疡癌变常发生于溃疡边缘，癌细胞可浸润于溃疡瘢痕结缔组织之间，十二指肠溃疡一般不发生癌变。

4. 消化性溃疡合并上消化道大出血的急救护理要点

1）病情观察

（1）血压、脉搏、血氧饱和度。

（2）24 h 出入量，如出现尿少，常提示血容量不足。

（3）呕血与黑便的量、次数、性状。

（4）皮肤颜色及肢端温度变化。

（5）估计出血量：①胃内出血量达 250～300 mL，可引起呕血；②出现黑便，提示出血量在 50～70 mL，甚至更多；③粪便隐血试验阳性，提示出血量在 5 mL 以上；④出现柏油样便提示出血量为 500～1000 mL。

（6）观察有无再出血先兆，如头晕、心悸、出汗、恶心、腹胀、肠鸣音活跃等。

2）症状护理

（1）呕血的护理：①侧卧位或半卧位，意识不清，头偏向一侧，必要时准备负压吸引器；②观察出血情况，并记录颜色、量；③遵医嘱输血、输液、止血，保持静脉通畅。

（2）便血的护理：便后应擦净，保持肛周清洁、干燥，排便后应缓慢站立。

3）疼痛护理

（1）观察疼痛的性质、程度，症状加重时及时通知医生。

（2）遵医嘱给予抑酸、胃黏膜保护剂等药物。

4）发热护理

出血后可有发热,体温一般不超过38℃,为吸收热,可给予物理降温,若合并感染,可遵医嘱给予输液及抗炎药物,密切观察体温变化情况。

5）一般护理

（1）出血期卧床休息,随着病情的好转,逐渐增加活动量。

（2）呕血时,随时做好口腔护理,保持口腔清洁。

（3）出血期禁食,出血停止后,按顺序给予温凉流质、半流质及易消化的软食。

（4）经常更换体位,避免局部长期受压。保持床单位平整清洁、干燥,无皱褶。

（5）安慰、体贴患者,消除其紧张恐惧心理。及时清理一切血迹和胃肠引流物,避免恶性刺激。

5. 消化性溃疡合并上消化道大出血时,对患者家属的人文关怀

消化性溃疡合并上消化道大出血是消化内科急症之一,患者病情突然变化,需要紧急救治,家属的人文关怀不能忽视。看着呕血的亲人、报警的监护仪以及严阵以待的医护人员,紧张、恐惧感纷纷袭来,患者家属甚至出现情绪失控的表现。此时护士不要忘记关注患者家属,抢救时让家属离开现场,耐心解释患者目前出现的状况及医护人员的努力,最终确保家属情绪稳定,取得其理解和配合。

第 三 幕

经过抢救,李爷爷生命体征恢复平稳,继续药物治疗。住院4 d后,解黄软便一次,开始开放饮食。下午14:00,护士巡视病房,发现房间有明显的烟味,仔细询问,发现李爷爷在病房偷偷抽烟,护士对李爷爷进行相关内容的宣教和指导。

患者住院6 d后,李爷爷病情平稳,准备出院,责任护士向患者及家属详细讲解了出院后的注意事项,并协助办理了出院手续。

问题导引

1. 本幕中,李爷爷可以抽烟吗?抽烟和该疾病是否有相关性?

2. 李爷爷准备出院,如何对其进行健康宣教和出院指导?

教师注意事项

本幕主要描述了患者病情稳定,逐渐康复的过程。学生在本幕应做好健康宣教,帮助患者建立良好的生活习惯,避免疾病复发。

学习目标

掌握消化性溃疡患者康复期的健康教育。

提示性问题

1. 患者在恢复期该如何饮食?

2. 患者出院回家后有何注意事项?

教师参考资料

1. 消化性溃疡患者康复期健康宣教

（1）疾病知识指导：帮助患者及其家属掌握有关疾病的病因和诱因、预防、治疗和护理知识，以降低疾病复发的风险。

（2）饮食指导：注意饮食卫生和规律，进食营养丰富、易消化的食物，避免过饥或暴饮暴食，避免粗糙、刺激性食物，或过冷、过热、产气多的食物、饮料等，合理饮食是避免诱发上消化道出血的重要方法。

（3）生活指导：生活起居要有规律，劳逸结合，保持乐观情绪，保证身心休息。应戒烟、戒酒，在医生的指导下用药，尽量避免应用非甾体抗炎药、激素、阿司匹林等易引起消化道出血的药物。患者因关节疼痛长期服用阿司匹林止痛，建议至骨科门诊复诊，更换止痛药或定期随访凝血功能。

（4）用药指导：消化性溃疡是慢性疾病，且易复发，要使其完全愈合，必须坚持长期服药。切不可症状稍有好转，便骤然停药，也不可擅自换药。一般来说，一个疗程要服药4～6周，疼痛缓解后还得巩固治疗1～3个月，出院带药服用完毕后需至消化内科门诊随访。

（5）心理指导：避免精神紧张，消化性溃疡是一种典型的身心疾病，心理因素对消化性溃疡影响很大。精神紧张、情绪激动，或过分忧虑对大脑皮层产生不良的刺激，使得丘脑下中枢的调节作用减弱或丧失，引起自主神经功能紊乱，不利于食物的消化和溃疡的愈合。保持轻松愉快的心情，是治愈消化性溃疡的关键。

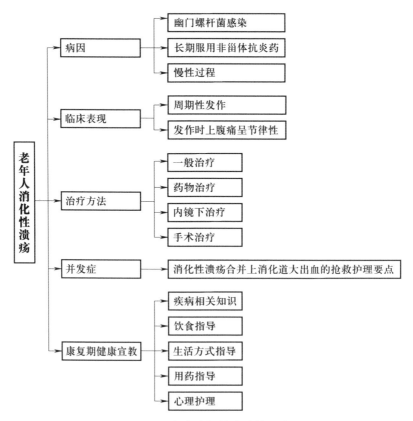

图 3-2-1　老年人消化性溃疡护理流程图

参考文献

［1］ 中华医学会消化病学分会幽门螺杆菌和消化性溃疡学组,全国幽门螺杆菌研究协作组,刘文忠,等. 第五次全国幽门螺杆菌感染处理共识报告［J］. 中华消化杂志,2017,37(6):364-378.

［2］ 中国医师协会内镜医师分会消化内镜专委会. 急性非静脉曲张性上消化道出血诊治指南(2018 年,杭州)［J］. 中华消化内镜杂志,2019,36(2):77-85.

［3］ Kamada T, Satoh K, Itoh T, et al. Evidence—based clinical practice guidelines for peptic ulcer disease 2020［J］. J Gastroenterol, 2021, 56(4):303-322.

第三节　老年人上消化道出血

教案摘要

王先生,75 岁,晨起无明显诱因下出现腹胀、恶心,伴头晕,出冷汗,随即呕吐鲜红色液体 1 次,约 200 mL,家属呼叫 120 将其送至急诊就诊。急诊医生、护士查体:心率 90 次/min,律齐;呼吸浅快,23 次/min;血压 110/55 mmHg,面色苍白,中上腹轻压痛,无反跳痛,肠鸣音 9～10 次/min。立即完善实验室检查及消化内镜检查,开放深静脉通路后,收入消化内科病房继续治疗。住院期间患者再发上消化道大出血,给予补液、输血、内镜下止血治疗后好转出院。通过对此案例患者全程、动态健康问题的探索、评估、分析,学生可以学习到上消化道出血的临床表现、诊断、治疗、失血性休克的抢救配合、输血、内镜下止血的护理要点等相关知识,从而思考该疾病的健康照护及预防策略,实现以患者为中心的整体护理。

关 键 词

消化道出血(Gastrointestinal Hemorrhage);黑便(Melena);呕血(Haematemesis);休克(Shock);输血(Blood Transfusion);胃镜(Gastroscope)

主要学习目标

1. 掌握上消化道出血的临床表现。
2. 掌握上消化道出血的并发症。
3. 掌握上消化道大出血失血性休克的抢救护理配合。
4. 掌握上消化道出血急性期的健康指导。
5. 掌握不同血液成分的储存方法及输注要求。
6. 掌握胃镜下止血治疗后的护理要点。
7. 掌握上消化道出血患者康复期的健康教育。

8. 熟悉上消化道出血的诊断标准。

次要学习目标

1. 了解上消化道出血的常见病因。
2. 了解消化道溃疡的治疗方法。
3. 了解内镜下消化道溃疡出血 Forrest 分级。

第 一 幕

王先生,75 岁。有高血压病史 20 年,最高血压 200/100 mmHg,平素血压控制不详;有腔隙性脑梗死病史 4 年,长期规律服用阿司匹林和波立维;3 年前因腰椎间盘行手术治疗。

某日晨起无明显诱因下出现腹胀、恶心,伴头晕,出冷汗,随即呕吐鲜红色液体 1 次,约 200 mL,家属呼叫 120 将其送至急诊就诊。急诊医生、护士查体:心率 90 次/min,律齐;呼吸浅快,23 次/min;BP 110/55 mmHg,面色苍白,中上腹轻压痛,无反跳痛,肠鸣音 9～10 次/min。立即完善相关检查,开放深静脉通路后,收入消化内科病房继续治疗。

问题导引

1. 请分析本幕内容,你认为该患者的初步诊断是什么?
2. 结合本幕内容,患者需要进行哪些检查来明确诊断?
3. 结合本幕内容,分析患者可能病因有哪些?

教师注意事项

本幕描述的是上消化道出血患者入院就诊的情形。在询问病史时,应仔细询问患者患病的经过、生活及工作习惯、伴随症状、既往史等。本例中的患者晨起突发腹胀、恶心,伴头晕,出冷汗,随即呕吐鲜红色液体 1 次,约 200 mL,引导学生学习上消化道出血的鉴别诊断。

学习目标

1. 掌握上消化道出血的临床表现。
2. 熟悉上消化道出血的诊断标准。
3. 了解上消化道出血的常见病因。

提示性问题

1. 患者出现头晕、出冷汗、眼前发黑、四肢发软,这些症状是什么原因引起的?
2. 还有哪些原因也会导致腹痛? 你如何鉴别?
3. 结合患者的病史及临床症状,你认为患者的疾病诊断是什么? 如何诊断?
4. 你认为根据以上的信息可以确诊了吗? 还需要什么辅助检查?

教师参考资料

1. 上消化道出血的定义

上消化道出血指屈氏韧带以上的消化道,包括食管、胃、十二指肠、上段空肠以及胰管和胆管的出血。上消化道大出血是在数小时内失血量超过 1 000 mL 或循环血容量的 20%,主要表现为呕血和(或)黑便,常伴有急性周围性循环衰竭,甚至引起失血性休克而危及患者生命,是临床上常见的急症。

2. 上消化道出血的病因

(1) 食管疾病:食管炎(反流性食管炎、食管憩室炎)、食管癌、食管溃疡、食管贲门黏膜撕裂等。

(2) 胃、十二指肠疾病:消化性溃疡、急慢性胃炎(包括药物性胃炎)、胃黏膜脱垂、胃癌等。

(3) 门静脉高压性胃病,食管胃底静脉曲张破裂出血,门脉高压性肝硬化、门静脉炎或血栓形成的门静脉阻塞、肝静脉阻塞(Budd-Chiari 综合征)。

(4) 上消化道邻近器官或组织的疾病:①胆道出血;②胰腺疾病累及十二指肠;③胸或腹主动脉瘤破入消化道;④纵隔肿瘤或脓肿破入食管;⑤全身性疾病,可在胃肠道表现为出血,如血液病、尿毒症、结缔组织疾病、应激性溃疡、急性感染性疾病等。

3. 上消化道出血的临床表现

(1) 呕血、黑便:是上消化道出血的特征性表现。出血部位在幽门以上者常有呕血和黑便,在幽门以下者可仅表现为黑便。但是出血量少而速度慢的幽门以上病变可仅见黑便,而出血量大、速度快的,幽门以下的病变可因血液反流入胃,引起呕血。

(2) 失血性周围循环衰竭:出血量 400 mL 以内可无症状,出血量中等可引起贫血或进行性贫血、头晕、软弱无力、突然起立可产生晕厥、口渴、肢体冷感及血压偏低等。大量出血达全身血量的 20%~30% 即可产生休克,表现为烦躁不安或神志不清、面色苍白、四肢湿冷、口唇发绀、呼吸困难、血压下降至测不到、脉压差缩小及脉搏快而弱等,若处理不当,可导致死亡。

(3) 氮质血症。

(4) 贫血和血象变化:急性大出血后均有失血性贫血,出血早期,血红蛋白浓度、红细胞计数及红细胞压积可无明显变化,一般需要经 3~4 h 以上才出现贫血。上消化道大出血 2~5 h,白细胞计数可明显升高,止血后 2~3 d,白细胞计数才恢复正常。但肝硬化和脾亢的患者发生大出血者,白细胞计数可不增高。

(5) 发热:中度或大量出血病例,于 24 h 内发热,多在 38.5℃ 以下,持续数日至一周不等。

4. 上消化道出血的辅助检查

(1) 实验室检查:急性消化道出血时,重点检查应包括血常规、血型、出凝血时间、大便或呕吐物的隐血试验、肝功能、血肌酐、尿素氮等。

(2) 内镜检查:胃镜直接观察即能确定,并可根据病灶情况做相应的止血治疗。做电子胃十二指肠镜检查的注意事项有以下几点:①胃镜检查的最好时机在出血后 24~48 h;②处于失血性休克的患者,应首先补充血容量,待血压平稳后做胃镜较为安全。

(3) 选择性动脉造影:在某些特殊情况下,如患者处于上消化道持续严重大量出血紧急状态下,以至于胃镜检查无法安全进行或因积血影响视野而无法判断出血灶,此时行选择性肠系膜动脉造影可能发现出血部位,并进行栓塞治疗。

（4）X 线钡餐造影：因为一些肠道的解剖部位不能被一般的内镜窥见，有时会遗漏病变，这些都可通过 X 线钡餐造影检查得以补救。但在活动性出血后不宜过早进行钡剂造影，否则会因按压腹部而引起再出血或加重出血。一般主张在出血停止、病情稳定 3 d 后谨慎进行动脉造影及内镜的检查。

（5）放射性核素扫描：经内镜及 X 线检查阴性的病例，但仍不能排除上消化道大出血者可做放射性核素扫描。其方法是采用核素（例如锝－99 m）标记患者的红细胞后，再从静脉注入患者体内，当有活动性出血，而出血速度能达到 0.1 mL/min，核素便可以显示出血部位。

第 二 幕

王先生急诊血常规提示血红蛋白 105 g/L，急诊胃镜见胃腔内大量血凝块，严重影响视野，胃体见一溃疡，大小 0.8 cm×1.6 cm，上覆白苔，中央见一凝血块，未见活动性出血，检查结论：胃体溃疡出血（Forrest Ⅱb 级）。拟"上消化道出血"收入消化内科继续治疗，予以Ⅰ级护理、心电监护、氧气吸入、气垫床、禁食禁水、邦亭止血及静脉营养支持等治疗。

住院次日 10:00，责任护士小李巡视病房时发现王先生与其儿子吵架，情绪较为激动，连忙上前安抚，告知情绪激动不利于疾病恢复。就在此时，王先生突然坐起，呕出鲜红色液体约 300 mL，伴随意识模糊，四肢湿冷，测血压 80/50 mmHg，心率 125 次/min，氧饱和度 93%，小李护士立即按呼叫铃呼叫，同时给王先生取中凹卧位，调节氧气流量至 8 L/min，加快现有补液速度，另外开放 2 条静脉通道，遵医嘱用药抢救，并急抽血，联系血库、准备输血，并做好内镜下止血的相关准备工作。

问题导引

1. 患者入科后发生了什么情况？针对这种情况，该如何处理？
2. 患者需要紧急输血，身为责任护士的你需要做些什么呢？
3. 本幕中，患者突发大出血的可能原因是什么？

教师注意事项

本幕描述的是患者入科后消化道大出血出现失血性休克的情景，不及时抢救就会进入休克晚期（难治期），心脑肺肾等脏器可出现功能障碍甚至衰竭。引导学生思考如何配合医生抢救以及输血的护理要点。患者在此阶段非常恐惧，引导学生关注、讨论和分析患者心理变化。

学习目标

1. 掌握上消化道出血的并发症。
2. 掌握上消化道大出血失血性休克的抢救护理配合。
3. 掌握上消化道出血急性期的健康指导。
4. 了解消化性溃疡的治疗方法。
5. 了解内镜下消化性溃疡出血 Forrest 分级。

提示性问题

1. 结合本幕,请思考消化性溃疡的治疗方法有哪些。
2. 内镜下消化性溃疡出血 Forrest 分级是什么样的?
3. 本幕中,患者发生了什么情况?针对这种情况,作为责任护士的你该如何处理?
4. 患者突发大出血的可能原因是什么?
5. 作为责任护士,患者需要输血,你在输血前要做哪些准备工作?

教师参考资料

1. 上消化道出血的治疗

1) 一般治疗

大出血宜取平卧位,并将下肢抬高,头侧位,以免大量呕血时血液反流引起窒息,必要时吸氧、禁食。少量出血可适当进流食,对肝病患者忌用吗啡、巴比妥类药物。应加强护理,记录血压、脉搏、出血量及每小时尿量,保持静脉通路,必要时进行中心静脉压测定和心电图监护。

2) 补充血容量

当血红蛋白低于 70g/L,收缩压低于 90mmHg 时,应立即输入足够量全血。肝硬化患者应输入新鲜血。开始时输液应快,但老年人及心功能不全者输血输液不宜过多、过快,否则可导致肺水肿,最好进行中心静脉压监测。如果血源困难可给右旋糖酐或其他血浆代用品。

3) 止血措施

(1) 药物治疗:①质子泵抑制剂如奥美拉唑,H_2 受体拮抗剂如西米替丁或雷尼替丁。对消化性溃疡和糜烂性胃炎出血,可用去甲肾上腺素 8 mg 加入冰盐水 100 mL 口服或鼻胃管滴注,也可使用凝血酶口服。凝血酶需临床用时新鲜配制,且服药同时给予 H_2 受体拮抗剂或奥美拉唑以便使药物发挥作用。②食管、胃底静脉曲张破裂出血时,主要的止血药物是生长抑素及其类似物奥曲肽。使用方法:1 支(3 mg)加入生理盐水或 5% 葡萄糖注射液中连续滴注 12 h,连续使用,不可中断;生长抑素的人工合成制剂奥曲肽,3 支(共 0.3 mg)加入生理盐水或 5% 葡萄糖注射液中连续滴注 12 h 连续使用,或者 1 支(0.1 mg) q8 h 皮下注射。如静脉滴注,告知患者不可自行调节输液速度。可能出现的不良反应包括胃肠道反应(恶心、呕吐、腹泻、腹痛、腹胀、腹部不适、干呕等)、皮肤及其附件损害(皮疹、瘙痒、出汗、多汗)、心血管系统损害(心悸、潮红、心动过缓、血压升高)、神经系统损害(头晕、眩晕、头痛)、呼吸系统损害(胸闷、呼吸困难、呼吸急促)、代谢和营养障碍(低血糖、血糖升高、高血糖、低血糖昏迷)、全身性损害(寒战、发热、乏力、高热)、免疫疾病与感染(过敏样反应、过敏反应、过敏性休克)、用药部位损害(局部麻木、静脉炎、注射部位疼痛)。

(2) 三(四)腔二囊管压迫止血:适用于食管、胃底静脉曲张破裂出血。如药物止血效果不佳,可考虑使用气囊压迫止血。该方法即时止血效果明显,但必须严格遵守技术操作规程以保证止血效果,并防止窒息,吸入性肺炎等并发症发生。

(3) 内镜直视下止血:对于门脉高压出血者,可采取以下方法止血。①急诊食管曲张静脉套扎术;②注射组织胶或硬化剂如乙氧硬化醇、鱼肝酸油钠等。一般多主张注射后应用 H_2 受体拮抗剂或奥美拉唑,以减少硬化剂注射后因胃酸过多引起溃疡与出血。对于非门脉高压出血者,可采取局部注射 1/10 000 肾上腺素盐水、APC 电凝或血管夹(钛夹)止血。

(4) 血管介入技术:对于食管、胃底静脉曲张破裂出血,经药物或三腔二囊管压迫治疗失败的患者,可采用经颈静脉肝内门腔静脉分流术(Transjugular Intrahepatic Portosystemic Shunt,TIPS)结合胃冠状静脉栓塞术。

（5）手术治疗:经上述处理后,大多数上消化道大出血可停止。如仍无效,可考虑手术治疗。食管、胃底静脉曲张破裂可考虑口腔或脾肾静脉吻合等手术。胃、十二指肠溃疡大出血患者早期手术可降低死亡率,尤其是老年人不易止血又易复发,更宜及早手术,如并发溃疡穿孔、幽门梗阻或怀疑有溃疡恶变者宜及时手术。

2. 上消化道出血病情严重程度分级

上消化道出血病情严重程度分级见表 3-3-1。

表 3-3-1　上消化道出血病情严重程度分级

分级	年龄/岁	伴随症状	失血量/mL	血压/mmHg	脉搏/次·min^{-1}	血红蛋白/g·L^{-1}	主要症状
轻度	<60	无	<500	基本正常	正常	无变化	头晕
中度	<60	无	500～1 000	下降	>100	70～100	晕厥、口渴、少尿
重度	>60	有	>1 500	收缩压<80	>120	<70	少尿、意识模糊

3. 内镜下消化性溃疡出血 Forrest 分级

根据 Forrest 分级,内镜下消化性溃疡出血可分为 3 级。Ⅰ级为活动性出血病灶,又分为以下 2 种。Ⅰa:喷射状出血(动脉性);Ⅰb:活动性渗血(静脉性或微小动脉性);Ⅱ级为近期出血性病灶,又分为以下 3 种。Ⅱa:血管显露;Ⅱb:附着血凝块;Ⅱc:黑色基底。Ⅲ级:基底洁净,无近期出血迹象。Forrest 分级有助于判断消化性溃疡再发出血的概率(表 3-3-2),从而帮助医护人员选择最佳的治疗措施。

表 3-3-2　内镜下消化性溃疡出血 Forrest 分级及再出血概率

Forrest 分级	溃疡病变	再出血概率
Ⅰa	喷射样出血	55%
Ⅰb	活动性渗血	55%
Ⅱa	血管裸露	43%
Ⅱb	附着血凝块	22%
Ⅱc	黑色基底	10%
Ⅲ	基底洁净	5%

4. 失血性休克的抢救配合及护理

（1）患者绝对卧床休息,宜取侧卧位或仰卧位,头偏向一侧,保持呼吸道通畅,避免呕血误入呼吸道引起窒息,必要时吸氧。

（2）给予心电监护,严密监测患者心率、血压、呼吸、尿量、面色及神志变化。评估呕血或黑便的量及性状,密切观察患者肠鸣音及其他腹部体征等,准确判断活动性出血情况。

（3）遵医嘱给予补充血容量、止血、抑制胃酸分泌等药物,观察药物疗效和不良反应。

（4）遵医嘱检测血生化指标,如血红蛋白、肌酐、尿素氮、血电解质等变化,并做好相应的治疗护理措施。

（5）活动性出血期间及镜下止血后禁食。

（6）给予口腔护理,保持口腔清洁。协助患者便后用温水轻擦肛门周围,做好皮肤护理。

（7）保持室内环境整洁安静,注意做好患者的保暖工作。

（8）安抚患者及家属,给予心理支持,减轻恐惧,稳定情绪。

5. 上消化道出血急性期的病情观察与健康指导

（1）病情观察:观察血压、体温、脉搏、呼吸的变化。在大出血时,做心电血压监护,每15~30 min测脉搏、血压,观察神志、末梢循环、尿量、呕血及便血的色、质、量,观察有无头晕、心悸、出冷汗等休克表现。

（2）健康指导:①绝对卧床休息至出血停止;②禁食,做好口腔护理;③应随时更换被污染的被服,以避免不良刺激;④耐心细致地做好解释工作,安慰患者,消除其紧张、恐惧心理;⑤烦躁者可遵医嘱给予镇静剂,门脉高压出血患者烦躁时慎用镇静剂;⑥注意保暖,避免情绪激动;⑦患者呕血时,协助取侧卧位或半坐卧位,防止误吸;⑧患者便血时,注意肛周皮肤的护理;⑨使用特殊药物,如生长抑素奥曲肽时,应严格掌握滴速,不宜过快,注意观察有无腹痛、腹泻、心律失常等。

（3）输血前的准备工作:①检查血常规,了解贫血程度,根据病情决定是否给予输血(案例中该患者消化道出血伴失血性休克,符合输血指征)。②输血前向患者及家属说明输血的必要性和相关风险,签署知情同意书。③输血前化验患者ABO血型、RH血型、交叉配血,此过程全程需要有资质的护士进行双人核对。

第 三 幕

患者输血前血红蛋白50 g/L,给予输注红细胞悬液2U,输血后病情稍稳定,心率105次/min,血压105/58 mmHg,氧饱和度97%,无输血反应发生。再次行胃镜检查示:胃腔内较多鲜红液体滞留,原胃体0.8 cm×1.6 cm溃疡中央见活动性渗血(Forrest Ib级),给予镜下局部注射1/10 000肾上腺素盐水止血。

患者行内镜下止血术后返回病房,心率100次/min,血压115/66 mmHg,氧饱和度98%,责任护士小李详细告知患者及家属相关注意事项。

患者住院6 d后病情平稳,医生告知其可以出院,责任护士向患者及家属详细讲解了出院后的注意事项并协助办理了出院手续。

问题导引

1. 临床成分输血常见的血液成分有哪些? 不同血液成分的输注要求是否相同?

2. 胃镜下止血后,有哪些注意事项?

3. 如何为患者进行康复期健康宣教和出院指导?

教师注意事项

本幕描述的是患者输血后病情稍稳定,随后采取镜下止血治疗,病情稳定,逐渐康复的过程,引导学生学习镜下止血后的护理措施及康复期健康指导。

学习目标

1. 掌握不同血液成分的输注要求。

2. 掌握胃镜下止血治疗后的护理要点。

3. 掌握上消化道出血患者康复期的健康教育。

提示性问题

1. 该患者输注红细胞悬液 2U,除红细胞悬液外,临床成分输血常见的血液成分还有哪些?不同成分血的输注要求是否有区别?

2. 作为责任护士,在患者行胃镜下止血术后返回病房,你该如何护理?

3. 患者出院前,如何对其进行健康宣教和出院指导?

教师参考资料

1. 不同血液成分的输注要求

临床常用血液成分包括红细胞、血浆血小板、冷沉淀药,不同血液成分的输注要求不同。

(1)红细胞:适用于各种原因导致的急慢性失血从血库取回后 30 min 内开始输液,1 袋血输注时间不超过 4 h,先缓慢输注 15～30 min,然后根据实际情况适当调整输注速度。

(2)血浆:补充凝血因子,100 mL 血浆尽量 10 min 内输注完毕。

(3)血小板:血库取回后立即输注,1 袋血小板 20～30 min 输注完毕。

(4)冷沉淀:富含凝血因子Ⅷ、纤维蛋白原等,用于纠正患者的凝血功能,以患者最大耐受速度输注。

2. 胃镜下止血治疗后护理

(1)用药指导:遵医嘱予预防感染和止血、制酸、补液等对症支持治疗。

(2)休息与活动:绝对卧床休息,防止再出血的发生;止血后大便较少是正常情况,后续继续保持大便通畅,避免用力大便,必要时使用缓泻剂。

(3)病情观察:密切观察生命体征变化,有无再出血发生,询问患者有无腹痛、腹胀、呕吐、黑便等异常情况,发现问题及时报告医生,做好相应处理。

(4)饮食:待出血停止后,逐步开放饮食,从温冷的开水至冷流质、半流质、软食逐步过渡,注意饮食的全面性和营养,避免过早进食或饮食不当造成再次出血。

(5)心理护理:保持心理健康、情绪稳定,避免情绪激动及刺激。

3. 上消化道出血患者康复期健康教育

(1)饮食指导:注意饮食卫生和规律,进食营养丰富、易消化的食物,避免过饥或暴饮暴食,避免粗糙、刺激性食物,或过冷、过热、产气多的食物、饮料等,合理饮食是避免诱发上消化道出血的重要环节。

(2)生活指导:生活起居要有规律,劳逸结合,保持乐观情绪,保证身心休息。应戒烟、戒酒,在医生的指导下用药。避免应用非甾体抗炎药、激素、阿司匹林等易引起消化道出血的药物。定期门诊随访。

(3)疾病知识指导:帮助患者及其家属掌握有关疾病的病因、诱因、预防、治疗和护理知识,以降低再度出血的风险。

(4)出血征象的识别及应急处理:指导患者及其家属学会早期识别出血征象及应急措施。若出现黑便或头晕、心悸不适,立即卧床休息,减少活动,同时立即送医院治疗。

(5)自我观察:观察粪便颜色,如有病情变化,及时就诊。

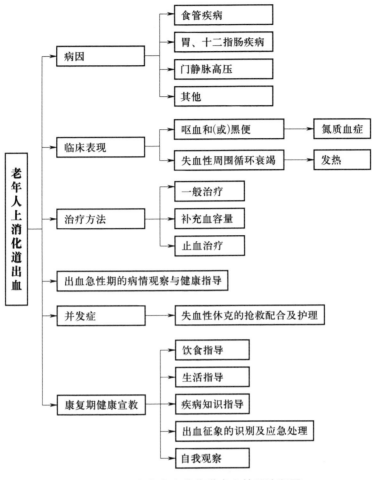

图 3-3-1 老年人上消化道出血护理流程图

参考资料

[1]《中华内科杂志》编辑委员会,《中华医学杂志》编辑委员会,《中华消化杂志》编辑委员会,等. 急性非静脉曲张性上消化道出血诊治指南(2018 年,杭州)[J].中华内科杂志,2019,58(3):173-180.

[2] 中华医学会消化内镜学分会结直肠学组,中国医师协会消化医师分会结直肠学组,国家消化系统疾病临床医学研究中心. 下消化道出血诊治指南(2020)[J]. 中华消化内镜杂志,2020,37(10):685-695.

[3] 中华医学会肝病学分会. 肝硬化诊治指南[J]. 临床肝胆病杂志,2019,35(11):2408-2425.

第四节　老年人肠梗阻

教案摘要

　　王先生,76 岁,14 个月前因"胃窦部占位,侵犯幽门前区及十二指肠球部、水平部"行"全胃切除伴食管空肠 Y 型吻合术＋腹腔淋巴结清扫术＋剖腹探查术",予以"奥沙利铂 200mg d1＋替吉奥 40mg bid d1～14"化疗 4 周期,6 个月前明确诊断腹腔转移。3 d 前无诱因下出现腹胀,伴肛门排气排便减少、恶心呕吐,呕吐物为棕黄色液体,于是至消化内科门诊就诊。医生通过询问病史、体格及辅助检查诊断王先生为肠梗阻,收入病房继续治疗。入院后通过禁食、胃肠减压、营养支持等一系列治疗与护理,王先生病情好转,最终出院。通过对此案例全程动态健康问题的探索、评估、分析,学生可以学习到肠梗阻的临床表现、诊断、治疗等相关知识,从而思考该疾病的健康照护及预防策略,实现以患者为中心的整体护理。

 关 键 词

　　肠梗阻(Intestinal Obstruction);胃肠减压(Gastrointestinal)、心理护理(Psychological Care);健康促进(Health Promotion);健康指导(Health Guidance)。

 主要学习目标

　　1.掌握肠梗阻的临床表现。
　　2.掌握肠梗阻的心理护理。
　　3.掌握胃肠减压的护理。
　　4.掌握肠梗阻患者的饮食指导。
　　5.掌握肠梗阻患者的健康教育。
　　6.熟悉肠梗阻的鉴别诊断。
　　7.熟悉肠梗阻的辅助检查。

 次要学习目标

　　1.了解肠梗阻的病因及分类。
　　2.了解肠梗阻患者的治疗方法。

第 一 幕

王先生,76 岁,14 个月前因"胃窦部占位,侵犯幽门前区及十二指肠球部、水平部"行"全胃切除伴食管空肠 Y 型吻合术＋腹腔淋巴结清扫术＋剖腹探查术",予以"奥沙利铂 200 mg d1＋替吉奥 40 mg bid d1～14"化疗 4 周期,6 个月前明确诊断腹腔转移。3d 前无诱因下出现腹胀腹痛,肛门排气排便减少,每日仅少量黄色便,伴恶心呕吐,呕吐物为棕黄色液体,于是至消化内科门诊就诊。

体格检查:T 37.5℃,P 72 次/min,R 18 次/min,BP 130/80mmHg;腹平软,未见肠型、蠕动波,脐周轻压痛,无反跳痛,未触及包块,墨菲氏征(－),叩诊鼓音,移动性浊音(－),肠鸣音 2 次/min。为完善相关检查及治疗,收入消化内科病房。

问题导引

1. 根据这些信息,你认为患者发生了什么情况? 你的依据是什么?
2. 你觉得患者需要做哪些辅助检查来明确诊断?
3. 患者的病因有哪些?

教师注意事项

本幕描写肠梗阻患者初次就诊情形。本例是一名胃癌术后腹腔转移患者,3d 前无诱因下出现腹胀,肛门排气排便减少,引导学生思考肠梗阻的诊断、临床表现等。

学习目标

1. 掌握肠梗阻的临床表现。
2. 熟悉肠梗阻的鉴别诊断。
3. 熟悉肠梗阻的辅助检查。
4. 了解肠梗阻的病因及分类。

提示性问题

1. 结合患者的病史及临床症状,你认为该患者的初步诊断是什么?
2. 结合本幕内容,为明确诊断,患者需要进行哪些检查?
3. 结合患者病情,你认为该疾病可能的病因有哪些?

教师参考资料

1. 肠梗阻的定义

肠梗阻是指肠内容物由于各种原因不能正常运行、顺利通过肠道,是常见的外科急腹症之一。肠梗阻不但可引起肠管本身形态和功能改变,还可导致全身性生理紊乱,临床表现复杂多样。

2. 肠梗阻的病因与分类

肠梗阻的类型并不是固定不变的,不同类型的肠梗阻随着病情的发展在一定条件下可以相互转换。

1) 按肠梗阻发生的基本原因分类

(1) 机械性肠梗阻:最常见。是各种原因导致的肠腔缩窄、肠内容物通过障碍。主要原因包括:①肠腔内堵塞:如结石粪块寄生虫异物等;②肠管外受压:肠扭转、腹腔内肿瘤压迫、粘连引起肠管扭曲、嵌顿疝等;③肠壁病变:如肿瘤肠套叠、先天性肠道闭锁等。

(2) 动力性肠梗阻:是神经反射或毒素刺激肠壁肌肉功能紊乱,导致肠蠕动消失或肠管痉挛,以致肠内容物无法正常通行,而本身无器质性肠腔狭窄。可分为麻痹性肠梗阻、痉挛性肠梗阻两类,前者见于急性弥漫性腹膜炎、低钾血症、细菌感染及某些腹部手术后等;后者较少见,可继发尿毒症、慢性铅中毒和肠功能紊乱等。

(3) 血运性肠梗阻:是肠系膜血栓形成、栓塞或受压等使肠管血运障碍,肠失去蠕动能力,肠内容物停止运行,可归类为动力性肠梗阻中,但是本病可迅速继发肠坏死,在处理上与动力性肠梗阻截然不同。随着人口老龄化,动脉硬化等疾病增多,本病现已不属少见。

2) 按肠壁有无血运障碍分类

(1) 单纯性肠梗阻:只有肠内容物通过受阻,而无肠管血运障碍。

(2) 绞窄性肠梗阻:伴有肠管血运障碍。

3) 其他分类

如可分为外源性肠梗阻、内源性肠梗阻和腔内肠梗阻;小肠梗阻和大肠梗阻;完全性肠梗阻和不完全性肠梗阻;急性肠梗阻和慢性肠梗阻。

小肠梗阻比大肠梗阻更常见,是小肠手术最常见的适应证。导致小肠梗阻最常见的原因是外源性因素,多见于术后粘连,严重的粘连可导致肠扭转而发生肠梗阻;其他常见的外源性因素包括肿瘤、腹股沟疝和脐疝;此外,还包括引起肠壁增厚的内在疾病,克罗恩病是导致成人肠道良性狭窄的常见原因。小肠梗阻的腔内原因比较少见,当异物导致肠腔内嵌塞或横越回盲瓣且无法通过时,可能会发生梗阻。大肠梗阻不太常见,约占所有肠梗阻的10%～15%,最常见的原因是腺癌,其次是憩室炎和肠扭转。

根据梗阻的程度分为完全性和不完全性肠梗阻;根据梗阻的发展快慢,分为急性和慢性肠梗阻。当发生肠扭转、结肠肿瘤等时,病变肠袢两端完全阻塞,称为闭袢性肠梗阻。

3. 肠梗阻的临床表现

1) 症状

(1) 腹痛:单纯性机械性肠梗阻由于梗阻部位以上肠管剧烈蠕动,患者表现为阵发性腹部绞痛。疼痛发作时,患者自觉腹内有"气块"窜动,并受阻于某一部位,即梗阻部位;绞窄性肠梗阻者表现为腹痛间歇期不断缩短,呈持续性剧烈腹痛。麻痹性肠梗阻者腹痛为全腹持续性胀痛或不适,肠扭转所致闭袢性肠梗阻者多表现为突发腹部持续性绞痛并阵发性加剧;而肠蛔虫堵塞多为不完全性肠梗阻,以阵发性脐周腹痛为主。

(2) 呕吐:与肠梗阻发生的部位、类型有关。高位肠梗阻呕吐发生较早且频繁,呕吐物主要为胃及十二指肠内容物等;低位肠梗阻呕吐出现较晚,呕吐物初期为胃内容物,后期可呈粪样,若吐出蛔虫,多为蛔虫团引起的肠梗阻;麻痹性肠梗阻时呕吐呈溢出性;绞窄性肠梗阻呕吐物为血性或棕褐色液体。

(3) 腹胀:发生时间较腹痛、呕吐晚,程度与梗阻部位有关。高位肠梗阻由于呕吐频繁,腹胀轻;低位肠梗阻腹胀明显。闭袢性肠梗阻患者腹胀多不对称;麻痹性肠梗阻则表现为均匀性，全腹胀。肠扭转时，腹胀多不对称。

（4）停止排便排气：完全性肠梗阻，多不再排便排气；但在高位肠梗阻早期，由于梗阻以下部位仍残存粪便及气体，可在灌肠后或自行排出，故不应因此而排除肠梗阻。不完全性肠梗阻有多次少量排便排气；绞窄性肠梗阻可排血性黏液样便。

2）体征

（1）腹部体征：①视诊：机械性肠梗阻可见肠型和蠕动波。②触诊：单纯性肠梗阻因肠管膨胀可有轻度压痛，但无腹膜刺激征；绞窄性肠梗阻时，可有固定压痛和腹膜刺激征；蛔虫性肠梗阻常在腹中部触及条索状团块；肠套叠时可扪及腊肠样肿块。③叩诊：绞窄性肠梗阻时，腹腔有渗液，移动性浊音可呈阳性。④听诊：机械性肠梗阻时有肠鸣音亢进，气过水音；麻痹性肠梗阻时，肠鸣音减弱或消失。

（2）全身体征：肠梗阻初期患者全身情况可无明显变化。梗阻晚期或绞窄性肠梗阻患者可出现口唇干燥、眼窝凹陷、皮肤弹性消失、尿少或无尿等明显脱水体征，还可出现脉搏细速、面色苍白、四肢发冷等全身中毒和休克征象。

4. 肠梗阻的辅助检查

（1）实验室检查：若肠梗阻患者出现脱水、血液浓缩时可引起血红蛋白、血细胞比容、尿比重均升高。而绞窄性肠梗阻多有白细胞计数和中性粒细胞比值显著升高。血气分析、血清电解质、血尿素氮及肌酐检查出现异常结果，则表示存在水电解质及酸碱平衡失调或肾功能障碍。呕吐物和大便检查有大量红细胞或隐血试验阳性，提示肠管有血运障碍。

（2）影像学检查：X线检查对诊断肠梗阻有很大价值。正常情况下，小肠内容物运行很快，气体和液体充分混合，故腹部X线只显示胃和结肠内气体，不显示小肠内气体。肠梗阻时，小肠内容物停滞，气、液体分离，一般发生在梗阻4～6 h后，腹部X线可见多个气液平面及胀气肠袢；空肠梗阻时，空肠黏膜环状皱襞可显示"鱼肋骨刺"状改变。回肠扩张的肠袢多，可见阶梯状的液平面。蛔虫堵塞者可见肠腔内成团的蛔虫成虫体阴影。肠扭转时，可见孤立、突出的胀大肠袢。麻痹性肠梗阻时，胃泡影增大，小肠、结肠全部胀气。

（3）钡剂灌肠：钡灌肠可用于怀疑有结肠梗阻的患者，可显示结肠梗阻的部位性质。

（4）腹部超声和CT：超声检查的优势是简单方便，而CT诊断的准确性优于超声。

5. 肠梗阻的诊断

（1）临床症状：主要症状为腹痛、呕吐、腹胀、肛门停止排气排便。

（2）腹部体征：可见肠型，腹部压痛，肠鸣音亢进或消失。

（3）腹部X线或CT可见肠腔明显扩张与多个液平面。

符合上述诊断要点的病例，即可确诊。

第 二 幕

王先生入院后完善相关检查，腹部CT提示：胃癌术后，不完全性肠梗阻，腹膜后及肠系膜间隙淋巴结部分增大。医生与王先生的女儿充分沟通，告知疾病的原因和预后，建议保守用药治疗：禁食、胃肠减压、营养支持等，并给予生长抑素减少胃肠液分泌量以减轻胃肠道膨胀。

责任护士接到医嘱,准备给患者行鼻胃管置管胃肠检查。置管前与患者及家属沟通,患者听到拿个管子插到喉咙里,立刻发起了脾气,说:"我本来已经很难受了,你还要拿一根管子从我鼻子插进去,是让我死吗?"责任护士再次与王先生及其女儿沟通,最终同意置管。当护士拿着置管物品至王先生床旁置管时,王先生依旧十分紧张,护士不断安抚与鼓励,最终置管顺利,30 min后,胃肠减压引流出 200 mL 棕色液体。

问题导引

1. 肠梗阻的治疗方法有哪些?
2. 患者本幕有什么心理问题?如何做好其心理护理?
3. 本幕中,患者留置胃肠减压管,如何对胃肠减压管进行护理?

教师注意事项

本幕讲的是肠梗阻患者住院期间的治疗和护理,引导学生掌握肠梗阻患者的治疗方法和病情观察要点,以及胃肠减压的护理,应注意患者的情绪变化,做好心理护理。

学习目标

1. 掌握肠梗阻的心理护理。
2. 掌握胃肠减压的护理。
3. 了解肠梗阻患者的治疗方法。

提示性问题

1. 本幕中,患者肠梗阻选择的治疗方法是内科保守治疗,除此之外,还有什么治疗方法?
2. 本幕中,患者先拒绝鼻胃管置管,后在置管时出现焦虑,如果你是责任护士,该怎么办?
3. 患者最终留置胃肠减压管成功,如果你是责任护士,如何对胃肠减压进行护理?

教师参考资料

1. 肠梗阻的治疗

肠梗阻的治疗原则是纠正肠梗阻引起的全身生理紊乱和解除梗阻,具体治疗方法应根据肠梗阻的病因、性质、类型、部位、程度、有无并发症以及患者的全身情况而定。

(1)基础治疗:包括胃肠减压,纠正水、电解质及酸碱平衡失调和防治感染等。对于单纯性粘连性肠梗阻、动力性肠梗阻、蛔虫或粪块堵塞引起的肠梗阻,可通过基础疗法,使肠管得到休息,症状缓解,避免刺激肠管运动。

(2)手术治疗:多数肠梗阻需要手术治疗。早期诊断、及时处理是改善预后的关键。患者的初始管理应始终包括对气道、呼吸和循环的评估,最终的治疗措施取决于梗阻的病因和严重程度。手术治疗适用于绞窄性肠梗阻、肿瘤、先天性肠道畸形引起的肠梗阻,以及经手术治疗无效的肠梗阻患者。原则是在最短时间内,以最简单的方法解除梗阻或恢复肠腔的通畅。方法包括粘连松解术、肠切开取出异物、肠切除吻合术、肠扭转复位术、短路手术和肠造口术等。手术大体分为以下六种：①单纯性解除梗阻：如粘连松解术、小肠折叠排列、肠切开取异物、肠套叠复位、肠扭转复位术等。②肠断切除吻合术：如肠肿瘤炎症性狭窄或局部肠祥已坏死，则应做肠切除吻合术。③肠短路吻合术：当梗阻部位切除有困难，如晚期肿瘤已浸润固定或肠粘连成团与周围组织粘连广泛者，可将梗阻近端与远端肠祥行短路吻合术，但应注意旷置肠管尤其是梗阻部位的近端肠管不宜过长，以免引起盲祥综合征。④肠造口或肠外置术：一般情况极差或局部病变，不能切除的低位梗阻患者可行肠造口术，暂时解除梗阻，对单纯性肠梗阻，一般采用梗阻近侧造口以解除梗阻，如已有肠坏死则宜切除坏死肠段并将断端外置做造口术，之后行二期手术治疗结肠病变。⑤肠短路吻合术：当梗阻部位切除有困难，如晚期肿瘤已浸润固定或肠粘连成团，与周围组织粘连广泛者，可将梗阻近端与远端肠祥行短路吻合术，但应注意旷置肠管尤其是梗阻部位的近端肠管不宜过长，以免引起盲祥综合征。⑥肠造口或肠外置术：一般情况极差或局部病变，不能切除的低位梗阻患者可行肠造口术，暂时解除梗阻，对单纯性肠梗阻，一般采用梗阻近侧造口以解除梗阻，如已有肠坏死则宜切除坏死肠段并将断端外置做造口术，之后行二期手术治疗结肠病变。

（3）药物治疗：①止痛药：根据世界卫生组织（World Health Organization，WHO）的三阶梯止痛原则，可以完全缓解多数患者的疼痛。需要注意的是强阿片类药物的用药剂量，防止呕吐、恶心、便秘等不良反应。②镇吐药物：功能性肠梗阻的患者可选用促进胃肠道动力的药物如甲氧氯普胺，但对于完全性机械性肠梗阻的患者不推荐应用。③生长抑素类似物：国内外研究证实，奥曲肽能更好地减轻恶心、呕吐症状，减少胃肠道分泌量。对于预期生存期＞1个月，且奥曲肽治疗有效的肠梗阻患者，推荐应用长效奥曲肽。④糖皮质激素：皮质醇类药物在肠梗阻治疗中有着重要作用，首先是其止吐作用，另外其能减轻肿瘤及神经周围的水肿。

（4）肠外营养治疗：其主要目的在于提供或恢复患者的营养，以纠正或防止营养不良等相关症状。当患者出现消瘦面容，检测发现血红蛋白和白蛋白指标水平较低时，宜及早行全肠外营养治疗。

（5）中医药治疗：肠梗阻在中医学上属于"关格""腹胀"等范畴，在治疗上多采用以承气汤为主方的中药灌肠，以及针灸等治疗。

2. 肠梗阻保守治疗的护理

（1）胃肠减压的护理：对于单纯性肠梗阻和麻痹性肠梗阻，应用胃肠减压术可达到解除梗阻的目的。多采用鼻胃管减压，先将胃内容物抽出，再行持续低负压吸引。注意引流液的颜色、性质和量，并正确记录。①取低半卧位，减轻腹肌紧张，有利于患者的呼吸。②胃肠减压期间应禁食禁水，保持管道通畅和减压装置有效的负压，如需胃内注药，则在注药后夹闭管道并暂停减压0.5～1 h。③妥善固定胃管，防止胃管移位脱出。④观察引流液颜色、性质和量，并记录24 h引流液的总量，观察胃液颜色，有助于判断胃内有无出血情况。如发现血性液体应考虑绞窄的可能，可向减压管内注入生植物油或中药等，以润滑肠管，刺激肠蠕动恢复。注入药物后需夹管1～2 h。中药应浓煎，每次100 mL左右，防止药液的量过多，引起患者呕吐、误吸。⑤加强口腔护理。

（2）维持体液与营养平衡：①补充液体，严密监测呕吐物的量和性质，以及皮肤弹性、尿量、尿比重、血液浓缩程度、血清电解质、血气分析结果等，根据病情，遵医嘱补充液体的量和种类。②饮食和营养支持，梗阻时需禁食，应给予肠外营养支持，若梗阻解除，患者开始排气排便,腹痛消失 12 h 后,可进流质饮食,忌食用易产气的甜食和牛奶等,如无不适,24 h 后进半流质饮食,3 d 后进软食。

(3)症状护理:呕吐时头偏向一侧,及时清除口腔内呕吐物,以免误吸引起吸入性肺炎或窒息,呕吐后给予漱口,保持口腔清洁,记录呕吐物的颜色、性质和量。

(4)病情观察:定时监测生命体征,以及腹痛、腹胀和呕吐等变化,及时了解患者各项实验室指标,若出现以下情况应警惕绞窄性肠梗阻的可能:①腹痛发作急骤,发病开始即可表现为持续性剧痛,或持续性疼痛伴阵发性加重,有时出现腰背痛。②呕吐出现早,剧烈且频繁。③腹胀不对称,腹部有局限性隆起或触痛性肿块。④呕吐物、胃肠减压液或肛门排出物为血性,或腹腔穿刺抽出血性液体。⑤出现腹膜刺激征,肠鸣音可亢进或由亢进转为减弱甚至消失。⑥体温升高、脉率增快、白细胞计数升高。⑦病情进展迅速,早期出现休克。

3. 肠梗阻患者的心理护理

肠梗阻常常继发于基础疾病,这会对患者心理造成一定的打击,患者往往会出现焦虑不安的情绪。护理方面,主要是缓解患者焦虑的情绪,使其建立战胜疾病的信心,积极地配合治疗和护理。

第 三 幕

王先生经过 2 周保守治疗,腹胀、腹痛、呕吐症状有了明显缓解,由全肠外营养逐步过渡至经口进食,且耐受性良好,医生查房准予出院。

责任护士接到医嘱,巡视病房,为患者进行出院宣教和健康指导,发现患者床旁放置柿饼一盒,连忙询问患者进食柿饼的情况。"我爸爸很久没吃饭了,前天开始可以吃东西,我爸爸就想着吃柿饼,所以我买了给他吃。"王先生的女儿说道。责任护士耐心地向王先生及其女儿进行了饮食指导,告知其出院后相关的注意事项。

问题导引

1. 你将如何为患者进行饮食指导?
2. 患者出院之后应该注意什么?

教师注意事项

本幕主要讲述肠梗阻患者出院时饮食场景,引导学生做好康复师的角色,做好健康宣教,帮助患者建立良好的生活习惯,指导患者做好疾病预后的康复锻炼。

学习目标

1. 掌握肠梗阻患者的饮食指导。
2. 掌握肠梗阻患者的健康教育。

提示性问题

1. 在本幕中,你认为患者能吃柿饼吗? 原因是什么?
2. 患者出院时,如何对其做出院指导?

教师参考资料

1. 肠梗阻患者的饮食教育

（1）少食多餐,定时进食,勿食坚硬、辛辣食物。

（2）少吃淀粉含量高的食物,如土豆、红薯、粉条等。

（3）少吃产气的食物,如牛奶、豆浆等;少吃含粗纤维多的食物,如芹菜、黄豆芽、洋葱等。

（4）宜吃半流质饮食,如面条、馄饨、粥等。

（5）多吃高蛋白食物,如瘦肉、鱼虾、豆制品等。

2. 肠梗阻患者的出院指导

（1）饮食护理:老年人少食刺激性的辛辣食物,宜食营养丰富、高维生素、易消化吸收的食物。反复发生粘连性肠梗阻者应少食粗纤维的食物,避免暴饮暴食,饭后忌剧烈活动。

（2）个人卫生:注意个人卫生,饭前、便后洗手,不食不洁的食物。

（3）心绪平稳:保持心情舒畅,养成良好的生活习惯,保持充足的睡眠。

（4）保持大便通畅:便秘者应注意通过调整饮食、腹部按摩等方法保持排便通畅,无效者可适当口服缓泻剂,避免用力排便。

（5）自我监测:指导患者自我监测病情,若出现腹痛、腹胀、呕吐、停止排便等不适,及时就诊。

（6）积极治疗原发病:肠梗阻常为原发疾病的并发症,肠梗阻治愈后,积极治疗原发病,避免梗阻再次发生。

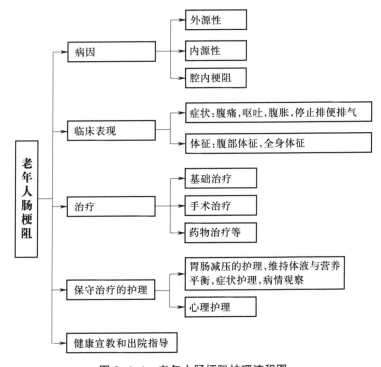

图 3-4-1 老年人肠梗阻护理流程图

参考文献

[1] 王剑,姚丹华,郑磊,等. 慢性放射性肠损伤外科治疗专家共识(2019 版)[J]. 中国实用外科杂志,2019,

39(04):307-311.

[2] 尹彦斌,刘英兰,王跃生.结直肠癌术后肠梗阻的预防及治疗进展[J].中国医刊,2021,56(10): 1057-1058.

[3] 宋建花.保留灌肠结合胃肠减压在中度重症急性胰腺炎并发麻痹性肠梗阻中的应用[J].中国肛肠病杂志,2021,41(4):17-18.

[4] 刁国龙,严胜利,王军省.不完全性肠梗阻临床研究进展[J].新疆中医药,2021,39(2):110-111.

[5] Jackson PG, Raiji MT. Evaluation and management of intestinal obstruction[J]. Am Fam Physician, 2018,98(6):362-367.

第五节　老年人胆石症

教 案 摘 要

赵先生,63 岁,因进食红烧肉后出现上腹部阵发性疼痛并向肩背部放射,伴腹部饱胀不适、腹部胀痛进行性加重,相继出现恶心、呕吐胃内容物的症状,遂至门诊就诊。医生通过询问病史、体格及辅助检查确诊该患者为"胆石症",收入消化内科病房继续治疗。患者入院后行 ERCP＋EST＋ENBD 治疗,治疗后 3 h 患者血淀粉酶 1 200 U/L,并有腹痛,考虑治疗后胰腺炎可能,经消炎、抑制胰液分泌等对症治疗后上述症状明显好转,予以拔除 ENBD 管,顺利出院。通过对此案例患者全程、动态健康问题的探索、评估、分析,学生可以学习到胆石症的病因、临床表现、诊断、治疗、ERCP 治疗及鼻胆管的护理等相关知识,从而思考该疾病的健康照护及预防策略,实现以患者为中心的整体护理。

关 键 词

胆石症(Cholelithiasis);经内镜逆行性胰胆管造影(Endoscopic Retrograde Cholangio Pancreatography,ERCP);内镜下乳头括约肌切开(Endoscopic Sphincterotomy,EST);内镜下鼻胆管引流(Endoscopic Nasobiliary Drainage,ENBD);健康指导(Health Education)

主要学习目标

1. 掌握胆石症的临床表现。

2. 掌握临床常用的疼痛评估方法。

3. 掌握 ERCP 治疗后的观察及护理要点。

4. 掌握鼻胆管的护理要点。

5. 掌握 ERCP 治疗的并发症及处理。

6. 掌握 ERCP 治疗后的饮食护理。

7. 掌握胆石症患者康复期的健康教育。

8. 熟悉胆石症的定义、病因。

9. 熟悉鼻胆管的拔管指征。

次要学习目标

1. 了解胆石症的诊断标准。

2. 了解胆石症的处理原则。

3. 了解 ERCP、EST、ENBD 的定义。

第 一 幕

赵先生,63 岁,高血压病史 10 余年,自服降压药,血压控制在 135/75 mmHg 左右,有饮酒、吸烟史 40 年。某晚赵先生进食红烧肉后出现上腹部阵发性疼痛并向肩背部放射,伴腹部饱胀不适、腹部胀痛进行性加重,相继出现恶心、呕吐胃内容物的症状,遂至门诊就诊。

门诊查体:腹软,右上腹明显压痛,无反跳痛。上腹部 CT:胆总管下端结石伴胆总管轻度扩张。上腹部 MRI:胆总管下端小结石。医生综合检查结果决定将赵先生收入消化内科进一步治疗。

问题导引

1. 请分析本幕,你认为哪些症状、体征有助于疾病的判断? 能判断是哪种疾病?

2. 赵先生进食红烧肉为什么会出现腹痛?

3. 赵先生还需要进行哪些检查来帮助你的诊断?

教师注意事项

本幕描述的是胆石症患者入院就诊的情形。在询问病史时,应仔细询问患者患病的经过、生活及工作习惯、伴随症状、既往史等。本例中的患者进食油腻食物突发腹痛,辅助检查提示胆管结石,引导学生思考腹痛的原因,掌握胆石症的临床表现。

学习目标

1. 掌握胆石症的临床表现。

2. 熟悉胆石症的定义、病因。

3. 了解胆石症的诊断标准。

提示性问题

1. 结合患者的病史、体格及辅助检查,你认为患者的疾病诊断是什么?

2. 患者上腹部阵发性疼痛是什么原因引起的? 还有哪些原因也会导致腹痛? 该如何鉴别?

3. 你认为根据以上的信息可以确诊了吗? 还需要做哪些检查?

教师参考资料

1. 胆石症的定义

胆石症指发生在胆囊和胆管的结石,是我国的常见病、多发病。自然人群中的发病率达10%左右,胆囊结石的发病率高于胆管结石,女性高于男性。

2. 胆石症的病因

(1)胆汁淤积。

(2)胆道内细菌感染。

(3)胆汁成分的改变。

3. 胆石症的临床表现

(1)腹痛:剑突下或右上腹部阵发性绞痛,向右肩胛部或肩部放射。

(2)寒战高热:体温可高达 39~40℃,呈弛张热。

(3)黄疸:结石堵塞胆管后,胆红素逆流入血。

(4)Charcot 三联征:腹痛、寒战高热、黄疸。

(5)Reynolds 五联征:腹痛、寒战高热、黄疸、中枢神经受抑制的表现、休克。

4. 胆石症的辅助检查

(1)B 超检查:具有检查方便、无创伤性、可反复多次、诊断准确率高等优点,已成为诊断胆石症的首选检查方法。超声下胆囊结石的典型表现如下。①胆囊内一个或多个强回声光团。②回声光团可随患者体位的改变而移动。③在强回声光团的后方有清晰的声影。在超声表现不典型时,仍应与 X 线检查和 CT 检查互相验证,做出诊断。

(2)CT 或 MRI 检查:经 B 超检查未能发现病变时,可进一步做 CT 或 MRI 检查。近年来,MRI 诊断技术已逐渐应用于临床,其对胆石症的诊断正确率也很高。由于 CT 或 MRI 检查的费用较昂贵,因此一般不作为首选的检查方法。

(3)经内镜逆行性胰胆管造影(ERCP):ERCP 是用电子胃十二指肠镜经十二指肠乳头插管,注入造影剂,显示胆道系统及胰管的方法,对胆石症的诊断有极高的价值。造影后可清晰显示整个胆管系统及胆囊,因此可发现胆管及胆囊有无结石、胆管有无扩张或狭窄等改变。ERCP 诊断胆总管结石的阳性率可达 95%左右。若胆管存在狭窄、梗阻因素,则仅能显示梗阻以下胆管的影像,而梗阻以上的胆管内有无结石常不能显示,此时应再结合经皮肝穿刺胆管造影(Percutaneous Transhepatic Cholangiography,PTC)等其他检查方法以进一步明确诊断。

(4)经皮肝穿刺胆管造影(PTC):适用于原因不明的梗阻性黄疸,拟诊胆道结石、狭窄及与其他胆管疾病鉴别。在 X 线或 B 超引导下,经皮穿刺胆管的成功率可达 80%~100%。PTC 能清楚显示肝内外整个胆管系统,可提供胆管内正确的解剖关系、病变部位、范围和性质,对本病的诊断及鉴别诊断有较大帮助。PTC 诊断胆总管结石的阳性率达 90%左右。由于 PTC 属损伤性检查,因此有一定的并发症,如出血、胆汁渗漏、急性胰腺炎或胆管炎等。

(5)术中胆管造影:对术前胆管疾病未明确诊断者,本法是一极好的补充,简单易行且安全。

第 二 幕

赵先生拟"胆石症"收入消化内科继续治疗。责任护士行入院评估:有恶心呕吐,呕吐物为胃内容物;腹痛,向肩背部放射痛,采用视觉模拟评分法进行疼痛评估,分值 5 分;其余系统无异常。给予一级护理,禁食禁水,强痛定 100 mg 肌注,美罗培南消炎,补液治疗。1 h 后赵先生疼痛分值降至 2 分。

医生根据赵先生的病情决定行 ERCP+EST+ENBD 治疗,赵先生听说要进行治疗十分紧张,床位医生及责任护士详细讲解了治疗的目的及注意事项,最终赵先生同意后续治疗方案。治疗前一晚,中班护士向赵先生详细介绍治疗前的注意事项。治疗日,责任护士完善好各项治疗前准备工作后陪伴赵先生进入内镜操作间与内镜中心护士进行了转运交接工作。

治疗后赵先生返回病房,留置鼻胆管引流残余碎石。责任护士遵医嘱予以禁食,心电监护,氧气吸入,消炎、抑酸、抑酶、止血及营养支持补液治疗,对留置的鼻胆管进行维护并详细告知赵先生及其女儿留置鼻胆管的注意事项。

问题导引

1. 入院评估患者腹痛加剧,作为责任护士,如何准确进行疼痛评估?
2. 除了药物止痛的方式,还有哪些方式帮助患者缓解疼痛?
3. 患者在这一阶段出现了什么问题,该给予什么样的护理?
4. 如何做好患者 ERCP 治疗前后的护理?
5. 留置鼻胆管的护理要点有哪些?
6. ERCP 治疗后的并发症有哪些? 如何处理?

教师注意事项

本幕描述的是患者住院后再次出现腹痛,经过药物止痛稳定后择期内镜下 ERCP 治疗,目的是通过本幕让学生了解胆石症的临床治疗及掌握 ERCP 治疗前后的护理、ENBD 导管的护理。

学习目标

1. 掌握临床常用的疼痛评估方法。
2. 掌握 ERCP 治疗后的观察及护理要点。
3. 掌握鼻胆管的护理要点。
4. 了解胆石症的处理原则。
5. 了解 ERCP、EST、ENBD 的定义。

提示性问题

1. 临床常用的疼痛评估方法有哪些?
2. 患者治疗前存在什么问题? 我们该如何护理?
3. ERCP+EST+ENBD 治疗的适应证有哪些?

4. ERCP 治疗前的常规准备工作有哪些?

5. ERCP 治疗后的观察及护理要点有哪些? 如何预防并发症的发生?

6. 留置鼻胆管期间的观察及护理要点有哪些?

教师参考资料

1. 临床常用的疼痛评估方法

(1) 四点口述分组评分法(VRS - 4):①0 级,无痛。②1 级,轻度,疼痛可耐受,不影响睡眠。③2 级,中度,疼痛明显,睡眠受干扰,需用一般性止痛、镇静、安眠药。④3 级,重度,疼痛剧烈,伴有自主神经功能紊乱,需用麻醉性药物。

(2) 视觉模拟评分法(Visual Analogue Scale,VAS):通常采用 10 cm 长的直线,两端分别标有"无疼痛(0)"和"最严重疼痛(10)"。患者根据自己所感受的疼痛程度,在直线上某一点做一记号,从起点至记号处之间的距离长度即表示疼痛的量。

(3) 其他测量法,如数字评分法、文字描述法、绘画评估法、面部表情法、行为测定法等。

2. 胆石症的治疗

1) 手术治疗

胆石症常用的手术治疗包括胆囊切除术;胆总管探查或切开取石术,T 管引流术;胆总管空肠吻合术;Oddi 括约肌成形术。

2) 非手术治疗

胆石症的非手术治疗包括一般治疗、ERCP 取石、体外震波碎石、中西医结合治疗法。

(1) ERCP 是目前公认的诊断胰胆管疾病的金标准。在 ERCP 的基础上,可以进行 EST+胆总管结石取出、ENBD 内镜下支架置入等介入治疗。

(2) EST 主要用于各种原因引起的乳头狭窄及由结石和狭窄引起的胆道和胰腺的并发症治疗。

(3) ENBD 作为一项微创治疗技术,具有迅速解除胆道梗阻、降低胆道压力、通畅引流的作用,从而使患者病情迅速得到缓解,控制感染,减轻黄疸,改善全身中毒症状,为择期手术提供条件,降低了胆道疾病的死亡率。

3. ERCP 适应证

(1) 胆总管结石:①直径<1 cm 的结石,EST 后可自然排出。②直径为 1~2 cm 的结石,采用取石网篮直接取出。③直径>2 cm 的结石,经碎石网篮碎石后排出。

(2) 急性梗阻性化脓性胆管炎。

(3) 急性胆源性胰腺炎。

(4) Oddi 括约肌痉挛或良性狭窄。

(5) 原发或转移性良、恶性肿瘤所致的胆管梗阻。

(6) 肝胆管结石所致的胆管梗阻。

(7) 胆囊切除术或胆管切开术后早期发生胆瘘。

4. ERCP 禁忌证

(1) 有上消化道狭窄、梗阻,估计不可能抵达十二指肠降段者。

(2) 有心肺功能不全等其他内镜检查禁忌证者。

(3) 非结石嵌顿性急性胰腺炎或慢性胰腺炎急性发作期。

（4）有胆管狭窄或梗阻，而不具备胆管引流技术者。

（5）凝血功能障碍者。

（6）不能配合检查治疗者，如精神病患者。

5. ERCP 治疗前后的护理

1）治疗前准备

（1）治疗前禁食 8 h，禁水 4 h，高血压患者常规口服降压药。

（2）监测血生化、凝血时间、血常规等。

（3）治疗前完善各项常规检查，如心电图、胸片等。

（4）在患者右前臂静脉（选择粗、直、弹性好的血管）建立静脉通道，有助于病情急危重患者的抢救及治疗中快速输血、输液，是治疗顺利进行的重要保证，也是治疗成功的关键。

（5）直肠应用吲哚美辛，能显著降低治疗后胰腺炎的发生率。

（6）做好心理指导，向患者做好解释工作，缓解紧张情绪。

（7）治疗前嘱患者穿开衫，取下假牙等金属物品。

（8）根据医嘱治疗前使用止痛针、镇静剂、消泡剂等。

2）治疗后护理

（1）一般护理：卧床休息，必要时吸氧。

（2）饮食护理：治疗后一般禁食 1～3 d。①若淀粉酶正常，可进食流质再过渡到低脂流质，再到低脂半流质，避免粗纤维食物摄入，防止粗纤维摩擦治疗后十二指肠乳头导致渗血。②淀粉酶高的患者可适当延长禁食和卧床时间，防止胰腺炎的发生。禁食期间做好口腔护理。

（3）心理护理：多数患者治疗后身上会留置引流管及引流袋，患者会因为担心引流管移位或穿刺点疼痛而产生焦虑。

（4）遵医嘱消炎、抑酸、抑酶、止血补液治疗。

（5）密切观察病情：观察生命体征（有无发热等）、腹部体征（有无腹痛、腹胀、恶心、呕吐等）、排便情况（有无黑便及便中结石排出情况）。

（6）监测胰酶变化：于治疗后 3 h、24 h 测血淀粉酶。

6. ENBD 管的护理

（1）保持鼻胆管在胆管内的长度，妥善固定好体外管道，防止引流管扭曲或移位到十二指肠致引流不畅，防止过度牵拉。

（2）保持鼻胆管通畅，必要时给予生理盐水 20 mL 冲管，每 6～8 h 冲洗一次。冲洗时，应严格执行无菌操作，控制压力。

（3）观察引流物的颜色、性质和量，动态观察引流量，若引流量减少或无胆汁引出，应疑为导管堵塞或脱出及是否扭曲折叠，可经 X 线证实，予冲洗通畅或重新置管。如为急性化脓性胆管炎，引流液为黄白脓性絮状物；长期胆道梗阻合并感染者，引流液为墨绿色，3～5 d后逐渐转为黄色。胆汁引流量在 500～1 000 mL/ d ，若引流袋中的胆汁变成胃内容物，提示引流管已移位至十二指肠，必要时，行鼻胆管造影证实，保证管前端在胆管梗阻部位上方及扩张最严重的肝管或胆总管。置管期间注意维持水电解质和酸碱平衡。

（4）告知鼻胆管的重要性，预防拔管或脱管，并告知患者及家属及时调整引流袋位置，站立时引流袋置于腰部以下，卧床时引流袋置于床面以下，以利于胆汁引流。

（5）定期更换引流袋，做好口腔护理。

第 三 幕

　　赵先生 ERCP 治疗后 3 h 常规监测血淀粉酶，结果为 1 200 U/L，主诉腹痛依旧存在，较前好转，疼痛评分 3 分，考虑治疗后胰腺炎可能，继续给予禁食禁水、生长抑素静滴抑制胰腺分泌、补液营养支持治疗。

　　经过一系列对症治疗及精心护理后，患者生命体征平稳，血淀粉酶：79.0 U/L，血钾：4.13 mmol/L，中性粒细胞：64.3%，无腹痛、恶心、呕吐、发热等不适，责任护士遵医嘱予以拔除鼻胆管，改禁食为冷流质并逐步过渡到低脂半流质饮食。医生查房时告知赵先生可以出院，责任护士对赵先生进行了出院指导，特别是康复期饮食和活动方面的指导。

问题导引

　　1. 患者术后 3 h 为什么要查血淀粉酶？

　　2. 什么情况下可以拔除鼻胆管？

　　3. 患者为什么要逐步过渡饮食？

　　4. 如何为患者进行出院指导？

教师注意事项

　　本幕描述了患者术后监测血淀粉酶升高，经过治疗逐渐康复并拔除 ENBD 导管，逐步开放饮食，最终康复出院的场景。引导学生学习 ENBD 导管的拔管指征、ERCP 治疗后的饮食护理、患者的出院宣教。

学习目标

　　1. 掌握 ERCP 治疗的并发症及处理。

　　2. 掌握 ERCP 治疗后的饮食护理。

　　3. 掌握胆石症患者康复期的健康教育。

　　4. 熟悉鼻胆管的拔管指征。

提示性问题

　　1. 结合本幕，该患者治疗后出现了什么情况？

　　2. 什么时候可以拔除鼻胆管？

　　3. 如何做好患者 ERCP 治疗后的饮食指导？

　　4. 如何指导患者进行康复活动？

教师参考资料

1. ERCP 治疗后潜在并发症的观察及护理

　　（1）急性胰腺炎：急性胰腺炎是 ERCP 治疗后最常见的并发症之一，治疗后 12 h 内出现血淀粉酶升高，并出现持续性上腹部疼痛、腹胀、恶心、呕吐等。予继续禁食、保持鼻胆管的通畅、抑制胃酸分泌、抑制胰液分泌（如生长抑素、奥曲肽）和抗感染补液治疗，监测血尿淀粉酶变化等,做好疼痛护理。

(2)出血:是 EST 最常见,也是 ERCP 最严重的并发症之一,其发生率在 0.3%～2%。引起出血的原因包括脾脏损伤、肝脏损伤、血管损伤和(或)假性动脉瘤。除此以外,胆道出血也是 ERCP 相关并发症,尤其是在狭窄部位扩张后、胆道活检及消融治疗后。出血包括早期出血及迟发型出血,早期出血指在操作过程中及操作结束时出血,迟发型出血是指操作后数小时甚至数周发生的出血。遵医嘱使用制酸止血抗纤溶药物,保持静脉补液通畅,禁食,吸氧,心电监护,必要时行内镜下止血。发生出血后,患者要绝对卧床。

(3)穿孔:ERCP 术中穿孔常见于以下几种情况:①由内镜镜身引起的管腔穿孔,一般会引起腹膜内穿孔。②括约肌切开超过了胆管或胰管壁内部分,引起腹膜后瘘。③导丝胆管外穿刺或支架移位。临床表现为腹痛、腹胀、腹膜刺激征、发热和白细胞升高,腹部 CT 检查可见后腹膜区域积气,局部积液。对于迟发型穿孔(ERCP 术后 6 h 以上)且无明显腹部体征及炎症反应的患者,可予内科保守治疗;对于十二指肠壁穿孔,可直接行内镜下闭合。可使用金属夹、内镜下缝合器械,困难时,可使用金属夹联合尼龙套圈;壶腹部周围穿孔时应立即行内镜下闭合,可使用全覆膜自膨式金属支架封闭穿孔部位;对于金属及塑料支架移位发生穿孔的患者,无明显腹膜炎征象时可行内镜下支架移除及金属夹封闭术,若出现腹膜炎及腹膜后积液者,应及时行外科手术。

(4)感染:包括急性胆管炎、胆囊炎及十二指肠镜相关的感染。肝移植术后及有可能无法进行充分胆汁引流的患者,应在术前预防性应用抗菌药物。正确的 ERCP 操作能够减少术后急性胆管炎的发生。胆道感染主要表现为右上腹疼痛、发热、黄疸,化脓性胆管炎往往伴有中毒性休克表现;B 超、CT 检查可见胆囊肿大、积液、胆管扩张;血常规示白细胞升高。继续禁食、抗感染及解痉补液治疗,观察生命体征变化及皮肤、黏膜黄染情况、有无瘀斑等,监测出凝血时间,高热时物理降温。经处理,病情仍不见好转者应在十二指肠镜下适当扩大乳头切开或放置鼻胆引流管。护理人员要注意:①严密观察生命体征及腹痛的性质、部位、程度和体温波动,准确记录尿量,检查皮肤黏膜是否有瘀斑,及时检测出凝血时间;②遵医嘱使用抗生素治疗;③严密观察导管引流情况,记录引流液色、质、量;④妥善固定导管,保证导管通畅;⑥更换导管及引流袋时注意无菌操作;⑦教育患者及家属更换体位时及时更换引流袋位置,防止引流液回流造成感染。

(5)低血糖:ERCP 治疗后易出现低血糖,发生时间为治疗后 10～20 h。应加强巡视,密切观察病情变化,及早发现低血糖早期症状,如饥饿感、心慌、头昏、出冷汗等;定期监测血糖,治疗后,在患者床旁备含糖溶液或水果糖,若出现低血糖反应,可立即口服或遵医嘱推注葡萄糖溶液。

2. ENBD 管拔管指征

引流时间依病情而定,治疗后体温、血常规、血尿淀粉酶恢复正常;腹痛、腹胀、黄疸缓解 3 d 后可拔管。有胆管残余结石者需待胆道环境改善,取石后拔管。

3. 胆石症康复期的饮食指导

(1)有规律的进食是预防胆结石的最好方法,因为未进食时(尤其是早晨)胆囊中充满了胆汁,胆囊黏膜吸收水分使胆汁变浓,黏稠度增加,易形成胆泥,形成结石。进食后,当食物进入十二指肠时,人体反应性地分泌胆囊收缩素,使胆囊收缩,这时大量黏稠的和含有胆泥的胆汁被排出到肠道内,从而可以防止结石的形成。

(2)适当减少摄入脂肪和胆固醇含量高的食物:胆固醇结石的形成和胆汁中含有较多量的胆固醇有关。当食物中有较多的脂肪和胆固醇时,就会使胆汁中胆固醇的浓度增加,会促使胆固醇结石的形成。

(3)保证摄入足够量的蛋白质:蛋白质摄入量的长期不足,与胆色素结石的形成有关。保证饮食中有足够的蛋白质,有助于预防胆色素结石的发生。

(4)进食易消化的食物:有助于减轻胆囊的负担,亦可预防胆结石的生成。

4. 出院宣教及健康指导

(1)出院后应注意休息,适当活动,一月内避免重体力活动。

(2)病情稳定后先从流质饮食开始,如水、藕粉、米汤等,逐渐过渡到软质饮食、普通饮食。治疗后两周内避免进食刺激、生冷、过硬、粗糙食物,以易消化软食为主。宜低脂、低胆固醇饮食。忌烟酒。

(3)指导患者遵医嘱服药及明确服药须知,如药名、作用、剂量、途径、副作用及注意事项。

(4)如果出现大便发黑、呕血等异常情况,请及时就诊。

(5)胆道结石取石治疗后一般 3 个月或半年回院复查 B 超。如发现右上腹绞痛、黄疸、发热、寒战等情况,应及时到医院治疗。

(6)胆道蛔虫是肝胆管结石的重要成因,因此对蛔虫的防治不容忽视。

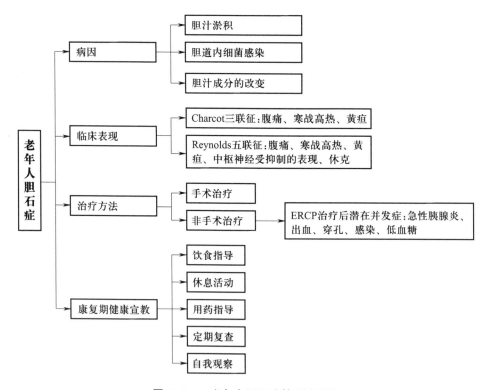

图 3-5-1　老年人胆石症护理流程图

参考资料

[1] 王成,孙培龙.胆石症成因的研究进展[J].肝胆外科杂志,2018,26(2):157-160.

[2] 李家速,刘枫.欧洲胃肠内镜学会和美国胃肠内镜学会指南预测胆囊切除术患者可疑胆总管结石的临床效果[J].临床肝胆病杂志,2020,36(5):999.

[3] 杨金伟,陈昊,苏锐良,等.内镜逆行胰胆管造影术后主要并发症的防治[J].中华肝胆外科杂志,2019,25(2):149-154.

[4] 中华医学会消化内镜学分会 ERCP 学组,中国医师协会消化医师分会胆胰学组,国家消化系统疾病临床医学研究中心.中国 ERCP 指南(2018 版)[J].中华消化内镜杂志,2018,35(11):777-813.

第六节 老年人肝硬化

教案摘要

钱爷爷,74 岁,既往乙肝病史 30 年,未予重视。近一月来胃口不好,体重增加 10 kg,伴双下肢水肿,遂入院就诊。门诊医生查体,发现钱爷爷腹部膨隆,移动性浊音阳性,肠鸣音不亢,双下肢浮肿(+)。上腹部增强 CT 示肝硬化,拟"肝硬化合并腹水"收入消化内科病房继续治疗。入院后予以保肝、利尿、腹腔穿刺引流等一系列治疗后好转出院。通过对此案例患者健康问题全程、动态的探索、评估、分析,学生可以学习到肝硬化的病因、临床表现、诊断、治疗、腹腔穿刺放腹水的护理,从而思考该疾病的健康照护及预防策略,实现以患者为中心的整体护理。

关键词

肝硬化(Liver Cirrhosis);腹腔穿刺引流(Paracentesis Drainage);肝性脑病(Hepatic Encephalopathy);健康促进(Health Promotion);健康指导(Health Guidance)

主要学习目标

1.掌握肝硬化的临床表现。

2.掌握肝硬化患者的心理护理和人文关怀。

3.掌握腹腔穿刺引流的护理。

4.掌握肝硬化合并腹水的观察及护理要点。

5.掌握肝性脑病的护理。

6.掌握肝硬化患者的健康教育。

7.熟悉肝硬化的辅助检查。

8.熟悉肝性脑病的分期及临床表现。

次要学习目标

1. 了解肝硬化的病因。
2. 了解肝硬化的流行病学。
3. 了解肝硬化的治疗方法。
4. 了解肝性脑病的治疗。
5. 了解肝硬化的预后。

第 一 幕

钱爷爷,74 岁,既往乙肝病史 30 年,未予重视。近一月来胃口不好,体重增加 10 kg,伴双下肢水肿,遂入院就诊。门诊医生查体,发现钱爷爷腹部膨隆,移动性浊音阳性,肠鸣音不亢,双下肢浮肿(+)。为完善检查、明确诊断、继续治疗,收入消化内科病房。

至病房后,责任护士小马询问病情。钱爷爷说:"我一直觉得很奇怪,胃口不是很好,体重却长了,以为自己老了,代谢慢了,后来发现不对,肚子越来越大,腿也没力气,走两步就开始喘起来了,老伴不放心,让儿子带我到医院来,没想到这就住进来了。"

医生开出检查、检验申请,责任护士小马把相关注意事项和目的告知钱爷爷及其儿子,在小马的协助下,钱爷爷完成了相关检查。

问题导引

1. 根据这些信息,你认为患者发生了什么情况?你的依据是什么?
2. 你觉得患者需要行哪些辅助检查来明确诊断?
3. 患者的发病原因有哪些?

教师注意事项

本幕描述的是肝硬化患者初次就诊的情形。本例患者是一名有乙型肝炎病史的患者,最近发生纳差、腹水和四肢水肿的症状,通过询问病史和体格检查,引导学生学习肝硬化的临床表现。

学习目标

1. 掌握肝硬化的临床表现。
2. 熟悉肝硬化的辅助检查。
3. 了解肝硬化的病因。
4. 了解肝硬化的流行病学。

提示性问题

1. 结合患者的病史及临床症状,你认为该患者的可能诊断是什么?
2. 结合本幕内容,为明确诊断,患者需要进行哪些检查来明确诊断?
3. 结合患者病情,你认为疾病可能的病因有哪些?

教师参考资料

1. 肝硬化的定义与分类

肝硬化是各种慢性肝病长期发展到晚期的不可逆的形态改变,是各种慢性肝病发展的晚期阶段。病理上以肝脏弥漫性纤维化、再生结节和假小叶形成为特征。肝细胞的变性、坏死,引起炎细胞浸润,继而出现纤维组织增生(肝纤维化)和肝细胞结节状再生,这三种改变反复交错进行,使得肝小叶结构和血液循环途径逐渐被改建,使整个肝脏变形、变硬而形成肝硬化。

按病理形态分类可分为小结节性肝硬化、大结节性肝硬化、大小结节混合性肝硬化、不完全分隔性肝硬化(为肝内小叶结构尚未完全改建的早期硬变);按病因分类可分为病毒性肝炎肝硬化、酒精性肝硬化、代谢性肝硬化、胆汁淤积性肝硬化、肝静脉回流受阻性肝硬化、自身免疫性肝硬化、毒物和药物性肝硬化、营养不良性肝硬化、隐源性肝硬化。

2. 肝硬化的流行病学

肝硬化是常见病,世界范围内的年发病率约为(25～400)/10万,发病高峰年龄在35～50岁,男性多见,出现并发症时死亡率高。肝硬化起病隐匿,病程发展缓慢,可隐伏数年至数十年以上,但少数因短期大面积肝坏死,可在数月后发展为肝硬化。肝硬化晚期以肝功能减退和门静脉高压为主要表现,常出现多种并发症。

3. 肝硬化的病因和分类

引起肝硬化的病因很多,包括病毒性肝炎、酒精中毒、营养障碍、工业毒物或药物、循环障碍、代谢障碍、胆汁淤积、血吸虫病和其他病因。根据病因可分为病毒性肝炎肝硬化、酒精性肝硬化、代谢性肝硬化、胆汁淤积性肝硬化、肝静脉回流受阻性肝硬化、自身免疫性肝硬化、毒物和药物性肝硬化、营养不良性肝硬化、隐源性肝硬化等。

4. 肝硬化的临床表现

早期可无症状或症状轻微,肝功能检查正常或仅有轻度酶学异常,常在体检或手术中被偶然发现。代偿期肝硬化症状轻且无特异性,可有乏力、食欲减退、腹胀不适等症状。患者营养状况一般,可触及肿大的肝脏、质偏硬,脾可肿大。当出现腹水或并发症时,临床上称之为失代偿期肝硬化。失代偿期肝硬化临床表现明显,可发生多种并发症。

(1)全身乏力:早期症状,其程度可自轻度疲倦至严重乏力。随着病情进展,体重下降逐渐明显。少数患者有不规则低热,与肝细胞坏死有关,需注意与合并感染、肝癌鉴别。

(2)消化道症状:常见的消化道症状为食欲不振,可有恶心,偶伴呕吐。腹胀亦常见,与胃肠积气、腹水和肝脾肿大等有关,腹水量大时,腹胀成为患者最难忍受的症状。腹泻往往表现为对脂肪和蛋白质耐受差,稍进油腻肉食即易发生腹泻。

(3)疼痛:部分患者有腹痛,多为肝区隐痛,当出现明显腹痛时要注意合并肝癌、原发性腹膜炎、胆道感染、消化性溃疡等情况。

(4)出血倾向:出血倾向增加,如牙龈、鼻腔出血、皮肤紫癜、女性月经过多等,主要与肝脏合成凝血因子减少及脾功能亢进所致血小板减少有关。

(5)与内分泌紊乱有关的症状:男性可有性功能减退、男性乳房发育,女性可发生闭经、不孕。肝硬化患者糖尿病发病率上升,严重肝功能减退易出现低血糖。

（6）门静脉高压症状：门静脉高压的临床表现有脾大（三系细胞减少）、侧支循环的建立和开放（食管下端和胃底静脉曲张、腹壁静脉曲张、痔核形成）、腹水；如食管胃底静脉曲张破裂而致上消化道出血时，表现为呕血及黑便；脾功能亢进可致血细胞减少，因贫血而出现皮肤黏膜苍白等；发生腹水时，腹胀更为突出。

肝硬化的临床分期及各期的临床表现见表 3-6-1。

表 3-6-1　肝硬化的临床分期及各期的临床表现

分期	代偿期			失代偿期		
	1a 期	2a 期	2b 期	3 期	4 期	5 期
临床特征	临床无显著门静脉高压，无静脉曲张	临床有显著门静脉高压，但无消化道静脉曲张	消化道有静脉曲张，但无出血及腹水	有腹水，无消化道静脉曲张出血，伴或不伴消化道静脉曲张	有消化道静脉曲张出血，伴或不伴腹水或肝性脑病	脓毒症，难以控制的消化道静脉曲张出血或顽固性腹水、急性肾损伤、肝肾综合征及肝性脑病等多器官功能损伤

5. 肝硬化的诊断与辅助检查

早期诊断肝硬化是改善患者预后的关键，但由于慢性肝病的临床症状不典型，缺乏特异性，因此，早期肝硬化很难被察觉。

1）肝穿刺活检

肝穿刺活检是评估肝纤维化的金标准，也是判断肝硬化原因以及肝脏损伤程度的金指标，对于临床提示有早期肝硬化的患者，应尽可能在保证安全的前提下行肝活检以明确诊断。

2）无创性检查方法

对于无法通过活检诊断或存在肝活检禁忌证的患者，还可利用无创性检查方法，如腹部超声、超声瞬态弹性成像技术，肝脏 CT 或磁共振扫描、磁共振活动度指数等影像学方法加以判断。近年来，利用实验室化验指标构建的肝硬化无创诊断模型也是诊断肝硬化的一种有效补充手段，包括肝纤维化四项、APRI 评分、FIB-4 评分或 Forns 指数等。

（1）X 线钡餐检查：可见钡剂在食管静脉曲张者的黏膜上分布不均，显示虫蚀样或蚯蚓状充盈缺损，纵行黏膜皱襞增宽；胃底静脉曲张时钡剂呈菊花样充盈缺损。

（2）超声显像：可显示肝大小和外形改变，脾大，门脉高压症时可见门静脉、脾静脉内径增宽，有腹水时可见液性暗区。

（3）CT 和 MRI 检查可显示肝脾形态改变、腹水。

（4）放射性核素检查可见肝摄取核素稀疏、脾核素浓集等。

3）内镜检查

（1）上消化道内镜检查：并发上消化道出血者，通过急诊内镜检查可明确出血的原因和部位，并能同时进行止血治疗。

（2）腹腔镜检查：直接观察肝脾情况，在直视下对病变明显处穿刺进行活组织检查，以明确肝硬化的病因，或鉴别肝硬化、慢性肝炎与原发性肝癌。

第 二 幕

钱爷爷上腹部 CT 提示肝硬化、腹水。医生与钱爷爷及其儿子充分沟通,告知疾病的原因和可以选择的治疗方案,建议行"一般治疗＋腹腔穿刺放腹水"来缓解症状,延迟疾病进展。在医生讲解的过程中,钱爷爷儿子已知晓治疗的目的和重要性,钱爷爷本人则神情紧张,似懂非懂。医生离开后,责任护士小马看钱爷爷面色凝重,上前询问其疑虑。"我没明白医生说的穿刺是什么,那个针有多长?要从我肚子里穿到哪里?打不打麻醉?……"一系列的问题扑面而来,小马护士一一做出解答,消除了王爷爷的顾虑。

次日,钱爷爷在超声定位下顺利进行了腹腔穿刺置管引流,穿刺完毕,很快引流出淡黄色清亮液体 500 mL,责任护士交代引流 1 000 mL 后暂时夹管,标本送检,待下午再引流。30 min 后,责任护士取 1 000 mL 腹水送检,并将引流管夹闭,告知钱爷爷及其儿子不要私自打开开关,待下午放腹水时再打开。

1 h 后,巡视病房,发现钱爷爷引流袋内有约 800 mL 的腹水,于是上前检查,夹闭引流管。"我觉得把水放出去人轻松多了,所以想早点放完回家。"钱爷爷如是说。责任护士小马再次向钱爷爷及其儿子进行相关宣教。

问题导引

1. 结合本幕,请思考肝硬化的治疗方法有哪些?
2. 本幕中,患者有什么心理问题? 如何做好其心理护理?
3. 本幕中,患者留置腹腔引流管,该如何护理腹腔引流管?
4. 肝硬化合并腹水患者的病情观察及护理要点有哪些?

教师注意事项

本幕主要讲的是患者肝硬化合并腹水确诊后的治疗及护理的情况。引导学生学习如何做好病情观察,预防并发症的发生。引导学生关注患者这个阶段的心理问题。

学习目标

1. 掌握肝硬化患者的心理护理和人文关怀。
2. 掌握腹腔穿刺引流的护理。
3. 掌握肝硬化合并腹水的观察及护理要点。
4. 了解肝硬化的治疗方法。

提示性问题

1. 本幕中,医生建议患者进行腹腔穿刺进行治疗,请思考,除此之外,肝硬化合并腹水患者还有哪些治疗方法?
2. 腹腔穿刺放腹水前,患者是否存在心理问题? 我们该如何护理?
3. 本幕中,患者留置腹腔穿刺引流管,该如何进行护理?

4. 结合本幕,请思考肝硬化合并腹水患者的病情观察及护理要点有哪些。

 教师参考资料

1. 肝硬化的治疗

目前无特效治疗,关键在于早期诊断,针对病因给予相应处理,阻止肝硬化进一步发展,后期积极防治并发症,终末期则只能依赖肝移植。

(1)一般治疗:注重心理护理、休息和均衡饮食,行保肝治疗,改善肝功能,"保肝"药的用药原则是少用药、用必要的药。

(2)失代偿期患者的治疗主要是对症治疗,改善肝功能和防治并发症。

2. 肝硬化合并腹水的治疗

(1)一般治疗:包括卧床休息,限制水、钠摄入。

(2)应用利尿剂:常用药包括安体舒通、呋塞米,效果不明显时,可逐渐加量。利尿速度不宜过快,治疗以每天减轻体重不超过 0.5 kg 为宜,以免诱发肝性脑病、肝肾综合征。腹水消退时,可将利尿剂逐渐减量。

(3)难治性腹水的治疗:反复大量放腹水加静脉输注白蛋白。每日或每周 3 次放腹水,同时静脉输注白蛋白。

(4)提高血浆胶体渗透压:每周定期少量、多次静脉输注血浆或白蛋白。

(5)腹水浓缩回输:用于治疗难治性腹水,或伴有低血容量状态、低钠血症、低蛋白血症和肝肾综合征患者,以及各种原因所致大量腹水急需缓解症状患者。

(6)腹腔-颈静脉引流术:是一种能有效处理肝硬化腹水的方法。但由于其有较多的并发症,如发热、细菌感染、肺水肿等,故应用受到很大限制。

(7)经颈静脉肝内门体分流术:能有效降低门静脉压力,创伤小,安全性高。适用于食管静脉曲张大出血和难治性腹水,但易诱发肝性脑病。

3. 肝硬化合并腹水的护理

(1)体位:腹水患者应该多休息,大量腹水患者可采取半卧位,使膈肌下移,减轻呼吸困难和心悸。

(2)避免增加腹压:避免使腹压突然剧增的因素,如用力排便、剧烈咳嗽等。

(3)限制水钠的摄入:有腹水者应低盐或无盐饮食,钠限制在 500~800 mg/d,进水量限制在 1 000 mL/d,禁食或少食腌制食品。

(4)用药护理:遵医嘱使用利尿剂,使用利尿剂应特别注意维持水电解质和酸碱平衡。

(5)必要时行腹腔穿刺引流放腹水,注意每日放腹水不得超过 3 000 mL。

(6)病情观察:观察腹水和下肢水肿情况,准确记录出入量,测量腹围和体重,遵医嘱使用利尿剂,注意观察水电解质和酸碱平衡的变化。

4. 腹腔穿刺引流放腹水的护理

1)穿刺前护理

(1)穿刺前排空小便,以免穿刺时损伤膀胱。腹腔穿刺一般无特殊不良反应。

(2)穿刺时根据患者情况采取适当体位,如坐位、半坐卧位、平卧位、侧卧位,根据体位选择合适的穿刺点。

(3)向患者解释一次放液量过多可导致水盐代谢紊乱及诱发肝昏迷,因此要慎重。大量引流腹水后需束以多头腹带,以防腹压骤降,内脏血管扩张而引起休克。引流前后遵医嘱测体重、量腹围,以便观察病情变化。

(4)在操作过程中,患者若感头晕、恶心、心悸、呼吸困难,应及时告知医护人员,以便及时处理。

2)穿刺后护理

穿刺后嘱患者平卧1～2 h,避免朝穿刺部位侧卧,测血压并观察有无病情变化;做好穿刺记录。放液结束后,拔出穿刺针消毒穿刺点,盖消毒纱布,固定胶布。

3)腹腔穿刺引流放腹水引流的注意事项

(1)腹腔放液不宜过多、过快,肝硬化患者每日放腹水不超过3 000 mL,宜少量多次进行,过多或过快放液可诱发肝性脑病和电解质紊乱。

(2)放腹水若引流不畅,可嘱患者变换体位。

(3)大量放腹水后,若穿刺点有液体渗出,可用蝶形胶布或火棉胶粘贴。

(4)穿刺后应严密观察有无出血和继发感染等并发症,注意无菌操作,以防止腹腔感染。

5. 肝硬化患者的心理护理

(1)加强与患者的心理沟通,讲述与本病有关的科学知识,让患者对疾病有所认识,减轻患者的不安。

(2)努力提高自身素质,用良好的心态去感染患者,用安慰鼓励性语言改变患者的心态。

(3)根据马斯洛的需求层次理论,运用沟通技巧了解患者的心理感受,使患者从不舒适的状态过渡到舒适的状态积极配合治疗,加速患者的康复。

(4)为患者创造良好适宜的家庭和社会环境。指导家庭成员理解患者的情绪变化,经常与患者进行感情交流,创造良好的氛围。

(5)倾听患者的声音,减轻患者的心理负担。

第 三 幕

腹腔穿刺引流当晚,凌晨1:00,夜班护士小徐巡视病房,发现钱爷爷翻来覆去睡不着觉,询问钱爷爷儿子。钱爷爷儿子说:"我爸爸平时睡觉还可以,住院后也没有这么晚不睡觉的情况,今天翻来覆去很久了,他就是睡不着。"小徐护士与钱爷爷对话,发现其对答如流,让钱爷爷站立床边,两臂平伸,肘关节固定,手掌向背侧伸展,手指分开时见手向外侧偏斜,掌指关节出现不规则的扑翼样震颤。责任护士于是通知值班医生,嘱钱爷爷儿子继续24 h陪护,注意钱爷爷的精神状况,防止意外发生。

经过2周的治疗,钱爷爷精神状况良好,双下肢浮肿、腹胀症状有了明显的好转。医生告知钱爷爷病情平稳,可以出院。钱爷爷对疾病的预后表示担忧,责任护士小马认真做了解答,并详细告知出院宣教和健康指导,特别是关于饮食和排便方面的内容。

问题导引

1. 本幕中,患者夜间睡不着觉是什么原因导致的? 如何避免这一状况的发生? 接下来该如何处理?

2. 如果夜班护士未及时发现该情况,可能导致的后果有哪些?

3. 该患者出院时如何进行健康指导?

4. 该疾病的预后如何?

教师注意事项

本幕主要讲述的是患者住院期间发生肝性脑病,经对症处理后肝性脑病治愈出院的场景。引导学生学习患者住院期间的活动指导,防止并发症的发生。学生在本幕应学习做好康复师的角色,做好健康宣教,帮助患者建立良好的生活习惯,指导患者做好病后康复。

学习目标

1. 掌握肝性脑病的护理。

2. 掌握肝硬化患者的健康教育。

3. 熟悉肝性脑病的分期及临床表现。

4. 了解肝性脑病的治疗。

5. 了解肝硬化的预后。

提示性问题

1. 患者夜间睡不着觉,是什么原因导致的? 如何避免这一状况的发生? 接下来该如何处理?

2. 如果没有及时发现该状况,会导致什么后果?

3. 如何做好患者的饮食、排便及出院指导?

4. 肝硬化的预后如何?

 教师参考资料

1. 肝性脑病的临床分期

根据意识障碍程度、神经系统体征和脑电图改变,可将肝性脑病的临床过程分为五期。

(1)0 期(潜伏期):又称轻微肝性脑病,患者仅在进行心理或智力测试时表现出轻微异常,无性格、行为的异常,无神经系统病理征,脑电图正常。

(2)1 期(前驱期):焦虑、欣快激动、淡漠、睡眠倒错、健忘等轻度精神异常,可有扑翼样震颤:即嘱患者两臂平伸,肘关节固定,手掌向背侧伸展、手指分开时可见手向外侧偏斜,掌指关节、腕关节,甚至肘与肩关节急促而不规则的扑翼样震颤;脑电图多数正常。

(3)2 期(昏迷前期):嗜睡、行为异常、言语不清、书写障碍及定向力障碍,有腱反射亢进、肌张力增高等神经体征,扑翼样震颤存在,脑电图有特征性异常。

(4)3 期(昏睡期):昏睡,但可以唤醒,醒时尚可应答,但有神志不清和幻觉。各种神经体征持续存在或加重,肌张力增高,锥体束征阳性,扑翼样震颤仍可引出,脑电图明显异常。

(5)4 期(昏迷期):昏迷,不能被唤醒。

2. 肝硬化并发肝性脑病的治疗

(1)消除诱因:避免诱发和加重肝性脑病。

（2）减少肠内毒物的生成和吸收：调整饮食；清除肠道含氨物质；口服不吸收双糖降低结肠 pH 值；口服抗生素抑制肠道细菌生长；改善肠道微生态环境。

（3）促进氨的代谢清除，纠正氨基酸的代谢紊乱。

（4）其他对症治疗：纠正水、电解质和酸碱平衡失调，以及缺钾和碱中毒；保护脑细胞功能；保持呼吸道通畅；防治脑水肿、出血和休克；行肝移植、腹膜透析或血液透析等治疗。

3. 肝硬化合并肝性脑病的护理措施

2018 年，中华医学会肝病学分会在肝硬化肝性脑病诊疗指南中对肝性脑病的在院护理首次提出"三防三护"的概念，"三防"指防走失、防伤人、防自残，"三护"指床档、约束带、乒乓球手套。强调医护工作者在治疗之外，还应密切关注患者精神症状的变化、饮食结构是否合理、生命体征的变化等，并指出睡眠障碍及注意力下降是肝性脑病的最早表现，应指导家属密切观察。为该病的早期预警和发病后护理提供了细化的指导意见。

1）饮食护理

（1）肝性脑病患者的膳食治疗原则是控制总能量和蛋白质，减少体内代谢产氨。能量供应应适当控制，每日供给 6.7 MJ（1 600 kcal）为宜。饮食应以碳水化合物为主，应占总能量的 75%。昏迷不能进食时，若无食道静脉曲张者，亦可用胃管供给营养素。

（2）对于昏迷患者，每日蛋白质供给量控制在 0.5 g/（kg·人）左右，此后每隔 2～3 d 调整一次供给量，但最大限量不超过 1 g/（kg·人）。对于有血氨增加同时又有神经系统症状者，在 2～3 d 内不宜给予动物蛋白质，病情稳定以后从 0.2～0.3 g/（kg·人）开始供给，每隔 2～3 d 调整一次。对患有肾功能不全或肝肾综合征的患者，应严格限制蛋白质的摄入量，特别是动物性蛋白。

（3）膳食中脂肪量以每日 30～40 g 为宜，为防止供给热能不足，可采用脂肪乳化剂，既可提高能量，同时也可预防腹泻。

（4）维生素供给应充足，尤其是维生素 C 的供给量应更多一些，以利解毒。低蛋白饮食常会导致钙、铁、维生素 B_2、维生素 K 等缺乏，应在饮食之外予以补充。研究表明，肝衰竭时脑中铜、锌降低可能为肝昏迷的原因之一，因此，在膳食治疗中应注意锌、铜的补充。

2）排便护理

大便通畅有利于清除肠内含氨物质。便秘者，可口服杜密克，也可用弱酸溶液灌肠。弱酸溶液灌肠可使肠内的 pH 值维持在 5～6，有利于氨的排出。忌用肥皂水灌肠，因其可增加肠液原有的碱性，使氨离子渗入肠道，进入血液循环至脑组织，导致肝性脑病加重。

4. 肝硬化患者的健康教育

（1）养成良好生活习惯：生活要有规律，保持充足的睡眠，休息可减轻肝脏代谢方面的负担，同时可使门脉压保持在较低水平，肝血流量可增加，有利于肝细胞的恢复；另外，充足的睡眠也可增加糖原和蛋白的合成。同时适当活动，劳逸结合，避免劳累，认识并纠正自身的不良生活习惯，如饮酒、吸烟、过度劳累等，合理安排饮食，科学地安排工作、学习、生活、娱乐、社交，做好情绪调控，提高自我保健意识。

（2）保持大便通畅：肝硬化患者常因食欲差，食量少，摄入粗纤维少，活动少而易造成便秘，使肠道大量吸收毒素，而肝脏解毒功能差，导致对机体产生不利影响。指导患者自我调节排便规律，保证每日排便 1 次，多吃水果、蔬菜，可进食香蕉、蜂蜜等食物以利于通便，或顺时针按摩腹部，必要时适量使用缓泻剂、开塞露促进排便。

（3）注意保暖,预防感染:肝硬化患者机体抵抗力很差,极易并发各种感染,如上呼吸道感染、肠炎及泌尿系感染等,且受凉容易诱发食道胃底曲张静脉破裂出血。出血期间告知患者应绝对卧床休息,协助患者取舒适体位并定时变换体位,注意保暖,病情稳定后,逐渐增加活动量,活动动作应缓慢。当患者发生呕吐时,头应偏向一侧,防止窒息或误吸。

（4）疾病的自我观察:注意各种自觉症状及体征,如自觉头晕、胸闷、恶心、呕吐、腹胀、排黑便、双下肢浮肿等,及时告知医生,以便及时处理。

5. 肝硬化的预后

肝硬化的预后与肝硬化的病因、肝功能代偿程度及并发症有关。酒精性肝硬化、胆汁性肝硬化、肝淤血等引起的肝硬化,如能在肝硬化未进展至失代偿期前予以消除病因,则病变可趋静止;病毒性肝炎肝硬化和隐源性肝硬化预后较差。

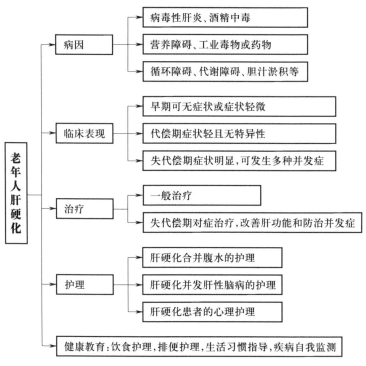

图 3-6-1　老年人肝硬化护理流程图

参考文献

［1］中华医学会肝病学分会. 肝硬化肝性脑病诊疗指南［J］. 临床肝胆病杂志,2018,34(10):2076-2089.

［2］李小科,王姗,李志国,等. 2018 年《肝硬化肝性脑病诊疗指南》更新要点解读［J］. 临床肝胆病杂志, 2019,35(7):1485-1488.

［3］史慧敏,李瑞.《2018 年欧洲肝病学会失代偿期肝硬化患者的管理临床实践指南》摘译［J］. 临床肝胆病杂志,2018,34(8):1632-1638.

［4］高方博,白朝辉.《2020 年英国胃肠病学会与英国肝病学会指南:肝硬化腹水管理》摘译［J］. 临床肝胆病杂志,2021,37(2):302-303.

第七节　老年人食管癌

教案摘要

　　林爷爷,86岁,平日喜食腌制食品,既往有吸烟喝酒史30余年,现已戒烟酒。近2个月出现进行性吞咽困难,近2 d症状加重不能缓解,到医院就诊。入院后,医生通过询问病史、体格及辅助检查确诊为食管癌,收入消化内科病房治疗。入院后,行胸腔镜联合腹腔镜食管癌切除术,术后给予营养支持、止痛等一系列治疗,好转出院。通过对此案例患者健康问题全程、动态的探索、评估、分析,学生可以学习食管癌的病因、临床表现、诊断、治疗、疼痛护理等相关知识,从而思考该疾病的健康照护及预防策略,实现以患者为中心的整体护理。

关 键 词

　　食管癌（Esophageal Carcinoma）；胸腔闭式引流护理（Nursing Care of Closed Thoracic Drainage）；乳糜胸（Chylothorax）；心理护理（Psychological Care）；健康指导（Health Guidance）

主要学习目标

1. 掌握食管癌的临床表现。
2. 掌握食管癌的诊断标准。
3. 掌握食管癌围手术期护理。
4. 掌握食管癌患者术后并发症的观察及紧急处理。
5. 掌握食管癌术后健康宣教与出院指导。

次要学习目标

1. 了解食管癌患者的病因。
2. 了解食管癌患者的治疗方法。

第 一 幕

　　林爷爷,86岁,平日喜食腌制食品,既往有吸烟喝酒史30余年,现已戒烟酒。近2个月出现进行性吞咽困难,近2 d症状加重,不能缓解,到医院就诊。

查体：T 36.5℃、P 86 次/min、R 20 次/min、BP 141/87 mmHg，全身淋巴结未触及肿大，颈项软无抵抗。吞咽不顺，无呛咳、无呃逆、反酸、烧心及胸背部疼痛等症状。胃镜示：距门齿 28～35 cm，黏膜粗糙不平，见不规则隆起。病理结果未出。行上消化道造影提示：食管中段局部右前壁僵硬，局部黏膜破坏。医生结合检查结果将林爷爷收入消化内科进一步治疗。

问题导引

1. 分析本幕，哪些症状体征有助于疾病的诊断？诊断为何种疾病？
2. 患者的辅助检查结果有什么意义？

教师注意事项

本幕描述食管癌患者入院就诊情形。在询问病史时应仔细询问患病的经过、生活及饮食习惯、伴随症状、既往史等。本例中的患者近 2 个月出现进行性吞咽困难，食管异物感，无呃逆、反酸、烧心及胸背部疼痛等症状，引导学生掌握食管癌的临床表现。

学习目标

1. 掌握食管癌的临床表现。
2. 掌握食管癌的诊断标准。
3. 了解食管癌的病因。

提示性问题

1. 根据林爷爷的症状表现，有哪些初步判断？如何通过病史和体格检查确定或排除这些诊断？
2. 食管癌发病的原因有哪些？
3. 根据以上信息可以确诊了吗？

 教师参考资料

1. 食管癌的定义

食管是人和动物消化管道的一部分，上端连接咽，下端连通胃，紧贴脊柱的腹侧，具有输送食物的功能。食管上方有两处生理括约肌，分别是上食管括约肌及下食管括约肌。下食管括约肌又称贲门括约肌，可以防止食物经胃逆流回口腔。食管在平时呈扁平状，当有食物通过时便会扩大。食物并非单纯依靠重力落入胃中，是借由食管壁的肌肉进行像波浪般的蠕动，强制将食物推入胃中的，此外，食管还会分泌一种黏液，不分泌消化酶，因此食管仅能帮助食物通过而不具有消化或吸引的功能。

食管癌系指由食管鳞状上皮或腺上皮的异常增生所形成的恶性病变。其发展一般经过上皮不典型增生、原位癌、浸润癌等阶段。食管鳞状上皮不典型增生是食管癌的重要癌前病变，由不典型增生到癌变一般需要几年甚至十几年。正因为如此，一些食管癌可以早期发现并可完全治愈。对于吞咽不畅或有异物感的患者应尽早行胃镜检查，以便发现早期食管癌或癌前病变。我国是食管癌高发地区。

2. 食管癌的病因

食管癌病因至今尚未明确,可能与下列因素有关。

(1)饮食因素:①亚硝胺:亚硝胺类化合物是已被公认的一种致癌物。应不吃或少吃亚硝酸盐含量高的食物,如酸菜、泡菜、咸菜、咸肉、咸鱼、香肠等。②食用发霉变质的食物。③常食粗糙、坚硬的食物,暴饮暴食,进食过快、进食粗硬食物可能引起食管黏膜损伤。④反复损伤可以造成黏膜增生间变,最后导致癌变。⑤喜食太烫的食物,饮用浓茶,辣椒、蒜、醋等摄入过多。

(2)烟、酒刺激:长期吸烟、饮酒与食管癌的发病有关。

(3)营养素缺乏:营养素缺乏与食管癌发病有关,膳食中缺乏维生素、蛋白质及必需脂肪酸等成分,可使食管黏膜增生、间变,进一步可引起癌变。

(4)遗传因素:人群的易感性与遗传和环境条件有关。

(5)食管的局部损伤:长期喜食过烫的食物,以及各种原因引起的经久不愈的食管炎,可能是食管癌的前期病变,尤其伴有间变细胞形成者癌变危险性更大。

3. 食管癌的鉴别诊断

(1)早期无咽下困难时,应与食管炎、食管憩室和食管静脉曲张相鉴别。

(2)已有咽下困难时,应与食管良性肿瘤、贲门失弛症和食管良性狭窄相鉴别。鉴别诊断方法主要依靠食管钡餐造影和纤维食管镜检查。

4. 食管癌的临床表现

1)早期症状

吞咽食物时有梗噎感,食管内有异物感,食物通过缓慢并有停留,咽喉部有干燥感和胸骨后有闷胀不适感,胸骨后剑突(心口)下疼痛。

2)中晚期症状

(1)进行性吞咽困难:进行性吞咽困难是大多数患者就诊时的主要症状,却是本病的较晚期表现。

(2)食物反流:常在吞咽困难加重时出现,反流量不大,内含食物与黏液,也可含血液与脓液。

(3)其他症状:当癌肿压迫喉返神经时,可致声音嘶哑;侵犯膈神经可引起呃逆或膈神经麻痹;压迫气管或支气管可出现气急和干咳;侵蚀主动脉,则可产生致命性出血。

5. 食管癌的辅助检查

(1)食管钡餐造影。

(2)脱落细胞学检查,该检查方法痛苦小,常用于大规模的普查。

(3)纤维光学内镜检查。

(4)胸部 CT 扫描、食管内镜超声检查等。

第 二 幕

林爷爷拟"食管癌"收入消化内科治疗,医生让林爷爷打电话给其儿子,与其儿子充分交代病情,建议手术治疗,儿子得知病情后,恳请医生护士暂时不告知林爷爷病情,一切谈话与其儿子单独进行。

林爷爷听到要手术,急得满头大汗,说:"我 80 多岁了,还没上过手术台,我这是什么病啊? 一定要手术治疗吗? 能不能不手术,我害怕呀!"责任护士小魏向林爷爷委婉地解释了手术的必要性,列举成功的手术案例,鼓励他要战胜病魔,在小魏护士的安抚下,林爷爷情绪稳定,思想上接受了手术治疗。

　　手术前 1 d,小魏护士拿来几个气球,告知林爷爷进行吹气球练习。"我孙子都不玩气球了,我一把年纪了,吹不动这个。"小魏护士向林爷爷解释吹气球的目的,林爷爷听后向小魏护士竖起了大拇指并认真练习起来。在小魏护士的鼓励与指导下,其余术前准备也顺利进行,林爷爷如期进行了手术治疗。术后留置胸腔闭式引流管 1 根,胃肠减压管 1 根,林爷爷生命体征平稳,无不适主诉。

问题导引

　　1. 结合本幕,分析老年食管癌患者手术前的心理变化。

　　2. 食管癌手术前需要进行哪些准备?

　　3. 食管癌术后应该如何护理?

教师注意事项

　　本幕描述的是食管癌患者术前相关准备工作,引导学生了解食管癌的治疗方法,掌握食管癌术前的准备与护理,思考食管癌术后的护理措施。

学习目标

　　1. 掌握食管癌围手术期护理。

　　2. 了解食管癌的治疗方法。

提示性问题

　　1. 食管癌的治疗方法有哪些?

　　2. 食管癌手术前应如何护理?

　　3. 食管癌手术后应如何护理?

 教师参考资料

1. 食管癌患者的治疗方法

　　(1) 手术治疗:外科手术是治疗食管癌的首选方法。若患者全身情况和心肺功能良好、无明显远处转移征象,可考虑手术治疗。食管原位癌可在内镜下行黏膜切除,术后 5 年生存率可达 86%～100%。对估计切除可能性小的较大鳞癌,全身状况良好者,术前可先做放疗和化疗,待瘤体缩小后再行手术治疗。常用的手术方式有开胸及非开胸食管癌切除术两类。对于中段以上食管癌可采用颈-胸-腹三切口方法,同时行淋巴结清除。食管癌切除术后常用胃或结肠重建食管,以胃最为常用。对晚期食管癌不能根治或放射治疗、进食有困难者,可采用姑息性手术,如胃或空肠造瘘术、食管腔内置管术、食管分流术等,达到改善营养、延长生命的目的。

（2）放射治疗：食管癌放射治疗包括根治性和姑息性两大类。颈段和上胸段食管癌手术的创伤大，并发症发生率高，而放疗损伤小，疗效优于手术，应以放疗为首选。

（3）药物治疗：①化学药物治疗，目前虽应用于本病的化学药物较多，但确有疗效者不多；②中药治疗；③生物基因治疗。

2. 食管癌围手术期护理

1）术前护理

（1）心理护理：食管癌患者往往对进行性加重的吞咽困难、日渐减轻的体重焦虑不安，对所患疾病有部分认识，求生欲望十分强烈，迫切希望能早日手术，恢复进食，但对手术效果及疾病预后等表现出紧张、恐惧甚至明显的情绪低落、失眠和食欲下降，护士应注意加强与患者及家属的沟通，了解患者心理状况，耐心指导，讲解手术和各种治疗与护理的意义、方法、大致过程、配合与注意事项，尽可能减轻其不良心理反应。为患者营造安静舒适的环境，保证患者充分休息。争取亲属在心理上和经济上积极支持配合，解除患者的后顾之忧。

（2）营养支持、维持水电解质平衡：多数食管癌患者因不同程度吞咽困难而出现摄入不足、营养不良、水电解质紊乱，使机体对手术的耐受力下降。故术前应保证营养素的摄入，根据患者的进食情况，提供充足营养，鼓励患者进食高热量、高蛋白、维生素丰富、易消化的流质或半流质饮食；若进食时感食管黏膜有刺痛，给予清淡无刺激的食物。长期不能进食、一般情况差者，遵医嘱补充水电解质，提供肠内外营养。

（3）呼吸道准备：吸烟者术前严格戒烟2周，指导并训练患者有效咳嗽、咳痰和腹式深呼吸，以减少术后呼吸道分泌物，增加肺部通气量，改善缺氧，预防术后肺炎和肺不张的发生。

（4）胃肠道准备

①饮食：术前3 d改流质饮食，术前禁食12 h，禁饮8 h。

②食管癌出现梗阻和炎症者：术前1周遵医嘱给予患者分次口服抗生素（如链霉素）溶液，可起到局部抗感染作用。

③进食后有滞留或反流者：术前1 d遵医嘱予以生理盐水100 mL加抗生素经鼻胃管冲洗食管及胃，可减轻局部充血水肿，减少术中污染，防止吻合口瘘。

④拟行结肠代食管手术者：术前3～5 d口服肠道不吸收的抗生素，如甲硝唑、庆大霉素、或新霉素等；术前2 d进食无渣流质，术前晚行清洁灌肠或全肠道灌洗后禁饮禁食。

⑤术日晨常规留置胃管，胃管通过梗阻部位时不能强行进入，以免穿破食管，可置于梗阻部位上端，待手术中直视下再置于胃中。

2）术后护理

（1）病情观察：术后2～3 h，严密监测患者的心率、血压、呼吸频率及节律等生命体征的变化；待生命体征平稳后改为每30 min或1 h测量1次，维持生命体征平稳。

（2）饮食护理：①术后早期吻合口处于水肿充血期，需禁饮禁食3～4 d。拔除胃管前尽量不要将口水或痰液咽下，以减少食物吻合口感染的发生。②禁食期间持续胃肠减压，遵医嘱予以肠内和肠外营养支持。③停止胃肠减压24 h后，若无呼吸困难、胸内剧痛、患侧呼吸音减弱及高热等吻合口瘘的情况时，可开始进食，先试饮少量水，术后5～6 d可进食全清流质，每2 h给100 mL，每日6次。术后3周患者若无不适，可进普食，但仍应注意少量多餐，细嚼慢咽,不宜过多,不宜过快。④避免进食生、冷、硬食物,以防后期吻合口瘘。⑤食管癌、贲门癌切除术后,可发生胃液反流至食管,患者可有恶心、呕吐等症状,平卧时加重,嘱患者餐后 2 h 勿平卧,睡眠时将床头抬高。⑥食管胃吻合术后患者,可由于胃拉入胸腔、肺受压而出现胸闷,建议患者少食多餐,1～2 个月后,症状多可缓解。

（3）呼吸道护理:食管癌术后患者易发生呼吸困难、缺氧,并发肺不张、肺炎,甚至呼吸衰竭,主要与下列因素有关:年老的食管癌患者常伴有慢性支气管炎、肺气肿、肺功能低下等;开胸手术破坏了胸廓的完整性;肋间肌和膈肌的切开,使肺的通气泵作用严重受损;术中对肺较长时间的挤压和牵拉造成一定的损伤;术后迷走神经功能亢进,引起气管、支气管黏膜腺体分泌增多;食管-胃吻合术后,胃拉入胸腔,使肺受压,肺扩张受限;术后切口疼痛、虚弱致咳痰无力等。因此护理方面应注意以下事项:①密切观察呼吸类型、频率、节律,听诊双肺呼吸音是否清晰,有无缺氧征兆。②术后第 1 d 鼓励患者深呼吸,吹气球,使用深呼吸训练器锻炼,促使肺膨胀。③痰多、咳痰无力者若出现呼吸浅快、发绀、呼吸音减弱等痰阻塞现象时,应立即吸痰,必要时行纤维支气管镜吸痰。④气管插管者,及时吸痰,保持气道通畅。

（4）胃肠道护理:

①胃肠减压的护理:a. 术后 3～4 d 内持续胃肠减压,妥善固定胃管,防止滑脱。待肛门排气、胃肠减压引流量减少后,拔除胃管。b. 严密观察引流液的量、性状以及颜色并准确记录,术后 6～12 h 可从胃管内抽出少量血性或咖啡色液体,此后引流液颜色逐渐变浅。若引流出大量鲜血或血性液体,患者出现烦躁、脉搏增快、血压下降、尿量减少等,应考虑吻合口出血,需立即通知医生并配合处理。c. 经常挤压胃管,定期用少量生理盐水并及时回抽,避免管腔堵塞,胃肠引流不畅,使胃扩张,导致吻合口张力增加和胃液反流而并发吻合口瘘。d. 胃管脱出后应严密观察病情,不应盲目插入,以免戳穿吻合口,造成吻合口瘘。

②结肠代食管术后护理:a. 保持置于结肠袢内的减压管通畅。b. 注意观察腹部体征,了解有无吻合口瘘、腹腔内出血或感染等,发现异常及时通知医生。c. 若从减压管内吸出大量呕吐液或吸出大量咖啡样液体伴全身中毒症状,应考虑代食管的结肠袢坏死,需立即通知医生并配合抢救。d. 结肠代食管后,因结肠逆蠕动,患者常嗅到粪便气味,需向患者解释原因,并指导其注意口腔卫生,这一情况一般术后半年可逐步缓解。

③肠内营养的护理:患者术后常规留置肠内营养管,如鼻十二指肠管、胃造瘘管或空肠造瘘管等,需给予适当护理。

（5）胸腔闭式引流管的护理:

①保持管道密闭:a. 用凡士林纱布严密覆盖胸壁引流管周围。b. 水封瓶始终保持直立,长管没入水中 3～4 cm。c. 更换引流瓶或搬动患者时,先用止血钳双向夹闭引流管,防止空气进入。d. 松开止血钳时,先将引流瓶安置在低于胸壁引流口平面的位置。e. 随时检查引流装置是否密闭,防止引流管脱落。

②严格无菌操作:a. 保持引流瓶装置无菌,定期更换引流装置,严格遵守无菌技术操作原则。b. 保持胸壁引流口处敷料清洁、干燥,一旦渗湿,及时更换。c. 引流瓶低于胸壁引流口平面 60～100 cm,依靠重力引流,以防瓶内液体逆流入胸腔,造成逆行感染。

③保持引流通畅:定时挤压引流管,防止引流管受压、扭曲和阻塞。患者取半坐卧位,经常改变体位,鼓励患者咳嗽和深呼吸,以利于胸膜腔内液体和气体的排出,促进肺复张。

④观察记录引流：a. 密切观察并记录引流液的颜色、性质和量。b. 密切注意水封瓶长管中水柱波动的情况，以判断引流管是否通畅。水柱波动的幅度能反映呼吸道无效腔的大小及胸腔内负压的情况，一般水柱上下波动范围为 4～6 cm。若水柱波动幅度过大，提示可能存在肺不张；若水柱无波动，提示引流管不通畅或肺已完全复张；若患者出现气促、胸闷、气管向健侧偏移等肺受压症状，则提示血块阻塞引流管，应通过捏挤或使用负压间断抽吸引流瓶中的短玻璃管，促使其恢复通畅，并立即通知医生处理。

⑤意外事件处理：a. 若引流管从胸腔滑脱，立即用手捏闭胸壁伤口处皮肤，消毒处理后，以凡士林纱布封闭伤口，并协助医生进一步处理。b. 若引流瓶损坏或引流管从胸壁引流管与引流装置连接处脱落，立即用双钳夹闭胸壁引流管，并更换引流装置。

⑥拔管护理：a. 拔管指征：留置引流管 48～72 h 后，如果引流瓶中无气体逸出且引流颜色变浅，24 h 引流量＜50 mL，脓液＜10 mL，胸部 X 线显示肺复张良好无漏气，患者无呼吸困难或气促，即可考虑拔管。b. 拔管方法：协助医生拔管，嘱患者先深吸一口气，在深吸气末屏气，迅速拔管，并立即用凡士林纱布和厚敷料封闭胸壁伤口，包扎固定。c. 拔管后护理：拔管后 24 h 内，应注意观察患者是否有胸闷、呼吸困难、发绀、切口漏气、渗液、出血和皮下气肿等，如发现异常及时通知医生处理。

第 三 幕

术后第 3 d，责任护士小魏巡视病房时发现患者出现胸闷、气急，胸腔引流管引流出淡黄色乳糜状液体 200 mL，心电监护显示血压 105/60 mmHg，责任护士立即告知医生，并嘱林爷爷继续禁食禁水，患者无不适主诉，继续给予肠外营养支持，密切观察引流液的色、质、量，后引流液逐渐减少，林爷爷生命体征逐步平稳。

2 周后，林爷爷病情稳定，医生告知林爷爷可以出院，但后续仍需规范放疗。责任护士向林爷爷发放出院通知书时，林爷爷询问到："我出院后需要注意什么？怎么预防并发症的发生？"责任护士耐心地为其进行了出院指导。

问题导引

1. 本幕中，患者发生了什么？作为责任护士该如何处理？
2. 如何为该患者做健康宣教和出院指导？

教师注意事项

本幕描述了患者术后并发乳糜胸的过程及康复出院的场景，责任护士应该密切观察患者术后的情况，及时发现病情变化，并积极处理，出院前根据患者自身情况予以详细的指导。

学习目标

1. 掌握食管癌患者术后并发症的观察及紧急处理。
2. 掌握食管癌术后健康宣教与出院指导。

提示性问题

1. 食管癌患者手术后有哪些并发症? 如何做好紧急处理?
2. 如何向食管癌术后患者进行健康宣教和出院指导?

 教师参考资料

1. 食管癌术后并发症的观察与护理

1) 出血

观察并记录引流液的性质和量。若引流量持续 2 h 超过 4 mL/(kg·h),伴血压下降、脉搏增快、躁动、出冷汗等低血容量的表现,应考虑有活动性出血,及时报告医生并做好再次开胸的准备。

2) 吻合口瘘

颈部吻合口瘘对患者生命不造成威胁,经引流多能愈合。胸内吻合口瘘死亡率较高,多发生在术后 5~10 d,死亡率高达 50%。

(1) 原因:主要与以下因素有关:①食管的解剖特点,如无浆膜覆盖、肌纤维呈纵向走行,易发生撕裂;②食管血液供应呈节段性,易造成吻合口缺血;③吻合口张力太大;④感染、营养不良、贫血、低蛋白血症等。

(2) 表现:患者出现呼吸困难、胸痛、胸腔积液和全身中毒等症状,如高热、寒战甚至休克等。

(3) 护理:积极预防感染、营养不良、贫血、低蛋白血症等,保持胃肠减压管通畅,避免吻合口张力过大,术后应密切观察患者有无吻合口瘘的临床表现;一旦出现上述症状,立即通知医生并配合处理,包括:①嘱患者立即禁食;②协助行胸腔闭式引流并常规护理;③遵医嘱予以抗感染治疗及营养支持;④密切观察生命体征,若出现休克症状,应积极抗休克治疗;⑤需再次手术者,积极配合医生完成术前准备。

3) 乳糜胸

食管、贲门癌术后并发乳糜胸是比较严重的并发症。

(1) 原因:多因术中伤及胸导管所致。

(2) 表现:多发生在术后 2~10 d,少数患者可在 2~3 周后出现。患者出现胸闷、气急、心悸,甚至血压下降。术后早期由于禁食,乳糜液含脂肪甚少,胸腔闭式引流出淡血性或淡黄色液体,但量较多;恢复进食后,乳糜液漏出量增多,大量积聚在胸腔内,可压迫肺以及纵隔并使之向健侧移位。由于乳糜液中 95% 以上是水,并含有大量脂肪、蛋白质、胆固醇、酶、抗体和电解质,若未及时治疗,可在短期内造成全身消耗、衰竭而死亡。

(3) 护理:应积极预防及时处理,包括:①禁食,给予肠外营养支持;②若诊断明确,迅速协助放置胸腔闭式引流,必要时低负压持续吸引,以及时引流胸腔内乳糜液,使肺膨胀;③需行胸导管结扎手术者,积极配合医生完善术前准备。

2. 食管癌术后健康教育与出院指导

(1) 疾病预防:避免接触引起癌变的因素,如改良饮水(减少水中亚硝胺及其他有害物质)、防霉去毒;应用预防药物(维 A 酸类化合物及维生素等);积极治疗食管上皮增生;避免过烫、过硬饮食等;加大防癌宣传教育,在高发区人群中做普查和筛检。

(2) 饮食指导:根据不同术式,向患者讲解术后进食时间,指导合理选择饮食,告知注意事项,预防并发症的发生。

（3）活动与锻炼:保证充分睡眠,劳逸结合,逐渐增加活动量,术后早期不宜下蹲大小便,以免引起直立性低血压或发生意外。由于开胸手术要切断胸部肌肉,术后应加强功能锻炼,防止肌肉粘连,预防术侧肩关节强直及肌肉失用性萎缩。

（4）复诊指导:定期复查,遵医嘱坚持后续治疗,如放射治疗或化学治疗等。若术后3~4周再次出现吞咽困难,可能为吻合口狭窄,应及时就诊。

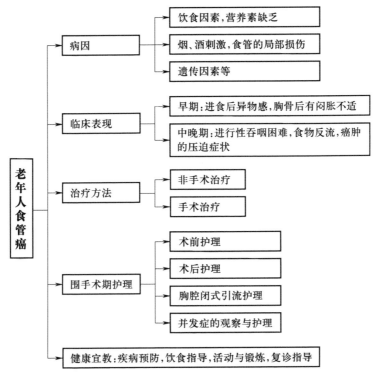

图 3-7-1 老年人食管癌护理流程图

参考文献

[1] 尤黎明,吴瑛. 内科护理学[M]. 5 版.北京:人民卫生出版社,2012.

[2] 李乐之,路潜. 外科护理学[M]. 6 版. 北京:人民卫生出版社,2015.

[3] 中国抗癌协会肿瘤营养专业委员会,中华医学会肠外肠内营养学分会,中国医师协会放射肿瘤治疗医师分会营养与支持治疗学组. 食管癌患者营养治疗指南[J]. 中国肿瘤临床,2020, 47(5):1.

[4] 中国医师协会放射肿瘤治疗医师分会,中华医学会放射肿瘤治疗学分会,中国抗癌协会肿瘤放射治疗专业委员会. 中国食管癌放射治疗指南(2020 年版)[J]. 国际肿瘤学杂志,2021,48(1):10.

[5] 中国中西医结合学会.基中西医结合食管癌治疗方案专家共识(2021 年版)[J].中日友好医院学报,2021,35(1):5.

第八节　老年人胃癌

教案摘要

　　孟爷爷,75 岁,平素喜欢吃烟熏食物。15 年前无明显诱因下出现进食后上腹部不适,多于晚餐后出现,无腹痛、腹胀,至当地医院就诊,胃镜示"胃十二指肠溃疡,慢性萎缩性胃炎",予抗炎、护胃等治疗后症状好转。后症状反复发作数次,对症治疗后好转。2 月前,无明显诱因下出现消瘦,无乏力、纳差,2 个月体重共减轻 10 kg。遂至我院就诊,门诊胃镜示"胃窦部溃疡增殖性病灶",病理示"腺癌",拟"胃癌"收入胃肠外科进一步治疗。住院期间,全麻下行全腹腹腔镜远端胃癌根治术(远端胃切除＋胃空肠毕Ⅱ式吻合,淋巴结 D2 清扫术)＋术中冰冻,术后恢复顺利,经过一系列治疗护理,病情好转出院。通过对此案例全程动态健康问题的探索评估分析,学生可以系统学习胃癌的临床表现、诊断、治疗,以及胃癌手术后的观察及护理要点,从而思考该疾病的健康照护及预防策略,实现以患者为中心的整体护理。

 关 键 词

　　胃癌（Gastric Carcinoma）；健康评估（Health Assessment）；整体护理（Holistic Nursing）；心理护理（Psychological Care）；健康指导（Health Guidance）

主要学习目标

1. 掌握胃癌的临床表现。
2. 掌握胃癌患者的心理护理。
3. 掌握胃癌患者的术前护理。
4. 掌握胃癌术后病情观察及护理。
5. 掌握胃癌术后并发症的识别及护理。
6. 掌握胃癌术后的出院宣教。
7. 熟悉胃癌的辅助检查。

次要学习目标

1. 了解胃癌的治疗方法。
2. 了解胃癌的病因及发病机制。

第 一 幕

　　孟爷爷,75岁,平素喜欢吃烟熏食物。15年前无明显诱因下出现进食后上腹部不适,多于晚餐后出现,无腹痛腹胀,至当地医院就诊,胃镜示"胃十二指肠溃疡,慢性萎缩性胃炎",予抗炎、护胃等治疗后症状好转。后症状反复发作数次,对症治疗后好转。2个月前无明显诱因下出现消瘦,无乏力、纳差,2个月体重共减轻10 kg。于是孟爷爷在儿子的陪同下来到消化内科门诊。

　　门诊医生进行查体,于上腹部扣及肿块,有压痛,结合孟爷爷既往病史和近期症状、体征等,告知孟爷爷及其儿子需要住院完善相关检查,寻找出体重下降的原因,拟"消瘦待查"收入消化内科。

问题导引

　　1. 分析本幕,你觉得孟爷爷可能的诊断有哪些?

　　2. 为明确诊断,需进行哪些检查?

　　3. 结合本幕,请分析孟爷爷的病因。

教师注意事项

　　本幕描写的是胃癌患者初次入院就诊的情形。本例患者既往有胃十二指肠溃疡、慢性萎缩性胃炎病史,平素喜食烟熏食物,最近发生无明显诱因下消瘦,体重下降,引导学生学习胃癌的临床表现,分析胃癌的诱发因素。

学习目标

　　1. 掌握胃癌的临床表现。

　　2. 熟悉胃癌的辅助检查。

　　3. 了解胃癌的鉴别诊断。

　　4. 了解胃癌的病因。

　　5. 了解胃癌的流行病学。

提示性问题

　　1. 结合孟爷爷的病史及临床表现,孟爷爷的疾病诊断是什么? 如何诊断?

　　2. 孟爷爷的疾病是如何引起的?

　　3. 孟爷爷需要做哪些检查来帮助确诊?

教师参考资料

1. 胃癌的定义

胃癌是起源于胃黏膜上皮的恶性肿瘤,其发病有明显的地域性差别,在我国的西北与东部沿海地区,胃癌发病率明显较南方地区高。

2. 胃癌的流行病学

胃癌是最常见的消化道肿瘤之一,严重威胁人类的生命健康。我国是胃癌高发国家,根据 2015 年中国癌症数据报告,我国每年胃癌预估新发病例 67.9 万例,死亡病例 49.8 万例,其发病率和病死率在恶性肿瘤中均高居第二位,我国胃癌新发病例和死亡病例约占全球 42.6%和 45.0%。胃癌的预后与诊治时机密切相关,进展期胃癌即使接受了以外科手术为主的综合治疗,5 年生存率仍低于 30%,且生活质量低,会给家庭和国家带来沉重的负担。而大部分早期胃癌在内镜下即可获得根治性治疗,5 年生存率超过 90%,大大节约了医疗资源。但是目前我国早期胃癌的早诊率低于 10%,远远低于日本。癌症的早期发现、早期诊断及早期治疗是降低死亡率及提高生存率的主要策略。

3. 胃癌的病因

胃癌的病因尚未完全清楚,目前认为与下列因素有关。

(1)地域环境:胃癌发病有明显的地域差异,中国、日本、俄罗斯、南非、智利和北欧等国家和地区发病率较高,而北美、西欧、印度的发病率则较低。我国西北与东部沿海地区胃癌的发病率明显高于南方地区。

(2)饮食生活:长期食用腌制、熏、烤食品者胃癌的发病率高,可能与上述食品中亚硝酸盐、真菌毒素、多环芳烃化合物等致癌物或前致癌物的含量高有关。食物中缺乏新鲜蔬菜、水果也与发病有一定关系。吸烟者的胃癌发病风险较不吸烟者高 50%。

(3)幽门螺杆菌感染:是引发胃癌的主要因素之一。幽门螺杆菌感染率高的国家和地区,胃癌发病率也高。

(4)癌前疾病和癌前病变:胃癌的癌前疾病是指一些使胃癌发病危险性增高的良性胃疾病,如慢性萎缩性胃炎、胃息肉、胃溃疡等。癌前病变指的是容易发生癌变的病理组织学变化,但其本身尚不具备恶性改变,如胃黏膜上皮细胞不典型增生属于癌前病变,可分为轻、中、重三度,重度不典型增生易发展成胃癌。

(5)遗传因素:胃癌有明显的家族聚集倾向,研究发现,与胃癌患者有血缘关系的亲属发病率较对照组高四倍,有证据表明胃癌的发生与抑癌基因 P53、APC、Rb 缺失和突变有关。而胃癌组织中癌基因 c - met、K - ras 基因等存在明显的过度表达。不同的基因可能在胃癌发展的不同阶段起作用。

4. 胃癌的临床表现

(1)症状:早期胃癌多无症状,或有一些非特异性消化道症状。上腹痛是进展期胃癌最早出现的症状,可急、可缓,开始仅有上腹饱胀不适,餐后加重。继而出现隐痛不适,节律性溃疡样疼痛,但这种疼痛不能被进食或服用制酸剂缓解。常伴有纳差,厌食,体重下降。胃壁受累时,可伴有早饱感,即虽感饥饿但稍进食即感饱胀不适;贲门癌累及食管下端时可出现吞咽困难;胃窦癌引起幽门梗阻时出现恶心呕吐。转移至身体其他脏器可出现相应的症状,如转移至骨骼时出现全身骨骼剧痛;转移至肝,可引起右上腹痛、黄疸、发热;转移至肺,可引起咳嗽、咯血、呃逆;转移至胰腺,可引起持续性上腹痛并放射至背部。

(2)体征:早期胃癌无明显体征,进展期在上腹部可扪及肿块,有压痛。肿块多位于上腹部偏右,呈坚实可移动结节状,肝脏转移可出现肝大,并扪及坚硬结节伴黄疸;腹膜转移发生腹水,移动性浊音阳性。有远处淋巴转移时可扪及 Virchow 淋巴结,质硬不活动。直肠指检时,直肠膀胱间陷凹扪及板样肿块。此外,某些胃癌患者出现伴癌综合征,包括反复发作的浅表性血栓静脉炎、黑棘皮病和皮肌炎等,可有相应的体征,有时可在胃癌被察觉前出现。

（3）并发症：可并发胃出血、贲门或幽门梗阻、穿孔等。

5. 辅助检查

（1）血常规检查：多数患者有缺血性贫血，系长期出血所致。

（2）粪便隐血试验：持续阳性，有辅助诊断意义。

（3）内镜检查：内镜直视下可观察病变部位性质，并取黏膜做活组织检查，是目前最可靠的诊断手段。早期胃癌可表现为小的息肉样隆起或凹陷，一片变色的黏膜或粗糙不平呈颗粒状，有时不易辨认；进展期胃癌可表现为凹凸不平、表面污秽的肿块，或不规则较大溃疡，常见渗血或溃烂。目前用超声内镜检查，可判断胃内或胃外的肿块，观察肿瘤侵犯胃内的深度，对肿瘤侵犯深度判断的准确率可达 90%，有助于区分早期和进展期胃癌。

（4）X 线钡餐检查：胃癌主要表现为充盈缺损，边缘欠规则或腔内龛影和胃壁僵直失去蠕动等，与良性息肉及良性溃疡的鉴别尚需依赖组织病理学检查。

6. 诊断要点

确诊主要依赖内镜、活组织检查及 X 线钡餐检查。早期诊断是根治胃癌的前提，有下列现象者应尽早和定期进行胃镜检查：①40 岁以上患者尤其男性，近期出现消化不良、呕血或黑便者。②慢性萎缩性胃炎伴胃酸缺乏，有肠化生及其不典型增生者。③良性溃疡但胃酸缺乏者。④胃溃疡经正规治疗两个月无效，X 线钡餐提示溃疡增大者。⑤X 线发现胃息肉＞2 cm 者。⑥胃切除术后 10 年以上者。

第 二 幕

孟爷爷胃镜示"胃窦部溃疡增殖性病灶"，病理示"腺癌"，外科会诊后，拟"胃癌"转入胃肠外科病房进一步治疗。

孟爷爷得知病情后拒不配合，不能接受疾病事实。随后在护士的劝导安慰下，逐渐接受现实，积极入院配合相关治疗。

入院第 3 d，医生查房时告诉孟爷爷需要进行手术治疗，孟爷爷焦虑不安，一直询问责任护士手术风险及治疗效果，责任护士耐心地向孟爷爷讲述胃癌手术相关知识及手术前后孟爷爷需要注意的事项，同时指导孟爷爷配合术前相关准备。

问题导引

1. 胃癌的治疗方法有哪些？

2. 分析本幕，患者出现了什么心理问题？该如何处理？

3. 孟爷爷准备行手术治疗，术前需要做哪些准备工作？

教师注意事项

本幕描述胃癌患者手术前一幕，引导学生学习胃癌患者的心理护理及术前护理。

学习目标

1. 掌握胃癌患者的心理护理。

2. 掌握胃癌患者的术前护理。

3. 了解胃癌的治疗方法。

提示性问题

1. 本幕中,患者使用的治疗方法是手术治疗,请思考胃癌的治疗方法有哪些。

2. 本幕中,患者得知自己的疾病后,出现了怎样的心理变化? 作为责任护士,该如何处理?

3. 胃癌患者准备行手术治疗,术前需要做哪些准备工作?

教师参考资料

1. 胃癌的治疗方法

临床上对胃癌的治疗主要分为 5 大方法:手术治疗、化疗、靶向治疗、免疫治疗和支持治疗。

(1)手术治疗:主要是通过切除病变和可能病变的部位进行治疗,或者是当病灶无法切除、为了减轻并发症而进行手术。

(2)化疗:主要用于根治性手术的术前、术中和术后,以延长生存期。临床推荐晚期胃癌患者采用适量化疗,早期胃癌根治术后原则上不必行辅助化疗,但有特殊情况者应行辅助化疗。

(3)靶向治疗:是随着医疗科技的发展、人们对癌症机制的进一步解析而兴起的一种治疗方法,也是目前比较有效的一种癌症治疗方法。但胃癌靶向治疗药物种类及作用均有限。靶向治疗药物主要有表皮生长因子受体抑制剂、血管生成抑制剂、细胞周期抑制剂、细胞凋亡促进剂、基质金属蛋白酶抑制剂等。

(4)免疫治疗:肿瘤免疫治疗包括很多种治疗手段,主要包括使用 PD-1/PD-L1 抑制剂。免疫治疗是利用机体自身免疫系统杀伤癌细胞,正常情况下,免疫系统会识别和清除体内衰老变异的细胞以维持机体正常功能,但肿瘤发生时癌细胞表面 PD-L1 蛋白与 T 细胞表面 PD-1 表面蛋白结合,T 细胞失去正常识别和杀伤作用,从而使癌细胞躲过免疫系统攻击,而免疫检查点抑制剂就是将癌细胞的伪装去除,使免疫系统正常杀伤癌细胞。免疫治疗也包括非特异性生物反应调节剂,如卡介苗、香菇多糖等,细胞因子如白介素、干扰素、肿瘤坏死因子等,以及过继性免疫治疗如淋巴细胞激活后杀伤细胞、肿瘤浸润淋巴细胞等的临床应用。

(5)支持治疗:旨在减轻患者痛苦,改善生活质量,延长生存期。例如镇痛、纠正贫血、改善食欲、改善营养状态、缓解梗阻、控制腹水、心理治疗等。

2. 胃癌患者常见的心理问题

(1)恐惧心理:由于人们对恶性肿瘤的认识存在不同程度的片面性,普遍存在谈癌色变的情况,认为癌症是绝症,得了癌症就等于被判了死刑。因此,患者在未确诊前,非常恐惧自己所得的病就是癌症。患者常表现为忧心忡忡、心情紧张及对医护人员的言语、态度十分敏感,或表现为坐卧不安、唉声叹气、感情十分脆弱。

(2)怀疑心理:患者在疾病确诊前常有恐癌心理,怀疑自己的病可能是癌症,而一旦被确诊为癌症,患者又怀疑是不是医院搞错了,对诊断产生怀疑,不愿也不敢相信。表现为烦躁、紧张、焦虑,反复到各大医院进行复查、检查,八方寻医求证等。

(3)否认回避心理和幻想心理:患者一旦被确证癌症,出于对癌症的恐惧,却不愿意面对自己患有恶性肿瘤这个现实,对病情以及任何事情都采取回避态度。表现为沉默寡言、烦躁、激惹、心存幻想,否认身患癌症这一事实。

（4）认可心理和依赖心理:随着时间的推移,患者的幻想破灭,不得已承认自己患癌症无疑时,"患者角色"的表演则相当"出色"。患者为了不让家人难过悲伤,亲人为了让患者安心治疗,彼此心照不宣,绝口不提病情。这时,患者既不表现痛苦也不害怕,显得十分平静,非常愿意与家人待在一起,以得到精神上的鼓励和安慰。同时也产生较强的依赖性,依赖药物和其他的一些治疗。把"生"的希望甚至于日常生活护理全都交付给了医护人员。表现为爱发脾气、苛求挑剔、以"自我"为中心、随时随地要求医生护士给予关照。

（5）抑郁心理和悲观绝望心理:因病情日益恶化和癌症疼痛的折磨,以及化疗、放疗过程中出现的不良反应,患者常常产生"生不如死"的念头,对生活和前途失去希望,死亡安排多于生还打算,祈求早日解脱。患者常表现为心情抑郁、悲观、消沉和绝望,自残甚至自杀。

3. 胃癌患者手术前护理

（1）心理护理:患者对癌症及预后有很大顾虑,常有消极悲观情绪,护理人员应鼓励患者表达自身感受,根据患者个体情况提供信息,向患者解释胃癌手术治疗的必要性,帮助患者消除负性情绪,增强对治疗的信心。此外,鼓励家属和朋友给予患者关心和支持,使其能积极配合治疗和护理。

（2）改善营养状况:胃癌患者常伴有梗阻和出血,术前常由于食欲减退,摄入不足,消耗增加及恶心、呕吐等导致营养状况欠佳。应根据患者饮食和生活习惯,制订合理食谱。给予高蛋白、高热量、高维生素、低脂肪、易消化和少渣的食物;对不能进食者,遵医嘱予以静脉输液,补充足够的热量,必要时输血浆或全血,以改善患者的营养状况,提高其对手术的耐受性。

第 三 幕

次日,孟爷爷全麻下行全腹腹腔镜远端胃癌根治术(远端胃切除＋胃空肠毕Ⅱ式吻合,淋巴结D2清扫术)＋术中冰冻,术后转运至SICU密切监护,术后第2 d,转回胃肠外科病房。

返回胃肠外科病房后,责任护士小曹告知孟爷爷儿子患者下床活动的重要性,鼓励孟爷爷多进行床边活动。孟爷爷因伤口疼痛拒绝下床,在小曹护士和其儿子的鼓励下,孟爷爷最终成功下床并在床边轻微活动。术后第5 d(转回普通病房第3 d),孟爷爷在进食面条后出现上腹饱胀,伴恶心呕吐,呕吐物为胃内容物,责任护士小曹立即告知医生,与医生一起紧急处理。

术后第8 d,医生综合孟爷爷情况,开出出院医嘱。责任护士在孟爷爷出院前对孟爷爷及其儿子进行了相关宣教并协助孟爷爷办理出院手续。

问题导引

1. 此幕中,责任护士协助孟爷爷下床活动的目的是什么?

2. 胃癌患者手术后有哪些观察要点?

3. 术后第 5 d,孟爷爷出现了什么情况? 该如何处理?

4. 如何为孟爷爷进行出院指导?

教师注意事项

本幕描述患者手术后的情况,术后 SICU 密切监护后转入普通病房,而后并发胃出血,引导学生学习胃癌患者手术后病情观察,思考术后可能存在的并发症,如何及时识别并发症的发生并紧急处理。

学习目标

1. 掌握胃癌术后的病情观察及护理要点。

2. 掌握胃癌术后并发症的识别及护理。

3. 掌握胃癌术后的出院宣教。

提示性问题

1. 胃切除手术术后有哪些观察及护理要点?

2. 如何指导胃癌患者术后康复运动?

3. 如果你是责任护士,当患者术后第 5 d 出现异常情况时,该如何处理?

4. 作为责任护士,如何对该患者进行出院指导?

教师参考资料

1. 胃癌手术术后护理

(1)病情观察:术后心电监护,每 30 min 测量一次血压,如病情较重或者有休克,仍需要每 1~2 h 测量一次血压,病情平稳后可延长测量时间。同时观察患者神志、体温、尿量、切口渗血、渗液和引流液情况等。

(2)体位:术后取平卧位,待患者血压平稳后给予低半卧位,以保持腹肌松弛,减轻腹部切口张力,减轻疼痛,也有利于呼吸和引流。

(3)饮食护理:拔除胃管前禁食,拔胃管后当日可饮少量米汤或水,如无不适,第 2 d 进半量流质饮食,每次 50~80 mL;第 3 d 进全量流质,每次 100~150 mL;进食后无不适,第 4 d 可进半流质饮食。食物宜温、软、易消化,忌生冷、硬和刺激性食物,少量多餐。开始时每日 5~6 餐,逐渐减少进食次数并增加每次进餐量,逐步恢复正常饮食。

(4)鼓励早期活动:除年老体弱或病情较重者,鼓励并协助患者术后第 1 d 坐起轻微活动,第 2 d 协助患者于床边活动,第 3 d 可在病室内活动。患者活动量根据个体差异而定,早期活动可促进肠蠕动恢复,预防术后肠粘连和下肢深静脉血栓等并发症的发生。

(5)引流管护理:胃切除术后患者常留置有胃管、腹腔引流管、导尿管等。护理时需要注意:①妥善固定并准确标记各引流管,避免脱出,一旦脱出后不可自行插回。②保持引流通畅,防止引流管受压、扭曲、折叠等,经常挤捏各引流管以防堵塞;若堵塞可在医生指导下用注射器抽取生理盐水试冲洗引流管。③观察并记录引流液的颜色、性质和量等。留置胃管可以起到胃肠减压的作用,以减轻胃肠道张力,促进吻合口愈合。部分患者胃管需接负压吸引装置,维持适当的负压,避免负压过大损伤胃黏膜,术后 24 h 可由胃管引流出少量血性液体或咖啡样液体,若有较多鲜红色血性液体,应及时报告医生并配合处理。术后胃肠减压量减少,肠蠕动恢复,肛门排气后可拔除胃管。

(6)输液护理:保持静脉输液管路通畅,记录24 h出入量,及时了解患者各项检查结果,为合理输液提供依据,避免水、电解质平衡失调。

(7)营养支持:①肠外营养支持:术后胃肠减压期间及时输液补充患者所需的水、电解质和营养素,必要时输入人血白蛋白或全血,以改善患者的营养状况,促进切口愈合。②肠内营养支持:对术中放置空肠喂养管的胃癌根治术患者,术后早期经喂养管输注肠内营养液,对改善患者的全身营养状况、维护肠道屏障结构和功能、促进肠功能早期恢复、增强机体的免疫力、促进伤口及吻合口愈合等都有益处。根据患者的个体情况,合理制订营养支持方案。护理时注意:a. 妥善固定喂养管;b. 保持喂养管通畅;c. 控制营养液的温度、浓度和速度;d. 观察有无恶心、呕吐、腹痛、腹胀、腹泻和水电解质紊乱等并发症的发生。

2. 胃癌术后并发症的观察与护理

1) 术后胃出血

(1)原因:发生在术后24 h以内的出血,多属术中止血不彻底;术后4～6 d发生的出血,常为吻合口黏膜坏死脱落所致;术后10～20 d发生的出血,多为吻合口缝线处感染或黏膜下脓肿腐蚀血管所致。

(2)表现:胃大部切除术后,可有少许暗红色或咖啡色胃液至胃管抽出,一般24 h内不超过300 mL,且逐渐减少、变淡至自行停止。若术后短期内从胃管内不断引流出鲜红色血性液体,24 h仍未停止,需及时报告医生处理。

(3)护理:术后严密观察患者生命体征和神志变化。加强对胃肠减压引流液的颜色、性状和量的观察,若术后短期内从胃管内引流出大量鲜红色血性液体,持续不止,需及时报告医生处理。遵医嘱应用止血药物,用冰生理盐水洗胃或输入新鲜血等。若经非手术治疗不能有效止血或出血量大于500 mL/h时,积极完善术前准备。

2) 十二指肠残端破裂:是毕Ⅱ式胃大部切除术后早期严重并发症。

(1)原因:多为十二指肠残端处理不当;或因空肠输入袢梗阻致十二指肠内张力过高所致。

(2)表现:多发生在术后24～48 h,患者出现突发性上腹部剧痛、发热和腹膜刺激征;白细胞计数增加;腹腔穿刺可抽出胆汁样液体。

(3)护理:如发生十二指肠残端破裂,立刻进行手术治疗的术前准备;术后持续负压吸引,积极纠正水、电解质和酸碱平衡失调,经静脉或空肠造瘘管提供营养支持,遵医嘱使用广谱抗生素抗感染,用氧化锌软膏保护引流管周围皮肤。

3) 吻合口破裂或吻合口瘘:是胃大部切除术后的早期并发症之一。

(1)原因:与缝合不当、吻合口张力过大、组织供血不足有关,贫血、低蛋白血症和组织水肿者易发生。

(2)表现:多发生在术后一周内,患者出现高热、脉速等全身中毒症状,腹膜炎及腹腔引流管引流出含肠内容物的混浊液体。如发生较晚,多形成局部脓肿或外瘘。

(3)护理:出现弥漫性腹膜炎的吻合口破裂患者须立即手术,做好急诊手术的准备;形成局部脓肿、外瘘或无弥漫性腹膜炎的患者,进行局部引流,注意及时清洁瘘口周围皮肤并保持干燥,局部涂以氧化锌软膏、皮肤保护粉或皮肤保护膜加以保护,以免皮肤破损继发感染;禁食、胃肠减压;合理应用抗生素和给予肠外营养支持,纠正水、电解质紊乱和维持酸碱平衡。经上述处理后多数患者吻合口瘘可在 4～6 周自愈；若经久不愈，须再次手术。

4）胃排空障碍：也称胃瘫。

（1）原因：精神因素、输出祥痉挛、吻合口水肿、低蛋白血症、饮食结构改变、长期应用抑制胃肠蠕动的药物、大网膜吻合口周围团块状粘连等均可导致胃肠动力障碍，胃排空延迟。

（2）表现：常发生在术后 4～10 d，患者出现上腹饱胀、钝痛和呕吐，呕吐含胆汁胃内容物。消化道 X 线造影可见残胃扩张、无张力、蠕动波少而弱，造影剂通过胃肠吻合口不畅。

（3）护理：一旦发生，禁食、胃肠减压，给予肠外营养支持，纠正低蛋白血症，维持水、电解质、酸碱平衡，应用胃动力促进剂，也可用 3 ％温盐水洗胃。一般均能经非手术治疗治愈。

5）术后梗阻：根据梗阻部位可分为输入祥梗阻、输出祥梗阻和吻合口梗阻，前两者见于毕 Ⅱ 式胃大部切除术后。

（1）输入祥梗阻：可分为急性完全性输入祥梗阻和慢性不完全性输入祥梗阻两类。①急性完全性输入祥梗阻：原因：系输出祥系膜悬吊过紧压迫输入祥，或输入祥过长穿入输出祥和横结肠系膜的间隙孔形成内疝所致。表现：患者突起上腹部剧烈疼痛、频繁呕吐，量少，多不含胆汁，呕吐后症状不缓解，且上腹有压痛性肿块。病情进展快，不久即出现烦躁、脉速、血压下降等休克表现。处理：属闭祥性肠梗阻，易发生肠绞窄，应紧急手术治疗。②慢性不完全性输入祥梗阻：原因：由于输入祥过长扭曲，或输入祥过短在吻合口处形成锐角，使输入祥内胆汁、胰液和十二指肠液排空不畅而滞留。表现：进食后出现上腹胀痛或绞痛，随即突然喷射性呕吐出大量不含食物的胆汁，呕吐后症状缓解。由于消化液潴留在输入祥内，进食后消化液分泌明显增加，输入祥内压力增高，刺激肠管发生强烈的收缩，引起喷射样呕吐，也称"输入祥综合征"。处理：包括禁食、胃肠减压、营养支持等，如症状在数周或数月内不能缓解，亦需手术治疗。

（2）输出祥梗阻：原因：胃大部切除术后，胃肠吻合口下方输出祥因粘连、大网膜水肿、炎性肿块压迫所致的梗阻。表现：患者上腹饱胀，严重时呕吐出食物和胆汁。处理：若非手术治疗无效，应手术解除梗阻。

（3）吻合口梗阻：原因：系吻合口过小或吻合口的胃肠壁内翻过多所致，也可为术后吻合口炎症水肿所致的暂时性梗阻。表现：患者进食后出现上腹饱胀感和溢出性呕吐；呕吐物含或不含胆汁。X 线钡餐检查可见造影剂完全停留在胃内。处理：非手术治疗措施同胃排空障碍的处理措施。若经非手术治疗无效，可经手术治疗解除梗阻。

6）倾倒综合征：分两类，以下内容只介绍早期倾倒综合征。

（1）原因：多因餐后大量高渗性食物快速进入十二指肠或空肠，致肠道内分泌细胞大量分泌肠源性血管活性物质，如 5-羟色胺、缓激肽样多肽、血管活性肽、神经紧张素和血管活性肠肽等，加上渗透压作用使细胞外液大量涌入肠腔，从而引起一系列血管舒缩功能紊乱和胃肠道症状。

（2）表现：多发生在进食后半小时内，患者以循环系统症状和胃肠道症状为主要表现。循环系统症状包括心悸、心动过速、出汗、全身无力、面色苍白、头晕等；胃肠道症状有腹部饱胀不适或绞痛，恶心，呕吐和腹泻等。

（3）护理：指导患者调整饮食，即少量多餐，避免过甜、过咸、过浓的流质饮食；宜进食低碳水化合物、高蛋白食物；用餐时限制饮水喝汤；进餐后平卧 20 min。多数患者经调整饮食后症状可减轻或消失,术后半年到一年内能逐渐自愈。极少数症状严重而持久的患者需手术治疗。

3. 胃癌术后出院指导

（1）生活方式:告知患者戒烟戒酒,饮食少量多餐,进高蛋白、低脂饮食,补充铁剂与足量维生素,少食盐腌和烟熏食品,避免过冷、过烫、过辣及煎炸食品。注意劳逸结合,避免过劳。

（2）心理指导:强调保持乐观的重要性,指导患者自我调节情绪。

（3）用药指导:教导药物服用的时间、剂量、方式,说明药物副作用。避免服用对胃黏膜有损害的药物,如阿司匹林、吲哚美辛、皮质类固醇等。

（4）复诊指导:定期门诊复查,若有不适及时复诊。

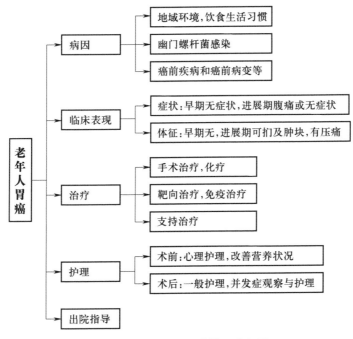

图 3-8-1　老年人胃癌护理流程图

参考文献

［1］中国医师协会放射肿瘤治疗医师分会,中华医学会放射肿瘤治疗学分会,中国抗癌协会肿瘤放疗专业委员会. 中国胃癌放疗指南(2020版)［J］. 中华放射肿瘤学杂志,2021,30(10):989-1001.

［2］诸炎,付佩尧,李全林,等.《早期胃癌内镜黏膜下剥离术和内镜黏膜切除术治疗指南(第二版)》的更新与解读［J］. 中华消化内镜杂志,2021,38(5):361-367.

［3］凌世宝,王业涛. 2020年日本胃肠内镜学会(JGES)《早期胃癌ESD和EMR指南》要点［J］. 胃肠病学和肝病学杂志,2021,30(3):268-271.

［4］周梦婷,何文华,吕农华. 2018年版韩国胃癌实践指南解读［J］. 中华消化杂志,2020,40(3):212-216.

［5］国家癌症中心. 2015年中国恶性肿瘤流行情况分析［J］. 中华肿瘤杂志, 2019,1(41):19-28.

［6］国家消化系统疾病临床医学研究中心,中华医学会消化内镜学分会. 中国早期胃癌筛查流程专家共识意见［J］. 中华健康管理学杂志,2018,2(1):8-14.

第九节　老年人直肠癌

教案摘要

　　金先生,71 岁,1 个月前出现便中带血,大便习惯无异常,大便稍硬,无黑便,当时未予以重视。5 d 前症状加重,大便时见较多鲜红色血液,于是至门诊就诊。查肠镜:距肛门 15 cm 直乙交界处有菜花样隆起,大小约 5 cm×6 cm,质脆,边界不清,占整个肠腔的 1 周,管腔狭窄,内镜尚通过。相关检查后考虑直乙交界处恶性肿瘤,为进一步治疗,门诊拟"直肠恶性肿瘤"收入院。患者入院后完善相关检查,积极术前准备,于全麻下行"腹腔镜下直肠前切除术＋腹腔镜腹腔淋巴结清扫术＋乙状结肠—直肠吻合术",术后经规范化治疗及护理,患者康复出院。通过对此案例患者全程、动态健康问题的探索、评估和分析,引导学生学习并掌握老年直肠癌的临床表现、围手术期护理及术后康复指导,从而思考该病的预防及健康促进策略,实现以患者为中心的整体护理和快速康复。

 关 键 词

　　直肠癌(Rectal Cancer);直肠前切除术(Anterior Rectectomy);预康复(Pre-rehabilitation);快速康复(Rapid Rehabilitation)

 主要学习目标

　　1. 掌握直肠癌的临床表现。
　　2. 掌握直肠癌的术前预康复。
　　3. 掌握老年人直肠癌术后快速康复及观察要点。
　　4. 掌握直肠癌患者的健康教育及出院指导。
　　5. 熟悉直肠癌的筛查和预防。

 次要学习目标

　　1. 了解直肠癌的流行病学特点。
　　2. 了解直肠癌的鉴别诊断。
　　3. 了解直肠癌的病因。
　　4. 了解直肠癌的辅助检查方法。
　　5. 了解直肠癌的手术治疗原则。

第 一 幕

金先生,71岁,平时喜欢吃肉,不喜欢吃蔬菜水果;有吸烟史50余年,每日1包;有饮酒史50余年,最多每日8两白酒,现每日约2两白酒。1月以前,金先生开始出现便中带血,大便习惯无异常,大便稍硬,无黑便,当时未予以重视。5 d前症状加重,大便时见较多鲜红色血液,于是到了消化内科门诊就诊。查肠镜:距肛门15 cm直乙交界处菜花样隆起,大小约5 cm×6 cm,质脆,边界不清,占整个肠腔的1周,管腔狭窄,内镜尚通过。检查诊断:直乙交界处恶性肿瘤(?)。为进一步治疗收入院。

入院后,责任护士对其进行入院评估:金先生自发病以来,食欲可,睡眠可,无发热,体重下降约2.5 kg;10年前因胰腺炎行胆囊切除术,2年前再发胰腺炎行腹腔镜下残余胆囊切除术。

问题导引

1. 请分析本幕,你认为该患者的初步诊断是什么?

2. 结合本幕内容,为明确诊断,患者需要进行哪些检查?

3. 结合患者病情,你认为疾病可能的诱因有哪些?

教师注意事项

本幕描述的是老年直肠癌患者入院就诊的情形。在询问病史时,应仔细询问患者患病的经过、生活及工作习惯、伴随症状、既往史等。本例中的患者无明显诱因下出现便中带血,大便习惯及形态未发生变化,引导学生学习老年人直肠癌的临床表现、诊断标准、鉴别诊断及辅助检查。

学习目标

1. 掌握直肠癌的临床表现。

2. 熟悉直肠癌的筛查和预防。

3. 了解直肠癌的鉴别诊断。

4. 了解直肠癌的病因。

5. 了解直肠癌的辅助检查方法。

提示性问题

1. 患者无明显诱因下出现便中带血,可能的诊断有哪些? 如何从病史、临床表现中确定或排除这些诊断?

2. 你认为根据以上的信息可以确诊了吗? 该类患者的辅助检查还有什么?

3. 结合入院评估和检查结果,患者可能的病因有哪些?

教师参考资料

1. 直肠癌的定义及流行病学特点

结直肠癌是指结直肠黏膜上皮在环境或遗传等多种致癌因素作用下发生的恶性病变,

可发生在结肠或直肠的任何部位,但以直肠、乙状结肠最为多见,发生在直肠段的即为直肠癌。据世界卫生组织国际癌症研究机构披露,2020 年结直肠癌已跃升为仅次于乳腺癌和肺癌的第三大常见癌症。我国结直肠癌发病率也处于上升趋势,2015 年国内结直肠癌新发病例达 38.8 万例,至 2019 年新发病例已高达 56 万例。

2. 直肠癌的病因

(1)遗传因素:遗传性结直肠癌在结直肠癌体系中占有重要比例,临床上依据有无多发性息肉病,可将遗传性结直肠癌分为家族遗传性息肉病和遗传性非息肉病两大类,二者分别约占结直肠癌的 5% 和 5%~15%。

(2)饮食因素:研究发现高脂肪、高蛋白、低纤维饮食者,罹患结直肠癌的概率较高。剑桥大学曾经公布一项有关饮食与癌症的大型研究,接受调查者达 40 万人之多,结果显示,高纤维饮食能有效降低患上致命癌症的风险,概率达 40%,特别是结直肠癌。而膳食纤维则能刺激肠蠕动,缩短食物通过肠道的时间,减少粪便中致癌物质与肠黏膜接触的概率,将大便、毒素尽快排出体外。水果和蔬菜中除了纤维素能够有效预防结直肠癌之外,所含维生素(Vit A、Vit C、Vit D、Vit E、叶酸)和微量元素可能有助于保护肠黏膜,部分研究表明它们可以使腺瘤患者的结肠上皮过度增生转化为正常。

(3)不良生活习惯:研究发现,罹患结直肠癌的患者往往存在不良生活习惯。常见的不良习惯有缺少运动、吸烟、酗酒、生活过度紧张等。

(4)癌前病变:①肠息肉(腺瘤性息肉),一般腺瘤越大,形态越不规则,绒毛含量越高,上皮异型增生越严重,癌变概率越大,腺瘤 5 年、10 年、20 年发展为癌的概率分别为 3%、8%、24%;②炎症性肠病:溃疡性结肠炎可发生癌变,癌变率与病程有关,病程越长,癌变率越高。

(5)其他因素:有研究发现,胆囊切除术后结直肠癌发病率升高,可能机制为胆囊切除后大便中初级胆汁酸含量降低和次级胆汁酸含量升高,初级胆汁酸在肝脏合成,包括胆酸和鹅脱氧胆酸。初级胆汁酸一部分在细菌作用下脱氧形成次级胆汁酸,包括脱氧胆酸、石胆酸及微量熊脱氧胆酸。次级胆汁酸中的石胆酸可以升高结直肠癌发病概率,而脱氧胆酸可转换为甲基胆蒽,这是一种强致癌物质。

3. 直肠癌的临床表现

早期直肠癌大多数无症状,进展期(中晚期)患者会出现腹痛、大便带血、大便变细及腹泻等症状。

(1)便血:直肠癌生长到一定程度时可以出现便血症状。少量出血不易发现,但用显微镜检查粪便时可以发现大量红细胞,即粪便隐血试验阳性。出血量多时可以出现大便带血,血色鲜红或暗红。当癌肿表面破溃、形成溃疡,肿瘤组织坏死感染,可出现脓血、黏液性血便。

(2)患者可有不同程度的便不尽感、肛门下坠感,有时出现腹泻。

(3)肠梗阻症状:当直肠肿瘤导致肠腔狭窄时可出现不同程度的肠梗阻症状(腹痛、腹胀、排便困难),排便前腹痛、肠鸣,排便后症状减轻。大便可变细、带沟槽。

(4)肿瘤侵犯膀胱、尿道时,可出现尿频、尿急、尿痛、排尿困难等;肿瘤侵犯阴道时可出现直肠阴道瘘,阴道流出粪液;肿瘤侵犯骶骨及骶前神经时可出现骶尾部及会阴部剧烈疼痛;肿瘤侵犯压迫输尿管时,可出现腰部胀痛;肿瘤还可压迫髂外血管出现下肢水肿。上述症状均提示肿瘤属较晚期。

（5）转移症状：肿瘤远处转移（肝脏、肺等）时，相应脏器可出现症状。如转移至肺时，可出现干咳、胸痛等。

（6）全身症状：患者可出现不同程度的乏力、体重下降等症状。

4. 直肠癌的鉴别诊断与辅助检查

直肠癌初期多数无明显症状，晚期可出现便中带血，临床上主要与痔疮相鉴别，具体鉴别方法如下。

（1）肛门指检：约80%的直肠癌可在肛门指检时被发现，而在延误的病例中，约80%的患者没有做肛门指检。肛门指检是发现肛肠疾病的重要检查，也是直肠癌的初筛手段。

（2）症状区分：痔疮和直肠癌都有出血症状，发病部位也相同，但它们也有一些区别。痔疮出血呈鲜红色，没有黏液，无气味，血液不会和粪便混合在一起，出血具有周期性；而直肠癌的便血颜色较深，有脓液和黏液，有腐臭气味，粪便和血液混合在一起，出血是持续性的。另外，直肠癌患者还会出现排便习惯的改变，例如大便变细、次数增多、便秘与腹泻交替等。部分患者还有胃肠道症状，例如腹部不适、腹胀感、持续性隐痛，可能伴有贫血、乏力、体重减轻、低热等。

（3）肠镜检查：肛门指检和症状判断也可能漏诊，最终应以肠镜取活组织检查来确诊。肠镜可以直接观察病变并做活检和息肉治疗，检查更加全面，但具有一定的侵入性，对肠道的准备要求较高。

（4）粪便隐血试验：利用单克隆免疫试剂来检测粪便中有无微量出血，间接判断肠内是否有出血性病变，一般需要连续3 d取早晨大便进行隐血试验检查，检查前和检查期间不可进食动物血等食物，以免造成假阳性。

第二幕

金先生入院后门诊肠镜病理结果示：腺癌，中分化，明确诊断为直肠恶性肿瘤。根据金先生肿瘤的位置，结合其全身状况，医生建议行"腹腔镜下直肠前切除术＋腹腔镜腹腔淋巴结清扫术"，术前充分谈话，告知金先生及其儿子手术的重要性、必要性、手术方式及潜在的风险，根据术中具体情况，术后有留置造口的可能。与此同时，予肠内营养混悬液（康全甘）口服补充营养。

患者回到病房，沉默寡言，郁郁不欢，责任护士小秦前来巡视："金爷爷，昨天你还拿手机教我拍照的构图，今天这是怎么了？""小秦呀，刚才医生和我说马上开刀，腹腔镜我听明白了，和我做的胆囊手术一样，那个造口是什么我不明白，大便天天在身上，我怎么出门呀？虽然我退休了，我还是摄影、广场舞爱好者，我也是注重形象的人，万一以后身上带着大便，不是比死了还难受？"小秦护士对金先生的疑问一一作答，并告知口服营养补充剂的重要性。

晚上22:00，夜班护士小刘巡视病房并督促金先生口服碳水化合物，金先生对夜间服用碳水化合物及次日手术相关内容还有疑惑，夜班护士逐一进行解答，金先生消除顾虑，睡了一个安稳觉。

问题导引

1. 直肠癌手术治疗的原则是什么？

2. 如何进行术前预康复？

3. 患者在此阶段有什么心理问题？如何做好心理护理？

教师注意事项

本幕描述了患者完善术前准备、术前预康复、术后快速康复及护理指导相关内容。通过本幕引导学生学习直肠癌的手术治疗原则，学习直肠癌术前预康复及术后快速康复相关知识。

学习目标

1. 掌握直肠癌的术前预康复。

2. 了解结肠癌的手术治疗原则。

提示性问题

1. 作为医务人员，你认为直肠癌手术治疗的原则是什么？

2. 在本幕，患者术前出现了什么问题？如果你是责任护士，该如何解决？

3. 患者的术前准备有哪些？

教师参考资料

1. 直肠癌手术治疗原则

（1）切除原发肿瘤，保证足够切缘，远切缘至少距肿瘤远端 2 cm。下段直肠癌（距离肛门小于 5 cm）远切缘距肿瘤 1～2 cm 者，建议行术中冰冻病理检查证实切缘阴性。

（2）切除引流区域淋巴脂肪组织。

（3）尽可能保留盆腔自主神经。

（4）新辅助（术前）放化疗后推荐间隔 4～8 周进行手术。

（5）肿瘤侵犯周围组织器官者争取联合脏器切除。

（6）合并肠梗阻的直肠新生物，临床高度怀疑恶性，而无病理诊断，不涉及保肛问题，并可耐受手术的患者，建议剖腹探查。

2. 直肠癌患者术前护理宣教及预康复

（1）心理护理与人文关怀：指导患者及家属通过各种途径了解疾病的治疗护理进展，以提高其战胜疾病的信心和勇气。对需行造口手术者，可通过图片、模型、实物等向患者及家属介绍造口的目的、功能、术后可能出现的情况及应对方法，同时争取社会、家庭的积极配合，从多方面给予患者关怀和心理支持。

（2）营养支持：肿瘤患者术前预康复与术后恢复息息相关。入院进行 NRS2002 营养风险筛查，一周后再次筛查。遵医嘱予以肠内营养制剂（如安素、能全素、瑞能等）口服或肠内补充营养，对于需禁食的患者可考虑予以肠外营养，如卡文或三升袋。指导患者摄入高蛋白、高热量、高维生素、易消化的少渣饮食，改善患者的营养状况，提高手术耐受力。

（3）肠道准备：不常规机械性肠道准备，可考虑术前 3 d 口服短肽肠内营养和缓泻剂（遵医嘱予杜密克或聚乙二醇）。遵医嘱术前 10 h（22：00 前）口服碳水化合物 800 mL，术前 2 h 口服碳水化合物 400 mL（排除糖尿病及禁食患者）。

3. 直肠癌肠造口患者的心理建设及造口相关护理

高位直肠癌术后有留置造口的可能,术前要充分与患者及家属沟通,告知医生会根据手术中的情况最终决定是否留置肠造口。留置肠造口并不代表个人失去社交,依旧可以恢复日常生活、参与社会活动。可以采用典型案例或者同伴教育的方法让患者接受肠造口。一旦术中需要留置造口,则住院期间需要学会相关护理,便于居家维护,具体护理措施如下。

(1)帮助患者正视并参与造口护理:关心和理解患者,通过交流、沟通、提供支持和帮助等方法使其排解不良情绪,以积极的态度面对造口。正确引导患者,使其逐步获得独立护理造口的能力,以逐渐恢复正常生活、参加适量的运动和社交活动。

(2)加强对造口的观察和护理:观察造口肠黏膜的色泽、造口有无回缩、出血或坏死等,及时清理造口分泌物及渗液,保护好造口周围皮肤,根据造口情况使用造口护肤粉、皮肤保护膜、防漏膏等,防止造口周围皮炎发生;在造口拆线、愈合后,定时扩张造口,防止造口狭窄。

(3)指导患者正确使用造口袋:根据患者病情及造口情况选择适宜的造口袋,术后早期宜选用透明的造口袋,便于观察造口情况,指导患者及家属有关造口袋的安放、清洁和更换的方法。

第 三 幕

金先生住院第 6 d,口服营养补充液 5 d,全麻下行腹腔镜手术治疗,术中顺利,术后返回病房,未留置造口袋,留置深静脉导管 1 根、导尿管 1 根、骶前引流管 1 根,Capirini 血栓风险评估 3 分,责任护士小秦指导金先生卧床休息,床头抬高 20°,进行四肢的踝泵运动。术后 4 h,金先生诉口渴严重,小秦护士指导金先生饮水。术后 24 h 引流管引流出 20 mL 血性液体,予以拔除引流管,导尿管引流出 2 000 mL 尿液,予以拔除导尿管,小秦护士指导金先生定位足三里并按摩,鼓励病房内走动。

在大家的精心指导照顾下,金先生恢复得很快,未出现术后并发症,如期出院。责任护士小秦向患者及家属详细讲解了出院后的注意事项,叮嘱定期复查,改正不良生活习惯,预防肿瘤复发。

问题导引

1. 直肠癌术后快速康复理念是什么?

2. 直肠癌术后有哪些潜在并发症?

3. 如何向患者进行直肠癌术后出院指导?

教师注意事项

本幕描述的是直肠癌术后快速康复及疾病恢复期的情况。引导学生掌握外科快速康复的理念,思考护理人员在直肠癌术后和康复中的作用。

学习目标

1. 掌握老年人直肠癌术后快速康复理念及护理观察要点。
2. 掌握直肠癌患者的健康教育及出院指导。

提示性问题

1. 如果你是责任护士,该如何对金先生进行术后护理?
2. 金先生术后可能会出现哪些潜在并发症?如何识别及处理?
3. 金先生出院时,如何对其进行出院指导?
4. 怎样预防直肠癌的复发?

教师参考资料

1. 直肠癌术后快速康复及护理指导

1)病情观察

严密观察生命体征的变化,观察伤口情况、腹腔引流情况等。准确记录 24 h 出入量。

2)专科护理

(1)休息与活动:对于全麻的患者,术后不常规去枕平卧,可抬高床头 20°~30°。进行四肢活动、踝泵运动、抬臀运动。术后第 1 d,指导患者按揉足三里,帮助肠功能恢复。患者可坐在椅子上或躺在床上 6 h 或以上。鼓励患者在床边站立或在病房内走动,并根据病情尝试沿着病房走廊来回走动 2~3 次(160~240 m)。走到护士站称体重,或者走到卫生间都算作患者的日常锻炼。术后第 2 d 及以后,根据患者一般情况,每天适量增加活动量。直肠低位术后禁止患者下蹲。

(2)管道护理:手术提倡"无管化"理念,不常规留置导尿管,留置导尿管的患者予术后第 1 d 夹管锻炼,早期拔除。静脉留置输液导管补充液体,维持水、电解质平衡。术后可能会留置引流管,用于观察有无出血、感染、吻合口瘘等并发症,引流管均采用双重固定方式。术后给予鼻导管低流量(2~3 L/min)吸氧。

(3)饮食护理:如果患者清醒后感到口渴,而且无恶心、呕吐、腹胀等异常体征,可根据患者手术部位及方式遵医嘱告知患者饮用少量温开水,结直肠手术尝试术后第 1 d 喝 250~500 mL 的温开水(清醒的时候,每小时喝 20~30 mL 水,就可以顺利达到目标)。术后第 1 d 予以高蛋白、高能量、清流质饮食,促进身体愈合,减少感染的风险,促进康复。术后第 2 d 及以后,遵医嘱从流质逐步过渡到半流、普食。

(4)口腔护理:术后常规予以复方氯己定含漱液漱口。

3)血栓预控

术后常规进行 Capirini 血栓风险评估,对于 5 分及以上的患者与医生沟通,遵医嘱使用抗凝药物;术后常规预约床旁下肢静脉 B 超,排查下肢血栓情况,积极干预。

2. 直肠癌术后常见并发症

(1)吻合口瘘:是直肠癌术后常见的严重并发症之一,引起吻合口瘘的因素主要有:①全身因素:包括高龄、体弱、营养不良、低蛋白血症及伴随疾病,如糖尿病、血液病以及长期服用肾上腺皮质激素等,组织修复能力差,特别是术前血浆白蛋白<25 g/L 时,发生吻合口瘘的危险性很大。②吻合口血供不足:营养吻合口的末梢血管因大量破坏导致吻合口缺血

坏死而发生吻合口瘘。③吻合口张力过大:主要是因为低位吻合和肥胖,张力会使得吻合口血管产生痉挛或撕裂;肠梗阻一般合并术前营养状况不良,肠壁严重水肿,近端肠管明显扩张,吻合口两端肠管口径不对称,无法保证吻合可靠;同时因为肠梗阻的存在,术前肠道准备欠佳,术后发生感染概率明显增加,从而进一步加重吻合口瘘发生的可能。④操作技术:如吻合器操作不熟练、直肠残端关闭不全、吻合口内夹杂过厚的脂肪组织、退出合器的角度或力量不当等。⑤有研究发现,性别是吻合口瘘发生的一个危险因素,这可能由于男性骨盆狭窄,同时骨盆腔相对较深,从而不能获得最佳术野,不能按照解剖的自然层面进行肠道的游离和切除。⑥肿瘤距离肛门的水平:直肠癌前切除术后,行腹膜外吻合者有 9.2% 发生吻合口瘘的可能,而行腹腔内吻合者发生率只有 2.7%,这说明肿瘤位置越低,手术难度越大,发生吻合口瘘的概率越大。⑦引管放置位置不恰当,导致吻合口肿或者周围脓肿,继而发生吻合口瘘。

(2)骶前静脉出血:是非常危险而又常见的并发症,发生率为 2.0%～4.6%,如处理不当,常可危及患者生命,前静脉大出血大多是由于手术过程中局部解剖不清而撕脱了骶前静脉。

(3)输尿管损伤:输尿管是肛肠肿瘤手术中最易受到损伤的脏器之一,其中以左侧盆腔段为多。①术者必须熟悉输尿管的局部解剖结构和毗邻关系,术中仔细操作。②术前要尽量明确肿瘤浸润范围,对于怀疑肿瘤侵犯输尿管的患者,术前应该行肾盂造影以了解输尿管的位置及变化。③术中应该注意术野有无渗尿、尿管有无引出血性尿液或是输尿管有无扩张。④术中发现输尿管损伤时,要及时处理;术后发现尿瘘,要行造影检查,以明确诊断并给予处置。小的尿瘘多能自愈,大的不能自愈的尿瘘可择期手术,修补或行输尿管端端吻合,吻合应无张力,切断断端,修剪成斜面,用可吸收线行端端间断外翻缝合并放置双 J 管。

3. 直肠癌患者出院宣教及健康指导

(1)饮食:以稀软食物开始,待机体适应后再逐步增加其他饮食。应注意不要吃过多的油脂,要合理搭配糖、脂肪、蛋白质、矿物质、维生素等食物。

(2)休息和活动:嘱患者注意起居有规律,适当运动,避免过度劳累。根据病情和体力适当地参加一些力所能及的体育锻炼,以提高机体的免疫力,循序渐进地运动,运动量以不引起气喘、心悸、头晕等为度。

(3)用药指导:遵医嘱按时、按量、准确给药。对于晚期肠癌出现难以控制的疼痛时,应尽可能在疼痛前给药。使用化疗泵者,予以深静脉置管避免静脉炎的发生。口服化疗药者,应饭后半小时服用,以减少胃肠道副作用,并定期检查血象,观察有无白细胞下降及血小板减少。

(4)生活方式指导:保持心情愉快,避免情绪过于激动;注意保暖,避免受凉;避免去人多的公共场所,以防交叉感染(必要时戴口罩)。

(5)造口维护:正确看待人工造口,注意造口清洁,勤洗澡。观察排便情况,养成良好的排便习惯,即每天定时排便,如有血便或黏液便,应密切注意,有腹痛、腹胀、排便停止等异常情况,应及时就医检查。

(6)定期复查:间隔时间 4～6 个月,至少在 2 年内做密切随访,此后间隔时间可适当延长,有异常情况随时就诊。

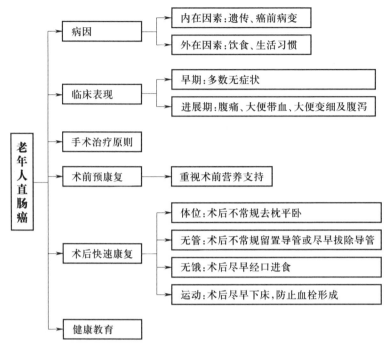

图 3-9-1　老年人直肠癌护理流程图

参考文献

［1］国家癌症中心中国结直肠癌筛查与早诊早治指南制定专家组. 中国结直肠癌筛查与早诊早治指南（2020，北京）［J］. 中国肿瘤，2021，30(1)：1-28.

［2］中国结直肠癌诊疗规范(2020 年版)专家组. 国家卫生健康委员会中国结直肠癌诊疗规范(2020 年版)［J］. 中华胃肠外科杂志，2020，23 (06)：521-540.

［3］郑晓金，李凯，欧凤荣. 结直肠癌相关危险因素研究进展［J］. 实用药物与临床，2018，21(10)：1196-1199.

［4］曹毛毛，陈石青.中国恶性肿瘤流行情况及防控现状［J］.中国肿瘤临床，2019，46(3)；145-149.

［5］中华医学会外科学分会，中华医学会麻醉学分会. 加速康复外科中国专家共识及路径管理指南(2018版)［J］. 中国实用外科杂志，2018，38(1)：1-20.

［6］宋美璇，严莲，李飞，等. 快速康复外科护理干预在老年结直肠癌腹腔镜手术患者中的应用研究［J］. 护理研究，2018，32(15)：2428-2432.

第十节　老年人原发性肝癌

——生命中不可承受之痛

教案摘要

　　刘先生,58岁,喜喝酒和抽烟,曾多次因肝功能异常住院治疗。最近1周,刘先生右肩部持续疼痛,近2d症状加重不能缓解,即来我院就诊。入院后,医生通过询问病史、体格及辅助检查确诊刘先生为"原发性肝癌",将其收入消化内科病房继续治疗。入院后,予以保肝、抑酸、止痛等一系列治疗,最终好转出院。通过对此案例全程、动态健康问题的探索、评估、分析,学生可以学习到原发性肝癌的病因、临床表现、诊断、治疗、疼痛的护理等相关知识,从而思考该疾病的健康照护及预防策略,实现以患者为中心的整体护理。

关键词

　　原发性肝癌(Primary Hepatic Carcinoma);疼痛护理(Pain Care);健康指导(Health Guidance)

主要学习目标

1. 掌握原发性肝癌的临床表现。
2. 掌握原发性肝癌的诊断标准。
3. 掌握原发性肝癌的症状护理。
4. 掌握原发性肝癌疼痛的护理要点。
5. 掌握原发性肝癌患者的心理护理。
6. 掌握原发性肝癌患者的健康指导。

次要学习目标

1. 了解原发性肝癌的病因。
2. 了解原发性肝癌的治疗方法。

第 一 幕

　　刘先生,58岁,喜喝酒和抽烟,每日饮白酒1斤,抽烟20支,曾多次在消化内科住院治疗,因自制力差,治疗效果不佳。1周前,刘先生突感右肩部疼痛,休息后稍缓解。2 d 后刘先生饮酒后突感浑身乏力,右肩部和腹部剧烈胀痛伴大汗淋漓,遂入我院门诊就诊。

查体示:胸前区散在出血点,双下肢轻度水肿。血常规提示:白细胞计数 $3.29 \times 10^{12}/L$,血红蛋白 98 g/L,血小板计数 $79 \times 10^9/L$,AFP 300.2 ug/mL,腹部 B 超示:肝实质颗粒增粗。CT 提示:多发散在结节状低密度影。医生综合检查结果将刘先生收入消化内科进一步治疗。

问题导引

1. 请分析本幕,你认为哪些症状和体征有助于疾病的诊断? 根据以上检查结果,能明确诊断吗?

2. 患者需要进行哪些检查来明确诊断?

教师注意事项

本幕描述的是酒精性肝硬化导致原发性肝癌就诊的情形,在询问病史时应仔细询问患者患病的经过、生活及工作习惯、伴随症状、既往史等,这一幕引导学生学习原发性肝癌的病因及最主要的临床表现。

学习目标

1. 掌握原发性肝癌的临床表现。

2. 掌握原发性肝癌的诊断标准。

3. 了解原发性肝癌的病因。

提示性问题

1. 你认为患者出现腹痛和肩部疼痛的原因是什么? 患者疼痛的性质如何?

2. 结合患者的病史、体格及辅助检查,你认为患者的诊断是什么?

3. 要确诊,除了 CT 检查还有哪些辅助检查手段? 腹部 CT 检查前有哪些注意事项?

 教师参考资料

1. 鉴别诊断

(1) 继发性肝癌(Secondary Liver Cancer):肝脏血源丰富,其他肿瘤可转移至肝脏。病理解剖资料显示继发性肝癌发生率为原发性肝癌的 1.2 倍,其中以继发于胃癌的最多见,其次为肺、结肠、胰等。继发性肝癌大多为多发性结节,临床以原发癌表现为主,少数可仅有继发性肝癌的征象,如肝肿大、肝结节、肝区痛、黄疸等。除个别来源于胃、结肠、胰的继发性肝癌病例外,血清 AFP 多呈阴性。

(2) 肝硬化、肝炎:原发性肝癌常发生在肝硬化基础上,两者鉴别常有困难。鉴别的关键在于详细病史、体格检查结合实验室检查。肝硬化病情发展较慢有反复,肝功能损害较显著,血清 AFP 阳性多提示癌变。少数肝硬化、肝炎患者也可有血清 AFP 升高,但通常为"一过性"且往往伴有转氨酶显著升高,而肝癌则表现为血清 AFP 持续上升,往往超过 500 ng/mL,此时,与转氨酶下降呈曲线分离现象。甲胎蛋白异质体 LCA 非结合型含量>75%提示非癌肝病。

（3）肝脓肿：临床表现为发热、肝区疼痛和压痛明显，反复多次超声检查常可发现脓肿的液性暗区。超声导引下诊断性肝穿刺有助于确诊。

（4）其他肝脏良性肿瘤或病变：如血管瘤、肝囊肿、肝包虫病、胆管癌、结肠肝曲癌、胃癌、胰腺癌及腹膜后肿瘤等易与原发性肝癌相混淆。除甲胎蛋白多为阴性可助鉴别外，病史、临床表现不同，超声、CT、MRI 等影像学检查和胃肠道 X 线检查等均可做出鉴别诊断。目前与小肝癌相混淆的肝脏良性病变如腺瘤样增生、肝硬化再生结节、局灶性结节性增生等鉴别尚有一定困难，需要定期随访。必要时，做实时超声引导下穿刺活检可助诊断。不能排除恶性肿瘤时，为不失早期根治机会，必要时亦可考虑剖腹探查。

2. 原发性肝癌的病因

原发性肝癌的病因和发病机制尚未确定。目前认为与肝硬化、病毒性肝炎、化学致癌物质（黄曲霉素等），以及环境因素有关。

3. 原发性肝癌的临床表现

起病常隐匿，多在肝病随访中或体检普查中通过 AFP 及 B 超检查偶然发现肝癌，此时患者既无症状，体格检查亦缺乏肿瘤本身的体征，此期称为亚临床肝癌。一旦出现症状而来就诊者，其病程大多已进入中晚期。不同阶段的肝癌，其临床表现有明显差异。

1）症状

肝痛、乏力、纳差、消瘦是最具特征性的临床症状。

（1）肝区疼痛：其最为常见，呈持续性的钝痛或胀痛，因癌肿迅速生长使肝包膜绷紧所致。肿瘤侵犯膈肌，疼痛可放射至右肩或右背。向右后生长的肿瘤可致右腰疼痛。突然发生的剧烈腹痛和腹膜刺激征提示癌结节包膜下出血或向腹腔破溃。

（2）消化道症状：食欲减退、消化不良、恶心、呕吐和腹泻等，因缺乏特异性而易被忽视。

（3）乏力、消瘦、全身衰弱：晚期少数患者可呈恶病质状。

（4）发热：一般为低热，偶达 39℃以上，呈持续或午后低热或弛张型高热。发热与癌肿坏死产物吸收有关。癌肿压迫或侵犯胆管可并发胆道感染。

（5）转移灶症状：肿瘤转移之处有相应症状，有时成为发现肝癌的初现症状。如转移至肺可引起咳嗽、咯血；出现胸膜转移可引起胸痛和血性胸水；癌栓栓塞肺动脉或分支可引起肺梗死，可突然发生严重呼吸困难和胸痛；癌栓阻塞下腔静脉，可出现下肢严重水肿，甚至血压下降；阻塞肝静脉可出现 Budd-Chiari 综合征，亦可出现下肢水肿；转移至骨可引起局部疼痛，或病理性骨折；转移至脊柱或压迫脊髓神经可引起局部疼痛和截瘫；转移至颅内可出现相应的定位症状和体征，颅内高压亦可导致脑疝而突然死亡。

2）体征

（1）肝肿大：进行性肝肿大为最常见的特征性体征之一。肝质地坚硬，表面及边缘不规则，常呈结节状，少数肿瘤深埋于肝实质内者则肝表面光滑，伴或不伴明显压痛。肝右叶膈面癌肿可使右侧膈肌明显抬高。

（2）脾肿大：多为合并肝硬化与门静脉高压病例。门静脉或脾静脉内癌栓或肝癌压迫门静脉或脾静脉也能引起充血性脾肿大。

（3）腹水：呈草黄色或血性，多因合并肝硬化、门静脉高压、门静脉或肝静脉癌栓所致。向肝表面浸润的癌肿局部破溃糜烂或肝脏凝血功能障碍可致血性腹水。

（4）黄疸：当癌肿广泛浸润可引起肝细胞性黄疸；当侵犯肝内胆管或肝门淋巴结肿大压迫胆道时，可出现阻塞性黄疸。有时肿瘤坏死组织和血块脱落进入胆道，引起胆道阻塞可出现梗阻性黄疸。

（5）肝区血管杂音：肿瘤压迫肝内大血管或肿瘤本身血管丰富所致。

（6）肝区摩擦音：于肝区表面偶可闻及，提示肝包膜为肿瘤所侵犯。

（7）转移灶相应体征：可有锁骨上淋巴结肿大；侵蚀胸膜淋巴时，可出现胸腔积液或血胸；骨转移时，可见骨骼表面向外突出，有时可出现病理性骨折；脊髓转移时，压迫脊髓神经可表现为截瘫；颅内转移时，可出现偏瘫等神经病理性体征。

4. 原发性肝癌的辅助检查

1）肝癌血清标志物检测

（1）血清甲胎蛋白（AFP）测定：本法对诊断本病有相对的特异性。放射免疫法测定持续血清 AFP≥400 μg/L，并能排除妊娠、活动性肝病等，即可考虑肝癌的诊断。临床上约 30% 的肝癌患者 AFP 为阴性。如同时检测 AFP 异质体，可使阳性率明显提高。

（2）血液酶学及其他肿瘤标志物检查：肝癌患者血清中 γ-谷氨酰转肽酶及其同工酶、异常凝血酶原、碱性磷酸酶、乳酸脱氢酶同工酶可高于正常，但缺乏特异性。

2）影像学检查

（1）超声检查：可显示肿瘤的大小、形态、所在部位以及肝静脉或门静脉内有无癌栓，其诊断符合率可达 90%，是有较好诊断价值的无创性检查方法。

（2）CT 检查：CT 具有较高的分辨率，对肝癌的诊断符合率可达 90% 以上，可检出直径 1.0 cm 左右的微小癌灶。

（3）磁共振成像（MRI）：诊断价值与 CT 相仿，对良/恶性肝内占位病变，特别与血管瘤的鉴别优于 CT。

（4）选择性腹腔动脉或肝动脉造影检查：对于血管丰富的癌肿，其分辨率低限约 1 cm，对＜2.0 cm 的小肝癌其阳性率可达 90%。由于其属创伤性检查，必要时才考虑采用。

（5）肝穿刺活组织检查：在超声引导下行肝穿刺活检，有助于提高阳性率。适用于经过各种检查仍不能确诊，但又高度怀疑者。

3）肝癌的病理学诊断

肝占位性病灶或肝外转移灶活检或手术切除组织标本，经病理组织学和（或）细胞学检查诊断为肝癌。病理学检查申请单应提供患者的 HBV/HCV 感染史、肿瘤血清学分子标志物以及影像学检查等相关信息。

第 二 幕

刘先生拟"原发性肝癌"收入消化内科继续治疗。结合刘先生情况及其家人要求，医生建议保守用药治疗，3 d 后，刘先生恶心、呕吐、腹胀的症状逐渐好转。

第 4 d，责任护士巡视病房时看见刘先生抱膝蜷缩在床上，使用视觉模拟疼痛评估法，疼痛评分 6 分，立即遵医嘱予以杜冷丁 100 mg 肌注，半小时后，

刘先生疼痛缓解,但脸上的愁容并未散去,他双眉紧蹙问道:"护士,我这疼痛这么严重,都需要打杜冷丁了,我听说这个药是有依赖性的,以后会不会打了就没效果了?还有现在在医院有针可以打,回家以后,我再疼怎么办?"护士耐心地给刘先生讲解了疼痛的相关知识和缓解疼痛的一些方法,刘先生这才稍微放松了些。

问题导引

1. 患者疼痛加剧,作为责任护士,如何做好疼痛评估?
2. 除了药物止痛的方式,还有哪些方式帮助患者缓解疼痛?
3. 患者在疾病该阶段出现了哪些心理问题,我们该给予什么样的心理干预?
4. 如何做好原发性肝癌患者的病情观察?

教师注意事项

此幕主要讲的是原发性肝癌疼痛患者住院期间的治疗和护理,引导学生学习如何做好病情观察,做好患者疼痛的护理,预防并发症的发生。

学习目标

1. 掌握原发性肝癌的症状护理。
2. 掌握原发性肝癌疼痛的护理要点。
3. 了解原发性肝癌的治疗方法。

提示性问题

1. 原发性肝癌的治疗手段有哪些? 如何根据患者的情况选择治疗方法?
2. 止痛药分为哪几类? 如何选择?
3. 作为责任护士,该如何做好患者的疼痛护理?
4. 如何做好原发性肝癌患者的症状护理,以及防止并发症的发生?

教师参考资料

1. 原发性肝癌的治疗方法

根据肝癌的不同阶段酌情进行个体化综合治疗,是提高疗效的关键。治疗方法包括手术、肝动脉结扎、肝动脉化疗栓塞、射频、冷冻、激光、微波,以及化疗和放射治疗等方法。生物治疗、中医中药治疗在肝癌中也多有应用。

(1)手术治疗:手术是治疗肝癌的首选,也是最有效的方法。肝癌的外科治疗是肝癌患者获得长期生存最重要的手段,主要包括肝切除术和肝移植术。

(2)化学药物治疗:经剖腹探查发现癌肿不能切除,或作为肿瘤姑息切除的后续治疗者,可采用肝动脉和(或)门静脉置泵(皮下埋藏灌注装置)做区域化疗栓塞;对估计手术不能切除者,也可行放射介入治疗,经股动脉做选择性插管至肝动脉,注入栓塞剂(常用碘化油)和抗癌药行化疗栓塞,部分患者可因此获得手术切除的机会。

（3）放射治疗：对一般情况较好，肝功能尚好，不伴有肝硬化，无黄疸、腹水，无脾功能亢进和食管静脉曲张，癌肿较局限，尚无远处转移又不适合手术切除或手术后复发者，可采用放疗为主的综合治疗。

（4）生物治疗：常用的有免疫核糖核酸、干扰素、白细胞介素-2、胸腺肽等，可与化疗联合应用。

（5）中医中药治疗：采取辨证施治、攻补兼施的方法，常与其他疗法配合应用。以提高机体抗病力，改善全身状况和症状，减轻化疗、放疗的不良反应。

2. 原发性肝癌的护理要点

1）一般护理

（1）视病情卧床休息。

（2）病重时进行特殊口腔护理。

（3）保持床单位整洁，避免某一局部长期受压，鼓励患者在床上活动或协助患者变换体位，定时翻身。

（4）高蛋白、高热量、高维生素、易消化饮食：保证患者蛋白质摄入，有肝昏迷者应禁蛋白，清醒后恢复期给予低蛋白饮食 30 g/d，没有肝性脑病者可正常饮食。

（5）帮助患者树立战胜疾病的信心，使患者保持心情愉快。给予家属精神安慰，说明病情变化的可能性，加强与家属的联系。

2）症状护理

（1）疼痛护理：遵医嘱给予适量止痛药。提供安静环境及舒适体位，进行心理疏导。

（2）出现意识障碍时，按照昏迷护理常规执行。

（3）出血护理：动态观察血压变化及大便颜色、性质、肠鸣音、大便隐血、血红蛋白的变化。

（4）腹水的护理：①大量腹水患者取半卧位，以减轻呼吸困难。②每日液体摄入量≤1 000 mL，并给予低盐饮食。③应用利尿剂时，遵医嘱记录 24 h 出入量，定期测量腹围和体重。

（5）营养失调的护理：①与营养师和患者商量制订患者的食谱。成年休息者给予热量（25～30）kcal/(kg·d)，轻体力劳动者给予热量（30～35）kcal/(kg·d)。②调整饮食色、香、味，以增进患者食欲。③重症患者协助进食。

3）病情观察

（1）有无腹痛、腹胀、腹泻情况；肝区疼痛的性质、部位、程度、持续时间；有无恶心、呕吐症状及强迫体位。

（2）注意观察意识状态，有无烦躁不安或嗜睡等。

（3）有无门脉高压所致的出血现象，如肠鸣音情况，有无黑便、呕血、大便隐血。

（4）皮肤的完整性和患者躯体活动能力。

（5）进食情况及营养状态。

3. 疼痛的分级

（1）世界卫生组织（WHO）将疼痛程度划分为以下几个等级。①0 度，不痛。②Ⅰ度，轻度痛，为间歇痛，可不用药。③Ⅱ度，中度痛，为持续痛，影响休息，需用止痛药。④Ⅲ度，重度痛，为持续痛，不用药不能缓解疼痛。⑤Ⅳ度，严重痛，为持续剧痛伴血压、脉搏等变化。

（2）数字分级法：数字分级法用 0～10 代表不同程度的疼痛，0 为无痛，10 为剧痛。疼痛程度分级标准为：0：无痛；1～3：轻度疼痛；4～6：中度疼痛；7～10：重度疼痛。

（3）四点口述分组评分法（VRS－4）：①0 级：无疼痛。②Ⅰ级（轻度）：有疼痛但可忍受，生活正常，睡眠无干扰。③Ⅱ级（中度）：疼痛明显，不能忍受，要求服用镇痛药物，睡眠受干扰。④Ⅲ级（重度）：疼痛剧烈，不能忍受，需用镇痛药物，睡眠受严重干扰，可伴自主神经紊乱或被动体位。

（4）视觉模拟法：无痛/剧痛之间画一条长线（一般长 10 cm），线上不作标记、数字或词语，以免影响评估结果。一端代表无痛，另一端代表剧痛，让患者在线上最能反映自己疼痛程度之处画一交叉线。

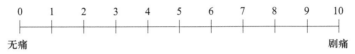

（5）Wong－Baker 面部表情疼痛评估法：对婴儿或无法交流的患者用前述方法进行疼痛评估可能比较困难。可通过画有不同面部表情的图画评分法来评估：无痛、有点痛、稍痛、更痛、很痛、最痛。

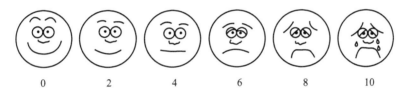

4. 疼痛的三阶梯止痛

根据疼痛的不同程度、性质及原因，单独和/或联合应用以阿司匹林为代表的非甾体抗炎药、以可待因为代表的弱阿片类药物、以吗啡为代表的强阿片类药物，配合其他必要的辅助药，能使 80% 以上癌痛患者获得满意缓解。

（1）第一阶梯：轻度疼痛给予非阿片类（非甾体抗炎药）。常用药物包括对乙酰氨基酚、阿司匹林、双氯芬酸盐、加合百服宁、布洛芬、布洛芬缓释胶囊（芬必得）、消炎痛、吲哚美辛、吲哚美辛控释片（意施丁）等。

（2）第二阶梯：中度疼痛给予弱阿片类加减非甾体抗炎药和辅助止痛药。弱阿片类药物也存在天花板效应。常用药物有可待因、强痛定、曲马多、曲马多缓释片（奇曼丁）、可待因控释片（双克因）等。

（3）第三阶梯：重度疼痛给予阿片类加减非甾体抗炎药和辅助止痛药。强阿片类药物无天花板效应，但可产生耐受，需适当增加剂量以克服耐受现象。以往认为用吗啡止痛会成瘾，现在证明这个观点是错误的——使用吗啡的癌痛患者极少产生成瘾性。此阶梯常用药物有吗啡片、吗啡缓释片（美菲康）、吗啡控释片（美施康定，可直肠给药）等。但是，杜冷丁这一以往常用的止痛药，由于其代谢产物毒性大等因素，未被推荐用于控制慢性疼痛。

另外，一些辅助药物的使用增加了止痛的疗效，减少了止痛药的剂量，起到了良好的止痛效果。这些药物包括类固醇皮质激素地塞米松和强的松，以减轻周围神经水肿和压迫引起的疼痛；抗抑郁药阿米替林、多虑平（多噻平凯舒）、美舒郁（盐酸曲唑酮）、百忧解（盐酸氟西汀胶囊），用来镇痛、镇静、改善心情；抗惊厥药卡马西平、苯妥英钠，可治疗撕裂性及烧灼样痛和放化疗后疼痛；羟嗪类抗组胺药，用于镇痛、镇静、止吐。

5. WHO 提出的癌痛治疗的五个主要给药原则

（1）口服给药：简便、无创，便于患者长期用药，对大多数疼痛患者都适用。

（2）按时给药：是"按时"给药，而不是疼痛时才给药。

（3）按三阶梯原则给药：按疼痛的轻、中、重不同程度，给予不同阶梯的药物。

（4）用药个体化：用药剂量要根据患者个体情况确定，以无痛为目的，不应对药量限制过严而导致用药不足。严密观察患者用药后的变化，及时处理各类药物的不良反应，观察评定药物疗效，及时调整药物剂量。

第 三 幕

经过 2 周精心的治疗和护理，刘先生自觉精神好了许多，下午责任护士告知刘先生明天上午可以出院，但是回去要禁烟酒，刘先生对此反应比较淡漠。此时，刘先生的女儿拉着责任护士到一边，轻声问："我爸爸这病能活多久？我们回去该如何做呢？我只希望他能少点痛苦。"责任护士握着刘先生女儿的手给予安慰，耐心地进行了用药指导，并告知出院后的相关注意事项。

问题导引

1. 如何做好原发性肝癌患者及家属的心理护理，使其树立战胜疾病的信心？

2. 该患者出院时我们应进行哪些方面的指导？

教师注意事项

本幕主要讲述的是患者出院前期场景，旨在告诉学生作为一名护理人员，要注意患者的心理及家属的意愿，从而选择沟通方式及相应的心理护理，最后对患者做出完整的、个性化的出院指导。

学习目标

1. 掌握原发性肝癌患者的心理护理。

2. 掌握原发性肝癌患者的健康指导。

提示性问题

1. 原发性肝癌的患者及家属在心理上可能有哪些反应？

2. 如何指导患者，才能使其达到生活及健康的平衡，防止疾病复发？

教师参考资料

1. 肿瘤患者心理分期

（1）否认期：患者不承认自己病情恶化的事实，认为一定是搞错了，但又想在医务人员那里得以证实，大多表现为焦虑、紧张和恐惧。

（2）愤怒期：患者已认识到自己病情恶化及预后不良的事实。表现为非常愤怒，情绪急躁，爱发脾气，部分患者可能会拒绝治疗、该期患者较敏感。

（3）协议期：患者心情逐渐平静，依从性好，求生欲强，对治疗抱有希望，期盼病情被控制不再发展，很容易接受他人的劝慰。

（4）忧郁期：患者对自己的病情很上心，但治疗的不良反应、疾病复发等给患者带来了极大心理负担。

（5）接受期：该期患者通常已经经过激烈的内心挣扎，内心变得平静，配合治疗，也会因医疗费用花费较大而产生内疚感。

2. 肿瘤患者及家属常见的心理问题及护理

（1）焦虑、恐惧型心理：与这类患者谈话时，要注意良好的语言修养。要热情、耐心、细致、和蔼。指导患者学会自我心理调节，学会控制情绪。向患者推荐呼吸法、松弛疗法等心理放松方法。减轻心理应激。选择安静的环境，舒适的体位，调整呼吸，放松全身肌肉。同时，护士在护理操作中动作轻柔、快捷，以减少患者在精神上的焦虑、恐惧。

（2）愤怒、怨恨型心理：护士多和患者交流，鼓励其将愤怒、怨恨情绪表达出来，了解引起患者愤怒、怨恨的原因。帮助患者减轻愤怒和怨恨。使其增强战胜疾病的信心，以愉快的心情接受治疗。

（3）悲观、忧郁型心理：护士应随时给予患者关怀与支持，鼓励家属陪伴患者，尽一切力量满足患者的合理要求。与患者保持真诚的关系，给患者提供精神支持，指导患者勇敢面对疾病。积极参与到自身的康复活动中，消除悲观、失望的心理，激励患者采取积极的自我护理，实现自尊需要，提高生存质量。

（4）厌世、抗拒型心理：首先要美化住院环境，使病室整洁舒适。同时护理人员要取得患者的信赖，主动与患者谈心，理解患者的疾苦。合理提供治疗信息，对病情做保护性解释。家属要给患者创造倾诉的机会，因患者的内心更需要得到援助，渴望亲人的体贴和关怀。鼓励患者采取积极的心态。消除患者的厌世心态，使其积极配合治疗和护理。

（5）稳定、开朗型心理：护理的重点在于调动其主观能动性，帮助其掌握一些积极的心理防御机制，让患者理解良好的疗效需要从心理、饮食、活动等多方面调节，根据患者的兴趣爱好，开展各种形式的娱乐活动，如看电视、听音乐、下象棋、做保健操等，以求在娱乐行动中调动其主观能动性，积极解决后顾之忧，使其以最佳心理状态接受治疗，提高疗效，延长生存期。

3. 原发性肝癌的健康教育

（1）休息：可适量活动，但切忌过量、过度运动。

（2）营养：多食营养丰富、均衡和富含维生素的食物，以清淡、易消化为宜。伴有腹水、水肿者，应严格控制出入量，限制食盐摄入量。避免高蛋白饮食，以免增加肝脏负担，诱发肝性脑病。

（3）避免受凉、感冒等各种不良刺激。

（4）预防肝性脑病：肝功能失代偿者，可适量应用缓泻剂，保持大便通畅，以免因吸收肠腔内氨导致血氨升高而诱发肝性脑病。

（5）随访：遵医嘱定期随访并接受化疗或放疗。嘱咐患者和家属，一旦有水肿、体重减轻、出血倾向、黄疸或疲倦等症状时，及时就诊。

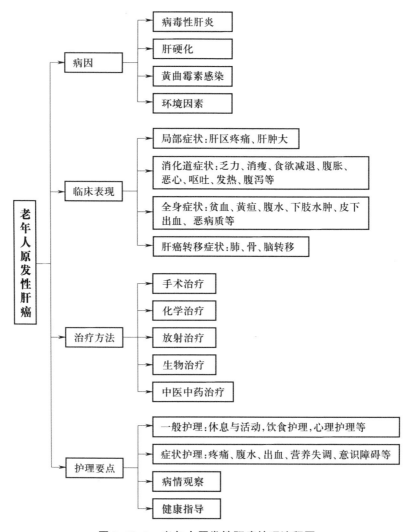

图 3-10-1　老年人原发性肝癌护理流程图

参考文献

[1] 中国医师协会放射肿瘤治疗医师分会,中华医学会放射肿瘤治疗学分会,中国抗癌协会肿瘤放射治疗专业委员会.中国原发性肝细胞癌放射治疗指南(2020 年版)[J].临床肝胆病杂志,2021,37(5):1029-1033.

[2] 国家艾滋病和病毒性肝炎等重大传染病防治科技专项"中医药延缓乙型肝炎相关肝癌进展的综合治疗方案研究"课题组,中国医师协会中西医结合分会肿瘤专业委员会,河南省康复医学会消化康复分会,等.原发性肝癌经肝动脉化疗栓塞术后中西医结合康复专家共识[J].临床肝胆病杂志,2021,37(7):1545-1549.

[3] 中国医师协会肝癌专业委员会精确放疗学组,中国研究型医院学会放射肿瘤学专业委员会肝癌学组,中国研究型医院学会肿瘤放射生物与多模态诊疗专业委员,等.原发性肝癌放射治疗专家共识(2020 年版)[J].临床肿瘤学杂志,2020,25(10):935-946.

[4] 2019 年肝癌中西医临床协作专家委员会.原发性肝癌微创消融联合中医诊疗专家共识[J].中华介入放射学电子杂志,2021,9(1):9-19.

[5] 全国多中心前瞻性肝癌极早期预警筛查项目(PRECAR)专家组. 中国肝癌早筛策略专家共识[J]. 中华肝脏病杂志,2021,29(6):515-522.

[6] 中华医学会肝病学分会. 原发性肝癌二级预防共识(2021年版)[J]. 中华肝脏病杂志,2021,29(3):216-226.

[7] 海峡两岸医药卫生交流协会肿瘤防治专家委员会. 肝癌肝切除围手术期管理中国专家共识(2021年版)[J]. 中华肿瘤杂志,2021,43(4):414-430.

[8] 柳明,刘超,李成利,等. 影像引导肝癌的冷冻消融治疗专家共识(2020版)[J]. 中国医刊,2020,55(5):489-492.

第四章 老年人泌尿系统疾病的护理

第一节 老年人尿路感染

——"难以言喻的烦恼"

> ### 教案摘要
>
> 王阿姨,65 岁,尿频、尿急、尿痛半年余,加重 7 d,伴发热 2 d,体温最高 38.3℃,小便色黄且浑浊,在家人的陪同下来到我院门诊就诊,预检台护士询问其病史后,引导患者到泌尿外科就诊。患者既往有糖尿病病史 10 余年,皮下注射胰岛素(优泌乐)控制血糖,无烟酒嗜好,家族史无特殊。通过本教案,学生可以学习尿路感染相关知识、病理生理、诊断治疗、护理以及健康促进,从而思考该疾病的预防及健康促进策略。

 关 键 词

尿路感染(Urinary Tract Infection,UTI);抗感染(Anti-inflammation);以患者为中心(Patient-centered);健康促进(Health Promotion)

 主要学习目标

1. 掌握尿路感染的病因、易感因素。
2. 掌握尿路感染的临床表现。
3. 掌握尿路感染的护理措施。
4. 熟悉尿路感染的治疗方法。
5. 熟悉尿路感染的健康教育。

 次要学习目标

1. 了解尿路感染的感染途径。
2. 了解尿路感染的鉴别诊断。

3. 了解尿路感染的辅助检查。

第 一 幕

　　王阿姨,65 岁,于半年前无明显诱因下出现尿频、尿急症状,近一周加重,每日排尿次数高达 20 次左右,小便色黄且浑浊,且排尿疼痛难忍,近 2 d 伴有发热,最高体温 38.3℃,遂在家人的陪同下来到我院门诊就诊,预检台护士询问其病史后,引导患者到泌尿外科就诊。

　　诊室内,只见王阿姨满头大汗,一脸无奈说:"医生,我每天要上无数次厕所,小便颜色也不对,特别浑浊,气味也大,这两天还一直发烧,最主要是这段时间每次排尿痛得不行,虽然以前就有这些症状,但我觉得不好意思一直想着自己吃几顿药就好了,没想到这几天那么严重。"

　　医生详细地询问王阿姨病史后发现她既往患有糖尿病 10 余年,平素皮下注射优泌乐控制血糖,无烟酒嗜好,家族史无特殊,于是医生为她安排了 B 超、血尿常规等各项检查。

　　尿常规:pH 7.4,白细胞酯酶(＋＋＋),白细胞(镜检)2032 个/μl。血常规:白细胞 9.16×10^9 mmol/L,红细胞 5.0×10^{12} mmol/L,血红蛋白135 g/L,C反应蛋白 10.34 mg/L。

问题导引

1. 请分析本幕所给出的有助于疾病诊断的信息。
2. 哪些辅助检查有利于疾病的诊断?

教师注意事项

　　本幕描述的是王阿姨因尿频、尿急、尿痛初次就诊的情形,医生询问病史并查看辅助检查结果后给出了初步诊断。根据本幕提供的信息,引导学生根据患者的临床表现,思考患者发生了何种疾病,如何与其他疾病相鉴别。

学习目标

1. 掌握尿路感染的病因。
2. 掌握尿路感染的易感因素。
3. 掌握尿路感染的临床表现。
4. 了解尿路感染的感染途径

提示用问题

1. 根据你的知识判断,患者得了什么疾病?
2. 你觉得是什么原因导致了患者此次发病?

教师参考资料

1. 尿路感染的定义

尿路感染属于临床上比较常见的一类泌尿系统疾病,其一般是指细菌进入泌尿系统而诱发的一系列炎症,尿急、尿频及尿痛是常见的临床症状,部分患者还会伴随尿道口红肿及瘙痒现象,严重影响患者的身体健康和生活质量。可分为上尿路感染和下尿路感染。上尿路感染主要是肾盂肾炎,下尿路感染主要是膀胱炎。尿路感染在女性群体中具有较高的发病率,尤其是老年女性,其发病率超过了 70%,未婚少女发病率为 2%,已婚女性发病率为5%,孕妇细菌尿发病率为 7%;老年男性因前列腺肥大,发病率可上升。

2. 尿路感染的病理机制

导致尿路感染的细菌主要有革兰氏阳性(G^+)菌、革兰氏阴性(G^-)菌和部分真菌,最常见的致病菌为尿路致病性大肠杆菌(Uropathogenic Escherichia Coli,UPEC),占 60%~80%。单纯性尿路感染的致病菌主要为 UPEC、肺炎克雷伯菌、腐生葡萄球菌、粪肠球菌、B 组链球菌、变形杆菌、绿脓杆菌、金黄色葡萄球菌和念珠菌等;复杂性尿路感染的致病菌主要为 UPEC、肠球菌、肺炎克雷伯菌、念珠菌、金黄色葡萄球菌、变形杆菌、绿脓杆菌和 B 组链球菌等。

尿路感染按感染途径分为上行感染、血行感染、淋巴道感染和直接感染。上行感染为尿路感染的主要途径,由粪源性病原体上行经尿道,借助鞭毛或菌毛定植尿道并迁移至膀胱。多种细菌的黏附素可识别膀胱上皮细胞受体并介导定植进程,例如,UPEC 入侵膀胱上皮细胞,产生毒素、蛋白酶并促进宿主细胞释放营养物质,合成铁载体摄取铁元素。在逃离机体的免疫监视后,尿路病原体甚至可以通过黏附素或菌毛迁移并附着在肾上皮细胞,释放组织损伤毒素,并穿过肾小管上皮屏障入血,引起菌血症。

3. 尿路感染的易感因素

尿路感染主要分为单纯性尿路感染和复杂性尿路感染。

(1)单纯性尿路感染影响的是没有结构性或神经性尿道异常的人群,可依据感染位置分为膀胱炎和肾盂肾炎,其易感因素通常与膀胱炎有关,还包括性别(女性易感,原因是女性尿道较男性为短而宽)、性活动度、阴道感染、糖尿病、肥胖和遗传易感性等。

(2)复杂性尿路感染主要与影响机体防御和尿道通畅的因素有关,如尿路梗阻、尿潴留引起的神经系统疾病、免疫抑制、肾功能衰竭、肾移植、妊娠、结石和留置导尿管等,其易感因素包括长时间留置导尿管、性别(女性易感)、高龄和糖尿病等。其中,尿路感染有 70%~80%由留置导尿管引起,这也是引起尿路感染发病率和病死率持续升高的主要原因,而且是继发性血液感染的常见原因。

4. 尿路感染的临床表现

(1)急性单纯性膀胱炎:发病突然,女性患者发病多与性生活有关。主要表现是膀胱刺激征,即尿频、尿急、尿痛,膀胱区或会阴部不适及尿道烧灼感;尿频程度不一,严重者可出现急迫性尿失禁;尿混浊,尿液中有白细胞,常见终末血尿,有时为全程血尿,甚至见血块排出。一般无明显的全身感染症状,体温正常或有低热。

(2)急性单纯性肾盂肾炎:①泌尿系统症状:出现尿频、尿急、尿痛等膀胱刺激征或伴有血尿;患侧或双侧腰侧部疼痛;患侧脊肋角有明显的压痛或叩击痛等症状。②全身感染的症状:如寒战、高热、恶心、呕吐、食欲不振等,常伴有血白细胞计数升高和血沉增快。

（3）无症状菌尿:无症状菌尿是一种隐匿性尿路感染,多见于老年女性和妊娠期妇女,患者无任何尿路感染症状,发病率随年龄增长而增加。

（4）复杂性尿路感染:复杂性尿路感染临床表现差异很大,常伴有增加获得感染或治疗失败风险的其他疾病,可伴或不伴有临床症状(如尿频、尿急、尿痛、排尿困难、腰背部疼痛、脊肋角压痛、耻骨上区疼痛和发热等)。复杂性尿路感染常伴随其他疾病,如糖尿病和肾功能衰竭;其导致的后遗症也较多,最严重和致命的情况包括尿脓毒血症和肾功能衰竭,肾衰竭可分为急性和慢性、可逆和不可逆等。

第 二 幕

为进一步诊治,门诊医生拟"尿路感染"将其收治入院。

王阿姨进入病房后,病房责任护士认真接待了患者,为患者测量了生命体征并介绍了病房环境,不久,病房医生进行了更为详细的问诊及检查。查体:T 38℃,P 70 次/min,R 20 次/min,BP 130/80 mmHg,双肺呼吸音清,无杂音,无恶心呕吐,无腹胀、腹痛、腹泻,无心前区及后背部疼痛、双下肢水肿等。紧接着医生为王阿姨安排了实验室检查和B超检查。护士根据医嘱携带用物来到王阿姨床边:"王阿姨,等会您需要留取两个尿标本,一个尿常规,一个尿培养,其中尿培养主要是为了留取清洁的中段尿,在留取时会先为您消毒外阴,您要配合将小便分为前中后三段,将中间一段倒入无菌试管中以保证化验的准确性。"根据王阿姨化验情况,可确诊为尿路感染,医生给予了静脉输注头孢哌酮(舒普深)及口服磷霉素进行抗感染治疗。

问题导引

1. 本幕中,你认为医生会给患者开什么检查项目?

2. 你知道的抗感染治疗都有哪些?

教师注意事项

本幕主要讲述了患者进入病房以后医生给患者做了全面检查以明确诊断并积极治疗的过程,主要引导学生学习相关的检查及治疗,并了解相应的护理措施。

学习目标

1. 掌握尿路感染的护理措施。

2. 熟悉尿路感染的治疗方法。

3. 了解尿路感染的鉴别诊断。

4. 了解尿路感染的辅助检查。

提示用问题

在患者治疗期间,你会给患者提供哪方面的护理?

> **教师参考资料**

1. 尿路感染的检查

(1) 尿常规:尿液外观浑浊,尿沉渣镜检可见大量白细胞、脓细胞,白细胞管型有助于肾盂肾炎的诊断。

(2) 尿细菌学检查(定量):标本采集:清洁中段尿培养。尿细菌菌落计数≥10^5/mL,则为真性菌尿;如菌落计数<10^4/mL 为污染,10^4～10^5/mL 为可疑阳性。①假阳性见于:中段尿收集不规范,尿被白带污染,尿培养在室温超过 1 h 才检验;检验技术有失误。②假阴性见于:患者 1 周内应用过抗生素;尿液在膀胱内停留不足 6 h;收集标本时,消毒药物不慎混入尿标本内。

(3) 血液检查:血常规急性期白细胞计数和中性粒细胞比例升高。

(4) 影像学检查:①静脉肾盂尿路造影:用于寻找易感因素。明确是否存在慢性肾盂肾炎。a. 肾盂、肾盏变形,缩窄;b. 肾外形凹凸不平,两肾大小不等;c. 持续性肾小管功能损害。具备上述 a、b 的任何一项再加 c 可诊断慢性肾盂肾炎。②B 超:可确定肾周积液、肾大小以及肾实质的情况,诊断准确率可达 91%。③CT:疑有占位性病变时可用。

2. 治疗方法

1) 一般治疗

(1) 卧床休息。

(2) 多饮水,勤排尿。

(3) 发热者给予易消化、高热量、富含维生素饮食。

(4) 尿感反复发作者寻找病因、去除诱因。

(5) 遵医嘱使用药物,缓解膀胱刺激征症状。

(6) 碱化尿液,减轻刺激症状,增加药物疗效。

2) 抗感染治疗

原则为积极彻底进行抗菌治疗,消除诱发因素,防止复发。

(1) 选择敏感的抗生素:一般首选抗革兰氏阴性杆菌药物。如治疗 72 h,病情无改善或复杂性尿感,则进行药敏试验。

(2) 选用在尿液和肾脏内有高浓度的抗生素。

(3) 遵医嘱联合用药,控制感染。

(4) 根据不同类型的尿路感染来制订不同的治疗方案,从而选择合适的抗菌药物、给药剂量、给药途径、给药次数及疗程。

(5) 完成抗菌疗程后 1 周和 1 个月再追踪复查 2 次:细菌尿均转阴,才为治愈。切忌过早停药和停药后不追踪观察。

3) 无症状菌尿

非妊娠期不予治疗,妊娠期及学龄前儿童应予治疗。

4) 妊娠期尿路感染

选用青霉素类、头孢类毒性小的抗菌药物,如阿莫西林、呋喃妥因、头孢菌素等。

5) 男性尿路感染

50 岁以下的男性易患慢性细菌性前列腺炎,一般 12～18 周为一个疗程;50 岁后多为前列腺增生,一般2周为一个疗程。

6)急性肾盂肾炎

(1)一般治疗:症状明显者卧床休息,多饮水,一般饮水量＞2 000 mL/d。

(2)药物治疗:根据尿培养结果用药,疗程大约为1周。

(3)碱化尿液:提高药效,减少尿路刺激症状。

7)特殊类型尿路感染(留置导尿管的尿路感染)

(1)若有尿路感染症状:予抗生素治疗,及时更换导尿管。

(2)若无尿路感染症状:仅有无症状性菌尿,暂不宜治疗,直至拔除导尿管后再治疗。

3. 护理措施

1)一般护理

(1)休息和睡眠:急性肾盂肾炎应取屈曲位卧床休息,以减轻对肾包膜的牵拉;急性膀胱炎、慢性肾盂肾炎应避免劳累,保证充足睡眠。

(2)饮食护理:高热者注意补充水分,多饮水,勤排尿,每日水的摄入量应在2 500 mL以上,以达到多排尿的效果。实际上,最好每隔2～3 h排尿1次,这样可以及时排出体内的炎性物质与细菌。作为护理人员,要告知患者尽量在白天多喝水,以免夜晚频繁起夜而对患者的正常休息产生不利影响。饮食上最好以多水分、清淡食物为主,给予高蛋白、维生素丰富和易消化食物以满足机体对营养物质的需求。

2)对症护理

(1)尿路刺激征:鼓励患者多饮水,勤排尿,以促进细菌及炎性分泌物的排出;可用1:5 000的高锰酸钾溶液坐浴以减轻症状;遵医嘱口服碳酸氢钠以碱化尿液,应用解痉药物缓解排尿不适。

(2)高热:高热患者应卧床休息,体温超过39℃时,可用冷敷、乙醇擦浴等措施进行物理降温或遵医嘱实施药物降温。

3)病情观察

监测体温、尿液性状的变化,有无腰痛加剧。如高热持续不退或体温升高,且出现腰痛加剧等,应考虑可能出现肾周围脓肿、肾乳头坏死等并发症,需及时通知医生。

4)用药护理

遵医嘱给予抗菌药物,如口服磺胺类药物,要注意多饮水,并同时服用碳酸氢钠。尿路感染的疗效评价标准为:①治愈:症状消失,尿菌阴性,疗程结束后2周、6周复查尿菌仍阴性。②治疗失败:治疗后尿菌仍阳性,或治疗后尿菌转阴,但2周或6周复查尿菌转为阳性。

5)心理护理

向患者解释本病的特点及规律,指导患者放松心态,转移注意力,消除不良情绪,积极配合治疗和护理。对反复发作、迁延不愈的患者,应与患者分析其原因,明确疾病久治不愈的根源,共同制订护理计划,克服急躁情绪,保持良好心态,树立战胜疾病的信心,积极配合治疗与护理,防止肾功能减退。

4. 鉴别诊断

(1)全身性感染疾病:有些尿路感染的局部症状不明显而全身急性感染症状较突出,易误诊为流行性感冒、疟疾、败血症、伤寒等发热性疾病。如能详细询问病史,注意尿路感染的下尿路症状及肾区叩痛,并做尿沉渣和细菌学检查,不难鉴别。

(2)慢性肾盂肾炎:需与反复发作的尿路感染做鉴别诊断,目前认为影像学检查发现有局灶性粗糙的肾皮质瘢痕,伴有相应的肾盏变形者,才能诊断为慢性肾盂肾炎,否则尿路感染病史虽长,亦不能诊断为本病。本病常有一般慢性间质性肾炎表现,并有间歇的尿路感染发作病史,在尿路无复杂情况时,极少发生慢性肾盂肾炎,尿路有功能性或器质性梗阻时才会发生。尿路功能性梗阻常见于膀胱—输尿管反流,而器质性梗阻多见于肾结石等。

(3)肾结核:本病尿频、尿急、尿痛等症状更突出,一般抗生素治疗无效,晨尿培养结核杆菌阳性,尿沉渣可找到抗酸杆菌,而普通细菌培养为阴性。结核菌素试验阳性,血清结核菌抗体测定阳性。静脉肾盂造影可发现肾结核病灶 X 线征,部分患者可有肺、附睾等肾外结核,可资鉴别。但要注意肾结核常可与尿路感染并存。尿路感染经抗菌药物治疗后,仍残留有尿路感染症状或尿沉渣异常者,应高度注意肾结核的可能性。

(4)尿道综合征:患者虽有尿频、尿急、尿痛症状,但多次检查均无真性细菌尿,可资鉴别。尿道综合征分为:①感染性尿道综合征:约占 75%,患者有白细胞尿,是由致病的微生物引起的,如衣原体、支原体感染等。②非感染性尿道综合征:约占 25%,无白细胞尿,病原体检查亦为阴性,其病因未明,有人认为可能是焦虑性精神状态所致。

第 三 幕

在用药 4~5 d 后,王阿姨的体温没有上升的趋势,一直维持在 37.5℃~37.7℃,可她却很担心,每天愁眉苦脸:"护士,为什么别人几天就出院了?我却到现在也不见好?"护士解释道:"您不要太担心,治疗需要一个过程,您看您最近的体温没有升高,而且尿液中的白细胞也逐渐降低,这是好转的表现。您此时要做的就是多饮水、多休息,保持良好的生活习惯及注意卫生。"

两周过去了,王阿姨在正确用药后情况已然好转,没有尿频、尿急、尿痛的情况,体温也恢复正常,医生给其开具了出院医嘱,护士来到其床边发放出院通知单,王阿姨很开心终于可以正常上厕所,护士告知其回家后的注意事项及预防尿路感染的措施。"王阿姨,您明日要出院了,回去要多饮水多休息,因为生理原因女性尿道比男性的宽短直,所以您回去以后要注意保持良好的生活卫生习惯,有异常情况要及时来院复查。"王阿姨及其家属都很感谢医生和护士的照顾,满意地出院了。

问题导引

患者出院后,作为责任护士,你会给患者什么出院指导?

教师注意事项

熟悉尿路感染的健康教育。

学习目标

本幕主要描述了患者出院场景,引导学生站在患者的角度思考,此时患者迫切需要得到哪些方面的护理,学习如何为患者提供专业出院指导,使患者快速康复并早日恢复正常生活,引导学生深入思考护理人员在疾病预防和患者康复中的作用。

提示用问题

你觉得王阿姨的尿路感染和什么有关?

 教师参考资料

健康指导

（1）预防指导:①保持规律生活。②多饮水、勤排尿,这是预防尿路感染最简便而有效的措施,每天应摄入足够水分,保证每天尿量不少于 1500 mL。③注意个人卫生。④与性生活有关的尿路感染反复发作者,应注意性生活后立即排尿,并服抗生素预防。

（2）用药指导:嘱患者按时、按量、按疗程服药,勿随意停药,并按医嘱定期随访。

（3）女性注意经期、妊娠期和产褥期卫生;女婴注意尿布及会阴部清洁。

（4）避免劳累,坚持锻炼,增强抵抗力。

（5）自我检测指导:教会患者识别尿路感染的临床表现,如出现尿频、尿急、尿痛等表现时应及时就诊。

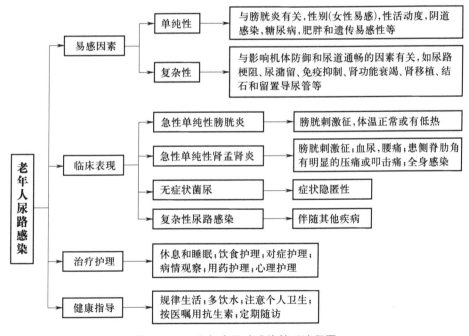

图 4-1-1 老年人尿路感染护理流程图

参考文献

[1] 胡霞,杨悦,邓波,等. 老年患者尿路感染特点对比分析[J]. 中华医院感染学杂志,2018,28(8):1187 - 1190,1219.

［2］王效雷,丁兆霞,娄瑞,等. 预防导尿管相关性尿路感染的环节质量控制［J］. 中华护理杂志,2015,50 (8):1000－1003.

［3］霍玉萌,王莹. 导尿管相关性尿路感染的易感因素及预防护理研究进展［J］. 护理学杂志,2015,30 (13):102－104.

第二节　老年人前列腺增生

——"尿频尿急的烦恼"

教案摘要

朱先生,68 岁,国企退休工程师,单位返聘。既往有高血压病史,平时工作常常一坐就是大半天,下班后应酬也比较多,烟酒均沾,且缺乏锻炼。随着年纪的增长,朱先生出现尿频、尿急、夜尿次数多的症状,近期尿频、尿急情况加重,严重影响休息,遂来院就诊。医生通过询问其病史、体格及辅助检查,确诊为"前列腺增生",为进一步治疗收入泌尿外科。朱先生入院完善术前准备后,在全麻下行"经尿道前列腺电切术"。在医护人员的精心照护下,朱先生顺利出院。通过本教案,学生可以学习良性前列腺增生流行病学相关知识、诊断治疗、护理以及健康促进。通过对术后并发症的观察和护理,思考该疾病的预防及健康促进策略。通过对良性前列腺增生患者全程、动态的健康照护问题的评估和分析,进行连续性照护,从而实现以患者为中心的整体护理。

关　键　词

前列腺增生(Benign Prostatic Hyperplasia,BPH);围手术期护理(Perioperative Nursing);功能锻炼(Function Exercise);健康促进(Health Promotion)

主要学习目标

1. 掌握前列腺增生的临床表现。
2. 掌握前列腺增生的术前准备。
3. 掌握前列腺增生术后的观察及护理要点。
4. 掌握膀胱冲洗的适应证及注意事项。
5. 掌握前列腺增生术后并发症的观察及护理。
6. 掌握前列腺增生术后功能锻炼。
7. 掌握前列腺增生术后健康宣教及药物指导。
8. 掌握该疾病患者相关检查及前列腺特异性抗原数值诊断。

9. 掌握术前心理护理要点。

10. 熟悉前列腺增生的鉴别诊断。

次要学习目标

1. 了解前列腺增生的辅助检查。

2. 了解前列腺增生的治疗方法。

3. 了解前列腺增生的诱因。

第 一 幕

朱先生,68 岁,退休后返聘的工程师,既往有高血压病史,平时工作常常一坐就是大半天,下班后应酬也比较多,烟酒均沾,且缺乏锻炼,随着年纪的增长,朱先生尿频、尿急症状逐渐加重,夜尿次数也有所增加。近 1 个月,他尿频、尿急症状加重,晚上起夜 4~5 次,严重影响了休息。早晨,朱先生突然发现腹胀,小便不畅,滴滴答答,总感觉尿不尽,于是在家人的陪同下来到了医院就诊。

在门诊预检台,朱先生捂着肚子急切地跟护士说:"我小便出不来,现在肚子胀得难受,怎么办?"护士详细询问老朱病情后带其到对应的门诊医生诊室。门诊医生询问了朱先生的病史后,进行腹部体格检查、直肠指检,然后安排他进行 B 超、血常规、尿常规等各项检查。

问题导引

1. 根据朱先生的描述,你判断他患的可能是什么疾病?

2. 需要进行哪些检查来确诊? 为什么?

教师注意事项

本幕描述的是前列腺增生患者初次就诊的情形。前列腺增生会导致膀胱刺激症状和(或)下尿路梗阻症状,进而出现相应的多系统器官的症状,门诊护士在对疾病进行分诊时,需要系统、全面地分析患者患病的经过、生活及工作习惯、伴随症状及既往史等。引导学生学习前列腺增生的临床表现和鉴别诊断,并思考该疾病的照护问题。

学习目标

1. 掌握前列腺增生的临床表现。

2. 熟悉前列腺增生的鉴别诊断。

3. 了解前列腺增生的辅助检查。

4. 了解前列腺增生的诱因。

提示用问题

1. 根据朱先生的症状,有几种可能的诊断? 如何根据病史和各项检查确定或排除这些诊断?

    2. 朱先生的生活习惯与该疾病的发生有什么关系?

    3. 为什么要做 B 超检查? 对疾病的诊断有何帮助?

    4. 为了进一步做出临床诊断,需要了解并获取朱先生哪些信息,有助于临床判断?

教师参考资料

1. 前列腺增生的诱因

有关前列腺增生的发病机制研究颇多,其发病率随年龄增加而升高,特别是 50 岁以后,但病因至今仍未能阐明。目前已知前列腺增生必须具备有功能的睾丸及年龄增长两个条件。近年来,也注意到吸烟、肥胖、酗酒、家族史、人种及地理环境与前列腺增生发生的关系。

前列腺增生有 3 个独立的过程:①结节形成;②移行区弥散性增大;③结节增大。

2. 前列腺增生的临床表现

(1)尿频、尿急:早期症状最突出的是尿频、尿急,以夜间最突出。发生尿频的原因系膀胱颈部充血,随着腺体的逐渐增生,对膀胱颈和后尿道压迫加重,导致膀胱内尿液不易排空,从而出现残余尿,刺激膀胱口部。尿急多由膀胱炎症引起。

(2)排尿困难:开始表现为排尿等待及排尿无力,继而尿流变细、中断,甚至出现尿潴留。

(3)血尿:主要在膀胱存在炎症及合并结石时出现。常为镜下血尿,腺体表面的血管扩张破裂时可引起肉眼血尿。出血量大,发生尿道内血块堵塞会导致急性尿潴留。

(4)急性尿潴留:前列腺增生症中 60% 的病例可出现。在受寒、运动剧烈、饮酒或食入刺激性强的食物后未能及时排尿,引起肥大的腺体及膀胱颈部充血、水肿而产生尿潴留。

3. 前列腺增生的辅助检查

首选 B 超,该方法简单而且准确率高,直肠指检也是简单而又重要的诊断方法。除此之外,还有尿流动力学检查、残余尿测定、泌尿系统造影、膀胱镜检查等。

4. 前列腺增生的鉴别诊断

(1)膀胱痉挛:患者有下尿路梗阻症状,直肠指检未发现前列腺明显增大,除可能系增大腺叶突向膀胱外,还应考虑膀胱颈挛缩的可能,一般认为膀胱颈挛缩继发于炎症病变。

(2)前列腺癌:尤其是导管癌可能以下尿路梗阻为首发症状。部分患者则是在前列腺增生的同时伴发前列腺癌,前列腺特异性抗原(Prostate specific antigen,PSA)水平升高,多 >10.0 ng/mL。直肠指检前列腺表面不光滑,岩石样感觉。B 超引导下经直肠或经会阴前列腺穿刺活检术可明确诊断。

(3)膀胱、逼尿括约肌协同失调:常表现为下尿路排尿异常、尿失禁等表现。详细询问有无外伤史,检查有无提肛反射,应依靠尿流动力学检查加以排除,如充盈性膀胱测压、尿道压力图及压力/流率同步检测。

(4)无力性膀胱(膀胱壁老化):表现为尿潴留、下尿路排尿异常,大量残留尿,应与前列腺增生相鉴别,应排除损伤、炎症及糖尿病等因素,确诊需通过尿流动力学检查。

第 二 幕

为进一步治疗,医生将朱先生收治入院。根据门诊检查报告,B超显示前列腺大小:35 mm×32 mm×23 mm,残余尿:110 mL。医生开了非那雄胺,1 次/d,每次 1 粒口服。尿流率检查示:尿流率 7 mL/s;化验指标提示前列腺特异性抗原(PSA):6.7 ng/mL。朱先生入院后的生命体征为 BP:145/88 mmHg,P:78 次/min,根据评分,评估朱先生为重度前列腺增生。因 PSA 偏高,入院第 4 d 医生安排他行前列腺穿刺术。

朱先生听到要做前列腺穿刺后,不禁吓了一跳,问:"为什么要穿刺? 穿刺是不是代表是不好的东西? 不会是癌吧?"此后朱先生心绪很低落。护士注意到了他的情绪,耐心地进行了疏导。同时,医生也跟他解释了穿刺的原因。在接下来的穿刺准备中,他一直询问护士:"我这个报告什么时候出来,出来了你们是不是第一时间就立马告诉我?"护士安慰他道:"穿刺只是为了更好地帮你确定病情,不用特别紧张的。穿刺结果要一周才出来,到时医生会和你联系的。"护士耐心地解答了疑惑,朱先生听后表示理解。在这期间,他遵医嘱及时服药,1 周后他的穿刺结果出来,提示是良性,医生建议手术治疗,朱先生及家属均表示接受。

问题导引

1. 朱先生的检查结果对诊断有什么帮助?
2. 为什么要行前列腺穿刺术?

教师注意事项

本幕描述的是患者疾病确诊的经过。前列腺增生的早期由于代偿作用,疾病症状不典型,随着下尿路梗阻加重,症状逐渐明显,甚至出现尿潴留、血尿,进而需住院治疗。当该疾病癌性重要指标 PSA 出现异常时,患者往往表现出无助和恐惧,学生学习时应做好此类患者的病情观察和心理护理。本幕主要引导学生学习前列腺增生的手术指征及术前心理护理,同时区分疾病的良性与恶性,掌握相关检查。

学习目标

1. 掌握该疾病患者相关检查及 PSA 数值诊断。
2. 掌握术前心理护理要点。
3. 了解前列腺增生的治疗方法。

提示用问题

1. 如何判断朱先生前列腺增生程度? 如何治疗? 手术指征是什么?
2. 朱先生的 PSA 为什么会增高? 其数值有什么临床意义?
3. 朱先生存在什么样的心理问题,我们该如何护理?

教师参考资料

1. 前列腺特异性抗原

PSA 是由前列腺腺泡和导管的上皮细胞分泌的一种单链糖蛋白,在功能上属于类激肽释放酶的一种丝氨酸蛋白酶,参与精液的液化过程,是临床常规用于前列腺良性与恶性疾病诊断与鉴别诊断及前列腺癌患者术后随访的重要指标。血循环中 PSA 以两种形式存在,tPSA 是指血清中的总 PSA(total PSA),就是血液中所有 PSA 的含量。总 PSA 大约占 85% 以上,游离 PSA(f PSA)占 15% 左右。PSA 在发生前列腺炎、前列腺增生、前列腺缺血性梗死以及前列腺癌等前列腺疾病时均可升高。国内通常把 tPSA$>$4 μg/L 作为筛选前列腺癌的临界值;把 tPSA 结果在 4~10 μg/L 称为灰色区域,前列腺癌与前列腺增生均有可能;而当 tPSA$>$10 μg/L 时,前列腺癌可能性极大。对于长期口服非那雄胺片者,需将 PSA 检测值乘以 2,来初步判断真实 PSA。

2. 前列腺增生的治疗

前列腺增生的危害性在于引起下尿路梗阻后所产生的病理生理改变。其病理个体差异性很大,而且也不都呈进行性发展。一部分病变发展至一定程度即不再发展,所以即便出现轻度梗阻症状也并非均需手术。

1)观察等待

症状轻微,国际前列腺症状评分法(IPSS)评分 7 分以下患者无需治疗,可观察等待。

2)药物治疗

(1)5α 还原酶抑制剂:研究发现 5α 还原酶是睾酮向双氢睾酮转变的重要酶。双氢睾酮在前列腺增生中有一定的作用,因此采用 5α 还原酶抑制剂可以对增生予以一定的抑制,常用药有非那雄胺等。

(2)α 肾上腺素受体阻滞剂:目前认为此类药物可以改善尿路动力性梗阻,使阻力下降以改善症状,常用药有盐酸特拉唑嗪片等。

(3)抗雄激素药:应用最广者为孕酮类药物,长期应用则可使垂体的这一功能耗尽,睾丸产生睾酮的能力下降,甚至不能产生睾酮而达到药物除睾的作用。

(4)其他:包括 M 受体拮抗剂、植物类药及中药等。

3)手术治疗

手术仍为前列腺增生的重要方法。

(1)手术适应证:①有下尿路梗阻症状,尿流动力学检查有明显改变,或残余尿在 60 mL 以上;②不稳定膀胱症状严重;③已引起上尿路梗阻及肾功能损害;④多次急性尿潴留、肉眼血尿;⑤并发膀胱结石者,长期尿路梗阻及肾功能损害。

(2)微创手术治疗包括:经尿道前列腺电切术、经尿道前列腺切开术、经尿道前列腺激光切除手术等。

(3)开放手术治疗。

3. 前列腺增生术前的心理护理

患者常顾虑手术的安全性、有效性及费用,同时害怕影响之后的生活。焦虑、恐惧等心理问题尤其突出。护理人员应针对性地为患者实施心理护理,解释病因和临床症状,解释手术的有效性。请术后患者现身说法以消除患者顾虑,增强其心理承受力,并建立良好的护患关系。

第 三 幕

术前 1 d 遵医嘱给予朱先生术前准备,口服恒康正清 1 盒,抽备血,进行术前宣教。完善术前准备后在全麻下行"经尿道前列腺电切术"。朱先生手术顺利,返回病房后,遵医嘱给予持续膀胱冲洗,平卧 6 h,严密观察其生命体征。家属疑惑地询问:"为什么要冲洗? 这个我们要怎么观察啊? 是不是滴得太快了啊?"护士对家属的疑惑都进行了详细的解答。随后护士巡视病房发现朱先生膀胱冲洗液颜色鲜红,立即通知医生,遵医嘱给予注射用白眉蛇毒血凝酶(邦亭)止血治疗,同时给予导尿管牵拉止血,加快冲洗速度,告知家属一定要注意冲洗颜色,如有不适,立即告知医生及责任护士。1 h后朱先生表情痛苦地告诉护士:"我现在感觉肚子胀得厉害、呼吸困难,很难受。"同时护士看到他烦躁不安,血压 168/99 mmHg,心率 98 次/min,立即通知医生,同时调慢膀胱冲洗滴速,遵医嘱给予相应治疗。家属心里很紧张,一直追问:"现在是什么情况? 为什么朱先生这么难受?"护士耐心地向家属进行解释,同时安慰朱先生,分散朱先生的注意力。随着症状逐渐缓解,朱先生及家属情绪逐渐平稳。

术后第 2 d,朱先生因为怕再次出血,跟家属说:"我不敢动,万一再出血怎么办?"这时护士正好听到了,说:"你现在要多在床上活动,要是早点床上翻身就能早点通气,如果一直不动、不通气,可能会有下肢静脉血栓的风险,大便要是再不通更会加重栓塞的形成。如果怕出血的话我们活动慢点,幅度小点,没关系的,我们一起帮你翻身。"朱先生接受了护士的建议。

问题导引

1. 如何指导朱先生进行术前准备?
2. 朱先生目前存在的护理问题是什么? 如何给予护理?

教师注意事项

此幕主要讲朱先生围手术期的护理过程的场景。学生在本幕应学习做好术前术后指导师的角色,指导他做好术前准备,做好术后的宣教;讨论分析患者术前术后的心理,引导学生站在患者的角度思考此时他迫切需要的是什么;同时引导学生站在护理人员的立场上,思考护理人员在围手术期的准备和患者功能锻炼方面的作用,引导学生如何学习做好病情观察,预防术后并发症。

学习目标

1. 掌握前列腺增生的术前准备。
2. 掌握前列腺增生术后的观察及护理要点。
3. 掌握膀胱冲洗的适应证及注意事项。
4. 掌握前列腺增生术后并发症的观察及护理。

提示用问题

1. 朱先生术前需要完善哪些术前准备？如何开展？
2. 朱先生手术后返回病房，护士应重点监测哪些内容？如何护理？
3. 术后为什么要持续膀胱冲洗，怎么观察、判断，需要注意什么？
4. 什么是经尿道前列腺电切术综合征？

教师参考资料

1. 前列腺增生围手术期的护理

（1）术前准备：针对多数老年患者合并有基础性疾病的特点，术前应积极治疗原发病，以便患者保持良好的身体状态。术前应协助患者完成各项检查，根据患者病情选做心脏彩超、心脏负荷试验、心肌酶谱、肺功能测定、动脉血气分析，对心肺疾病及心肺储备功能进行正确的评估和处理，同时密切监测患者的各项生命体征。术前指导患者在床上进行大小便训练，指导患者进行肛提肌功能锻炼，预防及降低术后尿失禁的发生率。嘱患者多饮水，勤排尿。术前做好备皮工作，术前 1 d 进行肠道准备，术前 12 h 禁饮食。

（2）病情观察：术后仍然要加强对患者病情的观察，术后第 1 d 密切监测患者的血压、呼吸、心率等生命体征。如果患者腹部出现隆起、烦躁不安、血压升高、心动过速、呼吸困难等症状应考虑经尿道前列腺电切术（Trans Urethral Resection Prostate，TURP）综合征发生的可能，此时应立即报告医生，并协助其处理。术后仔细观察引流管内引流液的颜色、量和性质，若引流出鲜红色液体，则要考虑继发性出血发生的可能，应立即给予其对症处理。

（3）加强基础护理：保持病房的干净整洁，定期帮助其更换衣物，对室内空气进行消毒，防止发生感染。待术后血压平稳，改半卧位，以利于膀胱引流，定期帮助患者翻身、拍背，防止褥疮的形成，做好患者的呼吸道护理工作，指导患者进行有效的咳嗽和咳痰，预防肺部感染。嘱患者早期行床上运动，有助于及早通气，防止便秘，从而降低出血风险。保持患者会阴部清洁干燥，每日用 0.9％NaCl 棉球清洗尿道外口 1 次，防止发生感染。同时为患者制订科学的饮食计划，保证充足的营养供给，以利于术后的恢复。

（4）冲洗护理：术后患者需行膀胱冲洗，护理人员应妥善固定各种管道，冲洗液的温度为 20℃～30℃，冲洗速度一般应维持在 80～100 滴/min，冲洗过程中应检查引流管是否通畅，如有阻塞应及时处理。注意观察，记录引流液的颜色、性质、量，定时挤压管道，防止扭曲、折叠，甚至脱出。冲洗期间应严格执行无菌操作技术，以防逆行感染，减少炎症性尿道性狭窄的发生。

2. 前列腺增生术后并发症及护理措施

（1）预防出血的护理：密切观察患者生命体征和引流液的性质。如引流液的颜色持续深红色，同时引流液有血凝块，应加大冲洗速度或用注射器抽吸无菌生理盐水，延尿管推进膀胱，利用压力冲开血块。必要时，遵医嘱使用止血、抗感染药物。

（2）痉挛的护理：由于手术创伤，留置在前列腺窝的气囊导尿管的气囊压迫等原因，手术后持续膀胱冲洗速度、引流速度过快，以及冲洗液温度过低，均易诱发膀胱痉挛。护理人员应详细了解疼痛原因、性质，根据情况给予合理解释和精神鼓励以增强患者对疼痛的耐受性。轻者给予心理护理,指导放松疗法,保持引流通畅,减慢或暂停膀胱冲洗,待痉挛缓解后再冲洗。冲洗液温度应控制在20℃～30℃,温度过高易引起术后切口出血。重者除以上几点外,还可遵医嘱使用解痉止痛药物。

（3）预防感染的护理:因手术创伤及留置导尿管、年龄因素,机体免疫能力下降,易引起术后感染,应严格执行无菌操作,每日消毒尿道口1次,保持床铺整洁卫生,保持皮肤清洁干燥,密切观察体温及血象变化,观察患者有无畏寒、发热症状,按时应用抗生素预防感染。

（4）TURP综合征:TURP综合征指术中常规应用尿道冲洗液50～60 L,大量冲洗液被吸收后,血容量急剧增加,形成稀释性低钠血症,患者可在术后几小时内出现烦躁不安、恶心呕吐、抽搐痉挛、昏睡等症状,严重者可出现肺水肿、脑水肿、心力衰竭等,术后应严密观察病情变化,严格控制输液速度,遵医嘱应用脱水剂、利尿剂。

第 四 幕

　　第3 d,朱先生看到冲洗颜色变澄清了,一直询问:"护士,冲洗可以停了吗?我想下床,我已经放屁了,吃了东西要解大便怎么办?"护士都一一进行了解答,下午遵医嘱给予停止膀胱冲洗并嘱咐朱先生下床活动。术后第5 d遵医嘱拔除尿管。当天晚上,朱先生找到值班护士,焦急地说:"护士,护士,我小便怎么控制不住啊,是不是手术没做好啊?"护士告知其不要紧张,这是正常现象,可以进行括约肌锻炼,做提肛运动。

　　在护士的指导下,朱先生开始循序渐进地进行康复锻炼。住院8 d后,老朱生命体征平稳,医生告知其可以出院了,并且开了血尿安和左氧氟沙星给他出院后口服,朱先生拿着药问护士:"我都不出血了,干嘛还让我吃止血药啊?帮我退了吧,我不需要。"护士认真地向朱先生讲解了出院健康指导,并记录了他的联系方式。

问题导引

1. 拔除导尿管的指征是什么?
2. 朱先生在康复锻炼过程中需要注意什么?

教师注意事项

　　本幕主要描述了朱先生康复过程及出院场景,完善术后康复锻炼是确保患者康复必不可少的措施。在本幕中,护理人员应该学习做好康复师的角色,指导患者做好各项康复运动,引导学生站在患者角度思考此时患者迫切需要哪些方面的知识和帮助。学习如何提供专业的出院指导,使者早日康复恢复正常生活。同时引导学生深入思考护理人员在疾病预防和健康宣教中的作用。

学习目标

1. 掌握患者出院药物的指导。

2. 掌握前列腺电切术后的功能锻炼。

3. 掌握前列腺电切术后的健康宣教。

提示用问题

1. 朱先生拔除尿管后为什么无法控制小便？术后会对其生活有什么影响？对此,应该对朱先生进行怎样的指导？

2. 如何给朱先生进行健康宣教,从而实现疾病预防和健康促进的目的？

 教师参考资料

1. 药物指导

期间出现过出血症状,而且拔除尿管后出现尿频、尿急的状况,有时不稳定性膀胱、前列腺窝感染、组织脱落等都会引起术后的出血,所以患者术后还应口服一些止血药物。而血尿安的作用就是清热利湿、凉血止血,对尿血、尿频、尿急的症状有一定效果。

2. 功能锻炼

术后可能会出现前列腺窝感染、组织残留或外括约肌的损伤,这些都会引起尿失禁,需要患者通过盆底肌的功能锻炼来缓解症状。具体做法是将肛门向上提,然后放松,接着再往上提,一提一松,反复进行。每次做提肛运动 50 次左右,持续 5～10 min 即可。站、坐、行均可进行,站立时两腿分开与两肩同宽,端坐时腰要坐直,双臂放松,深吸一口气(不需要憋气),然后做提肛运动,此时会感觉到一股酥麻感由下至上传达到脑部,随后继续保持提肛动作,不要松懈,直至无法坚持。

3. 健康宣教

(1) 保持心情舒畅,生活规律,劳逸结合,注意保暖,避免受凉。

(2) 多吃新鲜蔬菜、水果及粗纤维食物,保持大便通畅,避免便秘。勿吸烟饮酒,忌食辛辣刺激性食物,注意饮食调配,平衡膳食。

(3) 拔管后可有尿频、尿急、尿痛、尿失禁、血尿等,一般为一过性,少数人需再次留置尿管。嘱患者多饮水,根据自身情况,尽量达到 2.5～3 L/d,不长时间憋尿,术后 3 个月内避免骑车、热水坐浴及剧烈运动。

(4) 指导患者常做缩肛运动以锻炼膀胱括约肌。术后 6 周内避免性生活、提重物,避免久坐。术后可能会有逆行性射精及术后阴茎勃起功能障碍的发生,做好患者的解释工作。

(5) 指导患者按时服药,定时复查,出现尿线变细,排尿费力时及时就诊。

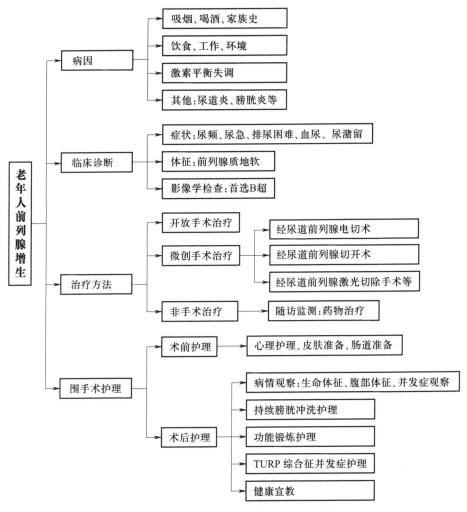

图 4-2-1 老年人前列腺增生护理流程图

参考文献

[1] 孙自学,李鹏超. 中医药治疗良性前列腺增生症研究进展[J]. 中华中医药杂志,2018,33(6):2482-2484.

[2] 詹三妹,周玉华. 优质护理在前列腺增生行经尿道前列腺电切术患者中的应用[J]. 齐鲁护理杂志,2019,25(10):12-15.

[3] 孙自学,宋春生,邢俊平,等. 良性前列腺增生中西医结合诊疗指南(试行版)[J]. 中华男科学杂志,2017,23(3):280-285.

第三节　老年人膀胱结石

——"不爱喝水的后果"

教案摘要

刘大爷,70岁,半年前起出现明显排尿不畅,排尿困难,尿频、夜尿增多,伴肉眼血尿,小腹酸痛,门诊拟"膀胱结石"收治入院。患者入院后完善各项术前检查,择期在全麻下行"经尿道膀胱激光碎石术",术后在医护人员的精心照护及康复指导下,患者如期康复,顺利出院。通过本教案,学生可以学习膀胱结石的临床表现、诊断治疗、观察和护理要点,思考该疾病的预防及健康促进策略,从而为患者实施连续性照护,实现以患者为中心的整体护理。

 关 键 词

膀胱结石(Bladder Stone);以患者为中心(Patient-centered);围手术期护理(Perioperative Nursing);康复锻炼(Rehabilitation Exercise);健康促进(Health Promotion)

 主要学习目标

1. 掌握膀胱结石的临床表现。
2. 掌握膀胱结石围手术期的护理。
3. 掌握膀胱结石的健康宣教。
4. 掌握留置导尿管的护理。
5. 熟悉膀胱结石的病因。
6. 熟悉膀胱结石主要的治疗方法。

次要教学目标

1. 了解膀胱结石的鉴别诊断。
2. 了解膀胱结石的辅助检查。

第 一 幕

刘大爷,70岁,退休工人,自半年前起觉得排尿没有以前"利索"了。尿线细、排尿费力疼痛,还常常尿到一半就中止了,过一会儿才能重新排尿,并且小便次数增加,夜里也无法安睡,反复起夜打扰家人休息,甚至连小便颜色都是血性的,日常活动还能感到小腹酸痛不止,遂在家人陪同下于我院门诊就诊。

诊室内只见刘大爷满头大汗,没隔一会就神色匆匆地往厕所跑,一旁的老伴埋怨道:"早叫你来看医生,你非要拖! 你这就是前列腺炎,电视上不都说了嘛,尿频、尿急、尿不尽就是这个毛病。""阿姨别着急,先让我们来检查一下吧!"医生安抚道。这时,刘大爷也十分苦恼地说:"我这已经不敢喝水了,但还是忍不住往厕所跑,就差穿上尿不湿了。"之后,门诊医生询问了他的病史,并做了详细的体格检查,得知刘大爷既往没有慢性疾病,随后医生为他安排了 B 超、血尿常规等各项进一步检查。

急诊血常规:白细胞 7.16×10^9 mmol/L,红细胞 5.36×10^{12} mmol/L,血红蛋白 158 g/L,C 反应蛋白 2.34 mg/L。急诊电解质:尿素 8.1 mmol/L。急诊尿常规:pH 7.5,尿隐血 4^+,红细胞(镜检)2 200 个/μL,白细胞酯酶(一),白细胞(镜检)2 个/μL。

问题导引

1. 请分析本幕,哪些症状和体征有助于疾病的诊断?
2. 哪些辅助检查有利于疾病的诊断?

教师注意事项

本幕描述的是膀胱结石患者初次就诊的情形。通过本幕提供的信息,引导学生根据患者的临床表现,思考患者发生了何种疾病,如何与其他疾病相鉴别。

学习目标

1. 掌握该疾病的临床表现。
2. 熟悉该疾病的病因。
3. 了解该疾病的鉴别诊断。
4. 了解该疾病的辅助检查。

提示用问题

1. 你认为患者发生了什么? 你是如何判断的?
2. 哪些疾病会导致患者可能产生肉眼血尿?
3. 为了明确诊断,患者还应进行哪些辅助检查?

教师参考事项

1. 膀胱结石的病因

膀胱结石的患病率、病因和危险因素仅占所有泌尿系统结石的 5%,但在发达国家占尿路结石相关死亡率的 8%。发展中国家的发病率较高。男性中膀胱结石的患病率较高,据报告,男女比例在 10:1 至 4:1 之间。年龄分布呈双峰型:发展中国家儿童发病高峰为 3 岁,成年期高峰为 60 岁。

膀胱结石的病因和发病机制是多因素的。膀胱结石可分为原发性、继发性和移行性。

①原发性或原位膀胱结石:在没有其他泌尿道病变的情况下发生,通常见于水合作用差、复发性腹泻和饮食中缺乏动物蛋白地区的儿童。②继发性膀胱结石:发生于其他泌尿系统异常,包括膀胱出口梗阻(Bladder Outlet Obstruction,BOO)、神经源性膀胱功能障碍、慢性菌尿、异物(包括导管)、膀胱憩室和膀胱扩大术或尿流改道。在成人中,BOO 是膀胱结石最常见的诱发因素,占膀胱结石的 45%～79%。③移行性膀胱结石:是指从上尿路排出的膀胱结石,可作为膀胱结石生长的一种潜在的结节;膀胱结石患者更有可能有肾结石史和其他肾结石形成的危险因素。

此外广泛的代谢性泌尿系统异常可导致泌尿系统任意地方的结石。有证据表明,特定的代谢异常人群易患膀胱结石。比如低枸橼酸尿和低尿量分别占 89.5% 和 49%。部分证据表明,尿 pH 降低和低镁尿与膀胱结石的发生也有一定关系。

2. 膀胱结石的临床表现

(1)尿频尿痛:疼痛可由结石对膀胱黏膜的刺激引起。表现为下腹部和会阴部的钝痛,亦可为明显或剧烈的疼痛。活动后,疼痛的症状加重,改变体位后可使疼痛缓解。疼痛放射至远端尿道及阴茎头部常伴有尿频、尿急、尿痛的症状,排尿终末时疼痛加剧。为了避免排尿时的疼痛,会采取特殊的体位排尿,即站立时双膝前屈、躯干后仰 30°。一旦尿线变细或尿流中断,就立即改变体位,待结石移开后再继续排尿。排尿次数增多,白天活动时明显,夜尿次数增多。

(2)排尿障碍:结石嵌于膀胱颈口时可出现明显的排尿困难,并有典型的排尿中断现象,还可引起急性尿潴留。合并前列腺增生的患者,本来就有排尿困难的症状,如前列腺的体积巨大,突入膀胱,并使尿道内口的位置升高,结石不容易堵塞尿道内口,故反而不会出现排尿中断的现象。

(3)血尿:大多为终末血尿。结石并发感染时,膀胱刺激症状会加重,并会出现脓尿。若结石位于膀胱憩室内,仅表现为尿路感染。此外,结石对膀胱黏膜的长期刺激会导致膀胱黏膜移行上皮的鳞状化生,并进一步发展为鳞状上皮细胞癌,会加重血尿的程度。病程长者由于排尿时要用力,使得腹压增加,并发脱肛内痔、腹外疝。

3. 鉴别诊断

(1)膀胱异物:膀胱异物可引起排尿困难、尿频、尿急、尿痛和血尿,患者常隐瞒膀胱异物置入史。X 线平片对不透 X 线的异物有诊断价值。膀胱镜检查是主要鉴别手段。

(2)前列腺增生:主要表现为排尿不畅和尿频,夜尿次数增加,也可有排尿疼痛和血尿。但主要发生于老年人,病史长,呈渐进性发展。肛门指检可发现前列腺增大。B 超检查显示前列腺体积增大,向膀胱内突出;膀胱内无结石的强回声光团。膀胱镜检查显示前列腺向尿道内或膀胱内突出,膀胱颈部抬高;膀胱内无结石。

(3)尿道结石:尿道结石可表现为排尿困难、尿痛、排尿中断等症状,容易与膀胱结石混淆。体格检查时,男性前尿道结石在阴茎或会阴部可摸到硬结和压痛,后尿道结石可经直肠摸到,女性患者可经阴道触及。用尿道探条探查可有与结石相遇的摩擦感和声响。尿道 X 线平片也可显示尿道部位的致密影。尿道镜检查可明确诊断并发现同时存在的其他尿道病变。

(4)尿道狭窄:表现为排尿困难、尿线变细。多有尿道外伤、尿道炎症、经尿道检查或操作、留置导尿管等病史。尿道扩张时,探杆受阻。尿道造影可显示狭窄的部位和程度。尿道镜检查可见尿道内径突然变细呈小孔。

4. 膀胱结石的辅助检查

(1)实验室检查:膀胱结石无特异性的实验室检查,尿中可有蛋白、白细胞和红细胞,如伴有感染,尿培养可为阳性,活动后尿红细胞可增多。

（2）其他辅助检查：超声诊断膀胱结石简便有效,结石呈特殊声影,且随体位变换而移动。X 线检查需拍摄全腹平片,可了解结石的大小、位置、数目和形态。膀胱憩室内的结石在 X 线平片上出现在异常部位,且较固定,应引起注意。

（3）膀胱镜检查是诊断膀胱结石最可靠的方法,不仅可确诊结石,而且可发现其他问题,如良性前列腺增生、膀胱憩室、癌变等。

第 二 幕

刘大爷的 B 超提示：膀胱内见数个直径约 0.2 cm 的致密影,另见长径约 2.0 cm 致密影,拟"膀胱结石"收治入院,入院后完善了术前检查,查体：双肾区无明显膨隆,无压痛,叩击痛阴性,双侧输尿管走行区无压痛,膀胱区无充盈,压痛阴性,阴囊无明显水肿,双侧睾丸、附睾无明显异常。前列腺指检：前列腺增大,质韧,无明显结节,压痛阴性。

医生根据刘大爷病情准备择期手术。

手术前,护士来到刘大爷的床边进行宣教："刘大爷您明天就要进行手术了,不要担心,这是无创的小手术,不开刀,手术时间短且并发症少,您要注意的是从今晚十点以后禁食、禁水,进入手术室时要注意……""好的好的,我一点也不害怕,医生也和我说了这手术又快又简单呢。"刘大爷淡然地回道。

手术当天非常顺利,没一会,刘大爷便被安全地送回了病房,根据医嘱为他进行了抗炎止痛等补液支持治疗,术后患者带回导尿管一根,固定妥、引流畅、色淡红。护士向家属进行术后宣教,渐渐地刘大爷苏醒了,他看着自己尿袋中淡红的尿色十分担心,皱起眉头问："护士,护士,是不是手术失败了呀？为什么我的小便还是有那么多血呀？"护士解释道："您放心,手术很顺利。此时淡红色的血尿是术后的正常现象,过 6 h 后,如果没有不适您可以多饮水,尿液颜色会逐渐变浅,我们也会常来巡视的。"6 h 后,刘大爷看着尿色逐渐变淡,悬着的心终于放了下来。

问题导引

1. 膀胱结石手术患者术前的护理如何实施？
2. 患者围手术期的指导事项有哪些？

教师注意事项

本幕描述患者围手术期出现的一系列护理问题,如术前患者的宣教、术后导管护理及患者血尿的严重程度观察等,可以通过这些问题慢慢引导学生了解经尿道膀胱激光碎石术的围手术期护理。

学习目标

1. 掌握膀胱结石围手术期护理。
2. 掌握留置导尿管的护理。

3. 熟悉膀胱结石主要的治疗方法。

提示用问题

1. 对于刘大爷的情况,你觉得有哪些治疗方案?

2. 如何对刘大爷进行正确的围手术期宣教?

3. 刘大爷术后依旧出现血尿,这一症状是否正常?如果你是责任护士,该如何处理?

4. 术后留置尿管的护理措施有哪些?

 教师参考事项

1. 膀胱结石的治疗

1)非手术治疗

如果患者的结石比较小,可以通过水化疗法进行治疗。通过大量饮水,加适当运动促进小结石随尿液排出。此外,对于在患病早期轻度的膀胱结石,可以通过药物治疗的方式对结石进行清除。治疗膀胱结石的药物有西药、中成药、中药。在西药中,比较常见的溶石、防石药有枸橼酸钾、别嘌醇等。还可以通过一些抗生素来治疗患者并发的尿路感染。一些中药具有清热解毒、排湿利尿的作用,也可以用作膀胱结石的治疗,如金钱草、水杨柳、黄麻根等。

2)手术治疗

(1)腔内手术:对直径较小、质地较疏松的结石可采用经尿道膀胱镜下碎石术。碎石的方法有机械、液电、超声、气压弹道、激光等。可根据医疗单位具体器械条件及操作者的喜好自行选择。由于器械直径过大,容易造成尿道黏膜损伤,故所谓的"大力钳"碎石已很少被使用。目前,临床上使用最多的是钬激光碎石。该技术是一种"无创碎石"技术,不开刀经尿道进入,能准确、安全、可靠地清除泌尿系统各个部位的结石,特别是对感染性结石、术后复发性结石效果尤佳,还能缩短手术时间,减少并发症及出血,一次治疗成功率为95%以上,被誉为泌尿系统结石治疗的新的金标准,是泌尿外科发展的新的里程碑。据不完全统计,其治愈率高达98%。

(2)体外冲击波碎石(Extracorporeal Shock Wave Lithotripsy,ESWL):对直径为1～2 cm的结石,可在俯卧位下行ESWL治疗。但由于膀胱容量体积较大,结石活动度较上尿路明显增加,术中较难聚焦定位,碎石效果难以确定,目前较少采用。

(3)开放手术:对结石较大或需同时处理膀胱其他疾病者,可行耻骨上膀胱切开取石术。其指征是:①儿童膀胱结石;②结石体积过大(长径>4 cm);③合并前列腺增生症或尿道狭窄等需要开放手术治疗时;④膀胱憩室内的结石,尤其是巨大膀胱憩室者;⑤合并需要开放手术治疗的膀胱肿瘤;⑥在膀胱异物基础上生长的结石;⑦因为种种原因无法进行腔镜手术者等。

2. 围手术期护理

1)术前护理

(1)心理护理:患者缺乏对该疾病基本的认识,对手术不了解,担心尿道损伤、碎石后效果及并发症等,多存在恐惧心理。对于患者的心理特点,应制订相应的护理措施,将手术的优点、适应证、效果和术中术后注意事项进行耐心细致的讲解,消除患者及家属的不安心理,使患者以积极的心态配合各项治疗。

(2)术前准备:应行三大常规检查、出凝血时间、肝肾功能、心电图、胸片、B超、静脉肾盂造影、CT扫描等。重视患者术前晚的睡眠质量,对精神紧张的患者适当使用镇静催眠药物。患者在术程中分别采取膀胱截石位和俯卧位,指导患者练习这两种体位。监测患者尿常规及尿培养结果,遵医嘱使用抗生素,并复查。术前做好会阴部清洁护理,术前备皮。术前 12 h 禁食、禁水。

（3）自身准备:进入手术室时要穿好病号服,左手佩戴好腕带,去除内衣裤,上衣反穿,事先取下佩戴的各种首饰手表、活动性义齿等。高血压患者术晨服用降压药物。

2）术后护理

（1）保持病室环境适宜,病室温度一般为 20℃～22℃,湿度一般为 50％～60％,病室应安静整洁,同时保持床单清洁干燥,以利于患者休养。

（2）病情观察:因患者多采用硬膜外麻醉,故术后必须严密观察以下内容:①血压:术后应每 30 min 监测一次血压,如发现血压下降等异常情况,应及时通知医生处理。②呼吸:硬膜外麻醉大多不影响呼吸,但仍需要观察呼吸频率及节奏。③定时测量体温和脉搏,如发现患者出现高热等异常情况,应及时给予降温等对症处理。④观察导尿管引流情况,准确记录颜色、性状、量。⑤并发症的观察:血尿的发生与膀胱镜的插入及碎石中对膀胱、尿道机械性损伤有关,一般 2～3 d 可自行消失,如发现出血较多时,应配合医生及时处理并给予膀胱冲洗。⑥寒颤、发热与感染:多因逆行插管或原有尿路感染患者在碎石过程中细菌随灌流液进入血流引起。加强体温观察,若术后当天出现发热且持续不退,应警惕继发感染及感染性休克的发生,及时正确应用抗生素。

（3）管道护理:患者术后导尿管一般留置 24～48 h。①患者在返回病房后,应在无菌操作下接好导尿管并妥善固定。②防止泌尿系统逆行感染,保持尿道口清洁,每天消毒尿道口 1 次。③保持导尿管引流通畅,避免导尿管受压、扭曲、堵塞。④患者离床活动时,导尿管远端应固定在大腿上,导尿管的高度不超过尿道口水平,防止尿液逆流。当患者出现排尿不畅、腰酸、腰胀等情况,需要挤压导尿管,并嘱患者在床上适当翻身活动,以缓解不适症状。

（4）心理护理:及时告知患者手术效果,用亲切和蔼的语言进行安慰,告诉患者手术很顺利,目的已经达到。因尿管刺激尿道口和尿道有疼痛不适,一般 24 h 后这些不适症状会逐渐缓解。

（5）健康指导:①术后去枕平卧 6 h,即可协助患者取半卧位或采用自主卧位。②6 h 后如无特殊情况,患者可进饮食,饮食宜以清淡、流质类为主,后逐渐改为普食。③嘱患者术后大量饮水,每日饮水量不少于 2 000 mL,注意保持小便通畅。④保持尿道口及会阴部皮肤清洁。⑤术后 3 d 多吃新鲜、营养丰富的、含粗纤维的蔬菜及水果。嘱患者排便后,用温水擦洗肛周,以预防尿路感染。

第 三 幕

术后第 2 d,患者一般情况可,生命体征平稳,无特殊不适。查体:双肺呼吸音清,未闻及明显干湿啰音,腹平软,未见胃肠型和蠕动波,无压痛、反跳痛。排尿可,无明显肉眼血尿,双肾区无叩击痛,输尿管径路无压痛,耻骨联合区无充盈。给予患者复查 B 超后,医生为他拔除了导尿管,并开具了下午出院的医嘱。

拔除导尿管后的刘大爷很是开心,终于解放了,以后不用再频繁地往厕所跑了,在拿到出院小结后,床位护士详细地向其进行了用药、饮食、运动等的宣教后,刘大爷笑着说:"这下回去肯定记得多喝水。"短暂的几天治疗解决了刘大爷大半年的难题,刘大爷顺利出院。

问题导引

1. 膀胱结石术后的护理如何实施?

2. 如何预防结石复发?

教师注意事项

本幕描述了患者病情稳定、准备出院的情况。通过本幕提供的信息,引导学生学习膀胱结石术后的健康宣教,出院后注意饮食对预防结石复发的重要性。引导学生思考护理人员在疾病预后和康复中的作用。

学习目标

掌握膀胱结石患者的健康宣教。

提示用问题

刘大爷出院后有哪些注意事项?

 教师参考事项

1. 健康教育

(1) 多饮水:饮水量增大能够稀释尿液,同时可以增加尿液的排出,有利于各种盐类和晶体的排出,防止结石的形成。建议多喝水和均匀喝水,根据个体情况每天液体摄入量应在 2 500 mL 以上,使每天的尿量保持在 2 000 mL 以上,从而降低尿路结石成分过饱和状态,同时适当运动,促进尿中晶体物质排出,并且可起到冲洗尿路、减少感染发生的作用。

(2) 饮食指导:向患者讲解饮食结构与结石的相互关系,强调饮食预防的重要性,改变不良饮食习惯。①草酸钙尿路结石患者应摄入正常钙质含量的饮食,限制动物蛋白和钠盐的摄入;限制草酸的摄入,应忌食菠菜,避免摄入如甘蓝、杏仁、花生、芦笋、浓茶、可可粉等富含草酸的食物;多食粗粮及纤维丰富食物;限制高嘌呤饮食(如动物内脏、家禽皮、沙丁鱼等)及高糖食物的摄入;必要时,可选择性使用碱性枸橼酸盐、噻嗪类利尿剂、别嘌醇、维生素 B_6 进行预防性治疗。②尿酸盐结石患者饮食不宜食用高嘌呤食物,避免饮酒,少吃海鲜,应进食碱性食品,可予枸橼酸氢钾钠或碳酸氢钠碱化尿液,使尿液的 pH 值维持在 6.5～6.8;口服别嘌醇或减少结石的形成。③磷酸钙和磷酸镁铵结石患者应多吃低钙、低磷食物,少食豆类、奶类、蛋类食物,避免口味较酸及未成熟的水果,避免食用柑橘类水果及咖啡、酒精饮料。④胱氨酸结石患者宜多摄入以蔬菜及谷物为主的低蛋白饮食,避免过多食用富含蛋氨酸的食物(如大豆、小麦、鱼、肉、豆类和蘑菇等);限制钠盐摄入。

(3) 健康习惯的培养:嘱患者定期进行 B 超或 X 线检查,积极治疗,控制尿路感染,解除尿路梗阻;改变不良生活习惯(如熬夜、夜宵丰富、酗酒、暴饮暴食等),告知患者不吃或少吃腌制食品,饮食宜清淡少盐,忌肥甘烟酒;保证充足睡眠,养成多饮水少憋尿、加强运动的良好习惯。

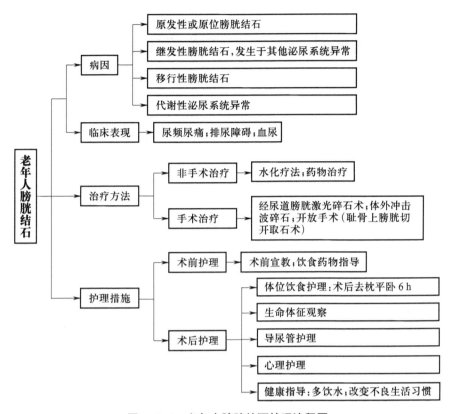

图 4-3-1 老年人膀胱结石护理流程图

参考文献

[1] 李森华,曾春晖,杨柯. 泌尿系统结石治疗方法的研究进展[J]. 广西医学,2019,41(22):2904-2908.

[2] 陈兴发. 泌尿系结石诊疗指南解读[J]. 现代泌尿外科杂志,2010,15(6):408-410.

[3] 李伟博,郭振海,李相奇,等. 膀胱结石治疗方法的进展[J]. 牡丹江医学院学报,2020,41(4):114-117.

[4] 林丽,袁龙梅. 不同碎石术治疗膀胱结石的围手术期护理体会[J]. 长江大学学报(自科版),2017,14(12):47-49.

第四节　老年人慢性肾功能不全

——"如何保护受伤的肾"

教 案 摘 要

　　刘阿姨,女,82 岁,离休干部。患者原有肾小球肾炎病史 10 余年,于半年前无明显诱因下出现乏力、恶心、呕吐、眼睑浮肿,眼睑浮肿以晨间为重,伴有头痛气促,双下肢凹陷性水肿,呈贫血貌,并出现血压升高至约 190/100 mmHg,遂来院就诊,拟"慢性肾功能不全,尿毒症,高血压",收入肾内科。医生结合患者病史完善相关检查后局麻下行"腹膜透析置管术",术后在医护人员的精心照护及康复指导下,患者症状明显改善并学会居家腹透后顺利出院。通过本教案,学生可以学习慢性肾功能不全尿毒症期流行病学相关知识、诊断治疗、护理以及健康促进,从而思考该疾病的预防及健康促进策略。通过对患者全程、动态的健康照护问题的评估和分析,进行连续性照护,从而实现以患者为中心的整体护理。

 关 键 词

　　慢性肾功能不全(Chronic Renal Failure);尿毒症(Uremia);肾脏代替治疗(Renal Replacement Therapy);腹膜透析(Peritoneal Dialysis);以患者为中心(Patient-centered);健康促进(Health Promotion)

 主要学习目标

1. 掌握慢性肾功能不全的临床表现、诊断标准。
2. 掌握腹膜透析置管术的护理问题及相应护理措施。
3. 掌握腹膜透析置管术后的并发症。
4. 掌握指导患者进行腹膜透析的技巧方法。
5. 掌握慢性肾功能不全患者的健康教育。
6. 熟悉慢性肾功能不全的分期。

 次要学习目标

1. 了解慢性肾功能不全的病因。
2. 了解尿毒症的肾脏替代方法。

第 一 幕

刘阿姨,82 岁,离休干部。刘阿姨已经患有肾小球肾炎病史 10 余年了,一直没有特别重视过。于半年前逐渐出现乏力、恶心、呕吐、眼睑浮肿,以晨间为重,伴有头痛气促,双下肢凹陷性水肿,呈贫血貌,并出现血压升高至约 190/100 mmHg,在家属的陪同下来到医院就诊。

门诊预检台,刘阿姨问:"护士姑娘,我以前除了得过肾炎从来不生病的,但是最近一点力气都没有,头晕,血压高,早上起来脸也肿得不行,还有腿肿得都没力气走路了,我觉得不太对劲所以来看看,请问我该看什么科?"预检护士建议刘阿姨来肾内科就诊,并为其测量血压,血压为 180/100 mmHg。诊室内医生详细询问了刘阿姨基本情况后为其开具了血尿化验,报告显示:尿蛋白(＋＋＋＋),血红蛋白 60 g/L,血肌酐 826 μmol/L,尿素氮 29 mmol/L,二氧化碳结合力 16 mmol/L。门诊医生开具入院证,收入肾内科病房继续治疗。

问题导引

1. 请分析本幕,哪些症状和体征有助于疾病的诊断?
2. 患者可能存在哪些疾病?
3. 哪些辅助检查有利于明确诊断?

教师注意事项

本幕描述的是慢性肾功能不全患者初次就诊的情形。门诊护士应学会疾病的预检分诊,水肿原因有很多种,如心源性、肾源性、肝源性和营养不良性等。因此,在询问病史时,应仔细询问患病的经过、生活习惯、伴随症状、既往史等。本例中患者是一位老年女性,既往肾小球肾炎史,尿中蛋白持续存在,最近出现乏力、食欲缺乏的症状。教师要引导学生学习慢性肾功能不全的临床表现及鉴别诊断。

学习目标

1. 掌握慢性肾功能不全的临床表现。
2. 掌握慢性肾功能不全的诊断标准。
3. 了解慢性肾功能不全的病因。

提示用问题

1. 结合患者的病史、体格检查及辅助检查,患者的疾病诊断是什么?
2. 患者的生活习惯与该疾病有什么关系?
3. 根据以上的信息可以确诊了吗? 还需要做哪些检查?

教师参考资料

1. 慢性肾功能不全概念

慢性肾功能不全是指各种原因造成慢性进行性肾实质损害,致使肾脏明显萎缩,不能维持基本功能,临床出现以代谢产物潴留,水、电解质、酸碱平衡失调,全身各系统受累为主要表现的临床综合征。

2. 鉴别诊断

1）心源性水肿

心源性水肿指原发的疾病为心脏病,由于心脏功能障碍而引起的水肿。轻度的心源性水肿可以仅表现脚踝部有些水肿,重度的病例不仅双下肢有水肿,上肢、胸部、背部、面部均可发生,甚至出现胸腔、腹腔及心包腔积液。心脏病患者由于心功能障碍,多呈现端坐呼吸,被迫采取坐位或半坐位。因此,心源性水肿多出现在两下肢的足部、踝部、骶骨部及阴囊等处,明显受体位的影响。心源性水肿的诊断应具备以下主要特点:①心脏病病史及症状表现,如表现为心悸、呼吸困难或气急、端坐呼吸、咳嗽、吐白色泡沫样痰等症状。②心脏病的体征,如心脏扩大、心脏器质性杂音、颈静脉扩张、肝淤血肿大、中心静脉压增高、血循环时间延长、肺底湿性啰音等。③水肿的表现,为全身性凹陷性水肿,双下肢最为明显,与体位有关,水肿的程度与心功能的发展和变化密切相关,心力衰竭好转时水肿将明显减轻。

2）肾源性水肿

由于肾脏疾病的不同,所引起的水肿表现及机制有很大差异。肾源性水肿初起时,低垂部位的水肿往往不如眼睑部或面部显著。患者常发现晨起时眼睑或面部水肿、肿胀,之后扩散至全身。与心源性水肿不同,它没有明显的血循环动力学障碍,无体循环静脉淤血,外周毛细血管内的流体静压无明显升高,患者一般能平卧,无明显的下垂部位和体位的影响,因而水肿时,机体内潴留的过多的体液首先分布在皮下组织疏松和皮肤松软的部位。而实验证明眼睑正是组织间隙压力很低、皮肤伸展度很大的部位。肾源性水肿在临床常见于肾病综合征、急性肾小球肾炎和慢性肾小球肾炎的患者。

（1）肾病综合征:常表现为全身高度水肿,而眼睑、面部更显著。尿液中含大量蛋白质并可见多量脂性和蜡样管型,但无血尿。血浆白蛋白减少,胆固醇增加,血非蛋白氮正常,血压正常。肾病综合征可由多种肾脏疾病引起,包括脂性肾病、膜性肾小球肾炎、膜性增生性肾小球肾炎、肾淀粉样变性等。肾源性水肿发生的主要机制是低蛋白血症和继发性的钠、水滞留。

（2）急性肾炎:其水肿的程度多为轻度或中度,有时仅限于颜面部或眼睑。水肿可以骤起,迅即发展到全身。急性期(2～4周)过后,水肿可以消退。水肿的发病机制主要为肾小球病变所致肾小球滤过率明显降低,球－管失衡致水钠潴留。

（3）慢性肾炎:一般不如急性肾炎性水肿明显且多见。有时水肿仅限于眼睑。除水肿外,常见轻度血尿、中度蛋白尿及管型尿。肾功能显著受损,血非蛋白氮增高。血压升高,特别是舒张压升高。

3）肝源性水肿

肝源性水肿往往以腹水为主要表现,而两下肢足、踝等部位表现却不明显。肝性腹水最常见的原因是肝硬化,且多见于失代偿期的肝硬化患者。此时由于肝静脉回流受阻及门脉高压,特别是肝窦内压力明显升高,滤出的液体主要经肝包膜渗出并滴入腹腔;加之肝脏蛋白质合成障碍使血浆白蛋白减少,醛固酮和抗利尿激素等在肝内灭活减少,可使水钠滞留,均为肝源性水肿发生的重要因素。肝源性水肿的诊断一般不难,患者多有慢性肝炎的病史,肝、脾肿大,质硬,腹壁有侧支循环,食管静脉曲张,有些患者皮肤可见蜘蛛痣和肝掌。实验室检查可见肝功能明显受损,血浆清蛋白下降。

3. 慢性肾功能不全病因

慢性肾功能不全是各种进展性肾病的最终结局,因此,导致慢性肾功能不全发生的病因很多,最常见的有以下几种。

(1) 慢性肾小球肾炎类,如 IgA 肾病、膜增殖性肾小球肾炎;局灶节段性硬化性肾小球肾炎和系膜增殖性肾小球肾炎等。

(2) 代谢异常所致的肾脏损害,如糖尿病肾病、痛风性肾病及淀粉样变性性肾病等。

(3) 血管性肾病变,如高血压、肾血管性高血压、肾小动脉硬化症等。

(4) 遗传性肾病,如多囊肾、Alport 综合征等。

(5) 感染性肾病,如慢性肾盂肾炎、肾结核等。

(6) 全身系统性疾病,如狼疮性肾炎、血管炎肾脏损害、多发性骨髓瘤等。

(7) 中毒性肾病,如镇痛剂性肾病、重金属中毒性肾病等。

(8) 梗阻性肾病,如输尿管梗阻、反流性肾病、尿路结石等。

4. 慢性肾功能不全的临床表现

1) 水、电解质和酸碱平衡失调

(1) 水钠平衡失调:常因水钠潴留而发生水肿、高血压和心力衰竭。

(2) 钾的平衡失调:多数患者的血钾正常,一直到尿毒症时才会发生高钾血症。

(3) 酸中毒:慢性肾功能不全时,代谢产物因肾的排泄障碍而潴留,肾小管分泌氢离子的功能缺陷和小管制造 NH_3 的能力差,因而造成血阴离子间隙增加,而血 HCO_3^- 浓度下降,这就是尿毒症酸中毒的特征。如 CO_2 结合力下降到一定程度,则可有较明显症状,如呼吸深长、食欲不振、呕吐、虚弱无力,严重者可昏迷、心力衰竭或(和)血压下降。酸中毒是最常见死因之一。

(4) 钙和磷的平衡失调:血钙常降低,很少引起症状。

(5) 高镁血症:当 GFR<20 mL/min 时,常有轻度高镁血症,患者常无任何症状,仍不宜使用含镁的药物。透析是最佳解决方法。

(6) 高磷血症:防止血磷升高,有利于预防甲状旁腺功能亢进。

2) 各系统症状

(1) 心血管和肺症状:①高血压:有少数患者可发生恶性高血压。原因为水钠潴留和肾素增高。②心力衰竭:是常见死亡原因。临床表现与一般心力衰竭相同。有部分病例症状很不典型,仅表现为尿量突然减少或水肿加重。③心包炎:多为透析相关。由尿毒症毒素引起。临床表现与一般心包炎相同,唯心包积液多为血性。④动脉粥样硬化:为主要死亡原因之一。⑤呼吸系统症状:酸中毒呼吸深而长;体液过多可引起肺水肿;尿毒症毒素可引起尿毒症肺炎、胸膜炎,甚至胸腔积液。

(2) 血液系统表现:①贫血为尿毒症患者必有症状。有冠心病者可因贫血而诱发心绞痛。②出血倾向表现为皮肤瘀斑、鼻出血、月经过多、外伤后严重出血、消化道出血等。③白细胞异常,容易发生感染,WBC 计数正常,但粒细胞和淋巴细胞减少。

(3) 神经、肌肉系统症状:疲乏、失眠、注意力不集中是慢性肾衰的早期症状之一,其后会出现性格改变、抑郁、记忆力减退、判断错误,并可有神经肌肉兴奋性增加,尿毒症时,患者常有精神异常、对外界反应淡漠、谵妄、惊厥、幻觉、昏迷等症状。

（4）消化系统症状：恶心、呕吐、食欲不振等。

（5）皮肤症状：皮肤瘙痒是常见症状，尿毒症患者面部肤色常较深并萎黄，有轻度浮肿感，称为尿毒症面容。

（6）肾性骨营养不良症：包括纤维性骨炎、肾性骨软化症、骨质疏松症和肾性骨硬化症。

（7）内分泌失调：感染时可发生肾上腺功能不全。慢性肾衰的血浆肾素可正常或升高，血浆红细胞生成素降低。

（8）感染：尿毒症患者常见的感染是肺部和尿路感染，发热症状并不明显。

（9）代谢失调及其他：①体温过低：基础代谢率常下降，患者体温常低于正常人约 1℃。②碳水化合物代谢异常：慢性肾衰时原有的糖尿病胰岛素用量会减少，因胰岛素降解减少。③高尿酸血症：其升高速度比肌酐和尿素氮慢。④脂代谢异常等。

5. 慢性肾功能不全的辅助检查

（1）尿液检查：尿蛋白一般＞2.0g/L，晚期肾功能损害明显时，尿蛋白反见减少。晨尿比重降低至 1.018 以下，或固定在 1.010 左右。

（2）因慢性肾衰时均有贫血，故血常规检查对慢性肾衰有重要提示作用。其他检查包括血浆总蛋白、白蛋白、球蛋白及其比值测定；血电解质（HCO_3^-、K^+、Na^+、Ca^{2+}、Mg^{2+} 等）水平测定。

（3）血肌酐（Scr）、尿素氮（BUN）上升，尿液浓缩－稀释功能测定提示内生肌酐清除率（Ccr）下降。

（4）肝功能及乙肝两对半检查。

（5）血清免疫学检查包括血清 lgA、lgM、lgG，补体 C_3，补体 C_4，T 淋巴细胞亚群，B 淋巴细胞群 CD4/CD8 比值等。

（6）营养不良指标检测：测定血清总蛋白、人血白蛋白、血清转铁素和低分子量蛋白。极低水平的胆固醇也被认为是营养不良的指标。

（7）肾脏 B 超：肾皮质厚度＜1.5 cm，判断慢性肾衰优于以肾脏大小为标准。如双肾萎缩，支持终末期诊断。

第 二 幕

刘阿姨拟"慢性肾功能不全，尿毒症，高血压"收入肾内科。医生结合患者病史及目前情况建议其行肾脏替代治疗，患者及家属听后，表现出非常焦虑和担忧："我们家老人怎么会得这个病的？肾脏替代治疗会不会痛？老年人能吃得消吗？"责任护士注意到了患者及家属的情绪变化，及时给予了耐心的疏导，患者及家属听后表示感谢，焦虑和担忧的情绪也好多了。

在责任护士完善好术前准备后，医生在局麻下行了"腹膜透析置管术"，术后患者安返病房。患者家属拉着护士的手，着急地问："我妈妈情况怎么样啊？她可以吃东西吗？可以下床吗？"责任护士对家属的提问进行了详细的解答并告知了术后的注意事项，在此期间责任护士严密观察患者的病情变化，防止并发症的发生。

问题导引

1. 目前治疗尿毒症有哪些治疗手段？
2. 作为一名病房护士，如何在术前保证患者及其家属的最佳心理状态？
3. 术后如何做好病情观察，确保患者术后安全？

教师注意事项

本幕主要描述患者入科后的治疗及护理。早期慢性肾功能不全发现蛋白尿时可通过肾活检术了解其病理特点，激素疗法可控制病情的发展，但后期的话只能通过肾脏替代治疗，因此要早期干预。通过对疾病流行病学及病因的学习，引导学生思考该病防治的重要性。患者术前往往表现出明显的担心和焦虑，引导学生学习如何做好针对性的术前宣教、术中医护配合、术后严密的病情观察，以及预防术后并发症的发生。

学习目标

1. 掌握腹膜透析置管术的护理问题及相应护理措施。
2. 熟悉慢性肾功能不全的分期。
3. 了解尿毒症的肾脏替代治疗方法。

提示用问题

1. 患者术前存在什么心理问题，我们该如何处理？
2. 患者术后存在哪些护理问题，护理措施是什么？

教师参考资料

1. 慢性肾功能不全的分期

由于肾功能损害多是一个较长的发展过程，不同阶段有其不同的程度和特点，国内一般将肾功能水平分成以下几期。

（1）肾功能不全Ⅰ期：肾功能不全代偿期，血肌酐（Scr）$133\sim177~\mu mol/L$，因肾脏代偿能力大，因此临床上肾功能虽有所减退，但其排泄代谢产物及调节水、电解质平衡能力仍可满足正常需要，临床上并不出现症状，肾功能指标也在正常范围或偶有稍高现象。

（2）肾功能不全Ⅱ期：肾功能不全失代偿期（又称肾功能不全氮质血症期），血肌酐（Scr）在$177\sim443~\mu mol/L$，肾小球硬化纤维化数量增多，约损伤$60\%\sim75\%$，肾脏排泄代谢废物时已有一定障碍，血肌酐尿素氮偏高或超出正常值。患者出现贫血、疲乏无力、体重减轻、精神不易集中等,但常被忽视。若有失水、感染、出血等情形,则病情将加速进展。

(3) 肾功能不全Ⅲ期:肾功能衰竭期,血肌酐(Scr)在 443～707 $\mu mol/L$,肾小球硬化、肾小管-间质纤维化、肾血管纤维化,导致肾脏功能损伤严重,患者贫血明显、夜尿增多、血肌酐、血尿素氮上升明显,并常有酸中毒,此期如不系统正规治疗,将发展为终末期肾病,治疗难度更大。

(4) 肾功能不全Ⅳ期:尿毒症期或肾功能不全终末期,血肌酐(Scr)>707$\mu mol/L$。肾功能不全尿毒症期患者肾小球损伤超过 95%,有严重临床症状,如剧烈恶心、呕吐、尿少、浮肿、恶性高血压、重度贫血、皮肤瘙痒、口有尿臊味等。

2. 慢性肾功能不全的治疗方法

(1) 病因治疗:如防治感染,纠正水和电解质紊乱等。

(2) 减少氮质血症:①高糖饮食或从静脉补给优质蛋白,即每天摄入少量禽蛋、牛奶,辅以肉类和鱼类;②苯丙酸诺龙 25 mg,隔天或每周 2 次肌内注射以增加蛋白质合成;③促进氮质产物排出,利尿以静脉注射呋塞米(速尿)为主,或采用人工肾透析方法,一般每周透析12～24 h。

(3) 纠正水、电解质和酸碱代谢失调:①水:一般不必限制饮水量,严重失水时可静脉输入补充,水肿时则应利尿排水;②钠:一般不必限制食盐摄入量,低血钠时,应从静脉适当补充,高血钠时,应少盐或无盐饮食,并利尿促进排出;③钙和磷:口服氢氧化铝凝胶 20～30 mL,每天 4 次,以抑制肠道吸收磷,口服钙剂以补充钙浓度;④纠正代谢性酸中毒:5%碳酸氢钠 100～300 mL 或 1.8%乳酸钠 300～500 mL 静脉滴注。

(4) 对症治疗:如用甲氧氯普胺(灭吐灵)、氯丙嗪等治疗恶心呕吐;呃逆可用阿托品或针刺治疗,腹泻显著可用复方樟脑酊;烦躁、惊厥可选用地西泮(安定)、氯丙嗪;血压高、心律失常、心功能不全等分别参见各类疾病。

(5) 肾移植治疗:肾移植限于 50 岁以下的尿毒症患者,是目前治疗尿毒症疗效最好的方法,肾移植最长生存期近 30 年。

3. 腹膜透析

腹膜透析(简称腹透)是利用人体自身的腹膜作为透析膜的一种透析方式。腹膜透析有其先天的局限性。由于腹膜本身是生物膜,其有限的使用寿命决定了腹膜透析能坚持的时间远远低于血液透析。腹膜透析适用于急、慢性肾功能不全,高容量负荷,电解质或酸碱平衡紊乱,药物和毒物中毒等疾病,以及肝衰竭的辅助治疗,并可进行腹腔给药、补充营养等治疗。

4. 饮食护理

腹膜透析时可丢失大量蛋白质及营养成分,应及时补充。要求蛋白质摄入量为 1.2～1.5 g/(kg·d),其中 50%以上为优质蛋白,能量摄入为 30～35 kcal/(kg·d),脂肪占供能30%～40%,其余由碳水化合物供给,钠的摄入为 1～2.5 g/d,并补充锌、铁、多种维生素等,水的摄入应根据每天的出超量而定,如果出超量在 1.5 L/d 以上,无明显高血压、水肿等,可以正常饮水。如果超量要限制水的摄入量。

第 三 幕

术后第 1 d,刘阿姨主诉腹部疼痛不敢下床,责任护士跟她细心解释下床走动可防止漂管,于是在家人和护士的陪同下,刘阿姨开始下床活动。

术后第 2 d,患者自觉好转很多,腹部也不怎么痛了。

术后第 14 d,医生给患者的伤口进行拆线,开启了腹透之路。腹透护士指导患者进行换液操作,逐渐给她及家属灌输不同的腹透知识。面对腹透护士的讲解,患者担心地问道:"我年纪那么大要是学不会怎么办?"

"您别着急,慢慢来,不是还有儿子和女儿陪着您的嘛,我先教会他们。"就这样经过一遍遍的学习,患者家属终于通过了考核。患者病情稳定,终于到了出院的日子,患者及家属此时心中仍有疑惑:"腹透要一直做下去吗?什么时候是个头啊?回家以后我们能自己做好腹透吗?"责任护士安慰刘阿姨及家属:"放心吧,这几天的腹透操作都是在我们护士的监督下,你们亲自操作的,你们已经熟练掌握了操作技巧,后续在家有任何问题都可以及时和我们联系,我们也会经常电话随访的,这是我们的联系方式。"最终患者顺利出院,回家后自行腹膜透析治疗。

问题导引

1. 患者躺在床上不敢动,对此应如何指导患者?
2. 对于患者的腹部伤口,最容易发生哪些状况?如何防止发生这些状况?
3. 如何指导患者及家属进行腹膜透析?
4. 如何护理才能防止患者复发?

教师注意事项

本幕主要描述了患者康复过程及出院场景,完善的康复锻炼是确保患者康复必不可少的措施,学生在本幕应学习做好康复师的角色,指导患者做好各项术后康复锻炼。最后,是患者出院的场景,引导学生站在患者的角度思考此时患者及家属迫切需要得到哪些方面的护理,学习如何为患者提供专业的出院指导,使患者快速康复并早日恢复正常生活。引导学生深入思考护理人员在疾病预防和患者康复中的作用。

学习目标

1. 掌握腹膜透析置管术后的并发症。
2. 掌握指导患者进行腹膜透析的技巧方法。
3. 掌握慢性肾功能不全患者的健康教育。

提示用问题

1. 腹膜透析规范化操作对家中环境有什么要求?
2. 患者术后可以进行哪些康复锻炼?如何开展?
3. 患者出院后多久可以恢复正常生活?生活中有什么要注意的地方?

教师参考资料

1. 指导患者进行腹膜透析的技巧方法

置管术后,患者需要在腹膜透析专科护士的指导下逐步学习、掌握腹膜透析的操作方法和注意事项。包括腹透换液的常规操作,如何测量和记录灌入、引流和超滤量,遇到意外情况该如何处理等。患者还需要在营养师的指导下,根据个人自身的情况,制订合理的饮食计划。

2. 常见并发症的护理

(1)引流不畅或腹膜透析管阻塞:此为常见并发症。可使用以下方法进行护理。①排空膀胱。②改变体位。③应用加强肠蠕动的方法,可服用导泻剂或灌肠。④肝素 5 mg 和(或)尿激酶 1U 加透析液或生理盐水 30～60 mL 经腹膜透析管快速注射后,并保留,可促使纤维块溶解。⑤若经上述处理仍不能改善者,应向医生报告。

(2)腹膜炎:是腹膜透析的主要并发症。可使用以下方法进行护理。①用透析液 1 L 连续冲洗 3～5 次。②暂时改作间歇性腹膜透析。③腹膜透析内加抗生素。④全身应用抗生素。⑤若抗感染 2～4 周后仍不能控制,或为真菌感染者宜拔除腹膜透析管。

(3)腹痛护理:腹膜透析治疗时,适当加温透析液使其保持在 37℃～38℃,同时适当变换患者体位,以降低腹膜透析液渗透压,减慢透析液进出速度,从而治疗腹膜炎,减少腹痛症状发生。

3. 慢性肾功能不全的健康教育

(1)病室或居室应保持充足的阳光,安静清洁,温度适宜,空气清新。

(2)每日记录 24 h 尿量。

(3)测血压,每日测量或按医嘱执行。

(4)测体重,有水肿者每日监测体重。

(5)加强饮食管理:①慢性肾功能不全的患者应当低蛋白饮食,这样可以减轻肾脏负担,延缓肾功能恶化,可采用优质蛋白饮食,即富含必需氨基酸的蛋白质(如牛奶、鸡蛋、鱼、肉等);②忌食含有大量植物蛋白的食物,如豆制品,因为豆制品富含植物蛋白,含必需氨基酸少,而非必需氨基酸多,过多摄入会加重氮质血症;③不忌盐,忌钾。患者若有低血钠现象,不用忌盐;如患者有水肿,血压升高,则要少盐饮食,每日控制含盐摄入量在 2～3g,患者尿少、血钾升高时,应限制钾盐摄入量,禁食含钾多的食物,如海带、紫菜。

4. 出院后随访

腹膜透析患者多为居家治疗,根据患者的病情和治疗需要进行出院后随访。新开始腹膜透析治疗的患者出院 2 周或 1 个月后返回医院首次随访,病情稳定者可每 3～4 个月随访一次,病情不稳定者随时随访或住院治疗。患者病情突变可以通过电话与腹透中心的专科护士、医生联系,接受远程指导。平时可以通过微信群等平台和病友、护士、医生进行交流和讨论。

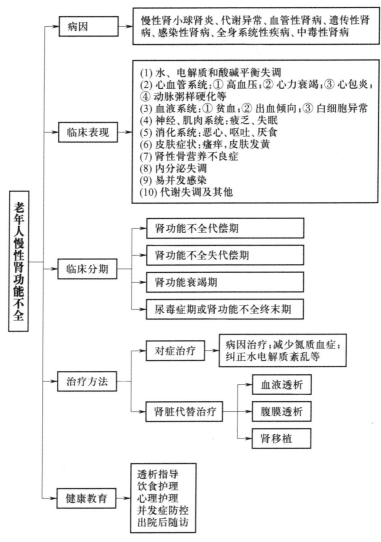

图 4-4-1 老年人慢性肾功能不全护理流程图

参考文献

[1] 上海慢性肾脏病早发现及规范化诊治与示范项目专家组,高翔,梅长林. 慢性肾脏病筛查诊断及防治指南[J]. 中国实用内科杂志,2017,37(1):28-34.

[2] 张静娟,薛其石,赵白雪,等. 饮食干预对腹膜透析患者营养状况的影响[J]. 中华护理杂志,2015,50(1):63-66.

[3] 刘赛赛,单岩,高豆青,等. 提高早期腹膜透析患者疾病适应能力的研究[J]. 中华护理杂志,2017,52(11):1285-1290.

[4] 王小平,何芳,李芫酶,等. 腹膜透析置管患者出院准备度现状及影响因素分析[J]. 护理学杂志,2017,32(19):34-36.

第五节　老年人前列腺癌

——"异常的前列腺"

教案摘要

　　张爷爷,70 岁,4 个月前开始出现排尿困难、尿频、尿急,排尿不尽、断断续续,最近 1 周加重,遂来院就诊。肛门指检提示为:前列腺Ⅲ度增生,质地坚硬,有凹凸不平的结节,查血:PSA 22.17 ng/mL,前列腺穿刺提示前列腺腺癌,医生建议其住院接受进一步治疗。张爷爷入院完善相关检查后,在全麻下行"腹腔镜下前列腺癌根治术",经过医护人员的精心照护,张爷爷康复出院。通过本教案,学生可以学习前列腺癌的临床表现、辅助检查、手术方式、护理要点及并发症的预防及处理,促进患者康复。

关键词

　　前列腺癌(Carcinoma of Prostate);前列腺特异性抗原(Prostate Specific Antigen, PSA);腹腔镜前列腺癌根治术(Laparoscopic Radical Prostatectom,LRP)

主要学习目标

　　1. 掌握前列腺癌的临床表现。

　　2. 掌握前列腺癌术后的护理要点。

　　3. 掌握前列腺癌术后并发症及其护理。

　　4. 掌握前列腺癌术后引流管护理要点。

　　5. 掌握 LRP 术后的出院宣教。

　　6. 熟悉前列腺的解剖结构及功能。

　　7. 熟悉前列腺癌的诊断标准。

次要学习目标

　　1. 了解前列腺癌的病因。

　　2. 了解如何鉴别前列腺癌。

　　3. 了解前列腺癌主要的处理原则。

　　4. 了解前列腺癌的辅助检查。

　　5. 了解 LRP 术后的拔管指征。

　　6. 了解前列腺癌主要的手术方式。

第 一 幕

张爷爷,70岁,是化工厂的退休工人,因4个月前开始出现排尿困难、尿频、尿急,排尿不尽,断断续续,最近1周症状加重,到医院泌尿外科就诊。门诊医生详细地询问病史,了解到张爷爷家有该疾病的家族史,于是为其做了体格检查,直肠指检提示为:前列腺Ⅲ度增生,质地坚硬,有凹凸不平的结节,随后护士带其去抽血、留尿标本,血报告提示:PSA 22.17 ng/mL,于是张爷爷预约了前列腺穿刺检查及盆腔MRI,完善了系列检查后,将其收治入院。

问题导引

1. 根据本幕所提供的张爷爷的信息,你认为他的初步诊断是什么? 哪些信息有助于你诊断疾病?

2. 你认为哪些因素可能会导致疾病的发生?

3. 为了明确诊断,你会指导张爷爷进行哪些检查?

学习目标

1. 掌握前列腺癌的临床表现。

2. 熟悉前列腺癌的诊断标准。

3. 熟悉前列腺的解剖结构及功能。

4. 了解前列腺癌的病因。

5. 了解如何鉴别前列腺癌。

6. 了解前列腺癌的辅助检查。

教师注意事项

本幕描述的是张爷爷就诊的情形。通过本幕提供的信息,引导学生根据患者的临床表现及实验室检查的结果,判断患者发生了何种疾病,从而了解如何鉴别该疾病,同时引导学生学习该疾病的主要诱因及辅助检查。

提示用问题

1. 根据本幕所给出的信息,你觉得张爷爷最可能的诊断是什么?

2. 为了明确诊断,张爷爷还应进行哪些检查?

教师参考资料

1. 前列腺的解剖和功能

(1)解剖:前列腺是男性特有的性腺器官。前列腺是不成对的实质性器官,由腺组织和肌组织构成。前列腺形如栗子,底朝上,与膀胱相贴,尖朝下,抵泌尿生殖膈,前面贴耻骨联合,后面紧邻直肠。发生前列腺肿大时,可做直肠指检,触诊前列腺的背面。前列腺腺体的中间有尿道穿过,扼守着尿道上口,所以,发生前列腺疾病首先会影响排尿。

（2）功能：前列腺是人体非常少有的，具有内、外双重分泌功能的性分泌腺。作为外分泌腺，前列腺每天分泌约 2 mL 前列腺液，是精液的主要成分之一；作为内分泌腺，前列腺分泌的激素称为"前列腺素"。

2. 前列腺癌的病因

前列腺癌的发病与年龄密切相关，其发病率随年龄而增长，年龄越大，发病率越高，高发年龄为 65～80 岁。遗传因素是前列腺癌发病的最重要因素之一。流行病学研究显示：一位直系亲属（兄弟或父亲）患有前列腺癌，其本人患前列腺癌的风险会增加 1 倍以上；2 个或以上直系亲属患前列腺癌，相对风险会增至 5～11 倍，有前列腺癌家族史的患者比无家族史的患者确诊年龄早 6～7 年。

此外，前列腺癌的发病与性活动、饮食习惯有关，性活动较多者患前列腺癌的风险增加，高脂肪饮食与发病也有一定关系。此外，前列腺癌的发病与种族、地区等可能有关。

3. 前列腺癌的临床表现

前列腺癌早期常无症状，随着肿瘤的发展，前列腺癌引起的症状可概括为两大类。

（1）压迫症状：逐渐增大的前列腺腺体压迫尿道可引起进行性排尿困难，表现为尿线细、射程短、尿流缓慢、尿流中断、尿后滴沥、排尿不尽、排尿费力，此外，还有尿频、尿急、夜尿增多，甚至尿失禁等症状。肿瘤压迫直肠可引起排便困难或肠梗阻，也可压迫输精管引起射精缺乏，压迫神经引起会阴部疼痛，并可向坐骨神经放射。

（2）转移症状：前列腺癌可侵及膀胱、精囊、血管神经束，引起血尿、血精、阳痿。发生盆腔淋巴结转移时可引起双下肢水肿。前列腺癌常易发生骨转移，引起骨痛或病理性骨折、截瘫。前列腺癌也可侵及骨髓引起贫血。

4. 前列腺癌的辅助检查

（1）直肠指检发现坚硬结节，正确率达 80%。

（2）经直肠穿刺或经会阴切开前列腺活检更为准确。

（3）血清酸性磷酸酶测定可明显升高。

（4）B 超、同位素扫描前列腺均有改变。

（5）X 线尿道造影后尿道膀胱颈移位；脊椎、骨盆、股骨、胸骨摄片，见有转移性骨质破坏病灶。

5. 前列腺癌的诊断

（1）临床诊断前列腺癌主要依靠直肠指检、血清 PSA、经直肠前列腺超声和盆腔 MRI。CT 对诊断早期前列腺癌的敏感性低于 MRI，因前列腺癌骨转移率较高，在决定治疗方案前通常还要进行核素骨扫描检查。确诊前列腺癌需要通过前列腺穿刺活检进行病理检查。

（2）前列腺癌的恶性程度可通过组织学分级进行评估，最常用的是 Gleason 评分系统，依据前列腺癌组织中主要结构区和次要结构区的评分之和将前列腺癌的恶性程度划分为 2～10 分。Gleason 2～4 分属于分化良好癌，5～7 分属于中等分化癌，8～10 分属于分化差或未分化癌。

第 二 幕

前列腺穿刺后,提示 Gleason 评分 3+3=6 分,MRI 提示肿瘤无外展,门诊医生拟"前列腺癌"将张爷爷收治入泌尿外科。张爷爷入院后行胸部 X 线检查、心电图检查,结果均正常;予一级护理,禁食,完善术前准备后,行"腹腔镜前列腺癌根治术(LRP)"。术中留置了一根盆腔引流管和尿管,经过了两三个小时的手术,张爷爷安返病房。责任护士立即给予心电监护、吸氧,妥善固定引流管,并做好术后宣教,密切观察生命体征及引流液的色、质、量,定时挤压盆腔引流管,以利于引流,且做好预防下肢静脉血栓的措施。

问题导引

1. 前列腺癌的治疗方法有哪些?

2. 什么是 LRP 术?该手术方式有什么优点?

3. 术后如何做好盆腔引流管的护理?

学习目标

1. 掌握前列腺癌术后的护理要点。

2. 掌握各类引流管的护理要点。

3. 了解前列腺癌主要的处理原则。

4. 了解前列腺癌主要的手术方式。

教师注意事项

本幕主要描述张爷爷在完善相关检查后,立即入院行手术治疗的过程。通过本幕,主要引导学生学习目前腹腔镜下前列腺根治术的手术方式,学习患者行腹腔镜前列腺癌根治术的术后护理要点。

提示用问题

1. LRP 的全称是什么?你了解该手术是如何实施的吗?

2. 张爷爷术后留置了盆腔引流管一根,作为责任护士,如何做好导管留置期间的护理工作?

教师参考资料

1. 前列腺癌的处理原则

对于早期前列腺癌患者可采用根治性治疗方法,能够治愈早期前列腺癌的方法有放射性核素粒子植入、根治性前列腺切除术、根治性放射治疗。

(1) 放射性核素粒子植入的适应证应满足以下 3 个条件:①PSA<10 ng/mL;②Gleason 评分为 2~6 分;③临床分期为 T_1-T_{2a} 期。

(2) 根治性前列腺切除术的适应证应满足以下四个条件:①PSA<10~20 ng/mL;②Gleason 评分≤7 分;③临床分期 T_1-T_{2c} 期;④预期寿命≥10 年的患者。

（3）根治性放疗适合于局限性前列腺癌患者。主要采用三维适形放疗和调强适形等技术。此外，放射治疗还可用于根治性前列腺切除病理为 $PT_3 \sim PT_4$、精囊受损、切缘阳性或术后 PSA 持续升高患者的辅助性治疗，也可用于晚期或转移性前列腺癌患者的姑息性治疗。

（4）对于中期前列腺癌患者应采用综合治疗方法，如手术＋放疗、内分泌治疗＋放疗等。

（5）对激素敏感型晚期前列腺癌患者以内分泌治疗为主。内分泌治疗的方法包括去势（手术去势或药物去势）、抗雄激素治疗（比卡鲁胺或氟他胺）或去势＋抗雄激素治疗。手术去势或药物去势的疗效基本相同。但几乎所有患者最终都会发展为非激素依赖性前列腺癌或激素抵抗性前列腺癌。对去势抵抗性前列腺癌患者可采用二线内分泌治疗或新型内分泌治疗药物（阿比特龙、恩杂鲁胺等）。对激素抵抗性前列腺癌患者应持续保持去势状态，同时采用以多烯紫杉醇、米托蒽醌为基础的化疗。对于有骨转移的前列腺癌患者应联合骨保护剂（主要是双膦酸盐类药物）治疗，预防和降低骨相关事件，缓解骨痛、提高生活质量，提高患者生存率。体外放射治疗或放射性核素治疗也可改善局部骨痛。

2. LRP 术的相关概念

LRP 是指在腹腔镜窥视下，通过腹壁的 3～4 个小戳孔，将腹腔镜手术器械插入腹腔行前列腺切除术。在下腹部正中做 2 cm 切口，于左右麦氏点和左右侧脐于髂前上棘连线内 1/3 处各置入穿刺套管，注入 CO_2，建立气腹。切断前列腺蒂时，夹闭前列腺蒂并用剪刀剪断前列腺蒂。处理耻骨后血管复合体及前列腺尖，游离前列腺。在无张力状态下吻合膀胱颈后壁，精细对合，并将吻合后的膀胱颈前壁与耻骨前列腺韧带缝合。依次用可吸收缝合线做尿道与膀胱颈连续缝合。吻合完毕，预先插入双腔尿管。待吻合完毕后，经尿管向膀胱内注入 120 mL 生理盐水，检查吻合口是否渗漏，明显渗漏者缝合修补。检查手术创面有无渗血，耻骨后置入引流管，排尽腹腔内 CO_2 气体，清点手术器械，缝合切口。该手术方式具有创口小、疼痛轻、恢复快、住院时间短、出血少等优点。

3. LRP 术后的护理要点

（1）体位护理：按全麻术后常规护理，去枕平卧 6 h，禁食，持续低流量吸氧，心电监护，密切观察患者的生命体征。

（2）饮食护理：待肠蠕动恢复后进少量流质饮食，但进食当日忌牛奶、豆浆、过甜流质等产气食物的摄入，防止术后肠胀气。如有恶心、呕吐、腹胀等不适，进食可适当延迟，逐步过渡到半流质。

（3）病情观察：术后要严密观察患者的生命体征（体温、心率、血压、呼吸及血氧饱和度）；严格记录引流液的色、质，量；并且密切观察有无出血感染等。

（4）伤口护理：严密观察腹壁穿刺口，是否有渗血、渗液情况，及时更换敷料，以防切口感染。

（5）盆腔引流管的护理：①严格执行无菌技术操作，引流管应低于出口平面，防止引流液回流造成感染。观察引流口周围有无引流液外漏，皮肤有无红肿、破损。②观察记录引流液的量、色、质，若引流液为血性，出现血压下降、脉搏加快，短时间引出鲜血，每小时超过 100 mL，应及时告知医生处理；如引流量突然减少，患者感到腹胀，伴发热，应及时检查引流管有无堵塞或脱落。③要妥善固定引流管，防止扭曲、受压、折叠。④一般情况下，引流管手术后 3～5 d 拔除。

第 三 幕

术后第 3 d 中午,张爷爷突然全身发抖,断断续续地对家属说:"我太冷了,你去找护士再拿一床被子来。"家属赶紧找护士说明情况,责任护士立即告知床位医生,到病房拿出备用被给张爷爷盖上,并安抚他说:"被子给您盖上了,等会儿会暖和点,您现在不要太紧张。"张爷爷渐渐停止抖动,面色潮红、烦躁不安,对床位医生说:"我现在浑身不舒服,口渴、头痛,医生,你救救我啊。"责任护士立即给张爷爷测体温,体温为 39.2℃,血压 100/62 mmHg,立即根据医嘱予心电监护,对症处理,加强巡视。

问题导引

1. 根据张爷爷术后第 3 d 的生命体征,你认为该张爷爷发生了什么并发症?
2. 张爷爷发生该并发症的原因是什么?
3. 张爷爷发生该并发症后,作为责任护士,你应如何处理?

学习目标

1. 掌握 LRP 术后的常见并发症。
2. 掌握 LRP 术后常见并发症的护理措施。

教师注意事项

本幕主要描述张爷爷术后病情发展的过程,通过本幕提供的信息,引导学生学习腹腔镜前列腺癌根治术后常见并发症的观察要点,以及当张爷爷发生术后并发症时,该如何配合医生进行治疗及护理等。

提示用问题

1. 根据张爷爷的生命体征,他术后发生了什么并发症?
2. 哪些原因导致了该并发症的发生?
3. 张爷爷发生该并发症后,作为责任护士,如何配合医生进行治疗及护理?

教师参考资料

1. LRP 术后并发症的观察及护理

(1)皮下气肿:人工气腹的 CO_2 残留于疏松组织可引发皮下气肿,多发生于胸腹部、阴囊等,轻者有背痛、肩痛,中重度者可有胸腹胀痛、呼吸增快,气肿局部有握雪感、捻发音,一般给予持续低流量吸氧、半卧位可缓解。

(2)高碳酸血症:其诱因也是弥散 CO_2 入血,表现为呼吸浅慢、PCO_2 升高,因此术后常规给予持续低流量吸氧是必不可少的。

(3)呕吐:呕吐是全麻手术患者常见的症状。呕吐一般分为中枢性和反射性呕吐,早期呕吐通常是麻醉药物刺激中枢所致,术中大量注入 CO_2 气体、手术本身的刺激干扰胃肠道功能及术后的镇痛药物也可引起恶心呕吐。此外,若频繁地呕吐,伴有腹痛、腹胀等腹膜刺激征,应考虑有腹膜炎等器质性病变,应及时报告医生处理。

（4）出血:若患者术后腹腔引流管短时间内引流出大量的鲜红色液体,大于 100 mL/h 且持续 3 h 以上,常提示出血。此时应密切观察生命体征,特别是血压、脉搏的变化;监测凝血功能,及时遵医嘱给予止血药物。

（5）感染:感染发生的常见原因有手术部位感染、切口感染、尿路感染、肺部感染等。护士应密切监测体温、血压等情况,遵医嘱查血培养、血常规等,应用抗生素及营养支持治疗。保持切口清洁,敷料渗湿时及时更换,保持引流管固定良好,引流通畅,更换引流袋时严格执行无菌操作技术。若体温升高、伤口处疼痛、引流液有脓性分泌物或有恶臭,并伴有血白细胞计数升高、中性粒细胞比例升高、尿常规示有白细胞时,多提示有感染,应及时报告医生并协助处理。

（6）下肢静脉血栓:由于前列腺癌患者多为老年人,平常活动少,可能有基础疾病,再加上手术时间较长,极易导致下肢静脉血栓。因此,应鼓励患者术后早期活动,协助翻身或应用气压泵以预防下肢静脉血栓的发生。

（7）尿失禁:尿道外括约肌受损是造成尿失禁的主要原因,应指导患者进行盆底肌功能锻炼,鼓励多饮水,保持会阴部的清洁。

（8）勃起功能障碍:遵医嘱使用西地那非治疗,用药期间注意观察有无心血管并发症。

第 四 幕

经过全体医护人员的细心照护,张爷爷体温、血常规等都恢复正常。术后第 4 d,张爷爷经盆腔引流管引流出 5 mL 淡红色液体,生命体征平稳。床位医生查房时详细地检查并询问了他的情况后,拔除了盆腔引流管,并讲解拔管后的注意事项及出院后的复查等,随后责任护士来到病房,通知张爷爷出院,并告知他出院后的健康指导。

问题导引

1. 根据张爷爷引流液色、质、量,判断他是否可以拔管?

2. 拔管后有哪些注意事项?

3. 作为责任护士,如何给张爷爷进行出院健康指导?

学习目标

1. 掌握 LRP 术后的出院宣教。

2. 了解 LRP 术后的拔管指征。

教师注意事项

本幕主要描述了张爷爷病情稳定,逐渐康复的过程。通过本幕提供的信息,引导学生学习前列腺癌出院宣教,帮助患者建立良好的生活习惯,防止疾病的复发。引导学生深入思考护理人员在疾病预后和康复中的作用。

提示用问题

1. 请根据张爷爷术后恢复情况,判断他是否可以拔除盆腔引流管?
2. 作为责任护士,如何给张爷爷进行康复指导?

 教师参考资料

1. 盆腔引流管的拔管指征

患者盆腔引流管引流量逐渐减少,24 h 少于 20 mL,颜色由鲜红转为淡红或淡黄色,甚至无色时可考虑拔管。拔管后密切观察患者拔管后的生命体征;保持伤口敷料干燥;做好引流管口皮肤的护理。

2. 出院指导

(1) 合理饮食,忌辛辣刺激性食物,避免进食高脂肪饮食,特别是动物脂肪、红色肉类;多食豆类、谷物、蔬菜水果,以及富含维生素 E、雌激素等的食物,保持大便通畅,必要时可用润肠剂,切忌强行用力排便。

(2) 适当锻炼,注意休息,3 个月内避免剧烈活动、提重物。

(3) 术后一段时间内仍有控尿不佳的情况,一般会逐渐好转,根据个体情况,尽量每日饮水 2.5～3 L,注意加强提肛锻炼,促进控尿恢复。若有排尿不畅、血尿、尿痛、发热等情况,请及时就诊。

(4) 定期随访:根治术后定期门诊复诊,每月复查 PSA、睾酮等,每 6～12 个月复查腹部盆腔增强 CT 或 MRI、骨扫描等,根据检查结果调整治疗方案。

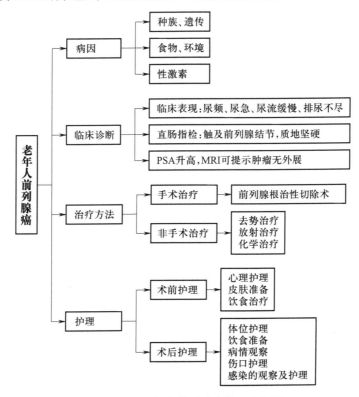

图 4-5-1 老年人前列腺癌护理流程图

参考文献

[1] 周祥福. 2018 版欧洲泌尿外科前列腺癌指南要点解读[J]. 中华腔镜泌尿外科杂志（电子版），2018,12（5）:289－294.

[2] 杨进益,杨明州,魏伟,等. 前列腺癌发生发展的流行病学研究进展[J]. 临床泌尿外科杂志,2017,32（9）:721－725.

[3] 曹德宏,柳良仁,魏强,等. 前列腺癌的治疗研究进展[J]. 华西医学,2017,32(2):277－281.

[4] 代立菊,万志敏. 腹腔镜下前列腺癌根治术的护理[J]. 当代临床医刊,2016,29(2):2055－2056.

第六节　老年人膀胱癌

——"新膀胱的护理"

教案摘要

金先生,64 岁,退休工人。最近 1 个月,小便时总会看到一些血丝,没有其他不适症状。金先生由于曾患有前列腺增生,便以为这与前列腺增生有关,也就没留意。此次家里装修房子,他负责刷油漆,再次出现血尿症状,又觉得可能是累了,休息几天即可,仍然没有在意。然而 1 周后,金先生再次出现肉眼血尿、排尿疼痛等,在家人的催促下,到医院就诊。经医生检查后拟"膀胱癌"收治入院。金先生入院完善术前准备后,在全麻下行"原位新膀胱术",责任护士针对老金的情况,做好围手术期的护理及康复指导,金先生如期康复,顺利出院。通过本教案,学生可以学习膀胱肿瘤的病因、临床表现,学习原位新膀胱术的护理要点,以及术后并发症的观察、护理、健康宣教等知识。

关 键 词

膀胱肿瘤（Bladder Tumor）;以患者为中心（Patient-centered）;围手术期护理（Perioperatve Nursing）;康复锻炼（Rehabiliation Execise）;健康促进（Health Promotion）

主要学习目标

1. 掌握膀胱癌的临床表现。

2. 掌握膀胱镜检查的目的。

3. 掌握原位新膀胱术术前胃肠道准备的目的。

4. 掌握原位新膀胱术术前护理要点。

5. 掌握原位新膀胱术术后各类导管的观察和护理。

6. 掌握原位新膀胱术术后并发症及护理。

7. 掌握膀胱癌患者的术后康复锻炼及健康宣教。

次要学习目标

1. 了解膀胱癌的鉴别诊断。
2. 了解膀胱癌的病因。
3. 了解膀胱癌的分期。
4. 了解膀胱癌的治疗方案。
5. 了解膀胱癌术后并发症的原因。
6. 了解疾病的预防及保健措施。

第 一 幕

金先生,64岁,退休工人。最近1个月上厕所时,总会看到一些血丝,但没有其他不适症状。金先生由于曾患有前列腺增生,便以为这与前列腺增生有关,也就不以为意了。此次家里装修房子,金先生负责油漆工作,再次出现血尿症状,又觉得可能是累了,休息几天即可,仍然没有在意。然而1周后,金先生再次出现肉眼血尿,在家人的催促下,到我院门诊就诊。医生向金先生询问病史,并做了体格检查,确定金先生没有发热、疼痛等其他不适主诉后,为其安排了尿常规、心电图等检查。

问题导引

1. 分析本幕金先生的症状和生活习惯对疾病的诊断有哪些作用?
2. 需要哪些辅助检查来确定诊断?

教师注意事项

本幕描述的是膀胱癌金先生初次就诊的情形,通过本幕提供的信息,引导学生应学会通过询问病史了解患病的经过、生活及工作习惯、伴随症状、既往史等,从而对疾病进行预检分诊及鉴别。

学习目标

1. 掌握膀胱癌的临床表现。
2. 了解膀胱癌的病因。
3. 了解膀胱癌的鉴别诊断。
4. 了解膀胱癌的辅助检查。

提示用问题

1. 通过本幕的描述,你认为金先生可能的诊断有哪些?
2. 金先生的生活习惯与疾病有什么关联吗?
3. 有哪些疾病会导致金先生产生肉眼血尿?
4. 为了明确诊断,金先生还应做哪些辅助检查?

教师参考资料

1. 膀胱癌的鉴别诊断

（1）肾、输尿管肿瘤：血尿特点为全程无痛性肉眼血尿，与膀胱癌类似，可单独发生或与膀胱癌同时发生，上尿路肿瘤引起的血尿可出现条形或蚯蚓状血块，明确诊断需要 B 超、CT、泌尿系统造影等检查。

（2）泌尿系统结核：除了血尿外，主要症状为慢性膀胱刺激症状，伴有低热、盗汗、消瘦、乏力等全身症状。

（3）前列腺增生：主要症状为进行性排尿困难及尿频，有时出现肉眼血尿，在老年人中，膀胱癌可以和前列腺增生同时存在，需要行尿脱落细胞学、B 超、CT、膀胱镜检查等以资鉴别。

（4）尿石症：血尿多为镜下血尿，上尿路结石可出现肾、输尿管绞痛，膀胱结石可出现排尿中断现象，通过泌尿系统 X 线、B 超、膀胱镜检查等鉴别，由于膀胱结石对局部黏膜的刺激，可导致肿瘤发生，必要时行膀胱镜检查及活检。

（5）腺性膀胱：有明显的膀胱刺激症状，需要膀胱镜检及活检，单纯膀胱镜检有时误诊。由前列腺癌癌肿浸润膀胱时出现血尿，经直肠指检、B 超、CT、活组织检查等可明确诊断。

2. 膀胱癌的诊断

对于 40 岁以上出现无痛性肉眼血尿的患者，应考虑到泌尿系肿瘤的可能性，特别是膀胱癌。综合患者既往史、家族史，结合症状和查体做出初步判断，并进一步进行相关检查。检查方法包括尿常规检查、尿脱落细胞学、尿肿瘤标志物、腹部和盆腔 B 超等检查。根据上述检查结果决定是否行膀胱镜、静脉尿路造影、盆腔 CT 和（或）盆腔 MRI 等检查明确诊断。其中，膀胱镜检查是诊断膀胱癌的最主要方法。

3. 膀胱癌的病因

既有内在的遗传因素，又有外在的环境因素。较为明确的两大致病危险因素是吸烟和职业接触芳香胺类化学物质。吸烟是目前最为肯定的膀胱癌致病危险因素，30％～50％的膀胱癌由吸烟引起，吸烟可使膀胱癌的发病率增加 2～6 倍，随着吸烟时间的延长，膀胱癌的发病率也明显增高。

另一重要的致病危险因素是与一系列职业或职业接触有关。现已证实苯胺、二氨基联苯、2‑萘胺、1‑萘胺都是膀胱癌的致癌物，长期接触这类化学物质者患膀胱癌的概率增加，职业因素所致的膀胱癌患者约占膀胱癌患者总数的 25％。与膀胱癌相关的有铝制品、煤焦油、沥青、染料、橡胶、煤炭气化等行业。

4. 膀胱癌的临床表现

（1）血尿：血尿为膀胱癌最常见的首发症状，85％的患者可出现反复发作的无痛性间歇性肉眼血尿。出血量可多可少，严重时带有血块。在膀胱癌发病的全过程，100％或早或晚出现血尿。肉眼血尿中约 68％为全程血尿，28％为终末血尿，4％为初始血尿。

（2）膀胱刺激症状：癌肿本身的浸润，癌组织溃疡、坏死及感染和淤血块等均可成为刺激因素使膀胱肌肉收缩而产生尿意，出现尿频、尿急、尿痛及持续性尿意感，持续腰胀痛，癌肿侵及括约肌时出现尿失禁。对缺乏感染依据的膀胱刺激征患者，应采取积极全面的检查措施，以确保早期做出诊断。凡出现膀胱刺激症状者，一般为预后不良的征兆。

（3）排尿困难：癌组织脱落或肿瘤本身以及血块阻塞膀胱内口处，导致排尿困难。

（4）上尿路阻塞症状：癌肿侵及输尿管口时，引起肾盂及输尿管口扩张、积水，甚至感染，而引起不同程度的腰酸、腰痛、发烧等。如双侧输尿管口受侵，可发生急性肾功能衰竭症状。

（5）下腹部肿块：以此为首发症状者约占 3%，多为膀胱顶部腺癌或其他部位恶性度高的膀胱实体癌。直肠（或阴道）指检高低不平之硬块，用于了解肿瘤浸润膀胱壁的范围、深度，对肿瘤的分期估计有一定的帮助。

（6）全身症状：恶心、食欲不振、发热、消瘦、贫血、衰弱、恶病质、类白血病反应等。

（7）转移症状：肿瘤扩展到盆腔、腹膜后腔或直肠，引起腰痛，下腹痛放射到会阴部或大腿，出现直肠刺激症状等。以盆腔淋巴结转移多见。

第 二 幕

通过门诊的初步检查，金先生的尿常规报告为：红细胞（镜检）28 个/μL，白细胞（镜检）10 个/μL，尿隐血 5+。医生建议他入院做进一步检查，以明确诊断。入院后，在完善各项检查后，金先生在局麻下做了膀胱镜检查，并且留取标本，膀胱镜检示：膀胱内多发新生物，大约 4 cm×4 cm，病理报告提示：（全膀胱）浸润性尿路上皮癌，高级别，癌组织浸润至膀胱固有层，其余大部分为乳头状尿路上皮癌。

医生建议金先生行手术治疗，择期为他进行"原位新膀胱术"。金先生虽然知道手术的必要性，可是心里还是有些紧张。

问题导引

1. 金先生为什么需要做膀胱镜检查？该检查需要注意什么？
2. 膀胱癌的病因有哪些？

教师注意事项

本幕主要描述金先生为明确诊断进行膀胱镜检查。通过本幕，引导学生了解膀胱镜检查的目的、方法，膀胱肿瘤的手术指征及手术方式，并思考护理人员在其中的作用；通过对该疾病流行病学及病因的学习，引导学生思考该病的防治及健康恢复计划。

学习目标

1. 掌握膀胱镜检查的目的。
2. 了解膀胱癌的分期。
3. 了解膀胱癌的治疗方案。

提示用问题

1. 金先生为什么需要做膀胱镜检查？
2. 目前金先生可选择的治疗方案有哪些？

教师参考资料

1. 膀胱镜检查

将膀胱镜经自然腔道（尿道）或非自然腔道（造瘘口）置入膀胱，直接观察膀胱、尿道及泌尿系统邻近器官病变的检查方法,还可以行逆行造影诊断某些上尿路疾病,并对某些疾病进行简单的治疗。

2. 膀胱镜检查的目的

(1) 电灼小的膀胱肿瘤。

(2) 取出异物、粉碎及取出结石。

(3) 放置输尿管导管或支架管。

(4) 预防疗输尿管狭窄。

3. 膀胱癌的分期

(1) 原位癌 T_{is}:肿瘤限于黏膜。

(2) T_a:肿瘤累及黏膜下层,未及肌层。

(3) T_1:肿瘤累及固有层。

(4) T_2:肿瘤累及浅肌层。

(5) T_3:肿瘤累及深肌层或穿透膀胱壁。

(6) T_4:肿瘤累及前列腺或膀胱邻近组织。

4. 治疗方法

(1) 手术治疗:①经尿道膀胱肿瘤切除术(TURBT):对于表浅的膀胱肿瘤可采用经尿道切除或电灼切除。②膀胱部分切除术。③膀胱癌根治性切除+原位新膀胱术(Studer)。④膀胱癌根治性切除+回肠膀胱术(Bricker)。⑤输尿管皮肤造口术。

(2) 非手术治疗:膀胱灌注治疗,如膀胱内注射卡介苗;膀胱内灌注丝裂霉素、阿霉素等化疗药物。

第 三 幕

责任护士在知道金先生的情绪波动后,立即耐心地安抚了他,指导他如何做提肛运动以及利用腹部的压力来协助排尿,并且告知金先生术前的各种注意事项,缓解了他及家人的焦虑。

手术前 3 d,医生为金先生开了无渣饮食,并嘱其口服庆大霉素 8 万 U,3 次/d;口服甲硝唑 0.4 g,3 次/d;口服 25% 硫酸镁 10 mL,3 次/d。术前 1 d禁食,静脉补充营养,术日晨行清洁灌肠,并给予留置胃管行胃肠减压。完善术前准备后,金先生在全麻下行"原位新膀胱术"。

术后返回病房,责任护士为金先生进行吸氧,心电监护,妥善固定各类导管,包括胃管、深静脉导管、腹腔双套管、盆腔双套管、双侧输尿管支架管、负压球、造瘘管、导尿管等,并保持导管引流通畅,同时告知金先生家属术后的观察要点及注意事项。

金先生的康复过程并非一帆风顺,其间负压球引流出大量淡黄色液体,使得金先生紧张不已,这是发生了什么?

问题导引

1. 膀胱癌手术金先生术前的胃肠道准备、心理护理如何实施?
2. 金先生围手术期的指导事项有哪些?

教师注意事项

本幕主要描述金先生围手术期产生的一些问题,引导学生关注患者术前的心理变化,针对性地做好术前宣教;同时学习胃肠道准备、术前功能锻炼的重要性及学习如何做好病情观察,预防术后并发症的发生。

学习目标

1. 掌握原位新膀胱术术前胃肠道准备的目的。
2. 掌握原位新膀胱术术前护理要点。
3. 掌握原位新膀胱术术后各类导管的观察和护理。
4. 掌握原位新膀胱术术后并发症及处理。
5. 了解原位新膀胱术术后并发症的原因。

提示用问题

1. 在金先生进行手术前,如何进行有效的术前指导?
2. 为什么要为金先生做如此仔细的胃肠道准备?
3. 术后如何做好各类导管的观察和护理?
4. 负压球引流出大量淡黄色液体说明发生了什么? 如何处理?
5. 术后其他可能出现的并发症有哪些? 如何处理?

教师参考资料

1. 原位新膀胱术前护理

(1) 心理护理:患者因肿瘤出现血尿,产生紧张情绪,故责任护士需为其说明术前准备,包括禁食禁水、胃肠道准备、术前功能锻炼等,以及各项检查的目的、意义。

(2) 胃肠道准备:由于手术中需要使用回肠来代替膀胱,故术前充分的胃肠道准备直接影响患者的手术质量和伤口愈合。术前 3 d 无渣饮食,口服抗生素。使用硫酸镁导泄。术前 1 d 禁食,并在术日晨清洁灌肠,胃肠减压。

(3) 术前功能锻炼:教会患者做提肛运动、腹压排尿训练及咳嗽咳痰训练。①提肛运动:可增加盆底肌及提肛肌张力,促进术后控尿能力。每次收缩盆底肌与肛门时吸气,放松时呼气,各保持 5 s 为一个提肛运动,每日训练 3 次,每次 5~10 min。②腹压排尿训练:可锻炼腹直肌,为术后腹压排尿做准备。患者采取蹲位或坐位姿势排尿,每次排尿时屏气并收缩腹肌向下用力,借助腹肌的收缩增加腹压,尽量加快排尿速度。③有效咳嗽、咳痰。术后因创伤大、引流管多、切口疼痛等原因,患者需处于被动体位,故应向患者解释咳嗽咳痰的重要性,指导患者练习有效咳嗽、咳痰,以保护伤口,减轻疼痛。

2. 原位新膀胱术后护理

(1) 注意观察患者的病情变化。

(2) 体位:待血压平稳后,给予半卧位,有利于引流。适当翻身活动及按摩下肢,可以预防压疮及下肢静脉血栓形成。

（3）饮食：术后严格禁食，防止腹胀，肠蠕动恢复前经静脉补充营养和水分，排气后可拔除胃管，拔胃管当日可少量试水，无不适后进少量流质，半流质逐渐过渡到普食，要求患者多饮水，每日 2 L 以上，起到冲洗新膀胱的作用。

（4）导管护理：①胃管：一般留置 3～5 d，待患者肛门排气，无腹胀后拔除。②导尿管、膀胱造瘘管：术后特别注意留置导尿管及膀胱造瘘管通畅，维持新膀胱内低压，有利于新膀胱愈合。术后第 2 d 开始进行膀胱冲洗，用 5％碳酸氢钠及生理盐水交替冲洗，2 次/d。即由导尿管注入，从膀胱造瘘管吸出。冲洗应缓慢、少量，以防吻合口裂开。术后 7～15 d，肠黏液分泌达高峰，冲洗次数可增加，冲洗时严格执行无菌技术操作。一般术后 14 d 行新膀胱造影，无吻合口漏可拔除膀胱造瘘管，待造瘘口愈合后拔除导尿管。③腹腔引流管：可引流切口渗液，促进切口愈合，同时根据引流液的量及性质可观察新膀胱有无漏尿。需要定时挤压，保持通畅。如引流量突然增多，需及时汇报医生，考虑是否有尿瘘和吻合口瘘。④输尿管支架管：需记录 24 h 尿量，观察肾功能，一般术后 10～12 d 拔除。⑤盆腔引流管：标记好左右盆腔引流管名称，妥善固定，经常挤压，保持通畅，防止引流管扭曲造成逆行性感染，及时观察记录引流的液的量、色、质，观察引流液排出情况，一侧盆腔引流管一般在术后 4～5 d 拔除，另一侧可根据引流液的色、量、性状决定，一般在术后 1 周左右拔除。

（5）心理护理：由于担心预后、复发等问题，以致患者情绪不好，睡眠不佳。多数膀胱癌患者希望获悉自己疾病的有关信息，护士及时告知相关信息可使患者全面了解和认识自身疾病的诊断、治疗及预后情况，从而更好地配合治疗，无形中增加了患者的自我护理能力。

3. 原位新膀胱术后并发症的预防与护理

（1）尿瘘：漏尿处经久不愈可形成尿瘘，切口处有大量淡黄色液体渗出或耻骨后引流管引出大量淡黄色液体，导尿管引流出的尿液突然减少，也可诊断为尿瘘。处理：需要持续通畅引流尿液，冲洗新膀胱可以避免堵塞尿管。切开引流，保持切口周围皮肤清洁，勤换敷料，防止皮肤破溃。

（2）尿失禁：不完全尿失禁，日间和夜间均可见。处理：指导患者功能训练。术后 2 周定时放尿，膀胱容量达 150 mL 左右，即可拔尿管，拔管后多饮水，3～4 h 排尿 1 次。夜间睡前少饮水，闹钟唤醒排尿。加强提肛肌训练。

（3）黏液分泌过多：能导致新膀胱的破裂、愈合欠佳，以及新膀胱瘘、新膀胱内结石的形成。处理：每天严格消毒更换引流袋，用 5％碳酸氢钠和生理盐水交替冲洗新膀胱，冲洗时宜量少（20 mL/次）、动作轻柔。

（4）代谢性酸中毒：在膀胱不能完全排空和肾功能减退时，发生率更高。处理：多饮水、多排尿。术后患者应口服碳酸氢钠片。导尿，纠正脱水、酸中毒，定期检查电解质及肾功能。

（5）新膀胱破裂：腹部疼痛，无尿，进而可能发生急性腹膜炎、脓毒血症。处理：嘱患者每 3～4 h 排尿 1 次，告知患者若因黏液栓堵塞而无法排尿时，应就近行导尿术。

（6）慢性尿潴留。处理：让患者掌握自我排尿的方法，功能训练可手术后第 3 周开始，嘱憋尿以训练新膀胱伸缩性，用手压迫腹部，靠腹压排出尿液，以逐步形成定时排尿的习惯。

第 四 幕

　　术后金先生已经慢慢康复,2 周后便可以自行下床活动。护士告知他活动需循序渐进,下床的时候应注意导管的固定,防止导管滑脱。

　　经过 1 个月左右的治疗与护理,金先生终于如愿出院了,此时的他又开始担心,目前自己控制小便的能力还不是很好,这样就可以出院了吗?回家后还要注意些什么呢?自己真的康复,远离癌症了吗?责任护士为其讲解了出院后的注意事项,并帮金先生答疑解惑。

问题导引

　　1. 金先生术后康复需要注意什么?

　　2. 如何对金先生进行出院宣教?

教师注意事项

　　本幕描述了金先生术后恢复的情况,学生在本幕应学习做好康复师的角色,指导他做好各项术后康复锻炼。同时引导学生站在金先生的角度思考,学习如何为金先生提供专业的出院指导,使他快速康复并早日恢复正常生活。

学习目标

　　1. 掌握术后康复的锻炼内容。

　　2. 掌握出院后的健康宣教。

　　3. 了解疾病的预防及保健措施。

提示用问题

　　1. 术后金先生还需要做功能锻炼吗?

　　2. 金先生术后可以进行哪些康复锻炼?如何开展?

教师参考资料

1. 重建膀胱功能锻炼

(1)拔除各管后,白天嘱患者多饮水,尽可能憋尿,延长排尿间隔,增加膀胱容量,开始排尿时,指导患者收缩腹肌,增加腹压,必要时可做蹲式排尿,增加排大便的动作,让乙状结肠充分收缩,充分排空膀胱。

(2)提肛肌锻炼,指导患者做提肛肌收缩运动。4～6 次/d,每次 30 min,深吸气同时收缩,收缩保持 3～4 s/次,呼气时放松,反复进行。

(3)有规律地锻炼腹肌,即呼气时收缩腹肌,吸气时放松,练习 4～6 次/d。

(4)养成定时排尿的习惯。提前或推迟排尿均会影响重建膀胱功能的稳定性。

(5)出院后嘱患者继续做腹肌和提肛肌运动,持续 3 个月。

2. 出院注意事项

(1)定期复查:第 1 年每 3 个月复查 1 次,无复发,半年复查 1 次,1 年后每年复查 1 次。

（2）多喝水，勤排尿，不要接触化学致癌物。

（3）适当锻炼身体，增强抵抗力。

（4）限制钠盐的摄入，每日低于 6 g。

（5）保证充足钾、钙摄入。

（6）减少脂肪摄入，适量补充优质蛋白质。

（7）增加粗纤维食物摄入，防止便秘。

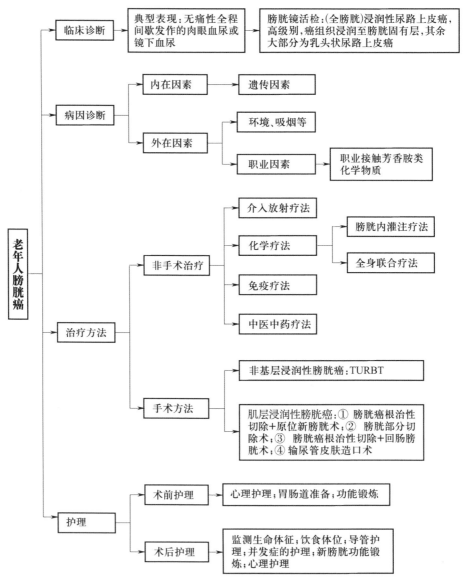

图 4-6-1 老年人膀胱癌护理流程图

参考文献

［1］崔丽艳，黄静. 腹腔镜膀胱全切原位回肠新膀胱术围术期的护理［J］. 国际护理学杂志，2017，36（3）：322-324.

［2］许学珍,吕学红,吕爱军.腹腔镜下根治性膀胱全切回肠代膀胱术的围术期护理［J］.当代护士(中旬刊),2016(5):50-52.

［3］许言,肖峻,陈昊,等.腹腔镜下根治性全膀胱切除+原位新膀胱术治疗进展［J］.临床泌尿外科杂志,2019,34(7):574-577.

［4］徐宝海,余义,熊丙健.膀胱癌根治性全膀胱切除术后三种不同尿流改道方式的临床疗效及对患者生活质量的影响［J］.解放军医药杂志,2018,30(9):20-23.

第五章　老年人内分泌系统疾病的护理

第一节　老年人甲状腺功能减退
——"冻结的时间"

教案摘要

　　钱阿姨,72岁,独居多年,出现了老年痴呆症的症状,家人发现后及时送医进行了检查及治疗,在医护人员的精心照护及康复指导下,患者症状明显改善,顺利出院。通过本教案,学生可以学习老年甲状腺功能减退症相关知识、病理生理、诊断治疗、护理以及健康促进,从而思考该疾病的预防及健康促进策略。通过对老年甲状腺功能减退症患者全程、动态的健康照护问题的评估和分析,进行连续性照护,从而实现以患者为中心的整体护理。

关键词

甲状腺功能减退症(Hypothyroidism);阿尔茨海默病(Alzheimer Disease,AD);黏液性水肿(Myxedema);低代谢综合征(Dysmetabolic Syndrome)

主要学习目标

1. 掌握老年甲状腺功能减退症的鉴别诊断、临床表现。
2. 掌握老年甲状腺功能减退症的护理问题及护理要点。
3. 掌握老年甲状腺功能减退症的健康教育。

次要学习目标

1. 了解老年甲状腺功能减退症的流行病学特点及治疗原则。
2. 了解老年痴呆症的诊断因素及临床表现。

第 一 幕

　　钱阿姨,72 岁,老伴已过世多年,目前独居于上海某老公房内,女儿定期探望。然其女儿因家事缠身,已有月余未上门探视,仅致电问候老人。今年的冬天来得特别早,天气异常寒冷,钱阿姨久未出门走动。邻居恐老人独自在屋内发生意外,遂上门询问,见钱阿姨沉默寡言,不似以往健谈,疑老人思女心切,于是致电其女告知老人情况。其女立即上门探询,发现钱阿姨衣装不整,房屋杂乱无章,且已多日未自行做饭,仅靠屋内干粮零食温饱,无力洗澡。老人面容较以往更显苍老且注意力不易集中,沉默寡言,上下楼梯困难。其女赶紧将钱阿姨送入医院,门诊护士详细询问了钱阿姨的病情,根据其女描述的症状进行了预检分诊,告知其应该去哪个科就诊。门诊医生接诊后为明确诊断,为钱阿姨办理了住院。

问题导引

　　1. 请分析本幕,根据这些信息你认为患者发生了什么情况? 支持你的依据是什么?

　　2. 自理能力的定义是什么? 如何对自理能力进行分级?

教师注意事项

　　老年甲状腺功能减退症患者更易罹患老年痴呆症,本幕描述的是一位老年患者发生了老年痴呆症的表现,门诊的护士应学会对疾病的预检分诊。本例中的患者是一位独居老人,出现了记忆力下降、日常生活能力下降、人格改变等表现,引导学生学习老年痴呆症的临床表现及鉴别诊断。通过对该疾病流行病学及病因的学习,引导学生思考该病的防治及健康促进。

学习目标

　　1. 了解老年痴呆症的诊断因素。

　　2. 了解老年痴呆症的临床表现。

提示用问题

　　1. 根据钱阿姨的症状表现,有哪些初步的判断?

　　2. 该疾病患者会有什么样的临床表现?

　　3. 如何对钱阿姨目前的自理能力进行分级?

教师参考资料

1. 老年痴呆症的定义

　　老年痴呆症,也称阿尔茨海默病,是一种中枢神经系统原发性退行性疾病,起病隐匿,病程呈慢性进行性,是老年期痴呆最常见的一种类型。

2. 老年痴呆症的临床表现

　　主要临床表现为痴呆综合征,早期核心症状为记忆障碍,并有理解、判断、推理、计算和抽象思维等多种认知功能衰退,失语、失用、失认等高级皮层功能紊乱的表现,伴有各种精神行为症状和人格改变,严重影响社交、职业与生活功能,患者意识一般无异常。

3. 老年痴呆症的诊断因素

(1)记忆力下降:AD 的特征就是记忆力下降,尤其是近记忆力先出现下降,患者逐渐出现找词困难,导致其与人交流障碍、学习新事物困难。随着症状进展,不能识别家人和环境。

(2)定向力障碍:对时间和地点定向障碍,早期比较轻微,可能会找不到物品或者迷路。

(3)失语:命名物品困难或不能认人。

(4)寻找物品或迷失方向:可能是早期出现的症状,是由定向力障碍造成的。

(5)淡漠:可能会变得被动、睡眠增多,或者是不愿意做过去习惯的事情。

(6)日常生活能力下降:部分患者随着疾病进展仍能够保存身体功能,早期出现的损害主要是不能进行需使用工具的日常活动,例如做饭、购物。AD 晚期逐渐丧失穿衣和吃饭的能力,最终,走路和言语功能丧失。

(7)人格改变:人格逐渐改变,对过去喜欢的事情丧失兴趣。

(8)早期躯体检查不明显:通常早期躯体检查不明显,随着疾病进展,患者逐渐出现衣着不整、昏迷、淡漠,逐渐出现定向力障碍、步态不稳以及弯腰姿势。疾病末期的特点是强直、不能走路或说话。

(9)其他诊断因素,包括常见的:①情绪变化:部分患者可能会变得抑郁、淡漠和易激惹;②抽象思维下降:对于需要组织和计划的复杂任务,患者出现困难;③概念性失用:顶叶损害可能会导致画钟测验难以完成,或者简易精神状态评价量表(MMSE)的五边形有困难。同时也有不常见的表现,如面容失认(不能识别熟悉的面容)。

4. 老年痴呆症的诊断标准

1)ICD-10 标准

该诊断标准来源于世界卫生组织。

(1)存在痴呆。

(2)隐匿起病,缓慢衰退,通常难以指明起病时间,但他人会突然发现其症状,疾病进展过程中可能会出现一个相对稳定阶段。

(3)无临床依据或特殊检查结果能够提示,精神障碍是由其他可能引起痴呆的全身疾病或脑部疾病所致。

(4)缺乏突然卒中样发作,在疾病早期无局灶性神经系统损害的体征,如轻瘫、感觉丧失、视野缺损及共济失调。

2)NINCDS-ADRDA 标准

该诊断标准来源于美国神经病学及语言障碍和卒中研究所(NINCDS)和阿尔茨海默病及相关疾病协会(ADRDA)。

(1)诊断标准:①+②至⑤中至少一项。①早期、显著的情景记忆障碍。②存在内颞叶萎缩:MRI 定性或定量测量发现海马结构、内嗅皮层、杏仁核体积缩小(参考同年龄人群的常模)。③脑脊液生物标记物异常:Aβ1-42 降低,总 tau(t-tau)或磷酸化 tau(p-tau)增高,或三者同时存在。④PET-CT 的特殊表现:双侧颞叶糖代谢降低。⑤直系亲属中有已证实的常染色体显性遗传突变导致的 AD。

（2）排除标准：①病史：a. 突然起病；b. 早期出现步态不稳、癫痫、行为异常。②临床特点：a. 局灶性神经系统损害的症状体征：偏瘫、感觉缺失、视野损害；b. 早期的锥体外系症状。③其他疾病状态严重到足以解释记忆和相关症状：a. 非 AD 痴呆；b. 严重的抑郁；c. 脑血管病；d. 中毒或代谢异常（要求特殊检查证实）；e. MRI 的 FLAIR 或 T_2 加权相内颞叶信号异常与感染或血管损害一致。

5. 自理能力的定义及分级

自理能力指自己照料自己日常生活的基本功能，包括进食、洗漱、上厕所、洗澡、穿衣、行走等维持生存所必须进行的活动，也叫躯体自我能力或生活自理能力。

通过对进食、洗澡、修饰、穿（脱）衣、控制大便、控制小便、如厕、床椅转移、平地行走、上下楼梯 10 个项目进行评定，将 10 个项目的得分相加得到 Barthel 指数总分。根据 Barthel 指数总分范围，将自理能力分为重度依赖、中度依赖、轻度依赖和无依赖四个级别。Barthel 自理能力分级见表 5-1-1。

表 5-1-1　Barthel 自理能力分级

自理能力等级	等级划分标准	需要照顾程度
重度依赖	Barthel 指数总分为≤40 分	完全不能自理，全部需要他人照护
中度依赖	Barthel 指数总分为 41～60 分	部分不能自理，大部分需要他人照护
轻度依赖	Barthel 指数总分为 61～99 分	极少部分不能自理，部分需要他人照护
无依赖	Barthel 指数总分为 100 分	完全能自理，不需要他人照护

第 二 幕

医生接诊后，对钱阿姨进行了初步的问诊和查体。在整个问诊的过程中，钱阿姨表情淡漠、反应迟钝，能确定时间、地点和人物，长时记忆正常，但短时记忆受损。钱阿姨在整个问诊过程中未表现出明显的妄想症，并了解自己的部分病情，心情悲伤但较平稳，表情麻木；否认躯体症状，但在直接问诊中承认自觉无力且失去劳动能力；否认有抑郁症，无头痛或大小便失禁。无抑郁症或其他精神病病史，无痴呆症家族史，无饮酒嗜好。

钱阿姨体格正常，脉率 52 次/min，血压 130/70 mmHg。表情淡漠，颜面水肿，慢性病面容，甲状腺不大，颈静脉无怒张。无杵状指，皮肤黏膜无苍白表现，皮肤干冷。医生检查时发现难以引出肢体反射，四肢肌力和肌张力正常。跖反射减弱，小脑功能和感觉功能检查均正常。

问题导引

1. 请解释一下钱阿姨的各种阳性体征分别说明哪些问题。
2. 正常成人体液的组成及调节因素有哪些？
3. 什么叫水肿？发生的机制以及常见的病因与临床表现是什么？
4. 钱阿姨还需要进行什么检查？

教师注意事项

本幕主要讲的是钱阿姨住院后接受了问诊及查体的过程，引导学生了解老年人水肿的机制。

学习目标

1. 了解水肿的发生机制。
2. 了解水肿的常见病因与临床表现。

提示用问题

1. 黏液性水肿的临床表现有哪些？
2. 老年人突发意识状态改变的常见疾病有哪些？

教师参考资料

1. 正常成人体液的组成及调节因素

体液可分为细胞外液和细胞内液。细胞外液约占正常成人体重的 20%，细胞内液则占体重的 40%。细胞外液又分为血浆（占体重 5%）和组织间液（占体重的 15%）两部分。正常情况下，不同个体之间体液量的差别相当大，主要取决于年龄、性别和肥胖程度。血浆、组织间液及细胞内液的分布是相对稳定的，相互之间不断交换。血浆和组织间液之间隔着一层毛细血管壁，除蛋白以外的物质都可以自由通过，所以毛细血管两边的液体平衡主要靠胶体渗透压和毛细血管的流体静压即毛细血管内的血压来维持。组织间液和细胞内液之间由细胞膜分隔。水和一些小分子溶质（如尿素）可以通过细胞膜，蛋白质等胶体不能通过。电解质如钠、钾等虽然可以出入细胞，但要受钠泵调节。水、钠调节因素如下。

（1）渴感：渴感中枢在下丘脑视上核侧面（有认为在第三脑室前壁）。渴感的生理性刺激为：①血钠增高，使血浆晶体渗透压上升，产生渴感；②有效循环血量降低和血浆血管紧张素 Ⅱ（Angiotensinogen Ⅱ，AGT Ⅱ）水平升高。

（2）抗利尿激素（Antidiuretic Hormone，ADH）：抗利尿激素是由下丘脑视上核或室旁核神经元分泌的九肽激素，存储于神经垂体血管周围神经末梢内。ADH 作用于肾远曲小管和集合管，使小管上皮细胞对水的通透性增加，从而增加水的重吸收。促进 ADH 合成、分泌的生理性刺激有：①渗透性刺激：渗透压感受器在视上核和颈内动脉附近，该感受器的阈值为 280 mmol/L。血浆晶体渗透压增高，ADH 释放增加。②非渗透性刺激：血容量和血压的变动，通过左心房与胸腹大静脉处的容量感受器和颈动脉窦与主动脉弓的压力感受器影响 ADH 的释放。当机体血容量明显降低时，ADH 分泌增加。③其他因素：精神紧张、剧痛、恶心、血管紧张素水平升高及环磷酰胺等也能促进 ADH 分泌或增强其作用。

渴感和 ADH 分泌主要通过对水的调节维持细胞外液的渗透压平衡，因而被称为细胞外液的等渗性调节。

（3）肾素-血管紧张素醛固酮系统（Renin-angiotensin-aldosterone System，RAAS）：循环血量减少和血压降低是激活 RAAS 的有效因素，这种刺激使肾脏产生肾素增多，进而激活血液中的血管紧张素原，生成血管紧张素Ⅰ，后者相继转化为血管紧张素Ⅱ和血管紧张素Ⅲ。血管紧张素Ⅱ和血管紧张素Ⅲ刺激肾上腺皮质球状带合成和释放醛固酮。醛固酮作用于肾远曲小管和集合管，增加其对 Na^+ 的主动重吸收，提高细胞外液晶体渗透压，并通过释放 ADH 以增加水的重吸收，从而使减少的血容量得以恢复。

血清 Na^+ 浓度降低和 K^+ 浓度升高也能直接刺激醛固酮的分泌。醛固酮使肾小管对 Na^+ 重吸收增加，对 Cl^- 的重吸收也增加，同时又促进 K^+ 和（或）H^+ 的分泌排出（所谓 Na^+-K^+ 交换和 Na^+-H^+ 交换）。

（4）心房利钠肽（Atrial Natriuretic Peptide，ANP）：心房心肌细胞分泌心房利钠肽的有效刺激是血容量和血压增高。ANP 具有利钠、利尿、扩血管和降低血压的生理作用，其机制为：①抑制肾近曲小管对钠、水的重吸收，增加肾小球滤过率，改变肾内血流分布；②抑制醛固酮分泌和肾素活性；③减轻血容量降低后引起的 ADH 升高的水平。因此，ANP 是血容量的负调节因素。醛固酮和 ANP 主要通过对水、钠的正、负调节作用维持细胞外液的容量平衡，因而被称为细胞外液的等容性调节。

2. 水肿的定义、机制、常见病因与临床表现

1）水肿的定义和机制

人体组织间隙有过多液体积聚使组织肿胀，称为水肿（Edema）。液体在组织间隙内弥漫性分布时，称为全身性水肿；液体积聚在局部间隙内时，称为局部性水肿。体腔内液体积聚过多称为积液，包括胸腔积液（胸水）、腹腔积液（腹水）和心包积液等，为水肿的特殊形式。水肿可为隐性，也可为显性。组织间隙内液体积聚较少，指压凹陷不明显者，称为隐性水肿；体重增加在 10% 以上，指压凹陷明显者，称为显性水肿。通常意义下，水肿不包括脑水肿、肺水肿等内脏器官的局部水肿。

正常人体组织间液体量通过机体内外液体交换和血管内外液体交换的平衡维持恒定。肾脏在维持体内外液体交换平衡中起重要作用。任何原因导致球-管失衡均可使肾脏排水排钠减少，从而引起水钠潴留和全身性水肿。毛细血管内静水压、组织液胶体渗透压、血浆胶体渗透压、组织内静水压是维持血管内外液体交换平衡的因素，当这些因素发生障碍时，可引起组织间液生成过多或回吸收过少，形成水肿。产生水肿的主要因素为：①水钠潴留：如继发性醛固酮增多症等；②毛细血管静水压增高：如充血性心力衰竭等；③毛细血管通透性增加：如局部炎症或过敏；④血浆胶体渗透压降低：通常继发于低蛋白血症，如肾病综合征等；⑤淋巴液或静脉回流受阻，如丝虫病或血栓性静脉炎等。

2）水肿常见的病因与临床表现

（1）全身性水肿：

①心源性水肿：主要见于右心衰竭。水肿的特点为首先出现于身体下垂部位，伴颈静脉怒张、肝大等体循环淤血表现，重者可发生全身性水肿合并胸水、腹水。

②肾源性水肿：见于各型肾炎。水肿的特点是初为晨起时眼睑与颜面水肿，此后可发展为全身水肿。肾病综合征患者水肿显著，可伴胸水、腹水。

③肝源性水肿：见于失代偿期肝硬化。水肿的特点是以腹水为主要表现，也可出现踝部水肿，逐渐向上发展，但头面部及上肢多无水肿。

④营养不良性水肿：由于慢性消耗性疾病、长期营养缺乏、蛋白质丢失过多等致低蛋白血症，可产生水肿。其特点为水肿多自组织疏松处开始，然后扩展至全身，以低垂部位显著。水肿发生前常有消瘦、体重减轻等。

⑤其他：a. 黏液性水肿（mucous edema）：其特点为非凹陷性水肿，以口唇、眼睑及下肢胫前较明显；b. 经前期紧张综合征：其特点为多于经前 7～14 d 出现眼睑、踝部、手部轻度水肿，行经后水肿逐渐消退；c. 特发性水肿（idiopathic edema）：原因未明，几乎只发生于女性，其特点为水肿与体位有明显关系，主要发生在身体下垂部位。于直立或劳累后出现，休息后减轻或消失；d. 药物性水肿：见于肾上腺糖皮质激素、雄激素、雌激素、胰岛素等应用过程中，一般认为与水钠潴留有关。

全身性水肿者除上述不同病因的临床表现特点外，无论是隐性或显性水肿，均可因体内液体潴留出现体重增加，常伴尿量减少。重者因心脏前负荷增加、脉搏增快、血压升高，甚至发生急性肺水肿。中至大量胸水或大量腹水者可因呼吸困难使活动和运动能力减退。长期持续水肿引起水肿区组织、细胞营养不良，对感染的抵抗力下降，易发生皮肤溃疡和继发感染。

（2）局部性水肿：因局部静脉或淋巴液回流受阻、毛细血管壁通透性增加所致。常见于局部炎症、肢体静脉血栓形成或栓塞性静脉炎、上腔或下腔静脉阻塞综合征、丝虫病所致象皮肿、过敏等。

3. 老年人突发意识状态改变常见疾病

老年人突发意识状态改变，常为以下疾病引起：①脑血管意外（包括脑梗死或脑出血）；②糖尿病酮症/或高渗状态；③低血糖；④甲状腺功能减退/或亢进；⑤一氧化碳（CO）中毒；⑥肝肾功能衰竭；⑦呼吸功能衰竭；⑧严重感染；⑨药物过敏。

第 三 幕

为了进一步完善检查，明确诊断，医生又给钱阿姨进行了甲状腺功能的检查和化验。根据检查和化验报告的结果，结合体征，钱阿姨的诊断应该是甲状腺功能减退症，并且已经出现了黏液性水肿的症状。在医生的建议下，钱阿姨开始服用药物，等症状好转后，医生开具了出院医嘱。护士对钱阿姨及家属进行了出院指导。

采用积极的治疗方案后，钱阿姨精神状态显著改善，并在女儿的帮助下恢复自理能力。面部变瘦，治疗 3 个月后更显年轻，神志更清醒。

问题导引

1. 钱阿姨在用药过程中需要关注什么？

2. 你如何为钱阿姨进行出院前的指导？

学习目标

掌握老年甲状腺功能减退症健康教育的内容。

教师注意事项

本幕主要描述了患者的康复过程及出院场景,引导学生站在患者的角度思考此时患者迫切需要得到哪些方面的护理,学习如何为患者提供专业出院指导,使患者快速康复并早日恢复正常生活,引导学生深入思考护理人员在疾病预防和患者康复中的作用。

提示用问题

1. 医生给钱阿姨使用的是什么治疗方案?为什么这样选择?

2. 在制订治疗方案后还应提醒钱阿姨哪些注意事项?

3. 结合所学的知识,该如何对钱阿姨进行相应的健康教育?

教师参考资料

1. 老年甲状腺功能减退症患者的治疗方案

对于老年甲状腺功能减退症患者的主要治疗目的是缓解症状,避免进展成黏液性水肿昏迷。促甲状腺激素(Thyroid Stimulating Hormone,TSH)控制目标要根据患者年龄、心脏疾病及危险因素、骨质疏松及骨折风险等结果个体化制定:①无心脏疾病或心脏疾病危险因素的60~70岁老年患者,血清 TSH 控制目标与成年人相同,可将 TSH 控制在正常范围上1/2。②年龄70岁以上的老年患者,血清 TSH 控制目标应在 4~6 mU/L。③有心律失常或骨质疏松性骨折高风险的老年患者,血清 TSH 控制目标应在 6~7 mU/L。

2. 药物治疗的注意事项

(1)定期复查:治疗初期,每4~6周测定甲状腺功能相关指标,并根据结果调整药物剂量,每次调整剂量为12.5~25 μg 直至达到治疗目标,治疗达标后每6~12个月复查1次甲状腺功能。

(2)合用咖啡因、碳酸钙、硫酸亚铁、氢氧化铝/氢氧化镁等均会减少 L-T$_4$ 的吸收,影响疗效,合用利福平则使 L-T$_4$ 的药物生物利用度增加 25%,在合用药物的时候需谨慎。

(3)L-T$_4$ 替代治疗过度的风险与处置:L-T$_4$ 替代治疗过度导致医源性甲状腺毒症,治疗过度和治疗不足均会增加患者死亡率,且治疗过度对死亡率的影响更大。长期 L-T$_4$ 替代治疗过度易导致心房颤动、骨质疏松、肌少症和衰弱等,因此,开始 L-T$_4$ 替代治疗后应密切监测甲状腺功能,定期或健康状态发生变化时进行老年综合评估,尤其是心肌缺血、心房颤动、心力衰竭、骨质疏松、肌少症和衰弱的发生和发展,及时调整 TSH 的控制目标和 L-T$_4$ 剂量以维持老年人的最佳功能状态和生活质量。

3. 老年甲状腺功能减退症患者健康教育的内容

(1)饮食:鼓励进食高热量、高蛋白、高维生素食物,以摄取足够的营养。地方性缺碘者建议摄入碘化盐。

(2)休息和活动:注意劳逸结合,避免寒冷、劳累和外伤。减少到公共场所的频率,避免与呼吸道感染的人接触,以免发生感染。

(3)保持心情愉快,避免压力过重,教育家属多与患者交流。

（4）避免皮肤破损、感染、创伤，做好皮肤护理。

（5）用药指导：①按时服用药物，告知任意停用药物的危险性，并避免任意增减剂量，强调终身服药的必要性；②学会自我观察药物过量的症状，自测脉搏；③服用利尿剂时，需记录24 h出入量；④给患者讲解黏液性水肿昏迷发生的原因及表现，使患者学会自我监测，若出现低血压、心动过缓、体温＜35℃等，应及时就诊；⑤强调定期到医院复诊的必要性。

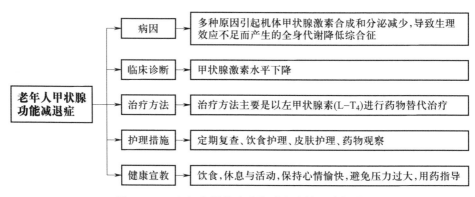

图 5-1-1　老年人甲状腺功能减退症护理流程图

参考文献

[1] 朱双,陈晓文.综合护理干预对中老年甲状腺功能减退抑郁患者康复效果及治疗依从性的影响研究[J].解放军预防医学杂志,2016,34(S2):128-129.

[2] 李车琼,杨福洲.综合护理干预对中老年甲状腺功能减退抑郁患者康复效果及治疗依从性的影响研究[J].标记免疫分析与临床,2015,22(05):433-435,438.

[3] 安颖,韩梅.延续性护理干预对亚临床甲状腺功能减退症患者血脂、促甲状腺激素及预后的影响[J].中国地方病防治杂志,2016,31(11):1268-1269.

[4] 於丽红,苏胜偶,王绵,等.电话随访干预对亚临床甲状腺功能减退症患者服药依从性的影响[J].护理研究,2015,29(24):2987-2989.

第二节　老年人糖尿病

——"甜蜜的隐患"

教案摘要

黄先生,80岁,20年前有"脑梗死"病史,平素未服药,否认"高血压""冠心病"病史,否认吸烟、饮酒嗜好,否认食物、药物过敏史。4 d前出现乏力,头晕,视物模糊,来院就诊,测血糖29.9 mmol/L,随机血酮0.6 mmol/L,糖化血红蛋白10.2%,血气分析:pH 7.44,血钾3.15 mmol/L,血钠149.4 mmol/L,计算有效血浆渗透压为338.4 mOsm/L。头颅和胸部CT平扫示,脑内多发缺腔梗灶,两下肺感染可能。病程中,黄先生主诉有明显口干、多饮,无恶心、呕吐,无腹痛、腹泻,无胸闷、心悸,食纳、睡眠尚可,近期体重有明显变化。医生接诊后予小剂量胰岛素补液降糖,黄先生于3 d后血糖趋于平稳,拟行OGTT试验。入院10 d后,血糖基本平稳,空腹血糖6.5 mmol/L,餐后血糖10 mmol/L左右,查眼底有微量出血,血管超声示动脉硬化,神经传导示无异常,出院拟行重组胰岛素早晚16U皮下注射治疗。通过本教案,学生可以学习糖尿病的诊断、治疗和相关护理措施,学习酮症酸中毒的处理、预防和健康宣教。

关键词

糖尿病(Diabetes Mellitus,DM);酮症酸中毒(Ketoacidosis);老年人护理(Nursing Care of the Elderly);健康指导(Health Guidance)

主要学习目标

1. 掌握糖尿病的临床表现、并发症。
2. 掌握糖尿病患者的护理。
3. 掌握微量血糖检测及胰岛素规范注射。
4. 掌握糖尿病的各项并发症及处理。
5. 掌握糖尿病的健康教育。

次要学习目标

1. 了解糖尿病的诊断标准。
2. 了解OGTT的目的及方法。
3. 了解糖尿病患者的治疗。

第 一 幕

黄先生,80 岁,4 d 前出现乏力、头晕,视物模糊,家属带着黄先生来到医院,拿着当天上午的化验单给护士看,血糖 29.9 mmol/L,随机血酮0.6 mmol/L,糖化血红蛋白 10.2%,血气分析:pH 7.44,血钾 3.15 mmol/L,血钠 149.4 mmol/L,门诊护士根据黄先生的情况进行分诊,门诊医生将黄先生收入院进一步治疗。

问题导引

1. 根据黄先生的症状表现,初步诊断是什么?
2. 结合第一幕,思考在未明确诊断前,应准备怎样的护理措施?
3. 治疗过程中,应怎样进行病情观察?

教师注意事项

本幕描述老年患者初发糖尿病就诊的情形,此病例以症状不明显、酮症酸中毒起病为特点。引导学生学习糖尿病的诊断及鉴别诊断,引导学生思考该病的治疗及并发症。

学习目标

1. 了解糖尿病的诊断及鉴别诊断。
2. 掌握糖尿病的临床表现。

提示用问题

患者还需要做哪些检查来明确诊断?

 教师参考资料

1. 糖尿病的定义

糖尿病是一种由胰岛素分泌缺陷或胰岛素作用障碍所致的以高血糖为特征的代谢性疾病。持续高血糖与长期代谢紊乱等可导致全身器官组织,特别是眼、肾、心血管及神经系统的损害及其功能障碍和衰竭。严重者可引起水、电解质紊乱和酸碱平衡失调等急性并发症,发生酮症酸中毒和高渗昏迷。

2. 糖尿病的诊断依据

表 5-2-1 糖尿病的诊断依据

检查项目	指标含义
空腹血浆葡萄糖 (FPG)	3.9~6.0 mmol/L:正常; 6.1~6.9 mmol/L:空腹血糖受损(IFG); ≥7.0 mmol/L:糖尿病
糖耐量试验 (OGTT)	2 h 后:血糖值<7.8 mmol/L:正常; 7.8-11.0 mmol/L:糖耐量减低(IGT); ≥11.1 mmol/L:糖尿病,需另一天再次进行试验证实

糖尿病的诊断标准为:①有糖尿病症状;②随机血糖≥11.1 mmol/L,或 FPG≥7.0 mmol/L,或 OGTT 中 2 h 后血糖≥11.1 mmol/L。

3. 糖尿病的临床表现

可出现多饮、多尿、多食、消瘦和疲乏无力。

第 二 幕

黄先生入院后护士进行了精心的护理及监测血糖,适当地进行了指导。10 d 后,黄先生血糖基本平稳,空腹血糖 6.5 mmol/L,餐后血糖10 mmol/L左右,病情稳定,出院拟行重组胰岛素早晚16U皮下注射治疗。护士对黄先生进行了出院指导,黄先生表示非常感谢,后续将认真进行自我管理。

问题导引

结合这一幕,思考在糖尿病患者出院时应进行哪些指导?

教师注意事项

本幕描述糖尿病患者病情好转准备出院的情形。引导学生学习糖尿病的并发症,掌握胰岛素注射的要点,引导学生思考该病的健康指导。

学习目标

1. 掌握糖尿病的各种并发症。
2. 掌握糖尿病的健康指导和宣教。

提示用问题

1. 患者可能有哪些并发症? 如何通过病史、临床表现和检查来确定?
2. 患者出院时,应如何进行健康指导?

教师参考资料

1. 糖尿病的并发症

(1)慢性并发症:①糖尿病肾病;②糖尿病性视网膜病变;③糖尿病足;④糖尿病心血管并发症;⑤糖尿病性脑血管病;⑥糖尿病神经病变。

(2)急性并发症:①糖尿病酮症酸中毒;②高渗性高血糖状态;③乳酸性酸中毒。

2. 糖尿病的治疗

糖尿病的治疗包括健康教育、饮食治疗、运动疗法、药物治疗,以及胰腺和胰岛移植。

3. 健康指导

(1)心理指导:糖尿病是终身疾病,治疗需长期进行,且慢性并发症可遍及全身各重要器官,但糖尿病并非不治之症,合理的生活起居,良好的心理准备,配合饮食、体能锻炼及药物等综合措施可纠正代谢紊乱和消除糖尿病症状,并对预防慢性病变的发生发展有一定效果。所以要保持心情愉快,树立战胜疾病的信心。

（2）饮食指导：应以淀粉类食物（米、面、地瓜、土豆、山药等）作为主食，宜多吃蔬菜、瓜果，少吃糖、油脂、动物脂肪，根据需要适量进食奶及奶制品、肉类、禽蛋类及坚果类。合理安排膳食结构，食用粗纤维含量较多的食品，如高粱米、小米等。蔬菜应选择含糖分较少的小白菜、大白菜、油菜、白萝卜、空心菜、芹菜等为主；食用水果时应注意选择，香蕉、苹果、白梨、西瓜等水果含糖量较高，不宜食用，可以用西红柿、黄瓜代替水果，每日应有定量的牛奶摄入。烹调宜用植物油，食谱应多样化，营养要全面均衡。三餐比例适中，提倡少食多餐。

（3）活动指导：运动可降低血糖，减轻体重，降低血压，改善血液的高凝状态，减少血栓形成，改善心、肺功能，防止骨质疏松，放松紧张情绪。运动应循序渐进，持之以恒，饭后 1 h 血糖开始升高，此时开始运动最佳，不易发生低血糖，应根据个人的身体状况决定运动强度，以不感到疲劳为宜。

（4）用药指导：应早期使用降糖药物或胰岛素，以有效地控制血糖，减少并发症的发生。应在医生指导下选择制剂和剂量。

（5）自我护理：糖尿病患者要注意口腔卫生，勤洗脸，勤洗澡，加强皮肤及肢端的护理。预防毛囊炎及化脓性疾病的发生，糖尿病史在 5 年以上者，要注意血管和神经病变情况，注意足部卫生，洗脚后要擦干，检查有无外伤和破损，不要用刀削足部的鸡眼和老茧，以免造成皮肤损伤，经常按摩足部，冬季要注意保暖，避免发生冻伤，选择合适的袜子和鞋子，预防糖尿病足的发生。

（6）自我监测：糖尿病患者要学会对血糖水平、病情变化、治疗效果及有无并发症进行自我监测，有条件患者可以用血糖仪进行空腹、餐前、餐后、餐后 2 h 和睡前的血糖监测，并使血糖控制在正常范围。

（7）预防低血糖：低血糖多在餐前发生，可导致冠状动脉痉挛，轻者可诱发冠心病患者心绞痛，重者心肌梗死。主要症状有饥饿感、心慌、出冷汗、手抖、烦躁、抽搐、意识模糊，甚至昏迷等。糖尿病患者外出必须随身携带少量糖果，一旦出现低血糖的前兆，及时给予补充碳水化合物，或喝葡萄糖水，严重者尽快去医院就诊，以免贻误病情。

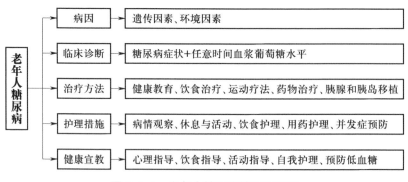

图 5-2-1　老年人糖尿病护理流程图

参考文献

[1] 方园,王晓玲,徐姗姗,等. Orem 自护模式在老年糖尿病护理中的应用效果分析[J]. 中华全科医学,
　　2019,17(08):1424-1426.

［2］王斌,郑桃花,黄霞,等.基于奥马哈护理结局分类系统构建老年糖尿病患者护理敏感性结局指标［J］.护理研究,2021,35(4):685-689.

［3］张媛.门诊护理干预对提高老年糖尿病患者生活质量的效果研究［J］.中国全科医学,2021,24(S1):183-186.

［4］赵晓玲,董新寨.基于保护动机理论的护理干预对老年糖尿病患者血糖和自我护理能力的影响［J］.护理研究,2019,33(20):3616-3619.

［5］滕云,刘美丽,张雪梅.医院-家庭一体化延续性护理在老年糖尿病患者中的应用效果［J］.护理研究,2018,32(21):3461-3462.

第三节 老年人高尿酸血症与痛风

——"痛从口入"

教案摘要

高先生,69岁,3 d前无明显诱因下出现双足第一趾关节及左踝关节疼痛,伴皮肤发红,皮温升高,行动明显受阻,入院就诊。治疗一段时间后,病情得到控制,给予出院。通过本教案,学生可以学习高尿酸血症的流行病学相关知识、诊断治疗、护理以及健康促进,从而思考该疾病的预防及健康促进策略;通过对高尿酸血症患者全程、动态的健康照护问题的评估和分析,进行连续性照护,从而实现以患者为中心的整体护理。

关键词

高尿酸血症(Hyperuricemia);以患者为中心(Patient-centered);康复锻炼(Rehabilitation Exercise);健康促进(Health Promotion)

主要学习目标

1.掌握高尿酸血症的鉴别诊断。

2.掌握高尿酸血症的临床表现。

3.掌握高尿酸血症的护理问题及护理要点。

4.掌握高尿酸血症急性痛风性关节炎患者的常见健康照护问题。

5.掌握高尿酸血症的预防及健康促进策略。

次要学习目标

1.了解高尿酸血症的诊断。

2.了解高尿酸血症的流行病学特点。

3.了解高尿酸血症的治疗方法。

第 一 幕

高先生,69 岁,退休后一直在家中,经常和朋友外出就餐,爱吃海鲜类食物,爱饮酒,每天至少 1 瓶啤酒,BMI 指数为 31,最近无明显诱因下出现双足第一趾关节及左踝关节疼痛,伴皮肤发红,皮温升高,行动明显受阻,夜间难以入眠,遂至门诊就诊。

在门诊预检台,高先生询问护士:"医生,我最近双脚第一趾关节及左脚踝关节痛,走路都疼,没办法和以前一样走路了,常常在夜里痛醒,我应该去哪个科看病?"门诊护士详细询问了高先生的病情,根据其描述的症状进行了预检分诊,告知其应该去哪个科就诊。

门诊医生详细地询问了高先生的病史后为其做了详细的体格检查,然后安排他进行检查,实验室检查结果提示血尿酸 585 $\mu mol/L$。

问题导引

1. 请分析本幕给出的有助于疾病诊断的信息。
2. 你从这些信息中能得到哪些诊断?
3. 要排除这些诊断,你还需要哪些信息?
4. 患者还需要进行哪些检查来帮助你确诊?

教师注意事项

本幕描述的是一位老年高尿酸血症患者初次就诊的情形。门诊的护士应学会对该疾病进行预检分诊,这涉及类风湿关节炎的鉴别诊断。因此,在询问病史时应仔细询问患者患病的经过、生活及工作习惯、伴随症状、既往史等。通过对该疾病流行病学及病因的学习,引导学生思考该病的防治及健康促进策略。

学习目标

1. 掌握高尿酸血症的临床表现。
2. 了解高尿酸血症的诊断标准。
3. 了解高尿酸血症的辅助检查。

提示用问题

1. 高先生的症状有几种可能的诊断? 如何根据病史确定或排除这些诊断?
2. 高先生的饮食习惯与该病有什么关系? 有什么样的临床表现?
3. 高先生为什么要做血尿检查? 对疾病的诊断有什么帮助?
4. 你认为根据以上的信息可以确诊了吗? 还需要做哪些检查?

教师参考资料

1. 高尿酸血症的定义

高尿酸血症是嘌呤代谢障碍引起的代谢性疾病,少数患者可以发展为痛风。高尿酸血症是指成人在正常饮食状态下,不分男女,非同日两次检测空腹血尿酸水平>420 μmol/L。有相当一部分高尿酸血症患者可终身不出现关节炎等明显症状,称为无症状高尿酸血症。痛风属于代谢性疾病,由于尿酸盐结晶沉积于关节、软组织和肾脏,引起关节炎、皮肤病变及肾脏损害等。调查发现,约1/3的高尿酸血症患者发展为痛风,我国高尿酸血症患病率约为13.3%。

2. 鉴别诊断

类风湿关节炎是一种以累及周围关节为主的多系统性、炎症性的自身免疫性疾病。临床上以慢性、对称性、周围性多关节炎性病变为主要特征,可表现为受累关节疼痛、肿胀以及功能下降。根据有无晨僵和类风湿因子指标水平可以鉴别诊断。

3. 临床表现

本病多见于中老年男性、绝经期后妇女,发病高峰在40~50岁,近年来青年人发病率有上升趋势。5%~25%的患者有痛风家族史。高尿酸血症可分为以下几个时期。

(1)无症状期:仅有血尿酸持续性或波动性增高。

(2)急性关节炎期:多于春秋发病,为痛风的首发症状,是尿酸盐结晶、沉积引起的炎症反应。表现为突然发作的单个、偶尔双侧或多个关节红肿热痛、功能障碍,可有关节腔积液,伴发热、白细胞增多等全身反应。常在午夜或清晨突然发作,多呈剧痛,最易受累部位是蹈趾和第一跖趾关节。

(3)痛风石期:痛风石(Tophi)是痛风的一种特征性损害,由尿酸盐沉积所致。痛风石可存在于任何关节、肌腱和关节周围软组织,导致骨、软骨的破坏及周围组织的纤维化和变性。

(4)肾病变期:主要表现在两方面:①痛风性肾病;②尿酸性肾结石。

4. 辅助检查

(1)尿酸测定:正常男性血尿酸为150~380 μmol/L,正常女性为100~300 μmol/L,女性更年期后,血尿酸水平接近男性。高尿酸血症患者尿酸>420 μmol/L。

(2)滑囊液或痛风石检查:急性关节炎期行关节腔穿刺,抽取滑囊液,在显微镜下,可见白细胞内有双折光现象的针形尿酸盐结晶,是确诊本病的依据。痛风石活检也可见此现象。

(3)其他检查:X线检查、CT检查、关节镜等有助于发现骨、关节的相关病变或尿酸性尿路结石影。

5. 诊断标准

成人在摄入正常嘌呤的情况下,不同日连续两次测得血尿酸值>420 μmol/L,即可诊断为高尿酸血症。痛风依病因不同可分为原发性和继发性两大类。原发性痛风指在排除其他疾病的基础上,由先天性嘌呤代谢紊乱和(或)尿酸排泄障碍所引起的痛风。继发性痛风指继发于肾脏疾病或某些药物所致尿酸排泄减少、骨髓增生性疾病及肿瘤化疗所致尿酸生成增多等。

第 二 幕

根据实验室检查结果,拟"高尿酸血症,痛风"收治入院。

高先生表现得很焦虑:"我身体一直很好的,从来没有住过医院,怎么办,早知道就不要吃那么多海鲜了。"护士微笑说:"高先生,您好。我是您的床位护士,您不要太担心,有什么问题都可以找我。"高先生听后放心地笑了笑:"那我就放心了。"护士在询问好患者一般信息后,说:"我们会根据医嘱帮你定好治疗膳食的,您现在得忌口了,不能再吃海鲜和动物内脏之类的东西了,这些食物嘌呤含量高,会加重您的病情。"高先生说:"我知道了,在医院都听你们的。"护士:"您先休息,我先让医生来给您检查一下。"

问题导引

1. 目前高尿酸血症有哪些治疗手段?

2. 本幕中高先生为何情绪沮丧及懊悔? 你如何帮助高先生脱离这种情绪?

3. 本幕中该病的诱因是什么? 它有什么流行病学特点?

4. 如何帮助这些高危人群预防高尿酸血症?

教师注意事项

本幕经过血、尿常规检查,患者确诊为"高尿酸血症",高尿酸血症是慢性嘌呤代谢障碍所引起的一组异质性疾病。通过对该疾病流行病学及病因的学习,引导学生思考该病的防治及健康促进。

学习目标

1. 了解高尿酸血症的流行病学特点。

2. 了解高尿酸血症的治疗要点。

3. 了解此类疾病的健康促进方法。

提示用问题

1. 高先生为什么得了高尿酸血症? 高尿酸血症的发病原因有哪些? 有什么特点?

2. 你如何为高先生做健康宣教? 健康促进的策略是什么?

3. 高先生存在什么心理问题? 我们该如何护理?

教师参考资料

1. 高尿酸血症的流行病学特点

该病的患病率随血尿酸水平升高而升高,原发性高尿酸血症可以遗传,临床多见于 40 岁以上的男性,女性发病多在绝经后。由于饮食结构改变,尤其是高嘌呤食物的大量摄入是导致近年来痛风发病率不断上升的原因。

2. 治疗要点

(1) 一般治疗:调节饮食,控制总热量摄入;限制高嘌呤食物,严禁饮酒;适当运动,减轻胰岛素抵抗,防止超重和肥胖;多饮水,每天至少饮水 2 000 mL,增加尿酸的排泄。

(2) 症状性高尿酸血症期的治疗:积极寻找病因和相关因素,如利尿剂的应用、体重增加、饮酒、高血压、血脂异常等。

(3) 急性痛风性关节炎期的治疗:①秋水仙碱:治疗痛风急性发作的特效药,一般服药后6~12 h症状减轻,24~48 h内90%的患者症状缓解。②非甾体类抗炎药(NSAIDs):常用药物有吲哚美辛、双氯芬酸、布洛芬、塞来昔布等,效果不如秋水仙碱,但较温和,发作超过48 h也可应用,症状消退后减量。③糖皮质激素:上述两类药无效或禁忌时使用。停药后容易出现"反跳"症状,一般尽量不用。

(4)发作间歇期和慢性期处理:①促进尿酸排泄药:常用的有丙磺舒、磺吡酮、苯溴马隆。用药期间要多饮水,并服碳酸氢钠碱化尿液,使尿酸不易在尿中积聚形成结晶,每天3~6 g。②抑制尿酸生成药:目前只有别嘌醇,通过抑制黄嘌呤氧化酶,使尿酸生成减少。③其他:保护肾功能,较大痛风石或经皮溃破者可手术剔除。

(5)继发性痛风的治疗:除治疗原发病外,对痛风的治疗原则同前述。

3. 心理护理

(1)建立良好的护患沟通,增加彼此的信任感,使患者产生安全感,增强对抗疾病的信心。

(2)护士应注意与家属的沟通,家属的支持及鼓励可消除患者的不良情绪。

(3)向患者讲述类似疾病康复的案例,增强患者康复的信心。

(4)做好健康宣教工作,告知患者需要配合治疗的注意事项,缓解患者担忧的情绪。

第 三 幕

入院当天下午,高先生疼得直冒汗,对护士说:"护士啊,我的脚很痛呀,帮我打一针止痛针吧。"护士说:"叔叔,您能具体描述一下怎么样痛吗?"高先生:"就像针刺一样,一直痛着。"护士拿来一张数字评分表,说:"叔叔,数字一到十分,您觉得现在疼痛的分值是几分?"高先生:"五分。"护士汇报医生后,遵医嘱给予乐松一粒口服、硫酸镁湿敷。护士拿来药:"高叔叔,您先把这粒止痛药吃掉,我再帮您湿敷疼痛的关节处来缓解您的疼痛。"护士续说道:"您这两天要卧床休息,把脚抬高一些,被子不要过紧,压到腿很痛的。放一些轻音乐听听,转移一下注意力。动物内脏、海鲜、肉类、菠菜、豆类都不要吃了。就吃一些清淡的,易消化的,可以吃些碱性的食物,比如牛奶、鸡蛋、马铃薯、蔬菜、柑橘类水果。您没有水肿,可以多喝水来排尿酸。"高先生很认真地听护士小张的指导:"谢谢您,你们护士太专业了。"过了半个小时,护士回来问:"高先生,您的脚痛好些了吗?"高先生回答:"已经好很多了,不怎么痛了。"护士小张说:"现在您认为您的疼痛分值是几分?"高先生眉开眼笑地说:"2分!"

治疗1周后,高先生的疼痛得到了控制,护士跟高先生说:"您可以慢慢下床活动了。但是要慢呀,您已经躺了好几天了,不能过急呀。"高先生很开心地说:"我一定听您的话。"

医生查房后开具了出院医嘱,出院前1 d,护士小张为张先生做了出院指导,高先生非常高兴并表示今后一定会多注意。

问题导引

1. 本幕中,高先生发生了什么问题? 你如何应对?

2. 作为一名病房护士,怎么给患者做疼痛评分? 你怎么给患者的疼痛做护理?

3. 高先生即将出院,你应该怎么指导其饮食和活动?

学习目标

1. 掌握高尿酸血症的护理问题及相应护理措施。

2. 掌握高尿酸血症的出院指导。

3. 熟悉疼痛护理。

教师注意事项

本幕主要讲的是急性痛风性关节炎期的护理,以及患者康复过程及出院场景,引导学生学习痛风性关节炎的疼痛特点、疼痛评估方法,并给予针对性的疼痛护理。完善的康复锻炼是确保患者康复必不可少的措施,学生在本幕应学习做好康复师的角色,指导患者做好各项康复锻炼。引导学生站在患者的角度思考此时患者迫切需要得到哪些方面的护理,学习如何为患者提供专业的出院指导,使患者快速康复并早日恢复正常生活。引导学生深入思考护理人员在疾病预防和患者康复中的作用。

提示用问题

1. 高先生的主要护理问题及护理措施是什么?

2. 疼痛评估的评分方法有哪些?

3. 高先生可以进行哪些康复锻炼? 如何开展?

4. 出院后,高先生在生活中有什么要注意的地方吗? 为防止痛风的复发,你对高先生有什么建议?

 教师参考资料

1. 高尿酸血症的护理诊断

(1) 疼痛:与尿酸盐结晶沉积在关节引起炎症反应有关。

(2) 躯体活动障碍:与关节受累、关节畸形有关。

(3) 知识缺乏:缺乏与痛风有关的饮食知识。

(4) 潜在并发症:糖尿病、尿毒症。

2. 高尿酸血症的护理措施

1) 病情观察

(1) 生命体征监测:注意体温、尿量的变化。

(2) 专科观察:①使用皮温测量仪测定痛风发作处及对侧皮温;②观察疼痛的部位、性质、间隔时间,有无午夜因剧痛而惊醒等;③受累关节有无红肿热和功能障碍;④有无过度疲劳、寒冷、潮湿、紧张、饮酒、饱餐、脚扭伤等诱发因素;⑤有无痛风石的体征,了解结石的部位及有无症状;⑥监测血尿酸的变化。

2) 休息与活动

(1) 高尿酸血症患者应规律锻炼。

(2) 痛风患者的运动应从低强度开始,逐步过渡至中等强度,避免剧烈运动。剧烈运动可使出汗增加,血容量、肾血流量减少,尿酸排泄减少,甚至可以诱发痛风发作。

(3)痛风急性期则以休息为主,中断锻炼有利于炎症消退。

(4)运动次数以每周4～5次为宜,每次0.5～1 h。可采取有氧运动,如慢跑、太极拳等。

3)饮食护理

(1)因痛风患者大多肥胖,热量不宜过高,应限制在1 200～1 500 kcal/d。

(2)蛋白质控制在1 g/(kg·d)。

(3)避免进食高嘌呤食物,如动物内脏、鱼虾类、肉类、菠菜、蘑菇、黄豆、浓茶等。

(4)饮食宜清淡、易消化,忌辛辣和刺激性食物。

(5)严禁饮酒,宜进食碱性食物,如牛奶、鸡蛋、各类蔬菜、柑橘类水果,使尿液的pH在7.0或以上,减少尿酸盐结晶的沉积。

4)用药护理

(1)观察药物疗效,及时处理不良反应:①秋水仙碱口服常有胃肠道反应。②使用丙磺舒、磺吡酮、苯溴马隆者,可有皮疹、发热、胃肠道反应等。用药期间,嘱患者多饮水,口服碳酸氢钠等碱性药。③应用NSAIDs时,注意观察有无活动性消化性溃疡或消化道出血发生。④使用别嘌醇者,除有皮疹、发热、胃肠道反应外,还有肝损害、骨髓抑制等不良反应。⑤使用糖皮质激素时,应观察其疗效,密切注意有无症状的"反跳"现象。

(2)用药期间注意复查肝肾功能指标。

3. 健康教育

(1)饮食指导:①低嘌呤饮食:严格控制肉类、海鲜和动物内脏等食物的摄入。②多饮水,戒烟酒:建议患者每日饮水量2 000 mL以上,可促进尿酸排泄并预防尿路结石。结合患者肾功能及血压情况,建议保证每日尿量在1 500 mL以上,最好2 000 mL。③减少富含果糖饮料的摄入,增加新鲜蔬菜的摄入。

(2)药物指导:①嘱患者遵医嘱服用降尿酸药物,不可随意调整用药或停药。②关节剧烈疼痛时,可遵医嘱服用止痛药物。

(3)功能锻炼:①尽量使用大肌群,如能用肩部负重者不用手提,能用手臂者不要用手指。②避免长时间持续进行重体力劳动。③经常改变姿势,保持受累关节舒适。④若有关节局部温热和肿胀,尽可能避免其活动。如运动后疼痛超过1～2 h,应暂时停止此项运动。

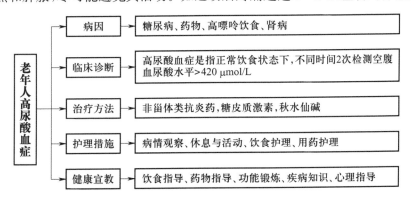

图 5-3-1 老年人高尿酸血症护理流程图

（4）疾病知识：嘱患者保持心情愉快,避免情绪紧张;生活要有规律;肥胖者应减轻体重;防止受凉、劳累、感染、外伤等。

（5）心理指导：给患者和家属讲解疾病的有关知识,说明本病是一种终身性疾病,但经积极有效治疗,患者可正常生活和工作。

参考文献

[1] 中华医学会风湿病学分会. 2016 中国痛风诊疗指南[J].中华内科杂志,2016,55(11)：892-899.

[2] 张冰清,张昀,曾学军. 痛风和高尿酸血症的遗传学背景 [J].中华风湿病学杂志,2015,19(1)：61-63.

[3] 马利丹,孙瑞霞,辛颖,等. 不同体重指数痛风患者临床特点分析 [J].中华内科杂志,2017,56(5)：353-357.

[4] 刘悦娇,黄东旭,李秀存,等. 四肢痛风石的手术技巧及治疗体会 [J].中华手外科杂志,2017,33 (2)：118-120.

[5] 王靖宇,常宝成.高尿酸血症/痛风流行病学特点及危险因素[J].国际内分泌代谢杂志,2016,36(2)：78-81,88.

[6] 张睿,刘帅辉,于珮.痛风合并慢性肾脏疾病的药物治疗[J].国际内分泌代谢杂志,2016,36(2):82-88.

第六章 老年人神经系统疾病的护理

第一节 老年人脑梗死

——"三高人群"的隐患

教案摘要

张某，男性，65岁，于1h前无明显诱因出现右侧肢体乏力、跌倒在地、肢体抬起不能，伴吐词欠清。无头痛、呕吐，无肢体抽搐、大小便失禁、吞咽困难、饮水反呛等不适。在家未做特殊处理，症状不能缓解，拨打120送入急诊。既往史：有高血压病史15年，院外长期口服硝苯地平缓释片1片，2次/d，瑞舒伐他汀1片，1次/d，血压控制不佳，有痛风病史多年，反复发作痛风病史15年，双侧腕关节、踝关节等反复多次发作。查体：T：36.2℃，P：82次/min，R：20次/min，BP：172/100 mmHg，NIHSS评分：7分，CT：两侧基底节区多软化灶，脑萎缩。随即给予溶栓。通过此案例，学生可以学习急性脑梗的临床表现、诊断、治疗及可能出现的并发症，学习溶栓术前、术后的护理要点等相关知识，从而思考该疾病的健康照护及预防策略，实现以患者为中心的整体护理。

关键词

急性脑梗（Acute Cerebral Infarction，ACI）；脑梗溶栓（Thrombolysis in Cerebral Infarction）；康复训练（Rehabilitation Training）；美国国立卫生研究院卒中量表（National Institute of Health Stroke Scale，NIHSS）

主要学习目标

1. 掌握急性脑梗死的临床表现、诊断标准。
2. 掌握溶栓的护理要点。
3. 掌握急性脑梗死的并发症。

4. 掌握洼田饮水试验。

5. 熟悉急性脑梗死的定义、诱因。

次要学习目标

1. 了解良肢位的摆放。

2. 了解脑梗死的康复护理。

第 一 幕

　　张某,男性,65 岁,头痛在家未做特殊处理,症状不能缓解,拨打 120 送入急诊。既往史:有 20 年吸烟史、高血压病史 15 年,院外长期口服硝苯地平缓释片 1 片,2 次/d,瑞舒伐他汀 1 片,1 次/d,血压控制不佳,有痛风病史多年,反复发作痛风病史 15 年,双侧腕关节、踝关节反复多次发作。查体:T 36.2℃,P 82 次/min,R 20 次/min,BP 172/100 mmHg,NIHSS 评分:7 分,CT:两侧基底节区多软化灶,脑萎缩。随即急诊护士立即给予床边心电监护、吸氧、建立静脉通路。

问题导引

1. 根据这些信息,你认为患者发生了什么情况? 支持你的依据是什么?

2. 作为一名急诊护士,什么措施是你第一时间想到能帮助患者的?

3. 还有哪些对症处理是你需要马上给予的?

4. 你觉得患者的疾病有哪些治疗方案?

教师注意事项

　　本幕描述患者出现的症状,随即医生根据患者的 CT 判断患者发生急性脑梗死,立即给予吸氧、开放静脉通路。引导学生学习急性脑梗死的诊断思路,重点掌握急性脑梗死的处理流程与其他表现,做快速而准确的判断,配合医生做好相应护理。

学习目标

1. 掌握急性脑梗死的临床表现。

2. 掌握急性脑梗死的诊断标准。

3. 熟悉急性脑梗死的定义、诱因。

4. 了解急性脑梗死的治疗方法。

提示用问题

1. 结合患者的病史及临床症状,你认为患者的疾病诊断是什么? 如何诊断?

2. 还有哪些原因也会导致头痛? 如何鉴别?

3. 患者的血脂有无异常?

4. 患者所得疾病的治疗方法有哪些?

教师参考资料

1. 急性脑梗死的定义

脑梗死是指脑血供突然中断后导致的脑组织坏死。通常主要是由于供应脑部血液的动脉出现粥样硬化和血栓形成,使管腔狭窄甚至闭塞,导致局灶性急性脑供血不足而发病;也有因异常物体(固体、液体、气体)沿血液循环进入脑动脉或供应脑血液循环的颈部动脉,造成血流阻断或血流量骤减而产生相应支配区域的脑组织软化、坏死。

2. 鉴别诊断

(1) 脑出血:脑出血(Cerebral Hemorrhage)是指非外伤性脑实质内血管破裂引起的出血,占全部脑卒中的 20%～30%,急性期病死率为 30%～40%。发生的原因主要与脑血管的病变有关,即与高血脂、糖尿病、高血压、血管的老化、吸烟等密切相关。脑出血的患者往往由于情绪激动、费劲用力时突然发病,早期死亡率很高,幸存者中多数留有不同程度的运动障碍、认知障碍、言语吞咽障碍等后遗症。

(2) 颅内占位性病变:颅内占位性病变(Intracranial Spaceoccupying Lesion)是在颅腔内占据一定空间位置的一组疾病的总称,临床上以颅内压增高(即成人颅压>200 mmHg)和局灶性神经损害为特征,其中以颅内肿瘤、颅内血肿和脑脓肿等最为常见。

3. 急性脑梗死的诱因

急性脑梗死也叫中风,是一种严重威胁中老年人健康的脑部疾病,发病后如救治不及时,死亡率是很高的,就算抢救及时,也易导致一些严重后遗症发生,所以针对急性脑梗死应注意做好防治工作,对于一些可引起其发病的诱因,应及时防治。其中有 7 个诱因可导致脂性脑梗死发生,诱因如下。

(1) 动脉粥样硬化:它的发生和环境、饮食及生活方式有很大的关系,如果脑部出现动脉粥样硬化,就可导致脑血管狭窄现象。这时如果斑块破裂、变性或出血,则可诱发急性血管闭塞,也就是出现急性脑梗死现象。

(2) 心脏疾病:如患有心脏病,会影响心脏血流,可出现血流湍流,从而易形成微小血栓,之后可随着血液流动到脑部血管,最后造成急性脑梗死发生。

(3) 血管斑块不稳:如果血管里斑块不稳受到血液流动冲击时,可导致斑块脱落,斑块可随血流进入较小的血管内,最后造成急性脑梗死发生。

(4)"三高":如果患有高血压、高血脂或是高血糖不及时治疗控制时,也易诱发急性脑梗死。

(5) 房颤:如果患者伴有阵发性或持续性房颤,或是存在心脏瓣膜病,这些疾病也可成为急性脑梗死的诱因。

(6) 肥胖、吸烟、酗酒:不良的生活饮食习惯也是急性脑梗死常见的诱因,如中老年因饮食不良而引起肥胖,或是有吸烟酗酒习惯,就会增加急性脑梗死的发生概率。

(7) 其他:如存在动脉夹层时,就可能引起急性脑梗死,不过这种诱因临床较少见,有这种情况的以青年多见。

4. 急性脑梗死的临床表现

1) 短暂性脑缺血发作

短暂性脑缺血发作(Transient Ischemia Attack,TIA)既是一种病,也是一种危险因素,尤其近期频繁出现短暂性脑缺血发作更是脑梗死的特级警报。患者表现为一种短暂的且反复发作的脑局部供血中断,神经功能障碍持续时间不超过 24 h,表现为突发的单侧肢体无力、感觉麻木、一时性黑矇及失语等大脑半球供血不足的表现。症状可反复发作,自行缓解,大多不留后遗症。短暂性脑缺血发作持续时间长,相当一部分患者会发展成急性脑血管病。

2)脑梗死

主要包括一般特点和特殊的血管综合征和(或)临床综合征。脑梗死后出现的局限神经功能缺损征象,与梗死部位、受损区侧支循环、参与供血的动脉变异及既往脑细胞损伤情况有关。

(1)一般特点:动脉粥样硬化性脑梗死多见于中老年人。常在安静或睡眠中发病,部分病例有 TIA 前驱症状,如肢体麻木、无力等,局灶性体征多在发病后 10 h 或 1～2 d 达到高峰,临床表现取决于梗死灶的大小和部位。患者一般意识清醒,当发生基底动脉血栓或大面积脑梗死时,可出现意识障碍,甚至危及生命。

(2)不同脑血管闭塞的临床特点:①颈内动脉闭塞:对侧偏瘫、偏身麻木、同向偏盲,左侧病变有完全性失语,同侧单眼暂时性失明为独特的症状,突然闭塞可有癫痫发作。病侧颈动脉搏动减弱或消失,于颈总动脉分叉处可听到杂音。②大脑中动脉闭塞:对侧偏瘫、偏身麻木、同向偏盲,病变在左侧时可有完全性失语,如皮质分支闭塞,则对侧面部和上肢症状较重。如深部分支闭塞,则对侧肢体偏瘫,而常无感觉障碍。③大脑前动脉闭塞:对侧偏瘫,下肢温度感觉障碍,如果病变在左侧,右侧肢体有失用症。有精神错乱、昏迷。④大脑后动脉闭塞:对侧同向偏盲,病变在左侧有失读症。⑤小脑后下动脉闭塞:剧烈眩晕、眼球震颤、恶心、呕吐、同侧面部痛温觉消失,肢体共济失调,软腭及声带麻痹而有吞咽困难、发音嘶哑,交感神经麻痹(霍纳综合征)和对侧偏身痛、温觉消失。⑥基底动脉闭塞:昏迷、四肢先松弛性后痉挛性瘫痪,面、展、三叉、迷走、舌下等神经麻痹;假性延髓性麻痹:两侧半球多发性梗死,吞咽困难,发音不清,两侧面下部肌无力,舌肌麻痹,咽、下颌反射亢进,有强哭强笑症状。

5. 急性脑梗死的诊断标准

(1)中老年患者有动脉粥样硬化及高血压等脑卒中的危险因素。

(2)安静状态下或活动中起病,病前可有反复的短暂性脑缺血发作。

(3)症状常在数小时或数天内达到高峰,出现局灶性的神经功能缺损,梗死的范围与某一脑动脉的供应区域相一致。

(4)头颅 CT 在早期多正常,24～48 h 内出现低密度病灶。

(5)磁共振扩散加权成像技术有助于早期诊断,血管造影可发现狭窄或闭塞的动脉。

第 二 幕

医护人员和家属之间需要紧密配合,争取宝贵的抢救时间,护士观察患者的意识、语言、肢体和血压情况。在脑梗死发生的 4.5～6 h 内立即进行静脉溶栓:rtPA:0.9 mg/kg(最大剂量为 90 mg)静脉滴注,其中 10% 在最初 1 min 内静脉推注,其余持续滴注 1 h 后,护士每半小时监测患者的血压、瞳孔、GCS 评分情况,血压分别为 120/80 mmHg、115/78 mmHg、133/79 mmHg,在重复监测血压的同时,张某有点不耐烦了,问道:"护士,这个可以拿掉吗? 一直在打气,手都要肿了。"随即,护士小李就很耐心地和患者说:"叔叔,你这个血压要持续监测的,因为你刚刚进行溶栓治疗,我们怕有意外发生,只要过了今晚,你的生命体征平稳了,明天就可以不监测血压了。"患者说:"这样啊,那我就放心了,谢谢护士小姐耐心解答。"

问题导引

1. 作为急救护士,有哪些措施是你在溶栓全程需要为患者做到的?
2. 根据患者的情况,溶栓治疗有哪些禁忌证及适应证?
3. 作为病房护士,你该怎样安抚患者情绪?

教师注意事项

在本幕,患者在确诊急性脑梗死后立即行溶栓术,检查结果示侧脑室旁及左侧颞叶多发病灶为急性期脑梗死。本幕主要引导学生掌握溶栓术前的护理工作、术中的病情观察要点。根据患者的血管病变情况,引导学生思考急性脑梗死患者容易出现哪些临床表现。患者术后烦躁不安,引导学生关注、讨论和分析患者心理变化的原因,从而针对性地做好术后宣教。术后严密的病情观察和护理是确保患者康复的必要条件,引导学生学习急性脑梗溶栓术后的护理常规及心理护理。

学习目标

1. 掌握溶栓的护理要点。
2. 掌握患者的心理护理。

提示用问题

1. 什么是溶栓治疗?
2. 患者行急诊溶栓,护士需要做好哪些术前准备和术中护理配合?
3. 作为病房护士,患者安返病房后,你如何做好相应护理措施?

教师参考资料

1. 急性脑梗死的治疗

(1) 溶栓治疗:使用注射用阿替普酶(爱通立)时,注意患者有无出血情况。对于存在高危出血倾向者,包括近 6 个月内有显著出血疾病等患者禁用。

(2) 降纤治疗:①降纤酶;②巴曲酶。

(3) 抗凝治疗:①普通肝素;②低分子肝素。

(4) 抗血小板制剂:①阿司匹林;②其他。

（5）脑保护剂：①钙离子拮抗剂；②胞二磷胆碱；③谷氨酸拮抗剂和 GABA 增强剂；④其他。

（6）血液稀释疗法：①低分子右旋糖酐；②706 代血浆。

2. 急性脑梗死的急救及护理

（1）生命体征的监测：患者的意识、瞳孔、血压、心率等变化。

（2）吸氧：减少心肌耗氧（绝对卧床），持续高流量吸氧（4～6 L/min），监测氧饱和度。

（3）建立静脉通路：遵医嘱使用抗凝药物。

（4）持续心电监护，观察患者生命体征变化。

（5）做好患者转运工作。

3. 溶栓前准备

（1）向患者及家属介绍溶栓的注意事项，以解除患者思想顾虑，缓解紧张情绪。

（2）配合完善各项辅助检查，如出凝血时间、凝血酶原时间、心电图、头颅 CT。

（3）观察患者的意识、语言、肢体活动及血压变化，将血压控制在适宜范围。

（4）建立两条静脉通路。

（5）给予氧气吸入、心电监护。

4. 溶栓后护理

（1）术后将患者安置在神经科监护室，给予心电监护，持续监测心电、血压、脉搏、呼吸，严密观察意识、瞳孔、肢体活动及 GCS 评分情况，避免因血压持续升高或突发升高引起脑再灌注损伤。

（2）为防止血栓形成，密切观察足背动脉搏动情况，观察下肢皮肤的温度、颜色和末梢血液循环情况，注意有无渗血、瘀斑，每小时 1 次，如动脉搏动减弱或消失，应及早通知医生。由于颅内动脉急性闭塞患者术前均存在单侧肢体偏瘫，术后患侧仍有程度不等的偏瘫，尤其年老、病情危重者，术后卧床时间长，易引发下肢深静脉血栓，除常规给予抗凝治疗、监测凝血功能外，术后 48 h 每日进行肢体主、被动活动 2～3 次，每次 10～20 min，下肢气压治疗每8 h 一次，或穿循环减压弹力袜。

（3）术后常规给予氧气吸入，流量 2～4 L/min，及时清除气道内分泌物，保持呼吸道通畅，防止气体交换不足。

（4）由于患者围手术期使用了较多的抗凝以及抗血小板聚集药物，可能会引起口鼻出血及便血、尿血情况，因此要密切观察有无皮下、齿龈、鼻腔及脏器出血症状，在进行血管穿刺处压迫止血时，确保无活动性渗血方可停止，监测血压时每班调整袖带并观察皮肤有无压力性紫癜。

第 三 幕

术后患者持续心电血压监护，心律：窦性心律偶见室性早搏（图 6-1-1），保持在 80～95 次/min，其他生命体征平稳。术后第 2 d 护士发现患者当日上午无明显诱因下出现四肢抽搐，口吐白沫，牙关紧闭，神志丧失，无舌咬伤及大小便失禁，持续时间约 5 min，护士立即给予心电监护、吸氧后好转。

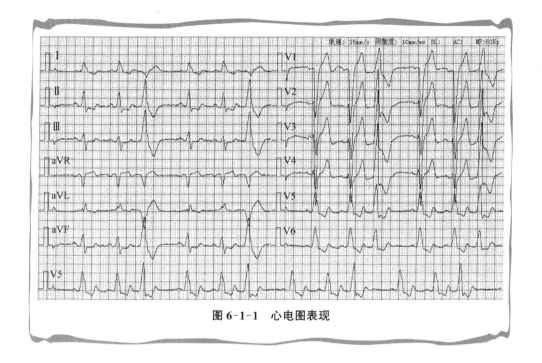

图 6-1-1 心电图表现

问题导引

1. 在这一幕中,患者发生了什么情况?
2. 遇见这种情形,你第一时间会采取什么样的紧急措施?
3. 你预估脑梗患者在恢复期间会发生哪些可怕情况?
4. 对于降低这些可怕事件的发生率,你有什么好的护理计划?

教师注意事项

本幕描述了急性脑梗死患者住院期间出现了脑梗死的并发症,其中癫痫是脑梗死常见的并发症,必须给予足够的重视。每一次发作就会对患者脑部的神经元造成一次重大的创伤,时间久了会造成患者记忆力下降,四肢行动以及大脑反应迟缓,甚至会使患者智力越来越低下。作为临床一线的护理人员,必须具备判断患者病情变化的能力,具备急危重症的抢救处理能力。本幕要引导学生掌握癫痫发作患者的病情观察要点及并发症,以及当患者出现严重并发症时的抢救配合措施。

学习目标

1. 掌握急性脑梗死的并发症。
2. 掌握癫痫发作的特征及临床表现。
3. 掌握患者突发癫痫时的抢救配合要点。

提示用问题

1. 急性脑梗死的并发症有哪些? 如何早期发现?
2. 突发癫痫有哪些临床表现?
3. 如果你发现患者突发癫痫,你会如何处理?
4. 你可以采取哪些治疗护理措施降低患者并发症的再发生率?

教师参考资料

1. 急性脑梗死的并发症

（1）脑水肿与颅内压增高。

（2）脑梗死后出血。

（3）癫痫：脑梗死后，癫痫的早期发生率为 2%～33%，晚期发生率为 3%～67%。

（4）吞咽困难：约 50% 的脑梗死患者入院时存在吞咽困难。

（5）肺炎：约 5.6% 的脑梗死患者合并肺炎。

（6）排尿障碍与尿路感染。

（7）深静脉血栓形成和肺栓塞：深静脉血栓形成的危险因素包括静脉血流淤滞、静脉内皮损伤和血液高凝状态。瘫痪重、年老患者发生深静脉血栓的比例更高，深静脉血栓最严重的并发症为肺栓塞。

2. 癫痫的临床表现

癫痫的临床表现见表 6-1-1。

表 6-1-1　癫痫的临床表现

分类	临床表现
全面强直-阵挛性发作	以突发意识丧失和全身强直、抽搐为特征，典型的发作过程可分为强直期、阵挛期和发作后期
失神发作（小发作）	分典型发作或不典型发作，突然知觉丧失，动作中断
癫痫持续状态	大发作持续状态，反复抽搐，持续昏迷，不及时解救会危及生命
局限性发作	单纯性局限性发作，局部肢体运动或感觉异常，无意识障碍
肌阵挛发作	根据年龄可分为婴儿、儿童和青春期肌阵挛

3. 突发癫痫的处理措施

（1）先将患者置于安全位置，就地平卧，避免摔伤。

（2）使用牙垫（或用纱布包裹压舌板）放入患者白齿处，防止舌咬伤。

（3）癫痫发作时，勿用力挤压患者肢体，防止骨折或脱白。

（4）将患者头偏向一次，如果有呕吐物，及时清理，防止堵塞呼吸道，以防窒息。

（5）给予吸氧，遵医嘱对症处理，建立静脉通路。遵医嘱使用镇静剂、抗癫痫药和脱水剂。

（6）严密观察患者的生命体征、瞳孔变化。

4. 预防癫痫的发生

（1）嘱患者注意休息，避免过度劳累，避免强光刺激。

（2）嘱患者必须坚持服用药物，不可间断。

（3）嘱患者生活要有规律，不能过饱或过饥，忌烟酒、辛辣刺激食物。

（4）嘱患者不能参加危险活动，如游泳、驾车等。外出随身携带信息卡片，卡片上有姓名、联系方式等。

第 四 幕

患者住院1周后生命体征平稳,病情基本稳定,开始进行洗漱、下床如厕、室内走动等日常生活,但下床走动后常感肢体活动不利、感觉麻木,被迫停止活动。由于病情,患者进食清淡,遂要求家属为其送来了骨头汤,认为住院期间就应该好好补一下身体,在患者病情平稳下遵医嘱给予床上康复训练,最后康复出院。

问题导引

1. 张某下床活动后觉得肢体活动不利、感觉麻木,对此你有什么好的提议?
2. 患者的家人给他大量进补,你认为这样的做法妥当吗?
3. 患者应进行哪些康复训练?

学习目标

1. 掌握急性脑梗死的健康宣教。
2. 了解急性脑梗死的保健及预防。
3. 脑卒中的一级、二级、三级预防。

教师注意事项

本幕主要描述了患者病情稳定、逐渐康复的过程。学生在本幕应学习做好康复师的角色,做好健康宣教,帮助患者建立良好的生活习惯,指导患者做好疾病预后的康复锻炼。引导学生深入思考护理人员在疾病预后和康复中的作用。

提示用问题

1. 你如何指导患者进行康复活动?
2. 患者在脑梗死恢复期该如何饮食?
3. 如何指导患者养成良好的生活习惯?
4. 患者今后是否还能吸烟? 为什么?
5. 患者出院回家后如何进行自我保健?

教师参考资料

1. 脑梗死的康复指导

缺血性脑卒中患者常存在各种后遗症和功能障碍,包括肢体活动不利、感觉麻木、言语不清、吞咽困难、大小便失禁等,导致患者生活不能自理,甚至长期卧床。吞咽障碍是脑卒中常见的并发症。22%～65%的脑卒中患者存在吞咽障碍,约有1/3的患者会因此而发生肺炎,进食前进行吞咽功能评估已经纳入脑卒中治疗指南。临床急救的目的在于挽救患者生命和减少并发症,而这些后遗症的处理则需要及时的康复治疗。康复治疗就是综合应用各种康复治疗技术,最大限度改善患者的功能,从而提高患者的生活自理能力(包括独立穿衣、吃饭洗漱、步行等方面),改善患者的生活质量,使患者可以回归家庭和社会。康复护理包括主动运动、被动运动、保持良肢位、床上训练、日常生活能力训练、语言训练等。

（1）主动运动：首先尽量让患者做主动运动，肌肉的收缩为减轻水肿提供了很好的泵的作用。可让患者多进行患肢的主动运动，如手指的抓握活动（抓握木棒、拧毛巾等）。

（2）被动运动：被动运动的动作应轻柔，以免引起疼痛或加剧疼痛。可让患者做健肢带动患肢上举的运动，也可在无痛范围内做前臂旋前、旋后动作；腕关节的背屈、伸活动等，以保持患肢关节正常的活动范围。注意预防肩手综合征的发生，可减轻患者的痛苦。坐轮椅时，应确保患肢不垂于轮椅一侧，可将手置于轮椅扶手上或轮椅桌板上；应尽量避免在患手输液，避免过度牵拉手关节及意外的损伤。这样做不但可预防肩手综合征的发生，即使在发生后也可防止病情加重，减轻残疾，提高患者的生活质量。

（3）良肢位摆放：良肢位就是抗痉挛的良好体位，患者除进行康复训练外，其余时间均应保持偏瘫肢体的良肢位。平卧位和患侧卧位时，应使肘关节伸展、腕关节背屈；健侧卧位时肩关节屈曲约 90°，肘关节伸展，手握一毛巾卷，保持腕关节的背屈。良肢位可改善静脉回流，减轻手部的肿胀。

（4）日常生活能力训练：根据日常生活能力的不同，采用不同的护理方法，一般采取"替代护理"的方法来照料患者，即患者在被动状态下，接受护理人员喂饭、漱口、更衣、移动等生活护理。而自我护理是通过耐心地引导、鼓励、帮助和训练患者，使患者主动参与日常生活能力训练。脑卒中患者会有肢体功能障碍，会不同程度地影响到日常生活能力。采用自我护理能够使他们达到部分或全部自理，以利于其回归社会，适应新生活。

（5）语言训练：首先教会患者及家属运用数字（1～10）和简单的字重复训练。采用口形法向患者示范口形，让其仔细观察每一个音的口形变化，纠正错误口形，进行正确发音等训练。从简单数字、句子说起，再循序渐进地加深复杂的语句，鼓励其经常与家人进行语言交流，为患者创造良好的语言环境，让患者完成单一的问题，增强患者的信心，逐步提高患者的语言表达能力。

2. 脑梗死的出院指导

1）疾病指导

我们要纠正患者错误的观念和不健康的生活方式，帮助患者有意识地避免脑卒中的危险因素。另外对体内已经形成的病理变化，如颈动脉斑块造成狭窄等要引起重视，定期进行脑卒中危险因素筛查，及早发现问题，做到早预防、早诊断、早治疗，就可以有效地防止缺血性脑血管病的发生。

2）用药指导

（1）按医生处方或药品说明书所规定的时间服药，不要随意延长或缩短服药时间。

（2）按医生处方或药品说明书所规定的药量服药。药量不够达不到预期效果；药量过大会引起毒性反应，甚至危及生命。

（3）服药期间，在定期复查观察疗效的基础上，还要注意不良反应等异常变化，一旦出现异常变化应及时就诊，由医生确定是否和服用药物有关。

（4）不要擅自调药。

3）饮食指导

注意合理饮食，少吃油腻食物，膳食要低盐、低脂肪、低胆固醇，常吃新鲜蔬菜，多食含植物蛋白丰富的豆类制品。

4）运动训练指导

（1）运动时要循序渐进,持之以恒。

（2）每次运动前要有准备活动,运动后要有整理活动。避免运动突然开始,突然停止。

（3）如果气候异常,应尽量避免室外运动,并适当减少当日的活动量。

（4）如果身体状况欠佳,如感冒或有明显的疲劳感等,应暂停运动,不应勉强进行。要在症状和体征消失 2 d 以上才能恢复运动。

（5）如果在运动过程中出现胸闷、胸痛、憋气、头晕、无力等不适,应立即停止运动。

（6）饭前、饭后 1 h 内不要进行高强度运动。

（7）运动后不要立即进行热水浴,休息 30 min 以上再用温水淋浴。

（8）不要进行要求爆发力或过于剧烈的运动,尤其是竞争性强的运动;不要进行大强度的力量训练。

3. 脑卒中的三级预防

一级预防为源头预防,主要在发病前控制脑卒中的病因和危险因素,也就是根本性预防或病因预防。

（1）防治高血压:高血压是脑卒中的头号危险因素,因此普通人群应半年测量一次血压,高血压患者则应注意监测自己的血压。积极控制高血压可使脑卒中发病率和死亡率分别降低 40% 以上。因此,控制高血压是脑卒中最重要的一级预防之一。

（2）预防心源性脑卒中:①风湿性心瓣膜病及心肌梗死患者,是心源性脑梗死的高危人群,应长期口服抗凝药或抗血小板聚集药以预防脑卒中,有手术指征时,应尽早手术治疗。②心房纤颤:非风湿性房颤是心源性脑梗死的重要病因,多见于老年人。随老年人口比例增大,由房颤引起的脑栓塞也增多,主要栓塞大脑中动脉主干,引起大脑半球大面积梗死。

（3）防治糖尿病:糖尿病可导致微血管病变及促发大动脉粥样硬化,是脑卒中发病的危险因素。应做好糖尿病的筛查工作,积极治疗、控制糖尿病的发展。

（4）防治高脂血症:高胆固醇可导致心脏病,从而间接地增加患脑卒中的概率,降低高胆固醇可以减少患缺血性脑卒中的概率。轻度胆固醇升高可通过减少饮食脂肪和运动来控制,中、高度胆固醇升高则需加用药物治疗。

（5）饮食与生活方式:每日三餐应正常饮食,每餐保证七至八分饱。尽量少吃或不吃油炸、富含动物脂肪的食物,如动物内脏、鸡皮、肥肉等。避免过咸、过甜的食物,以及腌制的肉、酱、菜等。同时注意戒烟、限酒,起居规律,并养成运动的习惯,每日运动至少 30 min。

二级预防又称"三早预防",即早发现、早诊断、早治疗。二级预防是发病期所进行的防止或减缓疾病发展的主要措施。主要是针对已发生过短暂性脑缺血发作或发生轻型脑卒中在短期内（3 周内）完全恢复者,防止发生完全性脑卒中,以控制病情,预防并发症的发生。

三级预防是对已有脑卒中的患者,早期、超早期治疗,降低致残程度,清除和治疗危险因素,预防其多发。早期治疗是指患者发病数小时后的急性期的治疗;超早期治疗是指发病后 6 h 以内即实施的治疗,如缺血性脑卒中,发病后 6 h 以内即应开始溶栓治疗。针对性治疗措施的介入越早,治疗效果就越好,致残程度就越低。

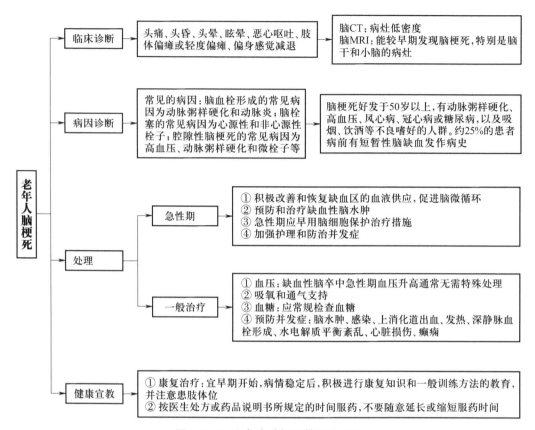

图 6-1-2　老年人脑梗死护理流程图

参考文献

[1] 刘丽萍.《急性缺血性脑卒中血管内治疗术后监护与管理中国专家共识》解读[J]. 中华医学杂志,2017, 97(3)：161.

[2] 中国卒中学会重症脑血管病分会专家撰写组. 急性缺血性脑卒中血管内治疗术后监护与管理中国专家共识 [J]. 中华医学杂志,2017,97(3)：162-172.

[3] 中华医学会神经病学分会神经血管介入协作组. 急性缺血性脑卒中早期血管内介入治疗流程与规范专家共识[J]. 中华神经科杂志,2017,50(3)：172-177.

[4] 王蒙,周俊山,吴奥燕. 急性缺血性卒中静脉溶栓及血管内治疗研究进展[J]. 中华神经科杂志,2017, 50(5)：391-395.

[5] 章惠如,王建伟,郭佩宣. 从护理角度解读《中国急性缺血性脑卒中诊治指南 2014)》[J]. 护理与康复, 2016,15(8)：762-764.

[6] 宋宇,秦圣凯,周思衡,等. 急性缺血性卒中的护理干预 [J]. 解放军护理杂志,2016,33(2)：41-43.

[7] 孟宝宝. 急性脑梗塞早期介入溶栓患者围手术期的护理探讨[J]. 实用临床护理学电子杂志,2016 (7)：2.

[8] 吕军,逯党辉,李晋,等. 急性缺血性卒中 Solitaire AB 支架取栓术后颅内出血并发症分析[J]. 介入放射学杂志,2017,26(5)：390-393.

第二节　老年人脑出血

——"可怕的脑溢血"

教案摘要

患者,男性,65岁,2017年2月入院,入院前2 h,患者无明显诱因下出现头痛,右侧肢体无力,不能言语,不伴抽搐,无恶心、呕吐,无大小便失禁,家属立即送我院急诊科,头颅CT示:左侧基底区出血约20 mL。故以"高血压,脑出血"收入我科。既往体健,病前无特殊不适主诉,有高血压病史,间断服药,血压不详,否认糖尿病、心脏病史。否认输血史、药物过敏史。个人史:生长于原籍,无外地长期居住史,否认疫水疫源接触史,有30余年吸烟史,每天20余支,无酗酒史。否认家族遗传性疾病。神经系统专科查体:昏睡,查体不配合,双侧瞳孔等大等圆,直径3 mm,对光反射灵敏,颈软,心肺未闻及异常,右侧肢体肌力2级,肌张力低。腱反射减弱,病理征阳性。左侧肢体肌力肌张力正常,病理征阴性。入院后相关辅助检查:患者行急诊血常规、生化、凝血功能检查示无明显异常,头颅CT示:左侧基底区出血约20 mL,其余检查未见明显异常。住院期间,给予病情观察,康复训练后,患者出院回归社会。

关 键 词

脑出血(Intracranial Hemorrhage,ICH);头痛(Headache);肌无力(Myasthenia)

主要学习目标

1. 掌握脑出血的临床表现、诊断标准。
2. 掌握脑出血的术后护理及观察要点、术后并发症。
3. 掌握急性脑出血的救治原则。
4. 掌握脑出血的康复指导。
5. 熟悉脑出血的定义、诱因。

次要学习目标

1. 了解脑出血的实验室检查及辅助检查。
2. 了解脑出血的鉴别诊断、辅助检查、疾病预防。

第 一 幕

患者,男性,65 岁,2020 年 2 月入院,入院前 2 h,患者因无明显诱因下出现头痛,右侧肢体无力,右侧肢体肌力 3-级,伴言语不清,同时有头痛及恶心,未吐,收治入院。既往有高血压病 10 余年,未规律服药,具体不详。生命体征:T 37.2℃,P 90 次/min,R 20 次/min,BP 160/90 mmHg。

问题导引

1. 根据这些信息,你认为患者发生了什么情况? 你的依据是什么?
2. 立即给予的急救措施是什么?
3. 患者的治疗方案有哪些?

教师注意事项

本幕描述患者无明显诱因下出现头痛,根据患者的 CT 检查,判定是脑出血后,引导学生学习在该情况下应给予患者的急救措施及观察要点。

学习目标

1. 掌握急性脑出血的临床表现、诊断标准。
2. 掌握急性脑出血的治疗方法。
3. 熟悉急性脑出血的定义、诱因。

提示用问题

1. 结合患者的病史及临床症状,你认为患者的疾病诊断是什么? 如何诊断?
2. 还有哪些原因会导致急性脑出血? 你如何鉴别?

 教师参考资料

1. 脑出血的定义

脑出血是指非外伤性脑实质内血管破裂引起的出血,占全部脑卒中的 20%～30%,急性期病死率为 30%～40%。发生的原因主要与脑血管的病变有关,即与高血脂、糖尿病、高血压、血管的老化、吸烟等密切相关。脑出血的患者往往由于情绪激动、用力时突然发病,早期死亡率很高,幸存者中多数留有不同程度的运动障碍、认知障碍、言语障碍及吞咽障碍等后遗症。

脑出血需与以下疾病鉴别诊断:①脑梗死:又称缺血性脑卒中(Cerebral Ischemic Stroke),是指因脑部血液供应障碍,缺血、缺氧所导致的局限性脑组织的缺血性坏死或软化。脑梗死的临床常见类型有脑血栓形成、腔隙性梗死和脑栓塞等,脑梗死占全部脑卒中的80%。与其关系密切的疾病有糖尿病、肥胖、高血压、风湿性心脏病、心律失常、各种原因的脱水、动脉炎、休克、血压下降过快过大等。临床表现以猝然昏倒、不省人事、半身不遂、言语障碍、智力障碍为主要特征。②颅内占位性病变:颅内占位性病变(Intracranial Space Occupying Lesion)是在颅腔内占据一定空间位置的一组疾病的总称,临床上以颅内压增高(即成人颅压

＞200 mmHg)和局灶性神经损害为特征,其中以颅内肿瘤、颅内血肿和脑脓肿等最为常见。

2. 脑出血的诱因

脑出血常见病因是高血压合并小动脉硬化,微动脉瘤或者微血管瘤,其他包括脑血管畸形、脑膜动静脉畸形、淀粉样脑血管病、囊性血管瘤、颅内静脉血栓形成、特异性动脉炎、真菌性动脉炎、烟雾病和动脉解剖变异、血管炎等。此外,血液因素有抗凝、抗血小板或溶栓治疗、嗜血杆菌感染、白血病、血栓性血小板减少症以及颅内肿瘤、酒精中毒及交感神经兴奋药物等。用力过猛、气候突变、不良嗜好(吸烟、酗酒、食盐过多,体重过重)、血压波动、情绪激动、过度劳累等为诱发因素。

3. 脑出血的临床表现

(1)运动和语言障碍:运动障碍以偏瘫多见;言语障碍主要表现为失语和言语含糊不清。

(2)呕吐:约一半的患者发生呕吐,可能与脑出血时颅内压升高、眩晕发作、脑膜受到血液刺激有关。

(3)意识障碍:表现为嗜睡或昏迷,程度与脑出血的部位、出血量和速度有关。在脑较深部位的短时间内大量出血,大多出现意识障碍。

(4)眼部症状:瞳孔不等大,常发生于颅内压升高出现脑疝的患者;还可能有偏盲和眼球活动障碍。脑出血患者在急性期常常两眼凝视大脑的出血侧(凝视麻痹)。

(5)头痛头晕:头痛是脑出血的首发症状,常常位于出血一侧的头部;有颅内压升高时,疼痛可以发展到整个头部。头晕常与头痛伴发,特别是在小脑和脑干出血时。

第 二 幕

入院后,患者还是主诉头痛,并且情绪非常紧张,护士给予吸氧、床边心电监护、静脉通路及查血,并遵医嘱立即给予甘露醇快速静滴降低颅内压后,患者表示头痛较前好转。再次测量血压为 155/88 mmHg。

问题导引

1. 甘露醇应该如何使用?

2. 此时应如何安抚患者?

教师注意事项

在本幕,患者在确诊脑出血后,接受降低颅内压,控制脑水肿等治疗。本幕主要引导学生学习脑出血的病情观察要点。患者头痛及对陌生环境感到烦躁不安,引导学生关注、讨论和分析患者心理变化的原因,从而针对性地做好病情宣教。严密的病情观察和护理是确保患者康复的必要条件,引导学生学习急性心梗介入术后的护理常规及心理护理。

学习目标

掌握脑出血急性期的护理要点。

提示用问题

除了降低颅内压,还需要做哪些处理?

 教师参考资料

1. 急性脑出血的治疗

（1）止血和凝血治疗,可以有效控制出血。

（2）脱水降颅压治疗,可以缓解因出血占位效应导致的颅内压增高,改善患者症状。

（3）抑酸治疗可以有效预防应激性的消化道溃疡。

（4）如果出血量持续增加,达到了手术指征,要及时行开颅血肿清除及去骨瓣减压手术。在上述治疗期间,要注意控制患者的血压,使其保持平稳,也可以有效地预防出血进一步增多。

2. 脑出血手术后的护理

（1）严密观察患者神志、瞳孔和生命体征。

（2）绝对卧床休息,抬高床头 10°~15°,头偏向一侧,防止窒息。

（3）遵医嘱给药,观察用药反应。

（4）避免引起颅内压升高的各种因素。

第 三 幕

患者头颅 CT 示:左侧枕顶叶脑出血量约 40 mL,有急诊开颅清除术手术指征,已完善血常规、凝血功能,均无手术禁忌证,在全麻下行左侧脑室钻孔血肿抽吸术＋外引流术＋右侧外囊脑出血开颅血肿清除＋去骨瓣减压术。手术顺利,术后转 ICU 病房监护治疗。第 2 d,患者问护士:"我一个人在这里有点难受,手上还套了手套,什么时候能出去啊?"护士说:"叔叔,您在这里就放心吧,我们会照顾您的,您刚做完手术需要休息,而且身上还有管子,您要注意不能拔掉。等您病情稳定了,就可以出去看到家人了,放心吧。"患者说:"好的,谢谢您,护士,您这样说,我感觉很放心。"

问题导引

1. 在这一幕,患者发生了什么?

2. 遇见这种情形,你第一时间会采取什么紧急措施?

教师注意事项

本幕描述了脑出血患者住院期间出现了脑疝并发症。作为临床一线的护理人员,必须具备判断患者病情变化的能力、急危重症的抢救处理能力。本幕要引导学生掌握脑出血患者的病情观察要点及并发症,以及当患者出现严重并发症时的抢救配合措施。

学习目标

1. 掌握脑出血的并发症。

2. 掌握脑出血并发症的临床表现。

提示用问题

1. 脑出血术后有哪些并发症？

2. 发生并发症后的首要措施是什么？

教师参考资料

1. 脑出血的并发症

（1）肺部感染：肺部感染是脑出血患者的主要并发症之一和主要死亡原因之一。脑出血后 3～5 d 内，昏迷患者常合并肺部感染。

（2）上消化道出血：是脑血管病的严重并发症之一。脑出血合并上消化道出血以混合型和内囊内侧型出血居多，分别占 49% 和 36%。发生机制为下视丘和脑干病变所致，近期研究认为与视丘下前部、后部、灰白结节及延髓内迷走神经核有关。自主神经中枢在视丘下部，但其高级中枢在额叶眶面、海马回及边缘系统，消化道出血的机制与上述部位原发或继发的病灶有关。

（3）压疮：主要是长期不变动体位，致局部皮肤及组织受到压迫时间过长而发生缺血、坏死的一系列表现。脑血管病患者，由于高龄患者较多，肢体瘫痪，长期卧床，活动不便，容易对骨隆起等部位压迫，使局部组织缺血及缺氧。

第 四 幕

患者住院 1 周后生命体征平稳，病情基本稳定，但在巡房过程中护士发现患者尾骶部有点红，护士小周说："叔叔，你最近一直躺在床上，屁股有点红，需要多翻翻身，我会给你一支预防压疮的"赛肤润"给你涂涂，会好的。"患者说："我右边的肢体不太麻利，还是需要有个人帮我一起，我才能翻身""没问题的，叔叔，我会指导你的。"经过一段时间的康复训练，患者最后还带着一点遗憾出院。

问题导引

1. 患者尾骶部发红的原因是什么？

2. 患者的康复训练内容有哪些？

3. 患者的出院指导该如何进行？

学习目标

1. 掌握脑出血的健康宣教。

2. 了解脑出血的保健及预防。

教师注意事项

本幕主要描述了患者病情稳定，逐渐康复的过程。学生在本幕应学习做好康复师的角色,做好健康宣教,帮助患者建立良好的生活习惯,指导患者做好疾病预后的康复锻炼。引导学生深入思考护理人员在疾病预后和康复中的作用。

提示用问题

1. 如何指导患者进行康复活动?

2. 如何对患者进行心理指导?

3. 如何指导患者养成良好的生活习惯?

4. 患者出院回家后如何进行自我保健?

教师参考资料

1. 脑出血患者的术后活动指导

(1)术后意识的变化是术后最早、最能反映患者病情的重要指标之一。通过格拉斯哥昏迷评分(Glasgow Coma Scale,GSC)可以观察意识有无障碍和意识障碍的程度。观察瞳孔对判定术后颅内再出血的发生和发展有着重要的意义。

(2)控制血压是防止再出血的关键。接心电监护监测血压,术后保持血压稳定能够有效控制脑水肿,防止再出血。

(3)观察呼吸,由于术后脑组织缺氧、脑水肿可使呼吸发生改变,部分患者可出现呼吸抑制甚至呼吸暂停,需要密切观察防止呼吸骤停。

(4)引流管的护理,术后头部引流管放置 2~3 d,其间注意防止引流管打结、扭曲,检查是否通畅,观察引流液色、质、量。

2. 脑出血患者的康复指导、心理指导

1)主动运动

首先尽量让患者做主动运动,肌肉的收缩为减轻水肿提供了很好的泵的作用。可让患者利用患肢进行主动运动,如手指的抓握活动、抓握木棒、拧毛巾等。

2)被动运动

被动活动的动作应轻柔,以免引起疼痛或加剧疼痛。可让患者做健肢带动患肢上举的运动,也可在无痛范围内做前臂旋前、旋后,腕关节的背屈、伸活动等,以保持患肢关节的正常活动范围。注意预防肩手综合征的发生,可减轻患者的痛苦。坐轮椅时,应确保患肢不垂于轮椅一侧,可将手置于轮椅扶手上或轮椅桌板上;应尽量避免在患手输液,避免过度牵拉手关节及意外的损伤。这样做不但可预防肩手综合征的发生,即使在发生后也可防止病情加重,减轻残疾,提高患者的生活质量。

3)保持良肢位

良肢位就是抗痉挛的良好体位,患者除进行康复训练外,其余时间均应保持偏瘫侧肢体的良肢位。平卧位和患侧卧位时,应使肘关节伸展,腕关节背屈;健侧卧位时肩关节屈曲约 90°,肘关节伸展,手握一毛巾卷,保持腕关节的背屈。良肢位可改善静脉回流,减轻手部的肿胀。

4)日常生活能力训练

根据日常生活能力的不同采用不同的自护方法,一般采取"替代护理"的方法照料患者,即患者在被动状态后下接受护理人员喂饭、漱口、更衣、移动等生活护理,而自我护理是通过耐心地引导、鼓励、帮助和训练患者,使患者主动参与日常生活能力训练。脑出血患者会有肢体功能障碍,不同程度地影响到日常生活能力,采用自我护理,使他们达到部分或全部自理，以利于回归社会，适应新生活。

5）语言训练

首先教会患者及家属运用数字（1～10）和简单的字重复训练。采用口形法向患者示范口形，让其仔细观察每一个音的口形变化，纠正错误口形，进行正确发音等训练。从简单数字、句子说起，再循序渐进地加深复杂的语句，鼓励其经常与家人进行语言交流，为患者创造良好的语言环境，让患者完成单一的问题，增强患者的信心，逐步提高患者的语言表达能力。

6）心理指导

（1）首先应向家属与患者交代清楚，康复不是病后吃好、穿好、休息好的代名词，为最大限度地发挥患者的残存功能，康复工作需贯穿始终。

（2）进行康复训练：特别是行走训练时，患者不可过于自信，在无人陪护或看护的情况下不要自行起立或移动身体，以免发生跌倒等意外。

（3）有语言障碍的患者，为提高患者训练积极性，应减少干扰，便于患者集中注意力，训练过程中禁止外人参观，强化训练时应遵循康复医生的要求，以督促为主，当患者语言训练达到要求后仍有训练欲望时，可按其要求扩展训练内容。

（4）当患者训练出现情绪烦躁、不肯训练时，可能为下述几种原因，应及时征求患者及家属意见：①缺少信心或害羞，应了解患者的思想动态，说明练习的重要性、必要性和循序渐进性，对患者的每一点进步都应给予肯定和鼓励；②来自家庭或社会的压力，可找有关人员谈话，争取他们支持，言明康复训练的积极意义及对患者生存质量的影响，努力取得家人的信任与合作。

（5）康复训练应定期进行评估，以了解患者康复进展情况，及时修改训练计划，告诉患者不要因某些重复检查而烦躁，应尽力配合。根据患者情况，可每周或每月甚至半年安排一次评估。

7）日常生活动作训练

（1）击球：可教患者双手交替拍球，以训练患者的协同运动，促进患者无意识地自行活动。

（2）编织毛线；这属于精细动作训练，既有利于患者手眼配合，又有利于感觉、感官等知觉培养，有助于大脑神经功能恢复。

（3）如果患者有兴趣，还可开展其他训练。

8）语言训练

（1）口腔操：教患者噘嘴、鼓腮、叩齿、弹舌等，每个动作5～10次。

（2）舌运动：张大嘴，做舌的外伸后缩运动；将舌尖尽量伸出口外，舔上、下嘴唇、左右口角；并做舌绕口唇的环绕运动、舌舔上腭的运动。每项运动重复5次，每天2～3次。

（3）教患者学习发音（pa，ta，ka），先单个连贯重复，当患者能准确发音后，3个音连在一起重复（即pa，ta，ka），每日重复训练多次，直到患者训练好为止。

（4）呼吸训练：当患者存在呼吸不均匀现象时，应先训练患者呼吸；双手摸患者两胸肋部，嘱患者吸气，吸气末，嘱患者稍停顿，双手向下轻压，嘱患者均匀呼气，如此反复。亦可教患者先用口呼气，再用鼻呼气，以调整呼吸气流，改善语言功能。

（5）利用图片、字卡、实物等强化患者记忆，早期还可利用抄写、自发书写、默写等方法加强患者的语言记忆功能，要求患者多读，大声地读，以刺激记忆功能。

9）吞咽指导

（1）饮食以清淡、少渣、软食为主,面包、馒头可裹汁食用。饮水反呛明显时,应尽量减少饮水,以汤、汁代替。

（2）进食时,抬高床头 30°～45°。

（3）进食前,可先用冰水含漱或冰棉棒刺激咽喉部,冷刺激咽喉部可使悬雍垂肿胀好转,异物感消失,以利食物和水的通过。通常刺激 4～10 d,这些症状可明显好转甚至消失。

3. 脑出血患者的出院指导

（1）因为脑出血可多次发作,所以应经常随诊,每天测血压,定期做血糖、血脂、心电图等检查。在医生指导下正确应用降压药,不要擅自停药或服用多种降压药,以免血压骤降或过低,导致脑供血不足。

（2）注意劳逸结合。勿过度劳累,避免各种刺激引起情绪波动,生活规律,保持良好心境。

（3）选择清淡、低盐、低脂、适量蛋白质、高维生素、高纤维素食物,多食蔬菜及水果,避免辛辣食物,戒烟酒,保持大便通畅。适当减轻体重,减少热量摄入,忌食纯糖。

（4）肢体有感觉障碍者,尽量避免冷热敷,以免冻伤或烫伤。沐浴时,水温不宜太高,并注意安全。

（5）康复训练过程艰苦而漫长,或终身伴随,患者需要有信心、耐心、恒心,应在医生指导下循序渐进,持之以恒。肢体功能锻炼应在康复医生指导下进行,并遵循"由小到大,先轻后重,由近及远,先下后上"的原则循序渐进。对于语言障碍者,应耐心地从每一个单字、词汇教起,有时可借助图画来表达意思,逐步进行训练,勿因急于求成而训斥患者,或因患者语言表达错误而对其取笑,以免影响患者的自尊。

（6）有些患者会有头晕,这是因为脑出血区残血被吸收后的反应,需要一段时间才能逐渐消失;胃口不好可以吃一些健胃的药物,如健胃消食片、疏肝健胃丸等,可以多吃些蔬菜、水果。

（7）随身携带疾病卡。

（8）当患者发生剧烈头痛、呕吐、意识障碍、抽搐等情况,家属立即予平卧,头偏向一侧,松解衣领,防止呕吐物引起窒息,并立即送医院急救。

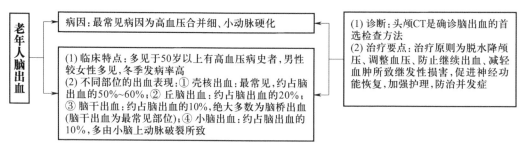

图 6-2-1　老年人脑出血护理流程图

参考文献

[1] 中华医学会神经外科学分会,中国医师协会急诊医师分会,国家卫生和计划生育委员会脑卒中筛查与防治工程委员会. 自发性脑出血诊断治疗中国多学科专家共识 [J]. 中华急诊医学杂志,2015,24(12):1321-1326.

[2] 韦剑锋. 微创颅内血肿清除术治疗高血压脑出血的护理方法分析[J]. 人人健康,2020(13):1-2.

[3] 马佳惠. 个性化健康宣教在独居老年脑出血患者护理中的应用价值分析[J]. 东方药膳,2021
　　(10):151.

[4] 冯晨晨. 临床护理路径在脑出血患者护理中的应用效果分析[J]. 现代消化及介入诊疗,2020(S1):2.

第三节　老年人帕金森病

——"消失的多巴胺"

教案摘要

　　张三,男,65岁,8年前无明显诱因下出现左侧上下肢抖动症状,安静、休息时加重,活动及睡眠时减轻或消失,肢体活动尚灵活,服用多巴丝肼(美多芭)后,行动迟缓及肢体不自主抖动好转。半年前,药物控制不理想,未及时就医,近日症状加重明显来院就诊,门诊拟"帕金森病"收入院。平素精神一般,夜间睡眠可,二便无明显异常。入院查体:心率80次/min,BP 132/82 mmHg,身高175 cm,体重70 kg,神志清楚,言语流畅,双侧瞳孔等大等圆,光反射灵敏,眼球各个方向运动正常,未见眼颤。口角无歪斜,伸舌居中,慌张步态,四肢肌力5级,肌张力增高,四肢腱反射对称存在,Babinski征(一),感觉系统查体未见异常,左侧肢体静止性震颤,颈软,Kernig征(一)。住院后,给予一系列治疗及护理措施,随着患者病情逐渐稳定,最终康复出院。通过此案例,学生可以学习老年帕金森病的临床表现、诊断、治疗及可能出现的并发症,深入学习老年帕金森病的护理要点等相关知识,从而思考该疾病的健康照护及预防策略,实现以患者为中心的整体护理。

关　键　词

帕金森病(Parkinson Disease,PD);康复训练(Rehabilitation Training)

主要学习目标

1. 掌握老年帕金森病的临床表现、诊断标准。

2. 掌握老年帕金森病的并发症。

3. 掌握老年帕金森病的护理及观察要点。

4. 掌握老年帕金森病的健康宣教。

5. 掌握老年帕金森病的康复指导。

次要学习目标

1. 了解老年帕金森病的概念、病因。
2. 了解老年帕金森病的治疗方法。
3. 了解老年帕金森病的鉴别诊断。

第 一 幕

　　张三，男，65岁，既往有长期吸烟饮酒史，1天抽2～3包烟，每天一瓶二锅头。8年前，无明显诱因出现左侧上下肢抖动症状，安静、休息时加重，活动及睡眠时减轻或消失，肢体活动尚灵活，服用美多芭后，行动迟缓及肢体不自主抖动好转。半年前，药物控制不理想，未及时就医，近日症状加重明显来院就诊。预检护士询问患者情况后，立即给予评估及相应处理，查体示：T 36.8℃，P 96 次/min，R 22 次/min，BP 132/82 mmHg，安排其去神经内科就诊。医生询问了患者病史，症状如上所述，否认糖尿病、肝炎等病史，无药物过敏史，脑脊液检查显示多巴胺水平、高香草酸浓度、生长抑制素及氨基丁酸水平均降低；脑CT检查无特征项改变；经颅超声发现黑质回声增强。

问题导引

1. 结合上述信息，你认为患者的初步诊断是什么？支持诊断的依据是什么？
2. 哪些对症处理是你需要马上给予的？
3. 患者的疾病有哪些治疗方案？

教师注意事项

　　本幕描述患者因症状加重而就诊的情况。医生根据患者的情况，结合相关的检查判断出患者是帕金森病，立即给予对症治疗。引导学生学习帕金森病的诊断思路：症状（静止性震颤、运动迟缓、肌强直、面具脸、小字征）+体格检查+实验室检查。

学习目标

1. 掌握帕金森病的临床表现、诊断标准。
2. 熟悉帕金森病的定义、诱因。
3. 了解帕金森病的治疗方法。

提示用问题

1. 结合患者的病史及临床症状，你认为患者的疾病诊断是什么？如何诊断？
2. 还有哪些原因也会出现肢体颤抖？你如何进行鉴别？
3. 患者所得疾病有哪些治疗方法？
4. 如果你是一名护理人员，该如何做好患者的护理？

教师参考资料

1. 帕金森病的定义

帕金森病(Parkinson Disease,PD),又名震颤麻痹,是一种常见的中老年神经系统变性疾病,发病年龄为 60 岁左右。临床表现主要包括静止性震颤、运动迟缓、肌强直和姿势步态障碍,同时患者可伴有抑郁、便秘和睡眠障碍等非运动症状。

2. 鉴别诊断

(1)多系统萎缩(Multiple System Atrophy,MSA):临床表现为肌强直和运动迟缓而震颤不明显,可伴随小脑受损征和自主神经受损征,对左旋多巴制剂反应较差。神经病理见壳核、苍白球、尾状核、黑质及蓝斑明显的神经细胞脱失、变性和神经胶质细胞增生,神经胶质细胞胞浆内可发现嗜银包涵体。

(2)进行性核上性麻痹:轴性、对称性帕金森病样表现,早期出现姿势不稳向后倾倒,震颤少见。特征性的表现为垂直性凝视麻痹,即眼球共同上视或下视麻痹。左旋多巴制剂治疗反应差。头部 MRI 可有“蜂鸟征”。

(3)皮质基底节变性:可有姿势性或动作性震颤、肌僵直,对左旋多巴制剂反应差,失用,异手征,皮层性感觉障碍,部分患者有认知障碍,晚期可有轻度痴呆。

3. 老年帕金森病的病因

帕金森病病因至今未明,目前认为黑质神经细胞变性导致的多巴胺缺乏,是引起本病的关键,主要的病因还有以下几方面。

(1)年龄:是最常见的原因之一,PD 的患病率随年龄增长而变化,本病症状通常发生在 51～60 岁,按年龄推断,如果老化是唯一病因的话,此时多巴胺水平尚未达到足够低的程度。因此,年龄增长只是 PD 的促发因素。

(2)遗传因素:通过对 PD 患者家系的详细调查,就病因学而言,已广泛认识到本病至少一部分来自遗传因素。

(3)环境毒物:人们早已注意到锰中毒、一氧化碳中毒、吩噻嗪、丁酰苯类药物能产生 PD 症状。

(4)甲型脑炎感染:有些学者认为 PD 与病毒感染有关,还未明确证实。

4. 老年帕金森病的临床表现

(1)静止性震颤:约 70% 的患者以震颤为首发症状,多始于一侧上肢远端,静止时出现或明显,随意运动时减轻或停止,精神紧张时加剧,入睡后消失。手部静止性震颤在行走时加重。典型的表现是频率为 4～6 Hz 的“搓丸样”震颤。

(2)肌强直:被动运动关节的阻力增加,这种阻力的增加呈现各方向均匀一致的特点,类似弯曲软铅管的感觉,故称为“铅管样强直”。患者合并有静止性震颤时,可在均匀阻力中出现断续停顿,如转动齿轮,故称“齿轮样强直”。

(3)运动迟缓:运动迟缓指动作变慢,始动困难,主动运动丧失。根据受累部位的不同,运动迟缓可表现在多个方面。面部表情动作减少,瞬目减少,称为面具脸。说话声音单调低沉、吐字欠清。写字可变慢变小,称为“小字征”。洗漱、穿衣和其他精细动作可变得笨拙、不灵活。行走速度变慢,常曳行,手臂摆动幅度会逐渐减小甚至消失。步距变小。

（4）姿势步态障碍:姿势反射消失往往在疾病的中晚期出现,患者不易维持身体的平衡,稍不平整的路面即有可能跌倒。

（5）非运动症状:帕金森病患者除了震颤和行动迟缓等运动症状外,还可出现情绪低落、焦虑、睡眠障碍、认知障碍等非运动症状。疲劳感也是帕金森病常见的非运动症状。

5. 帕金森病的诊断标准

帕金森病的诊断主要依靠病史、临床症状及体征。本病缺乏有诊断价值的实验室及其他检查。脑脊液中多巴胺的代谢产物高香草酸含量可降低,但缺乏特异性。根据隐匿起病、逐渐进展的特点,由单侧受累发展至对侧,表现为静止性震颤和行动迟缓,排除非典型帕金森病样症状即可做出临床诊断。

第 二 幕

入院后第 3 d,护士小李安置好患者后,发现患者情绪低落,随即询问情况,患者说道:"自发病以来,出门有时会摔倒,手脚也不利索,最近连下床都变得困难,这么大的人了有时候还赶不上个孩子,每天心情也很烦躁,经常一个人闷闷不乐。"护士小李耐心听完患者说的话,断定是疾病导致患者在心理上产生了自卑情绪,引起心理障碍。根据患者的实际情况,小李对他进行了相应的心理疏导。

问题导引

1. 根据患者目前的状况,判断患者出现了什么情况?
2. 作为一名护士,你会怎样安抚患者情绪?

教师注意事项

在本幕,患者在住院期间表现出心理障碍的问题。本幕主要引导学生,掌握老年性帕金森病的并发症及护理工作。根据患者的病变情况,引导学生思考患者不同时期可能会出现的并发症及临床表现。患者情绪低落,引导学生关注、讨论和分析患者心理变化的原因,从而针对性地做好宣教。严密的病情观察和护理是确保患者康复的必要条件,引导学生学习老年性帕金森病的护理常规及心理护理。

学习目标

掌握帕金森病的治疗措施和护理要点。

提示用问题

1. 随着疾病的发展,患者可能会出现哪些问题?
2. 作为一名病房护士,你如何做好相应的护理工作?

教师参考资料

1. 帕金森病的治疗措施

（1）综合治疗:药物治疗是帕金森病最主要的治疗手段。左旋多巴制剂仍是最有效的药物。手术治疗是药物治疗的一种有效补充。康复治疗、心理治疗及良好的护理也能在一定程度上改善症状。目前应用的治疗手段主要是改善症状,但尚不能阻止病情的进展。

(2)用药原则:用药宜从小剂量开始逐渐加量。以较小剂量达到较满意疗效,不求全效。用药在遵循一般原则的同时也应强调个体化。根据患者的病情、年龄、职业及经济条件等因素采用最佳的治疗方案。药物治疗时,不仅要控制症状,也应尽量避免药物副作用的发生,并从长远的角度出发,尽量使患者的临床症状能得到较长期的控制。

2. 老年帕金森病的日常护理

(1)饮食护理:尽可能让患者独立进食。食物应高蛋白、高热量,并嘱患者多进食含纤维较多的水果、蔬菜,能够提供多种维生素,并能促进肠蠕动,防止大便秘结。患者出汗多,应注意补充水分。

(2)鼓励患者自我护理,尽可能增加独立性。做好安全防范,协助患者移动,防止摔伤,保持口腔清洁,去除堆积唾液,防止吸入性肺炎,清除分泌过多的油脂,做好皮肤护理。

(3)肢体功能康复护理:帕金森病早期应坚持一定的体力活动,主动进行肢体功能锻炼,四肢各关节做最大范围的屈伸、旋转等活动,以预防肢体挛缩、关节僵直的发生。晚期患者做被动肢体活动和肌肉、关节的按摩。

(4)心理护理:建立良好的护患关系,耐心倾听患者的诉求、细心解释患者的病因、发病过程、转归,让患者了解自己的病情,并让患者明白该如何康复。良好的心理护理,对于患者克服悲观失望、焦急烦恼等负性情绪,树立正确生死观,和疾病做斗争,有积极的意义。

第 三 幕

入院后第 5 d,护士小李经常与患者交流,发现其面部表情、动作较之前有所减少,同时患者说话声音单调低沉、吐字欠清,护士小李再次询问患者有其他的症状吗? 患者说:"我最近写字的时候,不知道怎么回事,越写越小,而且感觉越写越慢,然后我走路的速度也变慢了,我想跟以前一样走路的时候,一下子身体不平衡,差点摔倒了。"同时,护士小李发现患者经常出现类似舞蹈的不自主运动现象,遵医嘱减少美多芭的药量,加用相应的多巴胺受体激动剂,一周后仍不见好转,建议行脑深部电刺激术治疗,患者同意。手术如期进行,过程顺利。术后患者持续心电血压监护,生命体征平稳。给予术后护理,密切关注患者症状、体征及心电血压监护变化。

问题导引

1. 在这一幕,患者发生了什么?

2. 作为一名护士,术后你将如何对患者进行护理?

教师注意事项

本幕描述了患者住院期间出现了相应的并发症,为提高患者的生存质量,给予手术处理。作为临床一线的护理人员,必须具备判断患者病情变化的能力。本幕要引导学生掌握帕金森病的病情观察要点及并发症,还有术后护理措施,当患者出现严重并发症时的处理措施和护理要点。

学习目标

1. 掌握帕金森病的术后护理。
2. 了解老年帕金森病的并发症。
3. 了解帕金森病的治疗措施。
4. 了解帕金森病的手术适应证和禁忌证。

提示用问题

1. 帕金森病的并发症有哪些? 如何早期发现?
2. 有哪些治疗护理措施可以降低患者并发症的发生率?

教师参考资料

1. 老年帕金森病的并发症

(1) 植物神经功能障碍:这是帕金森病比较严重的一个并发症,在出现这种并发症之后,患者会出现全身多个系统受累以及受损的现象。

(2) 情绪改变:患帕金森病之后,患者会出现精神情绪状态不佳和抑郁现象。

(3) 智力改变:15%～30%的患者会出现智力痴呆、神情淡漠、反应迟钝等现象。

(4) 消化系统紊乱:严重的帕金森病患者会出现消化系统紊乱,出现消化系统紊乱以后患者会发生腹痛、腹胀、恶心、呕吐等症状。

(5) 异动症:得了严重的帕金森病患者会引发异动症,患者在静止的情况下会出现手舞足蹈的现象,此种现象完全不受控制。

(6) 感染:帕金森病晚期患者会出现感染的现象,晚期时患者会出现瘫痪在床的现象,瘫痪在床很容易引发压疮、肺部感染等疾病。

2. 老年帕金森病的治疗

1) 常规治疗

常规治疗主要为药物治疗。用药原则为小剂量开始,缓慢递增,以最小剂量维持,根据年龄、症状类型、严重程度、禁忌证、价格及经济承担能力等选择治疗方案,合理选择联合用药时机。

(1) 左旋多巴及混合制剂:主要有恶心、呕吐、厌食、不自主运动、直立性低血压、幻觉、妄想等不良反应,应嘱患者在进食时服药,以减轻消化道症状。为不影响左旋多巴的疗效,嘱患者不应同时服维生素 B_6。若出现精神症状、不自主运动、症状在突然缓解和突然加重之间波动("开关现象")、出现每次服药后药物的作用时间逐渐缩短("剂末现象"),应报告医生并按医嘱处理。

(2) 抗胆碱能药:主要有口干、眼花、少汗或无汗、面红、恶心、便秘、失眠和不安,严重者有谵妄、不自主运动等不良反应,根据反应轻重,按医嘱处理。合并有前列腺肥大及青光眼者禁用此类药物。

（3）多巴胺受体激动剂：主要有恶心、呕吐、低血压和昏厥、红斑性肢痛、便秘、幻觉等不良反应。在用药时宜从小剂量开始，逐渐缓慢增加剂量直至有效维持；服药期间嘱患者尽量避免使用维生素 B6、利血平、氯氮卓、氯丙嗪等药物，以免降低疗效或导致直立性低血压。

2）手术治疗

手术方法主要有两种，神经核毁损术和脑深部电刺激术。神经核毁损术常用的靶点是丘脑腹中间核和苍白球腹后部。以震颤为主的患者多选取丘脑腹中间核，以僵直为主的多选取苍白球腹后部作为靶点。神经核毁损术费用低，且也有一定疗效，因此，在一些地方仍有应用。脑深部电刺激术因微创、安全、有效，已作为手术治疗的首选。帕金森病患者出现明显疗效减退或异动症，经药物调整不能很好地改善症状者可考虑手术治疗。手术对肢体震颤和肌强直的效果较好，而对中轴症状，如姿势步态异常、吞咽困难等功能无明显改善。手术与药物治疗一样，仅能改善症状，不能根治疾病，也不能阻止疾病的进展。术后仍需服用药物，但可减少剂量。继发性帕金森综合征和帕金森叠加综合征患者手术治疗无效。早期、药物治疗效果好的患者不适合过早手术。

3. 脑深部电刺激手术的适应证

（1）原发性帕金森病，即服用左旋多巴曾经有效，药物疗效已经逐渐降低，并且出现不良反应，疾病已开始严重影响患者的正常工作、生活。

（2）没有明确智力障碍或精神症状，手术和随访合作良好。

（3）患者与手术医院、患者及家属合理的手术预期，脑深部电刺激手术不能解决所有的症状，部分症状不能通过手术缓解。

（4）患者无心肌梗死、心力衰竭等病史、病情稳定，能耐受手术，无绝对手术禁忌。

（5）服用复方左旋多巴，曾经有良好的疗效，疗效已明显下降或出现严重的运动波动，影响生活质量；患者年龄不宜超过 75 岁，进行受益和风险的个体化评估后，年龄可放宽至80 岁左右、以严重震颤为主的患者可适当放宽年龄。

4. 脑深部电刺激手术的禁忌证

（1）病情严重的晚期帕金森病患者。

（2）有严重的痴呆和精神症状的帕金森病患者。

（3）有严重的心肺疾病和严重高血压者。

（4）有严重出血者。

（5）不能配合术后程控者和不能接受植入物者。

（6）年龄超过 80 岁，一般状态较差，不能耐受手术者。

5. 帕金森病术后护理

（1）手术切口保持清洁干燥，注意个人卫生，如出现体温升高，手术切口出现红肿热痛、皮肤溃烂等感染症状，及时就医。避免反复触摸植入部件，建议术后慎用染发剂。

（2）患者术后需严格遵医嘱，长期、规律服药，如服用左旋多巴制剂，一般建议患者饭前服用，且避免与高蛋白食物同食。

（3）根据患者情况进行适当锻炼，如慢走、散步、打太极拳等以促进病情康复，延缓疾病进展。

（4）避免单独去有危险的场合，如人多、道路不平坦、车辆来往密集的地方，避免出现突发症状导致不必要的损伤。

第 四 幕

　　患者术后 10 d 生命体征平稳,病情基本稳定。患者家属问:"我们现在应该吃些什么?"护士答:"饮食应高蛋白、高热量并多进食含纤维较多的水果、蔬菜,能够提供多种维生素,并能促进肠蠕动,防止大便秘结。"但住院后期家属仍然每天为患者送来骨头汤等进补食物,认为患者经历了手术消耗了大量的体力应该好好进补,同时患者还在病房走廊偷偷吸烟。经过护士耐心指导解释,患者及家属终于接受配合,最后患者康复出院。

问题导引

　　1. 患者的家人给患者大量进补,你认为这样的做法妥当吗?

　　2. 患者继续抽烟,你觉得这对他的疾病恢复是否有影响?

学习目标

　　1. 掌握帕金森病的健康宣教。

　　2. 了解帕金森病的保健及二级预防。

教师注意事项

　　本幕主要描述了患者病情稳定,逐渐康复的过程。学生在本幕应学习做好康复师的角色,做好健康宣教,帮助患者建立良好的生活习惯,指导患者做好疾病预后的康复锻炼。引导学生深入思考护理人员在疾病预后和康复中的作用。

提示用问题

　　1. 你如何指导患者进行康复活动?

　　2. 如何指导患者养成良好的生活习惯?

　　3. 患者今后是否还能吸烟,为什么?

　　4. 患者出院回家后如何进行自我保健?

教师参考资料

1. 老年帕金森病患者的出院指导

　　(1) 一定要注意切口防护,如果切口有异常红肿或有异常问题,一定要第一时间到医院让医生进行处理,千万不能自行处理,否则会出现切口感染,从而导致全身感染。

　　(2) 手术后因为微毁损效应的关系,患者症状会得到很大的改善,但这时仍然还要继续口服药物,一旦微毁损效应过去,患者会再次出现症状,会出现症状不稳定,患者一定要按时服用药物。

　　(3) 要长期进行康复训练,帕金森病患者尤其是步态、发音、姿势异常者,一定要进行康复治疗,这样才会让脑起搏器更好地发挥出应有的作用。

　　(4) 指导患者在病程中遇事要冷静、沉着应对,避免情绪紧张、激动,以免加重病情。

　　(5) 日常生活及社会活动中要适时调整心态以保持心理平衡。坚持参加适量的力所能及的活动和体育锻炼,运动中应根据病情及自己的体能,把握好方式、强度与时间,以免运动量过大而加重病情;户外活动应根据气温变化增减衣服,室内活动应调整好室温,以防受凉感冒;尽量保持最大限度的全关节活动,以防继发性关节僵硬。加强日常生活动作、平衡功能及语言功能等康复训练,以利于增强自理能力;生活有规律,保证充足休息与睡眠,有助于体能的恢复;饮食结构与营养合理,有助于营养状况及病情的改善。

（6）告诉患者按医嘱正确用药和坚持用药,以及药物的主要不良反应和处理方法。

（7）嘱患者定期复查肝、肾功能,监测血压变化。

（8）指导患者在病情相对稳定时,尽量参与一些有益身心健康的活动,但在外出时要注意安全,防止意外伤害事故的发生,最好身边有人陪伴,无人陪伴时患者应随身携带有患者姓名、住址和联系电话的"安全卡"。

（9）告知患者要注意病情变化和并发症的表现,发现异常及时就诊。

2. 帕金森病的保健措施

（1）手部的锻炼:帕金森病患者的手部关节众多,容易受肌肉僵直的影响。患者的手往往呈一种奇特屈曲的姿势,掌指关节屈曲,导致手掌展开困难;而其他手指间的小关节伸直,又使手掌握拳困难。针对这种情况,患者应该经常伸直掌指关节,将手掌展平,可以用一只手抓住另一只手的手指向手背方向扳压,防止掌指关节畸形,还可以将手心放在桌面上,尽量使手指接触桌面,反复练习手指分开和并拢的动作。为防止手指关节的畸形,可反复练习握拳和伸指的动作。

（2）下肢的锻炼:双腿稍分开站立,双膝微屈,向下弯腰,双手尽量触地,左手扶墙,右手抓住右脚向后拉,维持数秒钟,然后换对侧下肢重复"印度式盘坐"(双脚掌相对,将膝部靠向地板,维持并重复)。双脚成"V"形坐下,头先后分别靠向右腿、双脚之间和左腿,每个姿势维持5～10 s。

3. 二级预防

（1）早期诊断:帕金森病的亚临床期长,若能及早开展临床前期诊断技术,如嗅觉功能障碍、正电子发射计算机断层成像扫描、线粒体 DNA、多巴胺抗体、脑脊液化学、电生理等检查,能够尽早发现亚临床期帕金森病,采用神经保护剂(如维生素 E、过氧化物歧化酶、谷胱甘肽及谷胱甘肽过氧化物酶、神经营养因子、司来吉兰)治疗,可能会延缓整个临床期的进程。

（2）帕金森病早期,虽然黑质和纹状体神经细胞减少,但多巴胺分泌代偿性增加。此时脑内多巴胺含量并未明显减少,可采用理疗、医疗体育、太极拳、水疗、按摩、针灸等治疗,以维持日常工作和生活,有研究认为可通过这些治疗推迟使用抗帕金森药物的时间。但也有人主张早期应用小剂量左旋多巴以减少并发症,这要因人而异,择优选用。

（3）帕金森病失代偿期应使用药物治疗,恢复纹状体多巴胺与乙酰胆碱递质系统平衡。应用抗胆碱能和改善多巴胺递质功能药物以改善症状。

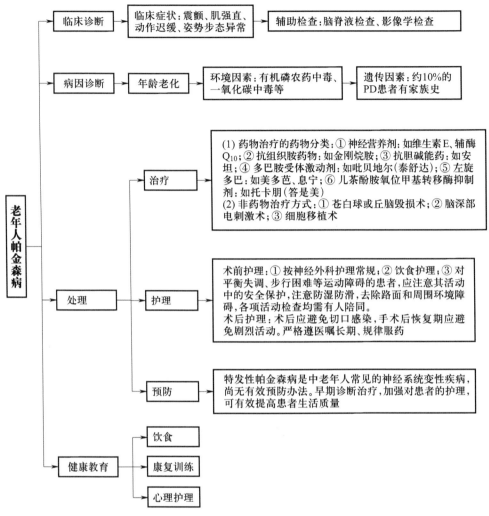

图 6-3-1 老年人帕金森病护理流程图

参考文献

[1] 张丽娟. 减重平板训练对老年帕金森病患者姿势和平衡能力的改善作用[J]. 中华老年病研究电子杂志,2019,6(4):31-34.

[2] 浦瑶瑶,宋宝东. 放松疗法联合情感关怀对老年帕金森病患者焦虑、抑郁及生活质量的影响[J]. 中国老年学杂志,2019,39(21):5301-5304.

[3] 袁德智,胡洁,赵秋叶,等. 帕金森病进展速度与抑郁、睡眠障碍的相关性分析[J]. 中国医科大学学报,2020,49(4):326-330.

[4] 卢洋. 帕金森病患者睡眠障碍现况调查及护理对策研究[J]. 山西医药杂志,2019,48(3):388-390.

[5] 曹方引,向菊芳,唐大轩,等. 基于析因设计的佛手散防治帕金森病作用机制探讨[J]. 中草药,2020,51(6):1559-1566.

第四节　老年人痴呆症

——"健忘的记忆"

教案摘要

王红,女,59岁。刚开始的表现是日常生活中经常性地遗忘,反复地重复一件事情。最近,其丈夫发现她不记得很多事情,连回家的路也找不到,自己女儿也不认识,情绪易怒,经常说有人要害她,女儿和丈夫见情况不对,带患者到医院检查。检查的时候,患者对医生的提问答非所问,医生见状明白了情况,给患者做了一些简单的测试,发现患者无法记住简单的词语,短时间内就遗忘了。医生要求做的简单动作也不能完成。辅助检查:脑电图检查:脑波波幅降低。CT检查:脑萎缩、脑室扩大。神经心理学检查:患者认知能力下降。门诊拟"老年痴呆症"收入院。平素精神一般,夜间睡眠可,二便无明显异常。入院查体:心率80次/min,血压132/82 mmHg,身高155 cm,体重60 kg,神志清楚,言语流畅,双侧瞳孔等大等圆,对光反射灵敏,眼球各个方向运动正常,未见眼颤。住院后给予一系列治疗及护理措施,随着患者病情逐渐稳定,最终康复出院。通过此案例,学生可以学习老年痴呆症的临床表现、诊断、治疗及可能出现的并发症,从而思考该疾病的健康照护及预防策略,实现以患者为中心的整体护理。

关键词

老年痴呆症(Senile Dementia,又称阿尔茨海默病);诊断(Diagnosis);康复训练(Rehabilitation Training);医疗保健(Health Care)

主要学习目标

1. 掌握老年痴呆症的临床表现、诊断标准。
2. 掌握老年痴呆症的并发症。
3. 掌握老年痴呆症患者的康复指导。
4. 掌握老年痴呆症不同阶段的治疗措施。
5. 掌握老年痴呆症的护理措施。
6. 熟悉老年痴呆症的定义、诱因。

次要学习目标

1. 了解老年痴呆症的治疗方法。

...

2. 了解老年痴呆症的鉴别诊断。

3. 了解老年痴呆症的保健及二级预防。

第 一 幕

王红,女,59 岁。刚开始的表现是日常生活中经常性地遗忘,反复重复一件事情。最近,其丈夫发现她不记得很多事情,连回家的路也找不到,自己女儿也不认识,女儿和丈夫见情况不对,带患者到医院检查。预检护士询问患者情况后,立即给予评估及相应处理,查体示:T 36.8℃,P 96 次/min,R 22 次/min,BP 110/55 mmHg。经护理评估:自理能力 50 分,为中度依赖。医生询问了患者病史,患者否认糖尿病、肝炎等病史,无药物过敏史,辅助检查:头颅平扫加弥散,有颅内萎缩的情况,实验室检查:血、尿常规、血生化检查均正常,脑电图检查见脑波波幅降低。CT 检查:脑萎缩、脑室扩大,神经心理学检查:患者认知能力下降。入院第 2 d,王红跑到护士台问:"护士,我是住哪个房间啊,我的床被搬到哪里去了啊?"护士小李:"王阿姨,我来带你过去。"王红:"谢谢你啊,小护士。"

问题导引

1. 根据这些信息,你认为患者发生了什么情况? 你的依据是什么?

2. 作为一名护士,什么是你第一时间想到能帮助患者的?

3. 还有哪些对症处理是你需要马上给予的?

教师注意事项

本幕描述患者因记忆力减退来院就诊的情况。医生根据患者的临床表现和相关的检查诊断为老年痴呆症。引导学生学习老年痴呆的诊断思路:临床症状(认知障碍或行为障碍)+影像学检查+脑电图检查。重点掌握老年痴呆的临床表现并配合医生做好相应护理。

学习目标

1. 掌握老年痴呆症的临床表现、诊断标准。

2. 熟悉老年痴呆症的定义、诱因。

提示用问题

1. 结合患者的病史及临床症状,你认为患者的疾病诊断是什么? 如何诊断?

2. 还有哪些原因也会导致患者记忆力减退? 你如何鉴别?

3. 如果你是专科护士,该如何做好患者的护理措施?

 教师参考资料

1. 老年痴呆症的定义

老年痴呆症,又称阿尔茨海默病,指的是一种慢性的、进行性的、不可逆转的累及大脑皮质的神经系统退行性疾病。以近记忆力减退为早期表现,可以有计算力、思维判断、时间空间任务定向障碍等多种认知功能的减退,到晚期可以卧床,衰竭致死。

2. 鉴别诊断

(1)轻度认知功能障碍:多见于老年人群,仅有记忆障碍,无其他认知功能障碍,部分患者可能是老年痴呆症的早期表现。

(2)抑郁症:早期老年痴呆症表现可与抑郁症相似,如抑郁心境、对各种事物缺乏兴趣、记忆障碍、失眠、易疲劳或无力等。迅速出现智力障碍,病程很少有进展或完全不进展,有明显的个人或家庭的抑郁病史,仔细检查记忆力比患者自己诉说的要好得多,发病前有明显诱发因素等特征,有助于诊断老年期抑郁症。

3. 老年痴呆症的诱因

老年痴呆症的确切病因尚未阐明。以下危险因素虽不会直接诱发,但会增加患病风险。

(1)年龄:年龄增长是该病已知的最大危险因素。老年痴呆症不是正常衰老的表现,但随着年龄的增长,患老年痴呆症的概率逐年增加。

(2)阳性家族史:如果一级亲属(父母或兄弟姐妹)患有老年痴呆症,则其患此病的风险增加。

(3)唐氏综合征:许多患有唐氏综合征的人会同时罹患老年痴呆症。老年痴呆症的症状和体征在唐氏综合征患者身上出现的时间往往比普通人早10~20年。

(4)轻度认知障碍:轻度认知障碍是指一个人记忆力或其他思维能力的衰退程度大于其年龄预期,患者尚可正常社交或工作。患有轻度认知障碍的人进展为老年痴呆症的风险显著增加。当轻度认知障碍患者的主要受损认知能力是记忆力时,更有可能进展为老年痴呆症。

4. 老年痴呆症的临床表现

老年痴呆症通常隐匿起病,持续进行性发展,主要表现为认知功能减退和非认知性神经精神症状。将其分为痴呆前阶段和痴呆阶段,主要区别在于患者的生活能力是否已经下降。典型的症状如下。

(1)痴呆前阶段:记忆力轻度受损;学习和保存新知识的能力下降;其他认知能力,不影响基本日常生活能力,达不到痴呆的程度。

(2)痴呆阶段:这一阶段是传统意义上的老年痴呆症,此阶段患者认知功能损害导致了日常生活能力下降,按认知损害的程度可以分为轻、中、重三期。①轻度痴呆:首先出现的是近期记忆减退,常将日常所做的事和常用的一些物品遗忘。随着病情的发展,可出现远期记忆减退,即对发生已久的事情和人物的遗忘。部分患者出现视空间障碍,外出后找不到回家的路,不能精确地临摹立体图。面对生疏和复杂的事物容易出现疲乏、焦虑和消极情绪,表现出人格方面的障碍,如不爱清洁、不修边幅、暴躁、易怒、自私、多疑。②中度痴呆:记忆障碍继续加重,可出现失语、失用、失认等,有些患者还可出现癫痫、强直-少动综合征,患者常有较明显的行为和精神异常,性格内向的患者变得易激惹、兴奋欣快、言语增多,而原来性格外向的患者则可变得沉默寡言,对任何事情提不起兴趣,出现明显的人格改变,甚至做出一些丧失羞耻感(如随地大小便等)的行为。③重度痴呆:情感淡漠、哭笑无常、言语能力丧失,以致不能完成日常简单的生活事项。四肢出现强直或屈曲瘫痪,括约肌功能障碍,常可并发全身系统疾病的症状,最终因并发症而死亡。

5. 老年痴呆症的诊断标准

符合以下条件即可确诊为老年痴呆症。

（1）记忆障碍：具体表现为记忆力减退。记忆障碍最严重时，主要表现为不认识自己的家人，乃至连浴室镜子或相片中的自己都不认识。

（2）时间观念和地点的定向力慢慢缺失：比如不清楚今天是哪年哪月哪日，不清楚自己在何处，出了家门口就找不着家等。

（3）理解能力和判断能力降低：主要表现为对周边的事情不能恰当地了解，以及影响对事情的逻辑推理和分辨，分不清主次，是本质的还是非本质的东西，因而不能恰当地解决问题。

（4）语言发育迟缓：轻则讲话唠叨，内容反复、混乱，重则语无伦次，内容千变万化，让人没法了解，或常常自说自话，内容千疮百孔，或沉默少语，语言表达能力缺失。

（5）逻辑思维情感障碍：逻辑思维常出现片段性，大事被忽视，却在琐碎事上纠缠不休。另外，伴随感情迟缓，对人冷漠，慢慢发展为彻底迷惘而面无表情，或小孩样欣快病症。有的则产生幻觉，如幻听症、幻视等；有的出现片段空想，如嫉妒妄想、被盗窃空想、夸大其词空想等。

第 二 幕

入院第 5 d 晚上，王红："护士，护士，我要回家，我现在就要回家。"突然，患者情绪激动，不停吵嚷着要回家，由于她言语啰嗦，满口方言，较难理解其表达，无法入睡，不停叫嚷着要回家看儿子，经过护士小李耐心安抚后，患者平稳休息。入院后第 10 d，护士不断地叮嘱："王阿姨，我们发给你的药你都要准时吃啊。"王阿姨说："我不能吃药，有人要害我，吃了这些药我就被害死了。"经诊断，此时患者出现逻辑思维情感障碍，遵医嘱予以抗精神病药物治疗。小李耐心地与患者沟通，安抚患者情绪，并在家属的协助下给予患者相关的康复治疗。

问题导引

1. 这一幕，患者发生了什么情况？
2. 作为护士，你认为老年痴呆症有哪些治疗方法？
3. 作为专科护士，你将如何对老年痴呆症患者进行护理？

教师注意事项

在本幕，患者在确诊老年痴呆症后，给予相关的药物治疗和康复治疗。本幕主要引导学生掌握老年痴呆的治疗方法和护理措施，并根据患者的病情变化，引导学生思考不同时期老年痴呆患者的表现和相关的处理及护理措施。

学习目标

1. 掌握老年痴呆症不同阶段的治疗措施。
2. 掌握老年痴呆症的并发症。

提示用问题

1. 老年痴呆症都有什么相关的治疗?
2. 作为一名护士,你如何指导患者进行康复训练?

 教师参考资料

1. 老年痴呆症的治疗

(1)药物治疗:由于个体差异大,用药不存在绝对的最好、最快、最有效,除常用非处方药外,应在医生指导下充分结合个人情况选择最合适的药物。①改善认知功能药物:乙酰胆碱酯酶抑制剂,包括多奈哌齐、卡巴拉汀、石杉碱甲等,主要提高脑内乙酰胆碱的水平,加强突触传递。N-甲基-D天[门]冬氨酸(N-methyl-D-aspartate,NMDA)受体拮抗剂美金刚能够拮抗 NMDA 受体,具有调节谷氨酸活性的作用,现已用于中重度老年痴呆症患者的治疗。临床上有时还使用脑代谢活化剂如奥拉西坦等。②控制精神症状药物:很多患者在疾病的某一阶段出现精神症状,如幻觉、妄想、抑郁、焦虑、激越、睡眠紊乱等,可给予抗抑郁药物和抗精神病药物,前者常用选择性 5-HT 再摄取抑制剂,如氟西汀、帕罗西汀、西酞普兰、舍曲林等,后者常用不典型抗精神病药,如利培酮、奥氮平、喹硫平等。

(2)康复治疗:运用针灸、按摩等手段,促进康复,另外,针对合并症治疗,可使用中药内服、外用,以及理疗。

2. 老年痴呆症的并发症

(1)营养障碍:会导致患者的营养功能出现问题,导致身体免疫功能低下的现象发生。痴呆的发生会导致个人的饮食能力受到影响,机体能力下降的现象会越来越明显,长期卧床还会导致肢体能力不协调或者是给身体健康带来很多不利的问题。

(2)生活不能自理:个人的身体状况受到影响,这是最严重的问题,如果生活一直不能自理,相信还会有更多危险的情况发生,比如行为能力受到影响,所以我们在分析这些情况的时候,一定要考虑清楚痴呆的严重性。

第 三 幕

患者住院 10 d 后,病情基本稳定,认知与行为能力较之前均有所提高,护士问:"你最近的情况怎么样啊?"王老太太答:"我现在感觉很好,我能够独立上厕所,自己吃饭、洗脸、刷牙等,之前我经常忘记东西放在哪里,现在好了。"家属:"我们感觉她现在性格也变得温顺了,没有再动不动就发火了,谢谢你们医生啊。"护士说:"不用谢,这是我们应该做的。"家属说:"她现在自己吃东西吃得很好,之前都吃太少了,明天给她要带些骨头汤、鸡汤、红烧肉等食物给她补补。"护士说:"应选择营养丰富、清淡可口的食品,荤素搭配,食物要温度适中,无刺,无骨,易于消化,刚开始也不能一下子进补得太好哦。"经过护士耐心指导解释,患者家属终于接受并配合治疗,最后病情好转出院。

问题导引

1. 对于老年痴呆症患者,你如何指导患者养成良好的饮食习惯?
2. 患者的家人给他大量进补,你认为这样的做法妥当吗?

学习目标

1. 掌握老年痴呆症的护理措施。
2. 了解老年痴呆症的保健及二级预防。

教师注意事项

本幕主要描述了患者病情稳定,逐渐康复的过程。学生在本幕应学习做好康复师的角色,做好健康宣教,帮助患者建立良好的生活习惯,指导患者做好疾病预后的康复锻炼。引导学生深入思考护理人员在疾病预后和康复中的作用。

提示用问题

1. 你如何指导患者进行康复活动?
2. 如何指导患者养成良好的生活习惯?
3. 患者出院回家后,如何进行自我保健?

 教师参考资料

1. 老年痴呆症的日常护理

(1)心理护理:老年痴呆症患者常常会产生焦虑。对于经常出现焦虑的患者,要给予足够的照顾,保证居室安静,安排有趣的活动;也可以指导患者听一些轻松、舒缓的音乐。对于情绪抑郁的患者,如常出现呆滞、睡眠障碍、疲倦等,要耐心倾听患者的叙述,不强迫患者做不情愿的事情,对患者多说一些关爱的话语。劝导患者增加活动,如递给她梳子,说:"你的头发很漂亮,梳一下吧。"让她做决定。如果能对他们展示你的想法和想做的事情,他们会和你一起做的,如一起吃饭、下棋、读报等。而对于有激越症状的患者,如常为小事发火,甚至出现攻击行为等的患者,应该尽量避免一切应激源,如病房环境应尽量按患者原有的生活习惯设置等。患者出现激越行为时,应分析产生激越的具体原因,不能用禁止、命令的语言,更不能将其制服或反锁在室内,这样会增加患者的心理压力,使病情加重。面对有激越行为的患者,可以试图将注意力转移到患者感兴趣的方面,可有效减少激越行为的发生。对老年痴呆症患者发生的一些精神症状和性格变化,如猜疑、自私、幻觉、妄想,家人及医护人员应理解是疾病导致的,要宽容、给予爱心,用诚恳的态度对待患者,耐心听取患者的诉说,尽量满足其合理要求,有些不能满足的,应耐心解释,切忌使用伤害感情或损害患者自尊心的言语行为,使之受到心理伤害,产生低落情绪,甚至引发攻击性行为。

(2)语言训练:老年痴呆症患者均有不同程度的语言功能障碍,护理人员要有足够的耐心,利用一切护理、治疗的机会,主动与患者交流,如利用写有单词、短语的卡片和图片等来进行训练。同时分辨失语类型,如命名性失语,主要为遗忘名称,护理时要反复说出名称,强化其记忆;运动性失语,主要为发音困难,护理时要给患者示范口型,一字一句面对面地教。鼓励患者读书、看报、听广播、看电视,接受来自外界的各种刺激,对防止智力进一步衰退具有重要作用。当然也应注意适度用脑,比如劝患者在工作一段时间后到室外活动一下,以转换兴奋中心。

（3）用药护理：老年痴呆症患者多同时患有许多伴随疾病，需要服用多样药物，而患者又常忘记吃药、吃错药，或忘了已经服过药又过量服用，如果护理人员疏忽，会引起漏服、少服、用药过量，甚至中毒等情况。所以，所有口服药必须由护理人员按顿送服，不能放置在患者身边。患者服药过程，必须有护理人员帮助，以免患者遗忘或错服。对于经常出现拒绝服药的患者，除了要监督患者把药服下外，还要让患者张开嘴，检查其是否已经将药物咽下，防止患者在无人看管的情况下将药物吐掉或取出。中、重度痴呆患者服药后常不能诉说其不适，护理人员要细心观察患者服药后的反应，及时反馈给医生，以便及时调整给药方案。对于卧床患者，吞咽困难的老年痴呆症患者，不宜吞服药片，最好将药片掰成小粒或研碎后溶于水中服用。

（4）安全护理：①跌伤：老年痴呆症多伴有锥体外系病变，表现为扭转痉挛、震颤麻痹，以及各种各样的行动失调，站立、行走都会出现困难，故常常容易跌伤。加之老年患者骨质疏松，极易骨折。所以病房内、浴池、厕所地面要干燥、无积水，不要让老年患者做其难以承担的事情。患者上、下床及变换体位时动作宜缓，床边要设护栏；上、下楼梯、外出散步一定要有人陪伴和扶持。②自伤：老年痴呆症患者心理脆弱，自理能力丧失，为了不给家人增加负担，很容易发生自伤、自杀事件，有的患者则会受抑郁、幻觉或妄想的支配，下意识地出现自伤、自杀行为。护理人员及家人要进行全面照顾，严密观察，随时发现可疑动向，及时排除患者可能自伤、自杀的危险因素，保管好利器、药物等。③走失：老年痴呆症患者因记忆功能受损，尤其是中、重度痴呆患者，定向力出现障碍，应避免患者单独外出，同时家属要在患者衣兜内放置"名片"，写清患者姓名、所患疾病、家庭住址、联系电话号码等。

（5）饮食护理：老年痴呆症患者要选择营养丰富、清淡可口的食品，荤素搭配，食物要温度适中，无刺，无骨，易于消化。对吞咽困难者，食物易呛入气管，固体食物则易阻塞，所以，食物以半流质或软食为宜。应缓慢进食，不可催促，每次吞咽后要让患者反复做几次空咽运动，确保食物全部咽下，以防噎食及呛咳。对少数食欲亢进、暴饮暴食患者，要适当限制食量，以防止因消化吸收不良而出现呕吐、腹泻。患者进食时必须有人照看，以免食物呛入气管导致窒息或死亡。一日三餐应定时、定量，尽量保持患者平时的饮食习惯。饮食种类方面，应品种多样化，以清淡、低糖、低脂、低盐、高蛋白、纤维素的食品为主，如蔬菜、水果、干果、瘦肉、奶和蛋类、豆制品及动物脑髓。五谷杂粮能保证老年人纤维素的来源，多食粗粮可防止便秘。应少食糖及高胆固醇食品，如动物肝脏、鱼子等。患者不可吃刺激性食物，忌烟酒、咖啡、浓茶，少食油煎、油炸食物。对气血亏虚的患者，应选用益气生血的食物，如胡萝卜、菠菜、花生、大枣、龙眼肉、鸡蛋、羊肉等。若伴有腰膝酸软、潮热盗汗，此为肾精亏虚，应食用黑芝麻、黑豆、枸杞子、桑椹子、牛奶、龟肉、海参等。

（6）起居护理：起居应有规律，保证充足、高质量的睡眠，特别是精神兴奋型患者更应注意。大多患者喜卧多寐，常白天休息，夜间吵闹，或者常常卧床不起。这样会导致许多并发症的发生，加重痴呆症状。可以白天多给患者一些刺激，鼓励患者做一些有益、有趣的手工活动及适当的体育锻炼。晚上，要为患者创造良好的入睡条件，周围环境要安静、舒适，入睡前用温水泡脚，不要进行刺激性谈话或观看刺激性电视节目，不要给老人饮浓茶、咖啡，失眠者可给予小剂量的安眠药，衣着宜适中，室温宜偏凉。夜间不要让患者单独居住，以免发生意外。应保证患者有 6～8 h 的睡眠。对卧床不起的患者,要经常清洁口腔,定时给患者洗澡、洗头,要勤换衣服。痴呆患者时常出现大小便失禁,要注意清洗干净,保持皮肤的清洁干燥,以防感染。

2. 老年痴呆症患者的保健

(1) 注意生活规律,保证足够睡眠,足够的营养摄入,保持大、小便通畅。

(2) 不宜长期卧床,应适当参加力所能及的体育活动与锻炼。

(3) 生活安排应简单有序,避免生活环境有大的变化。

(4) 当伴有各种躯体疾病时,应及时治疗。应用一些抗衰老药物。并按时服药,定期门诊复查。

(5) 对于生活不能自理者,应给予关心照顾,协助处理。不宜让其单独外出活动。

3. 老年痴呆症的二级预防

(1) 药物治疗是控制病情的关键:二级预防中最重要的是药物治疗。调查发现,不吃药的患者病情进展很快,两三年就可能达到中度或者重度痴呆。而规律服药的患者痴呆进展相对缓慢,轻度、中度、重度的状态可以维持五六年甚至十年。如果能在轻度的状态维持三四年,家庭的负担就相对较小。现在有许多治疗痴呆的药物,且多数已进入医保,这些国产药物性价比很高。如果怀疑患有老年痴呆症,务必及时前往医院就诊,积极配合治疗。

(2) 认知康复应该持续进行:认知康复是指患者在专业人士指导下锻炼自己的脑区。虽然主要依靠专业指导,但患者也可以在家简单完成一部分内容,比如写日记。写日记时,反复的记录过程其实就是锻炼脑区,它可以刺激额叶,进行设想构思,也可以刺激颞叶、顶叶以及语言中枢,让各个脑区活跃。认知康复是控制老年痴呆病情的重要辅助手段,应该持续进行。

(3) 家庭关系和睦是保障:在和睦的家庭关系中,老年痴呆症患者的精神症状如幻听、幻视、躁狂,往往比不在和睦家庭中要轻许多。因此,痴呆的治疗不仅是药物治疗,社会支持更重要,和睦的社会关系能延缓痴呆的进展。

(4) 预防感染:老年痴呆症患者肺炎的发病率很高,老年痴呆症患者大多因并发肺炎而死亡。尤其对于卧床不起患者,在身体各方面机能下降,营养不良,大小便失禁,生褥疮时,就很容易并发肺炎。要尽可能避免上述情况的发生,一旦并发感染,应及时治疗。要预防压疮,卧床不起的患者 2～3 h 变换一次体位,注意观察皮肤情况,保持皮肤清洁;但不能使用酒精、清毒剂清洗,最好用温水洗。局部可以用棉垫、枕头、泡沫软垫枕于臀部、肋部等容易发生压疮的部位。

(5) 专人看护:老年痴呆症患者在卫生、饮食、大小便、起居等日常生活方面自理能力退化,经常会发生意想不到的意外,比如随手抓东西吃、不会穿衣、哭闹等。家人应尽可能安排专人看护。正常的生活状态对患者非常重要,但是患者大多没有时间概念,所以,专人看护可以做到让患者按时起床、睡觉、进餐,使之正常生活,保证充足的休息和睡眠时间。患者因为智力退化,说话做事常与年龄不相适应,有时甚至会无理取闹,对此,要从心理抚慰的角度做好护理,避免老人心情抑郁,导致病情加重。中、重度老年痴呆症患者往往做事无意识,有时还会产生幻觉,发生自杀事件。因此,对中、重度老年痴呆症患者要尽可能做到全天候专人看护,避免发生危险。

(6)锻炼延缓衰老:护理工作的根本目的是帮助患者维持和恢复身体逐渐减退的功能。适当进行用脑锻炼和体力活动,可以有效延缓患者的智力和身体机能衰退。从早期药物治疗开始,就应该辅以康复训练。护理人员要利用一切机会帮助患者用脑健脑,以延缓症状加重。如通过让患者排列数字顺序、物品分类、简单计算等进行思维训练;开展一些具体有趣的活动,如听音乐、猜谜语、讲故事、跳舞等,引导患者多用脑,提高语言和记忆能力。通过锻炼身体可以提高患者体质,促进血液循环,增加脑部血液供给,从而间接起到延缓衰老的作用。对于患者可以自理的活动,如穿衣、进食、上厕所、洗澡等,尽量让患者独立完成,以维持各种功能;对于一定程度上已经丧失了活动能力的患者,如果病情允许,适当让他们做一些洗碗、扫地、递东西等简单家务,使他们建立新的条件反射。除了这些简单活动外,适当的体育锻炼可以醒脑开窍、舒筋通络、活血化瘀,且对稳定情绪、调节饮食也十分有益。具体活动项目应根据患者自身特点、兴趣、爱好来选择,如散步、慢跑、气功、太极拳(剑)等都是适合老年人活动的项目。对行动不便的患者,应有人搀扶进行锻炼,也可选用玩健身球、握握力器、打算盘、写字等活动项目。卧床的患者可在床上进行主动收缩全身或部分肌肉的练习。通过一系列不间断的训练使患者的生活技能和智力得到提高。老年痴呆症目前尚无根治的办法,因此只有通过护理干预改善患者的生活质量。护理工作者要付出较大的爱心、耐心、细心和毅力,同时还需要照护者正确地理解老年痴呆症的特点,采取积极态度,使患者能生活在一个充满亲情与关爱的环境中,避免歧视和虐待老人的情形发生。对于大多患者而言,实施正确的精心护理比药物治疗更重要。

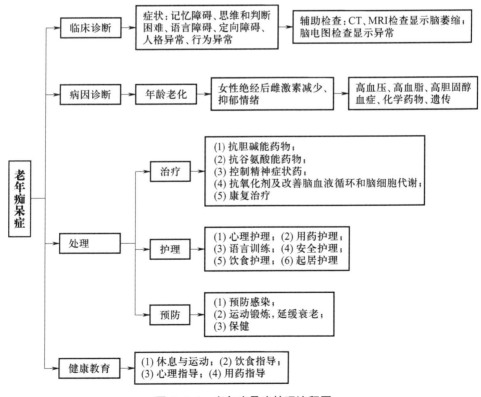

图 6-4-1　老年痴呆症护理流程图

参考文献

[1] 苗茜. 老年痴呆患者疼痛管理研究进展[J]. 中国中西医结合外科杂志,2019,25(3):414-417.

[2] 李昂,殷淑琴,徐勇,等. 2010—2030 年中国老年期痴呆的预测[J]. 中国老年学杂志,2015,35(13):3708-3711.

[3] 王飞龙,王小芳,唐碧霞,等. 护理人员老年痴呆相关知识、态度、行为现状及培训效果研究进展[J]. 护理研究,2017,31(8):897-900.

[4] 张莉,陈建国. 健康信念模式为框架的护理干预对老年痴呆患者认知功能障碍及生活质量的影响[J]. 实用临床医药杂志,2017,21(14):27-30.

[5] 罗秀琼,王尚君,任崇松. 3+1 整体康复护理在老年痴呆患者中的临床应用[J]. 西部医学,2018,30(6):149-151,155.

[6] 刘秀芬,陆银芳,叶小云. 分阶段延伸护理对老年痴呆患者康复的效果评价[J]. 实用临床护理学电子杂志,2018,3(16):38-43.

第七章　老年人血液系统疾病的护理

第一节　老年人骨髓增生异常综合征

——"消失的血细胞"

教案摘要

张女士,70 岁,是一名退休职工。平时家里大大小小的活都是张女士一人包揽。2021 年 5 月,张女士发现四肢有大小不一的瘀斑,未予重视。后张女士取出假牙后经常有牙龈出血,同时伴有乏力,偶有头晕症状。故到医院就诊,查血常规,提示白细胞 2.59×10^9/L、红细胞 3.07×10^{12}/L、血红蛋白 88 g/L、血小板 18×10^9/L、MCHC 308 g/L、单核细胞 12.4%、嗜酸性粒细胞 0.1%、中性粒细胞数 1.17×10^9/L、淋巴细胞数 1.09×10^9/L、骨穿提示 MDS (RAEB2)(原始细胞占 18.5%)。化疗期间,患者出现了骨髓抑制,予以一系列的治疗及护理措施后转危为安,顺利出院。通过此案例,学生可以学到 MDS 的定义、分类、病因、临床表现、治疗及其护理,同时通过对此案例患者全程、动态的健康照护问题的评估和分析,进行连续性照护,从而实现以患者为中心的整体护理。

关键词

骨髓增生异常综合征（Myelodysplastic Syndrome，MDS）；急性白血病（Acute Leukemia）；慢性粒-单核细胞白血病（Chronic Myelomonocytic Leukemia，CMML）；难治性贫血伴原始细胞增多（Refractory Anemia with Excess Blast，RAEB），骨髓穿刺术（Bone Marrow Puncture）；无菌层流病房（Laminar Flow Sterile Ward ）；化学性静脉炎（Chemicalphlebitis）

主要学习目标

1. 掌握 MDS 的定义。
2. 掌握 MDS 的临床表现。
3. 熟悉 MDS 的治疗。
4. 掌握 MDS 的护理措施。
5. 掌握 MDS 化疗前后的健康教育。

次要学习目标

1. 了解 MDS 的分型。
2. 了解 MDS 的病因及发病机制。
3. 了解 MDS 的诊断及鉴别诊断。
4. 了解 MDS 的实验室检查。

第 一 幕

张女士,70 岁,是一名退休职工,身高 168 cm,体重 64 kg。平时家里大大小小的活都是张女士一人包揽。2021 年 5 月,张女士发现四肢有大小不一的瘀斑,未予重视。后张女士取出假牙后经常有牙龈出血,同时伴有乏力,偶有头晕症状。

张女士到医院就诊,查血常规,提示白细胞 2.59×10^9/L、红细胞 3.07×10^{12}/L、血红蛋白 88 g/L、血小板 18×10^9/L、MCHC 308 g/L、单核细胞 12.4%、嗜酸性粒细胞 0.1%、中性粒细胞数 1.17×10^9/L、淋巴细胞数 1.09×10^9/L,血液科医生根据患者情况,告知患者:"你现在需要转入血液内科行进一步检查。"张女士对突然入院感到了紧张,入院后护士给予了关怀。

问题导引

1. 根据这些信息,你认为患者最可能的诊断是什么?诊断依据有哪些?
2. 为明确诊断,还要做哪些检查?
3. 你认为患者得此疾病的原因有哪些?

教师注意事项

本幕描述患者因四肢瘀点瘀斑、牙龈出血入院就诊的情况。医生根据患者的血常规指标判断患者可能是血液系统疾病,并及时收治入血液内科病房。引导学生学习 MDS 的诊断思路:诱因+症状(血常规特点、贫血、出血、伴随症状),确诊需要行骨髓穿刺术。重点掌握 MDS 的鉴别流程,与其他表现为出血性贫血的疾病做快速而准确的鉴别。

学习目标

1. 掌握 MDS 的定义。

2. 掌握 MDS 的临床表现。

3. 了解 MDS 的病因及发病机制。

提示用问题

1. 根据张女士的症状表现及实验室检查,有哪些初步的判断?

2. 作为血液专科护士,你想采集哪些信息来帮助你明确诊断?

3. 哪些血液系统疾病会在血常规中出现大量幼稚细胞?

4. 你认为张女士入院后还需要做哪些辅助检查?

教师参考资料

1. MDS 的定义

MDS 是一组起源于造血干细胞,以血细胞病态造血,高风险向急性髓系白血病(Acute Myeloid Leukemia,AML)转化为特征的异质性髓系肿瘤性疾病。任何年龄男、女均可发病,约 80% 的患者年龄大于 60 岁。

2. MDS 的病因及发病机制

原发性 MDS 的确切病因尚不明确,继发性 MDS 见于烷化剂、拓扑异构酶抑制剂、放射线、有机毒物等密切接触者。

MDS 是起源于造血干细胞的克隆性疾病,异常克隆细胞在骨髓中分化、成熟障碍,出现病态、无效造血,并呈现向 AML 转化高风险趋势。部分 MDS 患者可发现造血细胞中有基因突变、表观遗传学改变、染色体异常或骨髓造血微环境异常,这些异常改变可能参与 MDS 的多因素、多步骤、连续动态的发生发展过程。

3. MDS 的临床表现

几乎所有的 MDS 患者都有贫血症状,如乏力、疲倦。约 60% 的 MDS 患者有中性粒细胞减少,由于同时存在中性粒细胞功能低下,使得 MDS 患者容易发生感染,约有 20% 的 MDS 患者死于感染。40%~60% 的 MDS 患者有血小板减少的情况,随着疾病进展,可出现进行性血小板减少。

难治性贫血(Refractory Anemia,RA)和环形铁粒幼细胞性难治性贫血(RA with Ringed Sideroblasts,RAS/RARS)多以贫血为主要表现,临床进展缓慢,中位生存期 3~6 年,白血病转化率为 5%~15%。RAEB 和 RAEB-2 多以全血细胞减少为主,贫血、出血及感染易见,可伴有脾大,病情进展快,中位生存时间分别为 12 个月和 5 个月,RAEB 的白血病转化率高达 40% 以上。

CMML 以贫血为主,可有感染和(或)出血,脾大常见,中位生存期约 20 个月,约 30% 转变为 AML。

第 二 幕

　　入院后责任护士小李将张女士安排到重症病房,张女士纳闷道:"我怎么会被安排到重症病房?"护士小李给张女士做入院指导并且告知:"你现在血小板低,需要绝对卧床休息。"张女士听后有些不以为意:"我没事的! 医生也跟我说住院再做个检查看看,做完检查就好了。"之后没多久,张女士准备起身下床,小李发现后及时给予制止,张女士嘟囔道:"上厕所也不行吗,大小便都要在床上解决,怎么会这么麻烦?"接着床位医生进一步完善了检查,告知张女士需要进行骨髓穿刺检查,护士细心地为张女士完善了术前准备。

　　医生为张女士进行了骨髓穿刺检查,护士对张女士进行了精心的护理。根据骨髓穿刺报告,结果提示:小粒可见,有核细胞增生极度活跃;粒系各期均见,原始细胞占 18.5%,这类细胞形态大小不均一,圆形、椭圆形、不规则型,胞体大,胞核染色质细密,胞浆含量较丰富,奥氏小体易见;中性粒细胞浆内颗粒减少或缺如,红系中晚幼红可见;巨核细胞仅见 1 只,血小板少见。POX 染色:阳性、弱阳性。染色体核型分析:47,XX＋11[8] 46,XX,del(20)(q11.2)[3] /46,XX[9]。进一步诊断为:MDS(RAEB2)(原始细胞占 18.5%)。

　　医生建议张女士行化疗。张女士一听要化疗,顿时慌了手脚:"怎么还要化疗? 这个病有这么严重吗? 最近家里特别忙,我还要回去带孙子呢。"小李劝慰道:"张女士,你先不要着急,这个病需要休息,家里的事先缓一缓。"张女士一听,一下子沉默了。到了下午探视时,张女士见到老公,急忙拉着他的手:"你帮我去问问,这个病会不会影响到我以后的生活?"张女士老公一时之间也找不着人问。张女士愈发沉默、夜间睡不安稳。责任护士小李发现了张女士的异常。

问题导引

1. 行骨髓穿刺术前,需要完善哪些术前准备?
2. 作为责任护士,骨髓穿刺术中的护理观察要点有哪些?
3. 骨髓穿刺术后的护理要点有哪些?

教师注意事项

　　在本幕,患者在疑似血液系统恶性肿瘤后行骨髓穿刺术,结果示 MDS(RAEB2)(原始细胞占 18.5%)。本幕主要引导学生掌握骨髓穿刺术前的准备工作,以及术中、术后的护理观察要点。

学习目标

1. 了解 MDS 的实验室检查。

2. 了解 MDS 的分型。

3. 了解 MDS 的诊断及鉴别诊断。

提示用问题

1. 患者入院后现阶段存在的护理问题是什么？诊断依据是什么？

2. 护士该如何做好患者相关指导？

3. 骨髓穿刺的目的是什么？什么样的患者需行骨髓穿刺检查？

4. 骨髓穿刺前需准备什么？骨髓穿刺后如何护理？

5. 对于即将化疗的患者,护士需要做好哪些准备？

6. 患者再次出现情绪异常时,是什么原因导致的？护士如何应对？

7. 作为责任护士,该如何做好病情观察？

教师参考资料

1. 实验室检查

(1) 血象和骨髓象:持续一系或多系血细胞减少。血红蛋白<100 g/L,中性粒细胞<$1.8×10^9$/L,血小板<$100×10^9$/L。骨髓增生度多在活跃以上,少部分呈增生减低。MDS患者的病态造血见表 7-1-1。

表 7-1-1　MDS 的常见病态造血

红系	粒系	巨核系
细胞核		
核出芽	核分叶减少	小巨核细胞
核间桥	(假 Pelger-Huët;pelgeriod)	核少分叶
核碎裂	不规则核分叶增多	多核(正常巨核细胞为单核分叶)
多核		
核多分叶		
巨幼样变		
细胞质		
环状铁粒幼细胞	胞体小或异常增大	
空泡	颗粒减少或无颗粒	
PAS 染色阳性	假 Chediak-Higashi 颗粒	
	Auer 小体	

(2) 细胞遗传学检查:40%～70% 的 MDS 有克隆性染色体核型异常,多为缺失性改变,以+8、−5/5q¯、−7/7q¯、20q¯最为常见。利用荧光原位杂交技术,可提高细胞遗传学异常的检出率。

(3) 病理检查:骨髓病理活检可提供患者骨髓内细胞增生程度、巨核细胞数量、原始细胞群体、骨髓纤维化及肿瘤骨髓转移等重要信息,有助于排除其他可能导致血细胞减少的因素或疾病。

（4）免疫学检查：流式细胞术可检测到 MDS 患者骨髓细胞表型存在异常，对于低危组 MDS 与非克隆性血细胞减少症的鉴别诊断有一定价值。

（5）分子生物学检查：使用高通量测序技术，多数 MDS 患者骨髓细胞中可检出体细胞性基因突变，对 MDS 的诊断及预后判断有潜在应用价值。

2. MDS 的分型

法美英协作组主要根据 MDS 患者外周血、骨髓中的原始细胞比例、形态学改变及单核细胞数量，将 MDS 分为以下 5 型：难治性贫血（Refractory Anemia，RA）、环形铁粒幼细胞性难治性贫血（RA with Ringed Sideroblasts，RAS/RARS）、难治性贫血伴原始细胞增多（RA with Excess Blasts，RAEB）、难治性贫血伴原始细胞增多转变型（RAEB in Transformation，RAEB-t）和慢性粒-单核细胞白血病（Chronic Myelomonocytic Leukemia，CMML），MDS 的分型见表 7-1-2。

表 7-1-2   MDS 的 FAB 分型

FAB 类型	外周血	骨髓
RA	原始细胞<1%	原始细胞<5%
RAS	原始细胞<1%	原始细胞<5%，环形铁幼粒细胞>有核红细胞 15%
RAEB	原始细胞<5%	原始细胞 5%～20%
RAEB-t	原始细胞≥5%	20%<原始细胞<30%；或幼粒细胞出现 Auer 小体
CMML	原始细胞<5%，单核细胞绝对值>$1×10^9$/L	原始细胞 5%～20%

世界卫生组织（WHO）提出了新的 MDS 分型标准，认为骨髓原始细胞达 20%即为急性白血病，将 RAEB-t 归为 AML，并将 CMML 归为 MDS/MPN（骨髓增生异常综合征/骨髓增殖性肿瘤）。2016 年版 WHO 标准更加强调病态造血累及的细胞系和骨髓中原始细胞比例，删除了"难治性贫血"命名。将有 5 号染色体长臂缺失伴或不伴其他一种染色体异常（除外 7 号染色体异常）的 MDS 独立为伴有孤立 5q 的 MDS；增加了 MDS 未能分类（MDS-U）。目前临床 MDS 分型中平行使用着 FAB 和 WHO 标准，见表 7-1-3。

表 7-1-3   MDS 分型(2016 年 WHO 修订版)

分型	病态造血	细胞减少系列[1]	环形铁粒幼细胞%	骨髓和外周血原始细胞	常规核型分析
MDS 伴单系病态造血(MDS-SLD)	1	1 或 2	<15%或<5%[2]	骨髓<5%，外周血<1%，无 Auer 小体	任何核型，但不符合伴孤立 del(5q)MDS 标准
MDS 伴多系病态造血（MDS-MLD）	2 或 3	1～3	<15%或<5%[2]	骨髓<5%，外周血<1%，无 Auer 小体	任何核型，但不符合伴孤立 del(5q)MDS 标准

（续表）

分型	病态造血	细胞减少系列[1]	环形铁粒幼细胞%	骨髓和外周血原始细胞	常规核型分析
MDS 伴环形铁粒幼细胞（MDS-RS）					
MDS-RS-MLD	1	1 或 2	≥15%或≥5%[2]	骨髓<5%，外周血<1%，无 Auer 小体	任何核型，但不符合伴孤立 del(5q)MDS 标准
MDS-RS-MLD	2 或 3	1～3	≥15%或≥5%[2]	骨髓<5%，外周血<1%，无 Auer 小体	任何核型，但不符合伴孤立 del(5q) MDS 标准
MDS 伴孤立 del(5q)	1～3	1 或 2	任何比例	骨髓<5%，外周血<1%，无 Auer 小体	仅有 del(5q)，可以伴有 1 个其他异常[-7 或 del(7q)除外]
MDS 伴原始细胞增多（MDS-EB）					
MDS-EB-1	0～3	1～3	任何比例	骨髓5%～9%或外周血2%～4%，无 Auer 小体	任何核型
MDS-EB-2	0～3	1～3	任何比例	骨髓10%～19%或外周血5%～19%或有 Auer 小体	任何核型 MDS-未分类（MDS-U）
血中有 1% 的原始细胞	1～3	1～3	任何比例	骨髓<5%，外周血=1%[3]，无 Auer 小体	任何核型
单系病态造血伴全血细胞减少	1	3	任何比例	骨髓<5%，外周血<1%，无 Auer 小体	任何核型
细胞遗传学异常	0	1～3	<15%[4]	骨髓<5%，外周血<1%，无 Auer 小体	有定义 MDS 的核型异常
儿童难治性血细胞减少症	1～3	1～3	无	骨髓<5%，外周血<2%	

注：1 血细胞减少的定义：血红蛋白<100 g/L，血小板计数<100×10⁹/L，中性粒细胞绝对计数<1.8×10⁹/L，极少数情况下，MDS 可见这些水平以上的轻度贫血或血小板减少；外周血单核细胞必须<1×10⁹/L。

2 如果存在 $SF3B1$ 突变。

3 外周血 1%的原始细胞必须有两次不同场合检查的记录。

4 若环形铁粒幼细胞≥15%的病例有红系明显病态造血，则归类为 MDS-RS-SLD。

3. MDS 的诊断与鉴别诊断

根据患者血细胞减少和相应的症状及病态造血、细胞遗传学异常、病理学改变,MDS 的诊断不难确立。虽然病态造血是 MDS 的特征,但有病态造血不等于就是 MDS。MDS 的诊断尚无"金标准",是一个除外性诊断,常应与以下疾病鉴别。

(1)慢性再生障碍性贫血(Chronic Aplastic Anemia,CAA):常需与 MDS-MLD 鉴别。MDS-MLD 的网织红细胞可正常或升高,外周血可见到有核红细胞,骨髓病态造血明显,早期细胞比例不低或增加,染色体异常,而 CAA 一般无上述异常。

(2)阵发性睡眠性血红蛋白尿症(Paroxysmal Nocturnal Hemoglobinuria,PNH):也可出现全血细胞减少和病态造血,但 PNH 检测可发现外周血细胞表面锚链蛋白缺失,Ham 试验阳性及血管内溶血等改变。

(3)巨幼细胞贫血:MDS 患者细胞病态造血可见巨幼样变,易与巨幼细胞贫血混淆,但后者是由于叶酸、维生素 B_{12} 缺乏所致,补充后可纠正贫血,而 MDS 患者的叶酸、维生素 B_{12} 水平不低,用叶酸、维生素 B_{12} 治疗无效。

(4)慢性髓系白血病(Chronic Myeloid Leukemia,CML):CML 的 Ph 染色体、BCR-ABL 融合基因检测为阳性,而 CMML 则无。

4. 骨髓穿刺术

骨髓穿刺术是一种常用诊疗技术,检查内容包括细胞学、原虫和细菌学等几个方面,以协助诊断血液病、传染病和寄生虫病;可了解骨髓造血情况,作为化疗和应用免疫抑制剂的参考。骨髓移植时,经骨髓穿刺采集骨髓液。

(1)骨髓穿刺术的适应证:协助诊断各种贫血、造血系统肿瘤、血小板或粒细胞减少症、疟疾或黑热病。

(2)骨髓穿刺术的禁忌证:血友病等出血性疾病。

(3)骨髓穿刺术的方法:①选择穿刺部位:包括髂前上棘穿刺点、髂后上棘穿刺点、胸骨穿刺点、腰椎棘突穿刺点,其中以髂前上棘穿刺点最为常用。②消毒麻醉:常规消毒皮肤、戴无菌手套,铺无菌孔巾,用 2% 利多卡因行局部皮肤、皮下及骨膜麻醉。③穿刺抽吸:将骨髓穿刺针固定器固定在一定长度,右手持针向骨面垂直刺入,当针尖接触骨质后则将穿刺针左右旋转,缓缓钻刺骨质,穿刺针进入骨髓腔后,拔出针芯,接上干燥的 5 mL 或 10 mL 注射器,用适当力量抽吸骨髓液 0.1~0.2 mL 滴于载玻片上,迅速送检做有核细胞计数、形态学及细胞化学染色检查,如需做骨髓液细菌检查,再抽取 1~2 mL。④拔针:抽吸完毕,重新插入针芯,用无菌纱布置于针孔处,拔出穿刺针,按压 1~2 min 后,胶布固定纱布。

(4)骨髓穿刺术的术前护理:①解释:向患者解释本检查的目的、意义及操作过程,取得患者的配合。②查阅报告单:注意出血及凝血时间。③用物准备:治疗盘、骨髓穿刺包、棉签、2% 利多卡因、无菌手套、玻片、胶布,需做骨髓培养时另备培养基、酒精灯等。④体位准备:根据穿刺部位协助患者采取适宜的体位,若于髂前上棘,穿刺者取仰卧位;若于髂后上棘,穿刺者取侧卧位或俯卧位;棘突穿刺点则取坐位,尽量弯腰,头俯屈于胸前使棘突暴露。

(5)骨髓穿刺术的术后护理:①解释:向患者说明术后穿刺处出现疼痛是暂时的,不会对身体有影响。②观察:注意观察穿刺处有无出血,如果有渗血,立即换无菌纱布,压迫伤口直至无渗血为止。③保护穿刺处:指导患者 72 h 内保持穿刺处皮肤干燥,避免淋浴或盆浴;多卧床休息,避免剧烈活动,防止伤口感染。

第三幕

2021年5月25日,张女士开始了CAG方案化疗,即阿扎胞苷100 mg qd, d1~7;阿柔比星20 mg qd,d1、d3~6;阿糖胞苷20 mg q12 h,d1~14。化疗2周后,张女士出现皮肤散在瘀点、瘀斑,并伴有鼻腔及牙龈口腔出血。血常规示:白细胞$0.86×10^9/L$,血红蛋白41 g/L,血小板$4×10^9/L$,遵医嘱予冰去甲肾上腺素溶液漱口、棉球局部填塞出血鼻孔、申请单采血小板。过了两天,出血情况仍未有明显好转,张女士有些紧张了,责任护士小李注意到了张女士的变化,于是问道:"张女士,你怎么了? 是有什么地方不舒服吗?""我怎么出血还没有止住? 我会不会失血过多而死?"面对张女士的疑虑,护士小李向其讲解了出血的原因以及化疗后的并发症。

问题导引

1. 化疗期间,患者的病情观察及护理要点有哪些?
2. 本幕患者化疗期间出现了什么情况? 应如何处理?
3. 作为责任护士,如何在化疗期间保证患者的心理状态良好以积极配合治疗?

学习目标

1. 掌握MDS化疗期间的健康教育。
2. 熟悉MDS的治疗方法。

教师注意事项

观察和护理是确保患者康复的必要条件,引导学生学习MDS化疗期间的护理常规及心理护理。需引导学生掌握MDS患者的病情观察要点及化疗期间并发症,以及当患者出现严重并发症时的抢救配合措施。

提示用问题

1. 如果你是患者的责任护士,你如何为患者做好化疗期间的心理护理?
2. 你如何帮助患者度过化疗期间的不适感?
3. 面对患者的悲观情绪,你如何帮助她重拾战胜疾病的信心?
4. 化疗有哪些并发症? 如何早期发现?

教师参考资料

1. MDS的治疗

修订的MDS国际预后积分系统(IPSS-R)依据患者血细胞减少的数量、骨髓中原始细胞比例及染色体核型来评价预后和指导治疗。极低危≤1.5分,低危:>1.5~≤3分,中危:>3~≤4.5分,高危组(High,H):>4.5~≤6分,极高危>6分(表7-1-4)。对于低危MDS的治疗主要是改善造血、提高生活质量,采用支持治疗、促造血、去甲基化药物和生物反应调节剂等治疗,而中高危MDS主要是改善自然病程,采用去甲基化药物、化疗和造血干细胞移植。

表 7-1-4　修订的 MDS 国际预后积分系统(IPSS-R)

	0	0.5	1	1.5	2	3	4
细胞遗传学	极好		好		中等	差	极差
骨髓原始细胞(%)	2		>2~<5		5~10	>10	
血红蛋白(g/L)	≥100		80~<100	<80			
中性粒细胞绝对值($\times 10^9$/L)	≥0.8	<0.8					
血小板($\times 10^9$/L)	≥100	50~<100	<50				

注:极好:del(11q),−Y;好:正常核型,de(20q),del(12p),del(5q)/del(5q)附加另一种异常;中等:+8,del(7q),i(17q),+19 及其他 1 个或 2 个独立克隆的染色体异常;差:−7,inv(3)/t(3q)/del(3q),−7/7q附加另一种异常,复杂异常(3 个);极差:复杂异常(3 个以上)

(1)支持治疗:严重贫血和有出血症状者可输注红细胞和血小板,粒细胞减少和缺乏者应注意防治感染。长期输血致铁超负荷者应祛铁治疗。

(2)促造血治疗:可考虑使用促红细胞生成素(Erythropoietin,EPO)、雄激素等,能使部分患者造血功能改善。

(3)生物反应调节剂:沙利度胺及来那度胺对伴单纯 5q 的 MDS 有较好疗效。抗胸腺细胞球蛋白(Anti-thymocyte Globulin,ATG)和(或)环孢素可用于少部分极低危组 MDS。

(4)去甲基化药物:阿扎胞苷和地西他滨能逆转 MDS 抑癌基因启动子 DNA 过甲基化,改变基因表达,减少输血量,并提高生活质量,延迟向 AML 转化。

(5)联合化疗:对体能状况较好,原幼细胞偏高的 MDS 患者可考虑联合化疗,如蒽环类抗生素联合阿糖胞苷、预激化疗或联合去甲基化药物,部分患者能获一段缓解期。MDS 化疗后骨髓抑制期长,要注意加强支持治疗和隔离保护。

(6)异基因造血干细胞移植:是目前唯一可能治愈 MDS 的疗法。IPSS-R 中相对高危组患者首先应考虑是否适合移植,尤其是年轻、原始细胞增多和伴有预后不良染色体核型者。相对低危组患者伴输血依赖且去甲基化药物治疗无效者,也可考虑在铁负荷降低后行移植。

2. MDS 常见的护理诊断

(1)受伤的危险:出血,与血小板减少有关。

(2)有感染的危险:与正常粒细胞减少、化疗有关。

(3)潜在并发症:化疗药物的不良反应。

(4)悲伤:与 MDS 治疗效果差、死亡率高有关。

(5)活动无耐力:与大量、长期化疗,代谢增加及贫血有关。

3. MDS 的护理措施

1)有受伤的危险:出血

(1)病情观察:注意观察患者出血的发生部位、主要表现形式、发展或消退情况;及时发现新的出血、重症出血及其先兆,并应结合患者的基础疾病及相关实验室或其他辅助检查结果,做出正确的临床判断,以利于及时护理与抢救配合。当血小板计数低于 20×10^9/L,可发生严重的自发性出血,特别是内脏出血,甚至是致命性的颅内出血。此外,高热、失眠、情绪波动等均可增加患者出血,甚至颅内出血的风险。

(2)一般护理:为了避免增加出血的风险或加重出血,应做好患者的休息与饮食指导,保持大小便通畅。若出血仅局限于皮肤黏膜,无须太多限制;若血小板计数$<20\times10^9$/L,应减少活动,增加卧床休息时间;严重出血或血小板计数$<20\times10^9$/L者,必须绝对卧床休息,协助做好各种生活护理。鼓励患者进食高蛋白、高维生素、适量纤维、易消化的软食或半流质食物,禁食过硬、粗糙的食物。便秘者可酌情使用开塞露或缓泻药,以免排便时过于用力、腹压骤增而诱发内脏出血,尤其是颅内出血。

(3)皮肤出血的预防与护理:重点在于避免人为的损伤而导致或加重出血。保持床单平整,衣着轻软、宽松;避免肢体的碰撞或外伤。沐浴或清洗时,避免水温过高和过于用力擦洗皮肤;勤剪指甲,以免抓伤皮肤。高热患者禁用酒精(温水)拭浴降温。各项护理操作动作应轻柔;尽可能减少注射次数;静脉穿刺时,应避免用力拍打及揉擦局部,结扎压脉带不宜过紧和时间过长;注射或穿刺部位拔针后需适当延长按压时间,必要时局部加压包扎。此外,注射或穿刺部位应交替使用,以防局部血肿形成。

(4)鼻出血的预防与护理:①防止鼻黏膜干燥而出血:保持室内相对湿度在50%～60%,秋冬季节可局部使用液状石蜡或抗生素眼膏。②避免人为诱发出血:指导患者勿用力擤鼻,以防止鼻腔内压力增大而导致毛细血管破裂出血或渗血;避免用手抠鼻痂和外力撞击鼻部。③少量出血时,可用棉球或明胶海绵填塞,无效者可用0.1%肾上腺素棉球或凝血酶棉球填塞,并局部冷敷。出血严重时,尤其是后鼻腔出血,可用凡士林油纱条行后鼻腔填塞术,术后定时用无菌液状石蜡滴入,以保持黏膜湿润,3 d后可轻轻取出油纱条,若仍出血,需更换油纱条再予以重复填塞。由于行后鼻腔填塞术后,患者常被迫张口呼吸,应加强口腔护理,保持口腔湿润,增加患者舒适感,并可避免局部感染。

(5)口腔、牙龈出血的预防与护理:为防止牙龈和口腔黏膜损伤而导致或加重局部出血,应指导患者用软毛牙刷刷牙,忌用牙签剔牙;尽量避免食用煎炸、带刺或含坚硬骨头的食物,以及带硬壳的坚果类食品、质硬的水果(如甘蔗)等;进食时要细嚼慢咽,避免口腔黏膜的损伤。牙龈渗血时,可用凝血酶或0.1%肾上腺素棉球、明胶海绵片贴敷牙龈或局部压迫止血,并及时用生理盐水或1%过氧化氢清除口腔内陈旧血块,以免引起口臭而影响患者的食欲和情绪及可能继发的细菌感染。

(6)关节腔出血或深部组织血肿的预防与护理:对局部深层组织血肿形成和关节腔出血患者,休息(制动)、局部压迫、冷敷及抬高患肢是最重要的非药物性治疗措施。可根据情况使用夹板、模具、拐杖或轮椅等,使患者出血的肌肉和关节处于休息位。局部予以冰敷或冷湿敷,20 min/次,每4～6 h1次,直至局部肿胀或疼痛减轻。肌肉出血常为自限性,不主张进行血肿穿刺,以防感染。

(7)消化道出血的护理:①病情观察:严密监测生命体征,定时记录患者的呼吸、脉搏、心率、血压、体温、血氧饱和度等。注意有无脉搏细速、呼吸急促、尿量减少等低血容量的表现。注意观察呕吐物的量及性质,行胃肠减压者,观察和记录引流量及性质。观察患者皮肤黏膜的色泽与弹性有无变化,判断失水程度。准确记录24 h出入量,作为补液的依据。定时留取标本,监测血淀粉酶、尿淀粉酶、血糖、电解质的变化,做好动脉血气分析的测定。②维持有效血容量:迅速建立有效静脉通路输入液体及电解质,禁食患者每天的液体入量常需在3 000 mL以上,以维持有效循环血容量。注意根据患者脱水程度、年龄和心肺功能调节输液速度,及时补充因呕吐、发热和禁食所丢失的液体和电解质,纠正酸碱平衡失调。③防治低血容量性休克:如患者出现神志改变、脉搏细弱、血压下降、尿量减少、皮肤黏膜苍白、冷汗等低血容量性休克的表现,应积极配合医生进行抢救:a.迅速准备好抢救用物,如静脉切开包、人工呼吸器、气管切开包等。b.患者取平卧位,注意保暖,给予氧气吸入。c.尽快建立静脉通路,必要时行静脉切开,按医嘱输注液体、血浆或全血,补充血容量。根据血压调整给药速度,必要时测定中心静脉压,以决定输液量和速度。d.如循环衰竭持续存在,按医嘱给予升压药。注意患者血压、神志及尿量的变化。

(8)眼底及颅内出血的预防与护理:保证充足睡眠,避免情绪激动、剧烈咳嗽和屏气用力等;伴高热者,需及时而有效地降温;伴有高血压者,需监测血压。若突发视野缺损或视力下降,常提示眼底出血。应尽量让患者卧床休息,减少活动,避免揉擦眼睛,以免加重出血。若患者突然出现头痛、视力模糊、呼吸急促、喷射性呕吐,甚至昏迷,双侧瞳孔变形不等大、对光反射迟钝,则提示有颅内出血。颅内出血是血液病患者死亡的主要原因之一。一旦发生,应及时与医生联系,并积极配合抢救:①立即去枕平卧,头偏向一侧;②随时吸出呕吐物,保持呼吸道通畅;③吸氧;④迅速建立 2 条静脉通道,按医嘱快速静滴或静注 20%甘露醇、50%葡萄糖溶液、地塞米松、呋塞米等,以降低颅内压,必要时进行输血或成分输血;⑤留置导尿管;⑥观察并记录患者的生命体征、意识状态,以及瞳孔、尿量的变化,做好重病交接班。

(9)成分输血或输注血浆制品的护理:出血明显者,遵医嘱输注浓缩血小板悬液、新鲜血浆或抗血友病球蛋白浓缩剂等。输注前必须认真核对;血小板取回后,应尽快输入;新鲜血浆最好于采集后 6 h 内输完;抗血友病球蛋白浓缩剂用生理盐水稀释时,应沿瓶壁缓缓注入生理盐水,勿剧烈冲击或振荡,以免形成泡沫而影响注射。输注过程要注意观察患者有无输血反应,如溶血反应、过敏反应等。

2)有感染的危险

对于粒细胞缺乏(成熟粒细胞绝对值小于 0.5×10^9/L)的患者,应采取保护性隔离,条件允许者宜住无菌层流病房(Laminar Flow Sterile Ward)或消毒隔离病房。尽量减少探视以避免交叉感染。加强口腔、皮肤、肛门及外阴的清洁卫生。若患者出现感染征象,应协助医生做好血液、咽部、尿液、粪便或伤口分泌物的细菌培养及药敏试验,并遵医嘱应用抗生素。

(1)病情监测:密切观察患者体温。一旦出现发热,提示有感染存在时,应寻找常见感染灶的症状或体征,如咽痛、咳嗽、咳痰、尿路刺激征、肛周疼痛等,并配合医生做好实验室检查的标本采集工作,特别是血液、尿液、粪便与痰液的细菌培养及药敏试验。

(2)预防感染:①呼吸道感染的预防:保持病室内空气清新,物品清洁,定期使用消毒液擦拭室内家具、地面,并用紫外线或臭氧照射消毒,每周 2~3 次,每次 20~30 min。秋冬季节要注意保暖,避免受凉。限制探视人数及次数,避免到人群聚集的地方或与上呼吸道感染的患者接触。严格执行各项无菌操作。粒细胞绝对值<0.5×10^9/L 者,应给予保护性隔离,并向患者及家属解释其必要性,使其自觉配合。②口腔感染的预防:由于口腔黏膜和牙龈的出血、高热状态下唾液分泌减少以及长期应用广谱抗生素等原因,使细菌易在口腔内滋生、繁殖而继发感染,因此,必须加强口腔护理。督促患者养成进餐前、餐后、睡前、晨起用生理盐水等含漱。③皮肤感染的预防:保持皮肤清洁、干燥,勤沐浴、更衣和更换床上用品;勤

剪指甲；蚊虫叮咬时应正确处理，避免抓伤皮肤。女患者尤其要注意会阴部的卫生，适当增加对局部皮肤的清洗。④肛周感染的预防：睡前、便后用1：5 000高锰酸钾溶液坐浴，每次15～20 min。保持大便通畅，避免用力排便，诱发肛裂，增加局部感染的概率。⑤血源性感染的预防：肌内、静脉内等各种穿刺时，要严格无菌操作。中心静脉置管应严格按照置管流程进行，并做好维护。⑥加强营养支持：鼓励患者多进食高蛋白、高热量、富含维生素的清淡食物，必要时遵医嘱静脉补充营养素，以满足机体需要，提高患者的抗病能力。对已有感染或发热的患者，若病情允许，应鼓励其多饮水，补充机体丢失的水分，增加细菌毒素的排出。⑦治疗配合与护理：遵医嘱输注浓缩粒细胞悬液，增强机体抗感染能力。遵医嘱正确应用抗生素，注意药物疗效及不良反应的观察。

3）潜在并发症（化疗药物的不良反应）

（1）化学性静脉炎及组织坏死的防护：化学性静脉炎（Chemicalphlebitis）是由于长期大剂量输入化疗性药物或反复静脉穿刺等机械、物理、化学因素造成的静脉血管壁纤维组织增生、内皮细胞破坏、血管壁不同程度的炎性改变，可分为0～4级。药物的pH、渗透压及药液本身理化特性等因素影响静脉炎的发生。腐蚀性药物尤其是发疱性化疗药物外渗后可引起局部组织坏死。化学性静脉炎及组织坏死的防护措施如下。化疗时应注意：①合理使用静脉：首选中心静脉置管，如外周穿刺中心静脉导管、植入式静脉输液港。如果应用外周浅表静脉，尽量选择粗直的静脉。②输入刺激性药物前后，要用生理盐水冲管，以减轻药物对局部血管的刺激。③输入刺激性药物前，一定要证实针头在血管内（液体低置看回血）。④联合化疗时，先输注对血管刺激性小的药物，再输注刺激性发疱性药物。发疱性化疗药物外渗的紧急处理：a.停止：立即停止药物注入；b.回抽：不要拔针，尽量回抽渗入皮下的药液；c.评估：评估并记录外渗的穿刺部位、面积，外渗药液的量，皮肤的颜色、温度，疼痛的性质；d.解毒：局部滴入生理盐水以稀释药液或用解毒剂；e.封闭：利多卡因局部封闭，在疼痛或肿胀区域多点注射，封闭范围要大于渗漏区，环形封闭，48 h内间断局部封闭注射2～3次；f.涂抹：可用50％硫酸镁、中药"六合丹"、多磺酸黏多糖乳膏（喜疗妥）或赛肤润液体敷料等直接涂在患处并用棉签以旋转方式向周围涂抹，范围大于肿胀部位，每2 h涂1次；g.冷敷与热敷：局部24 h冰袋间断冷敷；h.抬高：药液外渗48 h内，应抬高受累部位，以促进局部外渗药液的吸收。静脉炎的处理：发生静脉炎的局部血管禁止静脉注射，患处勿受压，尽量避免患侧卧位。使用多磺酸黏多糖乳膏等药物外敷，鼓励患者多做肢体活动，或使用红外线仪理疗以促进血液循环。

（2）骨髓抑制的防护：骨髓抑制是多种化疗药物共有的不良反应，主要表现为全血细胞的减少。对于急性白血病的治疗具有双重效应：首先是有助于彻底杀灭白血病细胞，但严重的骨髓抑制又可增加患者重症贫血、感染和出血的风险而危及生命。多数化疗药物骨髓抑制作用最强的时间为化疗后第7～14 d，恢复时间多为之后的5～10 d，但存在个体差异。因此，化疗期间要遵医嘱定期复查血象，初期为每周2次，出现骨髓抑制者还需根据病情随时进行或增加检查的次数；每次疗程结束后还要复查骨髓象，以了解化疗效果和有无骨髓抑制及其严重程度。此外，化疗期间患者应避免应用其他抑制骨髓的药物。一旦出现骨髓抑制，需加强贫血、感染和出血的预防、观察和护理，协助医生正确用药。

（3）胃肠道反应的防护：化疗相关的胃肠道反应主要表现为恶心、呕吐、纳差等，其出现的时间及反应程度除与化疗药物的种类有关外，常有较大的个体差异。患者一般在第1次用药时反应较强烈,此后逐渐减轻;症状多出现在用药后的 1～3 h,持续数小时到 24 h 不等,体弱者症状出现较早且较重。故化疗期间应注意:①良好的休息与进餐环境:为患者提供一个安静、舒适、通风良好的休息与进餐环境,避免不良刺激。②选择合适的进餐时间,减轻胃肠道反应:建议患者选择胃肠道症状最轻的时间进食,避免在治疗前后 2 h 内进食;当患者出现恶心、呕吐时,应暂缓或停止进食,及时清除呕吐物,保持口腔清洁。必要时,遵医嘱在治疗前 1～2 h 给予止吐药物,如 5-HT 抑制剂格拉司琼、托烷司琼等,并根据药物作用的半衰期,每 6～8 h 重复给药 1 次,维持 24 h 的有效血药浓度,以达减轻胃肠道反应的最好效果。③饮食指导:给予高热量、富含蛋白质与维生素、适量纤维素、清淡、易消化饮食,以半流质为主,少量多餐。避免进食高糖、高脂、产气过多和辛辣的食物,并尽可能满足患者的饮食习惯或对食物的要求,以增加食欲。进食后可依据病情适当活动,休息时取坐位和半卧位,避免饭后立即平卧。④其他:如减慢化疗药物的滴速。若胃肠道症状较严重,无法正常进食,应尽早遵医嘱给予静脉补充营养。

(4) 口腔溃疡的护理:化疗患者更易出现口腔溃疡,应加强口腔护理,主要目的是减少溃疡面感染的概率,促进溃疡愈合。①指导患者正确含漱漱口液及掌握局部溃疡用药的方法。漱口液的选择与含漱方法:一般情况下可选用生理盐水、复方硼砂含漱液(朵贝液)等交替含漱口;若疑为厌氧菌感染,可选用 1%～3% 过氧化氢溶液;真菌感染可选用 1%～4% 的碳酸氢钠溶液、制霉菌素溶液(制霉菌素片剂 250 万 U 研磨至细粉加入无菌蒸馏水 250 mL)、1:2 000 的氯己定溶液。每次含漱时间为 15～20 min,至少每天 3 次,溃疡疼痛严重者可在漱口液内加入 2% 利多卡因止痛。②促进溃疡面愈合的用药:碘甘油 10mL 加蒙脱石散剂(思密达)1 包与地塞米松 5 mg,调配成糊状;此外,尚可选用溃疡贴膜、外用重组人表皮生长因子衍生物(金因肽)、锡类散、新霉素、金霉素甘油等;霉菌感染者可选用制霉菌素甘油。用药方法:三餐后及睡前用漱口液含漱后,将药涂于溃疡处。为保证药物疗效的正常发挥,涂药后 2～3 h 方可进食或饮水。此外,四氢叶酸钙(口服与含漱)对大剂量氨甲蝶呤化疗引起的口腔溃疡效果显著。

(5) 脱发的护理:①化疗前心理护理:向患者说明化疗的必要性及化疗可能导致脱发现象,但绝大多数患者在化疗结束后,头发会再生,使患者有充分的心理准备,坦然面对。②出现脱发后的心理护理:a.评估患者对化疗所致落发、秃发的感受和认识,并鼓励其表达内心的感受,如失落、挫折、愤怒;b.指导患者使用假发或戴帽子,以降低患者身体意象障碍;c.协助患者重视自身的能力和优点,并给予正向回馈;d.鼓励亲友共同支持患者;e.介绍有类似经验的患者共同分享经验;f.鼓励患者参与正常的社交活动。

4) 悲伤

(1) 评估患者的心理反应:MDS 患者的心理反应过程与其他类型的恶性肿瘤患者大致相同,常经历震惊否认期、震怒期、磋商期、抑郁期和接受期。患者的心理反应程度随年龄、文化、背景等不同而有较大差异。未确诊的患者主要表现为由怀疑而引起的焦虑;一旦确诊 MDS,多数患者会产生强烈的恐惧、忧伤、悲观、失望等负性情绪,甚至企图轻生。随着治疗的进展,病情好转,尤其是急性白血病缓解时,患者恐惧感会逐渐消失,此时可较坦然地正视自己的疾病。当 MDS 转白血病时,患者的恐惧感会再度出现,表现为神情紧张、抑郁、易激惹,常感孤独、绝望等。护士应了解患者不同时期的心理反应,并进行针对性的护理。

（2）心理支持：①护士应耐心倾听患者诉说，了解其苦恼，鼓励患者表达内心的情感；②向患者说明长期情绪低落、焦虑、抑郁等可造成内环境的失衡，并引起食欲下降、失眠、免疫功能低下，反过来加重病情，从而帮助患者认识到不良的心理状态对身体的康复不利；③向患者介绍已缓解的典型病例，或请一些长期生存的患者现身说法；④组织病友之间进行养病经验的交流。

（3）建立良好生活方式：帮助患者建立良好生活方式，化疗间歇期坚持每天适当活动、散步、打太极拳，饮食起居规律，保证充足的休息、睡眠和营养，根据体力做些有益的事情，使人感受到生命的价值，提高生存的信心。

（4）社会支持：当患者确诊后，家属首先要能承受住这一打击，努力控制自己的情绪，同时关心、帮助患者，使患者感受到家人的爱与支持；护士尽力帮助患者寻求社会资源，建立社会支持网络，增强战胜病魔的信心。

5）活动无耐力

（1）休息与运动：指导患者合理休息与活动，减少机体的耗氧量。应根据贫血的程度、发生发展的速度及原发疾病等，与患者一起制订休息与活动计划，逐步提高患者的活动耐力水平。轻度贫血者，无须太多限制活动，但要注意休息，避免过度疲劳。中度贫血者，增加卧床休息时间，若病情允许，应鼓励患者生活自理，活动量应以不加重症状为度，并指导患者于活动中进行自我监控，若活动中自测脉搏≥100 次/min 或出现明显心悸、气促时，应停止活动；必要时，在患者活动时给予协助，防止跌倒。重度贫血者多伴有贫血性心脏病，缺氧症状明显，应给予舒适体位（如半坐卧位）卧床休息，以达到减少回心血量、增加肺泡通气量的目的，从而缓解患者的呼吸困难或缺氧症状。待病情好转后，可逐渐增加活动量。

（2）给氧：严重贫血患者应予常规氧气吸入，以改善组织缺氧。

第 四 幕

又过了一周，张女士感觉好多了，四肢的瘀点瘀斑已经渐渐消退，鼻子牙龈都不再出血了，护士小李告诉她，她可以床边站立了。张女士不可置信地问道："可以下床了吗？我真的可以下床了吗？""真的，你的血常规显示你的白细胞已经升到了 $3.6×10^9/L$，血红蛋白 66 g/L，血小板 $40×10^9/L$，可以适当下床活动了，相信我，你可以的。"小李回答道。又过了两天，张女士顺利出院。出院的时候张女士问护士小李："那我出院以后要注意些什么？"

问题导引

1.如何指导患者出院以后的饮食？

2.如何指导患者出院后的药物服用方法？

学习目标

掌握 MDS 化疗后的健康宣教。

教师注意事项

本幕主要描述了患者病情稳定,逐渐好转的过程。学生在本幕应学习做好康复师的角色,做好健康宣教,帮助患者建立良好的生活习惯,指导患者做好疾病预后的康复。引导学生深入思考护理人员在疾病预后和康复中的作用。

提示用问题

1.你如何指导患者进行康复活动?

2.患者在疾病恢复期该如何饮食?

3.如何指导患者养成良好的生活习惯?

4. 患者出院回家后如何进行疾病自我监测?

 教师参考资料

1. MDS 的健康教育

(1)疾病预防指导:避免接触对造血系统有损害的各种理化因素,如电离辐射、亚硝胺类物质、染发剂、油漆等含苯物质、保泰松及其衍生物、氯霉素等药物。如果应用某些细胞毒性药物,如氮芥、环磷酰胺、丙卡巴肼、依托泊苷等,应定期检查血象及骨髓象。

(2)疾病知识指导:指导患者饮食宜高蛋白、高热量、高维生素,清淡、易消化少渣软食,避免辛辣刺激,防止口腔黏膜损伤。多饮水,多食蔬菜、水果,以保持大便通畅。保证充足的休息和睡眠,适当加强健身活动,如散步、打太极拳、练剑等,以提高机体的抵抗力。避免损伤皮肤,沐浴时,水温以 37℃～40℃为宜,以防水温过高导致血管扩张,加重皮肤出血。

(3)用药指导:向患者说明 MDS 仍应坚持定期巩固强化治疗,以延长生存期。

(4)预防感染和出血指导:注意保暖,避免受凉;注重个人卫生,少去拥挤的地方;经常检查口腔、咽部有无感染,学会自测体温。勿用牙签剔牙,刷牙用软毛刷;勿用手挖鼻孔,天气干燥可涂金霉素眼膏或用薄荷油滴鼻;避免创伤。定期门诊复查血象,一旦出现新发出血、发热,以及骨、关节疼痛,应及时就医。

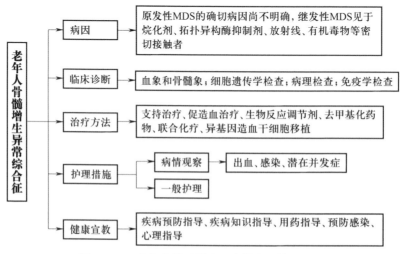

图 7-1-1　老年人骨髓增生异常综合征护理流程图

（5）心理指导：向患者及其家属说明 MDS 虽然难治，但近年来在治疗方面已取得较大进展，疗效明显提高，应树立信心。家属应为患者创造一个安全、安静、舒适和愉悦宽松的环境，使患者保持良好的情绪状态，以利于疾病的康复。化疗间歇期，患者可做力所能及的家务，以增强自信心。

参考文献

[1] 邱硕人，陈宁萍，曹蕾，等.骨髓增生异常综合征患者地西他滨治疗的护理[J].护理学杂志,2019,34(23):34-35.

[2] 徐萌，张蓓，贾滟文.预见性护理干预对骨髓增生异常综合征异基因造血干细胞移植的影响[J].齐鲁护理杂志,2020,26(17):1-17.

[3] 蔡庆庆.对中老年骨髓增生异常综合征患者进行有针对性护理的效果探讨[J].国际感染病学（电子版）,2020,9(3):256.

[4] 王红娟.骨髓增生异常综合征患者实施综合护理对生活质量的影响分析[J].实用临床护理学杂志（电子版）,2020,5(27):1-10.

[5] 王堂香，孙令妹，关巧慧.血液系统疾病患者医院感染的临床护理研究[J].中华医院感染学杂志,2018,28(01):148-151.

第二节　老年人特发性血小板减少性紫癜

——"消失的战士"

教案摘要

李先生，75岁，感冒2周的他发现自己双腿有散在的紫色斑点。在儿子的陪同下李先生来到医院就诊，经医生检查确诊为特发性血小板减少性紫癜。经过一段时间激素治疗后李先生病情好转顺利出院，可是回家后他并没有遵医嘱按时服药，复诊时李先生病情恶化再次入院治疗，这次他积极配合治疗，在医护人员的照护下顺利康复出院。通过对此案例患者全程、动态健康问题的探索、评估、分析，学生可以学习到特发性血小板减少性紫癜的分型、临床表现、诊断、治疗、骨髓穿刺术及输血的护理、糖皮质激素的不良反应及处理等相关知识，从而思考该疾病的健康照护及预防策略，实现以患者为中心的整体护理。

关键词

特发性血小板减少性紫癜（Idiopathic Thrombocytopenic Purpura，ITP）；骨髓穿刺（Bone Marrow Puncture）；糖皮质激素（Glucocorticoid）；用药指导（Medication Guide）

主要学习目标

1. 掌握特发性血小板减少性紫癜的临床表现。
2. 掌握特发性血小板减少性紫癜的诊断标准。
3. 掌握骨髓穿刺术围手术期的护理措施。
4. 掌握输血的观察及护理要点。
5. 掌握糖皮质激素的不良反应及处理。
6. 掌握特发性血小板减少性紫癜患者的健康教育。
7. 熟悉特发性血小板减少性紫癜的分型。

次要学习目标

1. 了解特发性血小板减少性紫癜的病因。
2. 了解特发性血小板减少性紫癜的治疗方法。

第 一 幕

　　李先生,75 岁,感冒了 2 周没有好转,近期他发现自己双腿有散在的紫色斑点,腰带、脚腕处更是严重。今晨刷牙时,李先生发现牙龈出血,抱着忐忑的心态,李先生来到了医院就诊。

　　门诊护士根据李先生的情况进行了预检分诊,告知其应该去哪个科室就诊。门诊医生询问李先生病史后为其做了体格检查及相关检查,查体示:李先生双腿、腰带皮下出血,压之不褪色,肝脾无肿大。血常规:血小板 $23\times10^9/L$。根据检查结果医生决定将李先生收入血液科病房进一步治疗。

问题导引

1. 你认为哪些症状、体征有助于疾病的判断? 初步判断是哪种疾病?
2. 李先生还需要行哪些检查以明确诊断?
3. 导致李先生发病的因素有哪些?

教师注意事项

　　本幕描述的是特发性血小板减少性紫癜患者初次就诊的情形。门诊护士应学会对疾病进行预检分诊,引导学生学习特发性血小板减少性紫癜的临床表现及鉴别诊断。

学习目标

1. 掌握特发性血小板减少性紫癜的临床表现。
2. 了解特发性血小板减少性紫癜的病因。

提示用问题

1. 李先生有什么样的临床表现?

2.李先生的症状有几种可能的诊断？如何根据病史和体格检查确定或排除这些诊断？

3.李先生发病的病因有哪些？

教师参考资料

1. 特发性血小板减少性紫癜的病因

（1）感染：细菌或病毒与ITP关系非常密切，但没有直接关系。

（2）免疫因素：可能是参与ITP发病的重要原因。

（3）肝、脾的作用：与肝脾，特别是脾脏产生血小板相关抗体、血小板滞留以及单核-巨噬细胞系统的吞噬和清除有关。

（4）遗传因素：$HLA-DRW9$、$DQW3$与ITP密切相关。

（5）其他：女性多见，可能与雌激素有关。

2. 特发性血小板减少性紫癜的定义

特发性血小板减少性紫癜，也叫特发性自体免疫性血小板减少性紫癜（Idiopathic Autoimmune Thrombocytopenic Purpura，IATP），是临床上最常见的一种血小板减少性疾病。

3. 特发性血小板减少性紫癜的临床表现及分型

1）症状

（1）急性型：常见于儿童，占免疫性血小板减少病例的90%，男女发病率相近，起病前$1\sim3$周，84%患者有呼吸道或其他病毒感染史，因此秋冬季发病最多，起病急促，可有发热、畏寒、皮肤黏膜紫癜，如患者头痛、呕吐，要警惕颅内出血的可能，病程多为自限性，80%以上可自行缓解，平均病程$4\sim6$周，少数可迁延数年以上转为慢性，急性型占成人ITP不到10%。

（2）慢性型：常见于青年女性，女性为男性的$3\sim4$倍，起病隐匿，症状较轻，出血常反复发作，每次出血持续数天到数月，出血程度与血小板计数有关，血小板$>50\times10^9/L$，常为损伤后出血；血小板在$(10\sim50)\times10^9/L$可有不同程度自发性出血，血小板小于$10\times10^9/L$常有严重出血，除出血症状外患者全身情况良好。

2）体征

（1）急性型：可突然发生广泛而严重的皮肤黏膜紫癜，甚至大片瘀斑和血肿，皮肤瘀点多为全身性，以下肢为多，分布均匀，出血多见于鼻、齿龈，口腔可有血泡，胃肠道及泌尿道出血并不少见，颅内出血少见，但有生命危险，脾脏常不肿大。

（2）慢性型：皮肤紫癜以下肢远端多见，可有出血，多见于鼻、齿龈、口腔黏膜，女性月经过多有时是唯一症状，反复发作可引起贫血和轻度脾肿大，如有明显脾肿大，要除外继发性血小板减少性紫癜可能。

第 二 幕

进入血液科病房后，医生为进一步确诊，准备给李先生做骨髓穿刺检查，李先生从来没听过这项检查，十分担忧，责任护士耐心地解释了检查的相关事项，安抚了李先生不安的情绪。在无菌操作下，责任护士配合医生完成了骨髓穿刺术，术后责任护士密切观察李先生的伤口情况，及时询问其有无不适主诉。骨髓穿刺结果示：骨髓巨核细胞数目增多。医生根据穿刺结果确诊李先生为"急性特发性血小板减少性紫癜"，建议李先生进行激素治疗。责任护士遵医嘱给予李先生每日口服泼尼松，输血和静脉滴注丙种球蛋白，输血过程中加强巡视，密切观察李先生有无输血反应。

问题导引

1. 骨髓穿刺术前，李先生情绪紧张不安，你该如何安抚他？
2. 骨髓穿刺术需要我们做哪些配合？术后的观察及护理要点有哪些？
3. 特发性血小板减少性紫癜的分型有哪些？
4. 特发性血小板减少性紫癜的治疗方法有哪些？
5. 李先生输血过程中的观察要点有哪些？

教师注意事项

在本幕，经过一系列辅助检查患者被确诊为"急性特发性血小板减少性紫癜"。骨髓穿刺术为创伤性检查，患者往往明显表现出担心和焦虑，学生学习时应注意做好此类患者的心理护理，通过检查结果引导学生了解特发性血小板减少性紫癜的治疗手段，掌握相关的护理措施。

学习目标

1. 掌握骨髓穿刺术围手术期的护理。
2. 掌握特发性血小板减少性紫癜的诊断标准。
3. 掌握特发性血小板减少性紫癜患者的心理指导。
4. 掌握输血的观察及护理要点。
5. 了解特发性血小板减少性紫癜的治疗方法。

提示用问题

1. 李先生为什么害怕做骨髓穿刺术，骨髓穿刺术有哪些注意事项？
2. 骨髓穿刺术围手术期的观察及护理要点有哪些？
3. 特发性血小板减少性紫癜有哪几型？
4. 特发性血小板减少性紫癜的治疗方法有哪些？
5. 输血时有哪"三查十对"？如何护理好输血患者？

教师参考资料

1. 特发性血小板减少性紫癜的诊断标准

①至少 2 次化验检查血小板计数减少，血细胞形态无异常；②脾脏不增大或轻度增大；③骨髓检查巨核细胞数增多或正常，有发育成熟障碍。

以下五点中应具备任意一点：①泼尼松治疗有效；②切脾治疗有效；③PAIgG 增高；④PAC3 增高；⑤血小板寿命缩短。

2. 特发性血小板减少性紫癜的治疗方法

ITP 的治疗应个体化。一般情况下，血小板计数大于 $50\times10^9/L$，无出血倾向者可予观察并定期检查；血小板计数在 $(20\sim50)\times10^9/L$，则要视患者临床表现/出血程度及风险而定；血小板小于 $20\times10^9/L$ 者通常应予治疗。出血倾向严重的患者应卧床休息，避免外伤，避免服用影响血小板功能的药物。本病的治疗目的是控制出血症状，减少血小板的破坏，但不强调将血小板计数提高至正常，以确保患者不因出血发生危险，又不因过度治疗而引起严重不良反应。

（1）ITP 的初始治疗：①糖皮质激素。②重度患者可使用大剂量丙种球蛋白。③国外可使用抗 Rh(D) 免疫球蛋白。

（2）ITP 的二线治疗：①可供选择的二线治疗药物包括硫唑嘌呤、环孢素、达那唑、长春碱类、吗替麦考酚酯（骁悉）等。②脾切除术。

3. 特发性血小板减少性紫癜患者的心理干预

（1）患者入院时的共情：ITP 患者入院后，对住院环境和医护人员比较陌生，在交谈过程中，医护人员要与患者进行深入的情感交流，做一位耐心、细心的聆听者，不打断对方讲话，不做价值判断，不仅要关注口语表达的内容，还包括观察行为，如动作、表情、声音、语调，及时给予语言和非语言的反馈，使患者感受到关爱和重视。

（2）患者住院期间，护士应该学会换位思考，从患者家庭经济情况角度看，最大限度地理解患者，及时给予解释。

（3）治疗过程中的共情：长期、大剂量的激素治疗和其他治疗（如输血、免疫抑制剂、大剂量丙种球蛋白等）带给患者身体严重的不适感受，让患者更易出现恐惧、绝望的心理，在服用激素治疗期间，患者会出现服药依从性差的现象，加之病程长、亲友探望的时间减少，患者易产生孤独感。护士应向患者说明不良的情绪对疾病恢复有不利的影响，树立起患者对生活的信心，鼓励患者家属多陪伴、体贴照顾患者。帮助患者消除内心的孤独感和恐惧感。让患者认识和自己类似疾病的患者，不但可以减轻孤独的感觉，还可以让他们互相鼓励，共同面对疾病。面对患者，护士应通过语言、态度、表情、姿势和行为去影响或改变患者的情绪。尤其面对儿童患者，更应加倍呵护和关爱，以减轻或消除他们心理上的痛苦。

4. 骨髓穿刺术的护理

（1）术前护理：向患者介绍骨髓穿刺术的必要性、安全性、操作步骤、目的、注意事项，加深患者对骨髓穿刺术的了解，消除各种负性情绪；向患者介绍实施操作的医生和护士及操作环境；询问患者是否空腹，如果是，要让患者先进食；如患者有出血性疾病又必须做骨髓穿刺术，应常规备好急救药品和物品。

（2）术中护理：严格执行无菌操作流程；配合医生准确定位，如肥胖患者从髂前上棘定位，护士将患者腹部皮肤向内搂紧；及时告诉患者开始注射麻药的感受和操作过程中需要患者配合的要点；和患者说一些轻松愉快的话题，使操作在轻松和谐的气氛中进行；引导患者运用深呼吸等自我放松的技巧应对疼痛；应用非语言沟通技巧，如握住患者的手、轻拍患者的肩部，鼓励患者，消除其恐惧、紧张心理；取出骨髓后应及时告诉患者并正确快速地涂片送检。

（3）术后护理：拔针后及时用碘酒涂针口，盖上无菌纱布按压 $1\sim2$ min，对有出血倾向者适当延长按压时间,观察无渗血后再用胶布固定;询问患者是否还疼痛以及疼痛的程度,对疼痛较轻者局部冷敷,疼痛重者给予镇痛剂;告诉患者术后 1 d 内不要洗澡,2 d 内观察体温变化;术后休息 15~30 min,观察患者无不良反应后才离开。

5. 输血流程及注意事项

1)静脉输血的流程

(1)备血:接到输血申请单——与另一名护士核对医嘱和患者血型等信息——准备试管——采血 2~3 mL(核对姓名、年龄、床号、住院号)——将血标本和输血申请单送血库——做血型鉴定和交叉配血试验。

(2)取血:护士与血库人员共同做好"三查十对"后——双签名后取回血液——到病房后、两名护士共同查对:"三查十对"——签输血知情同意书——输血。

2)成分输血的特点及注意事项

(1)红细胞每袋 100 mL(1u),白细胞、血小板、凝血因子每袋 25 mL(1u)。

(2)某些成分血(血白细胞、血小板、凝血因子),存活期短,为确保成分输血的效果,以新鲜血为宜,且必须在 24 h 内输入体内(从采血开始计时)。

(3)除血浆和清蛋白制剂外,其他成分血在输入前均需做交叉配血试验。

(4)由于成分输血是一次输入多个供血者的成分血,因此在输血前应根据医嘱给予患者抗过敏药物,以减少过敏反应的发生。

(5)由于成分血每袋只有 25 mL,几分钟即可输完,故护士应全程守护在患者身边,进行严密监护,以免发生危险。

(6)如患者在输成分血的同时,又输全血,则先输成分血,后输全血,以保证成分血能发挥最好的效果。

3)输血的注意事项

(1)血液自血库取出后,不要剧烈震荡,以免红细胞破坏而引起溶血,库血不能加温,以免血浆蛋白凝固变性而引起不良反应。库存血可在室温下放置 15~20 min,室温放置不宜超过 4 h。

(2)输血前,须有两名护士再次核对(三查八对),确定无误并检查血液无凝块后方可输入。

(3)在输血前后应输入生理盐水,冲洗输血器管道。开始输血 15 min 内速度要慢,每分钟约 20 滴,因输血反应常在此阶段产生,如出现输血反应,应立即停止输血并报告医生处理。如无输血反应,可按医嘱进行输血,一般每分钟 40~60 滴,严重贫血、年老体弱、心衰患者、儿童,输血速度宜慢。

(4)两袋血之间用生理盐水冲洗,以防两袋血之间发生不良反应。

(5)血液内不可随意加入其他药品,如钙剂、酸性及碱性药品、高渗或低渗液体,以防血液凝集或溶解。

(6)输血完毕,当班护士再查对无误后,将血袋置入干净塑料袋内,放入 4℃冰箱保存 24 h,以备用。

第 三 幕

经过 2 周的治疗,李先生血小板计数为 $90 \times 10^9/L$,接近正常,医生告知他可以出院,口服泼尼松减量为原来的四分之一。出院后,李先生断断续续地吃着药,脸变得圆润起来,同事嘲笑他是大饼脸,这使得李先生非常不开心,他的爱人听说激素吃多了对身体不好,于是便自作主张让李先生不再吃药。3 个月后,李先生来到医院复查,检查结果显示血小板只有 $20 \times 10^9/L$,于是在家属的陪同下,他又住进了医院。

此次住院,责任护士把李先生的家属带到了心理会谈室,认真地讲解了特发性血小板减少性紫癜的相关知识,之后李先生开始认真按时服药,积极配合治疗。最后,在医护人员与李先生的共同努力下,李先生顺利出院。

问题导引

1. 李先生出院后脸圆润起来的原因是什么?
2. 李先生的服药方法对吗? 如何做好李先生的用药指导?
3. 如何做好李先生的出院指导?

学习目标

1. 掌握糖皮质激素的不良反应及处理。
2. 掌握特发性血小板减少性紫癜患者的出院指导。

教师注意事项

本幕主要讲的是特发性血小板减少性紫癜的用药情况以及口服激素的不良反应,引导学生了解药物的不良反应,掌握特发性血小板减少性紫癜的药物指导与宣教,引导学生深入思考护理人员在疾病预防和患者康复中的作用。

提示用问题

1. 糖皮质激素有哪些不良反应?
2. 如何做好李先生的用药指导?
3. 李先生出院后应该如何监测自己的情况?

教师参考资料

1. 糖皮质激素不良反应

1) 长期大量应用的不良反应

(1) 皮质功能亢进综合征:满月脸、水牛背、高血压、多毛、血糖升高、皮肤变薄等。为糖皮质激素(Glucocorticoid,GC)使代谢紊乱所致。

(2) 诱发或加重感染:主要原因为激素降低了机体对病原微生物的抵抗力。

(3) 诱发或加重溃疡病。

(4) 诱发高血压和动脉硬化。

（5）骨质疏松、肌肉萎缩、伤口愈合延缓。

（6）诱发精神病和癫痫。

（7）抑制儿童生长发育。

（8）其他：负氮平衡，食欲增加，低血钙，高血糖倾向，消化性溃疡，欣快。

（9）股骨头坏死。

2）停药反应

（1）肾上腺皮质萎缩或功能不全：长期用药者减量过快或突然停药，可引起肾上腺皮质功能不全。当久用 GC 后，可致皮质萎缩。突然停药后，如遇到应激状态，可因体内缺乏 GC 而引发肾上腺危象。

（2）反跳现象与停药症状。

2. 糖皮质激素的用药指导

（1）服药指导：糖皮质激素的分泌具有昼夜节律性，每天 8:00—10:00 为分泌高峰，外源性糖皮质激素类药物对垂体-肾上腺皮质轴的抑制性影响，在早晨抑制作用最小，午夜抑制作用最大，因此用药时间尽量安排在 8:00—10:00。

（2）心理指导：由于用药时间长，患者各时期心理变化有所不同，护士应细心观察并给予耐心疏导，提高患者用药依从性。

（3）护士在患者用药过程中应仔细观察患者病情变化，主动听取患者主诉，了解用药不良反应，如发现患者出现精神异常、乏力、腹痛、黑便、咯血、血糖升高、血压升高等不良反应，应及时报告医生对症处理。

（4）患者病情平稳后会出院继续治疗，疗程长者会持续 6 个月至 1 年，出院时护士应详细向患者讲解用药方法、复诊时间及用药注意事项。留取患者联系方式，出院第 8 d、第 16 d、第 30 d 各给予电话随访 1 次，督促患者复诊，指导用药并解答疑问。

3. 特发性血小板减少性紫癜的出院指导

（1）避免诱发血小板减少的原因，如受凉感冒。

（2）禁服引起血小板减少的药物，如磺胺类药物及解热镇痛药等，防止复发。

（3）女性患者要注意经期卫生，并观察月经量。

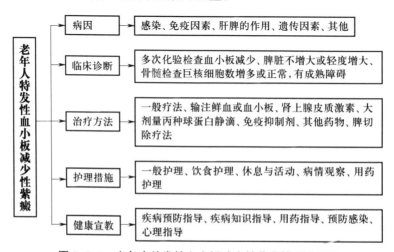

图 7-2-1 老年人特发性血小板减少性紫癜护理流程图

（4）如有异常,应及时门诊复查。

（5）宜劳逸结合,血小板<$50×10^9$/L时勿做强体力劳动,避免各种外伤。宜进清淡、易消化、少刺激性食物,要无渣饮食,保持大便通畅。定期门诊复查,每1～2周门诊复查1次,为期1年。

参考文献

[1] 王孟林,王巍.老年原发免疫性血小板减少症患者的治疗现状[J].临床血液学杂志,2018,31(5): 398-401.

[2] 雷丽华,任丽蓉,任倩,等.地塞米松与甲基强的松龙对特发性血小板减少性紫癜患者T细胞亚群的影响对比研究[J].长春中医药大学学报,2021,37(3):602-605.

[3] 张琳,徐大明,李天宇,等.甲泼尼龙琥珀酸钠对急性原发免疫性血小板减少症患者Tr细胞分化及FoxP3基因表达的影响[J].重庆医学,2019,48(8):1363-1366.

[4] 杨洁.大剂量免疫球蛋白治疗儿童特发性血小板减少性紫癜疗效观察与护理方法[J].血栓与止血学,2019,25(1):107-109.

[5] 章大谦,宁静,吴广胜.大剂量地塞米松与人免疫球蛋白联合治疗对成人免疫性血小板减少症患者T细胞免疫功能的影响[J].广东医学,2018,39(17):2667-2671.

第三节　老年人淋巴瘤

——"突如其来的鸽子蛋"

教案摘要

李阿姨,64岁,半年前搬入新居,上月洗澡时偶然发现右侧腹股沟肿块,鸽子蛋大小,偶有肿痛,李阿姨未予以重视。两周后,李阿姨右侧腹股沟淋巴结进行性增大并伴有消瘦、乏力、盗汗,李阿姨立即前往医院就诊,确诊为"（右腹股沟）淋巴结滤泡性淋巴瘤（3b级）"。李阿姨入院后经过化学药物治疗病情得到控制,最终顺利出院。通过对此案例患者全程、动态健康问题的探索、评估、分析,学生可以学习到淋巴瘤的分型、临床表现、诊断、治疗、护理、并发症及相关护理措施等相关知识,从而思考该疾病的健康照护及预防策略,实现以患者为中心的整体护理。

关 键 词

淋巴瘤（Lymphoma）;霍奇金淋巴瘤（Hodgkin Lymphoma,HL）;非霍奇金淋巴瘤（Non Hodgkin Lymphoma,NHL）;化疗（Chemotherapy）;健康指导（Health Guidance）

主要学习目标

1. 掌握淋巴瘤的临床表现。
2. 掌握淋巴瘤的诊断标准。
3. 掌握淋巴瘤患者的观察和护理要点。
4. 掌握淋巴瘤患者的心理护理。
5. 掌握淋巴瘤化疗患者常见的并发症及处理。
6. 掌握淋巴瘤患者的健康教育。
7. 熟悉淋巴瘤的分型。

次要学习目标

1. 了解淋巴瘤的病因。
2. 了解淋巴瘤的治疗原则。

第 一 幕

李阿姨,64 岁,半年前搬入新居,上月洗澡时偶然发现右侧腹股沟肿块,鸽子蛋大小,偶有肿痛,李阿姨未予以重视。2 周后,李阿姨右侧腹股沟淋巴结进行性增大并伴有消瘦、乏力、盗汗,李阿姨立即前往医院就诊。

检查后发现 T 36.9℃,P 88 次/min,R 18 次/min,BP 122/70 mmHg。轻度贫血貌,腹股沟淋巴结无痛性肿大,不粘连,可活动。实验室检查:白细胞 $1.81×10^9/L$、红细胞 $2.23×10^{12}/L$、血红蛋白 63 g/L、血小板 $101×10^9/L$。腋窝、腹股沟淋巴结 B 超:双侧腋下淋巴结可显示、双侧腹股沟淋巴结可显示。医生综合检查结果决定将李阿姨收入血液内科病房继续治疗。

问题导引

1. 你认为哪些症状、体征有助于疾病的判断? 能初步判断是哪种疾病?
2. 李阿姨还需要做哪些检查以明确诊断?
3. 你认为李阿姨发病的原因是什么?

教师注意事项

本幕主要描述淋巴瘤患者入院就诊的情形,根据淋巴瘤的典型临床表现,引导学生学习淋巴瘤的诊断思路,作为血液内科的护士,思考如何做好迎接患者的准备。

学习目标

1. 掌握淋巴瘤的临床表现。
2. 了解淋巴瘤的病因。

提示用问题

1. 李阿姨的症状有几种可能的诊断? 如何从病史、临床表现确定或排除这些诊断?

2.你认为根据以上的信息可以确诊了吗？还需要做哪些检查？

教师参考资料

1. 淋巴瘤的定义

淋巴瘤起源于淋巴结和淋巴组织,其发生大多与免疫应答过程中淋巴细胞增殖分化产生的某种免疫细胞恶变有关,是免疫系统的恶性肿瘤。临床上以无痛性进行性淋巴结肿大和局部肿块为特征。

2. 病因

病因和发病机制尚不清楚,主要以病毒学说为主。

(1)病毒感染:EB 病毒、逆转录病毒。

(2)免疫缺陷:宿主的免疫功能也与淋巴瘤的发病有关,如其他病原体感染、放射线接触、化学药物的使用,使机体长期处于免疫力低下状态,肿瘤发生率变高。

(3)其他因素:幽门螺杆菌感染可能是胃黏膜淋巴瘤的病因。

3. 鉴别诊断

淋巴结肿大应与感染免疫肿瘤性疾病引发的淋巴结病变相鉴别。淋巴结炎,多有感染灶,淋巴结肿大伴红、肿、热、痛等急性期症状。急性期过后,淋巴结缩小,疼痛消失,慢性淋巴结炎的淋巴结一般为 0.5~1.0 cm。质地较软、多活动,与 HL 肿大淋巴结的大、丰满,和质韧不同,结节病多见于青少年及中年人,多侵及淋巴结,可伴多处淋巴结肿大,常见于肺门淋巴结对称性肿大,或有气管旁及锁骨上淋巴结受累,淋巴结直径多在 2.0 cm 以内,质地一般较硬,可伴长期低热,病理活检可找到上皮样结节,血管紧张素转换酶在淋巴结及血清中均升高,肿瘤淋巴结转移多有原发病灶的表现,淋巴结活检有助于鉴别。

4. 临床表现

(1)淋巴结肿大:多以无痛,进行性颈部/锁骨上淋巴结肿大为首发表现,其次是腋下、腹股沟等处淋巴结肿大,以 HD 多见。早期:浅表及深部淋巴结肿大,多无痛、表面光滑,扪之质韧、饱满、均匀、可活动,孤立或散在于颈部、腋下、腹股沟等处。晚期:相互融合,与皮肤粘连,不活动/形成溃疡。深部淋巴结如纵隔淋巴结可压迫支气管导致肺不张,常有咳嗽、咳痰、气短、呼吸困难,及上腔静脉压迫综合征,继发感染可有发热。腹膜后淋巴结肿大可压迫输尿管,引起肾盂积水等。

(2)发热:HD 患者以不明原因的持续发热为首发症状。NHL 一般病变范围广泛时才发热,且多为高热,退热时大汗淋漓为本病特征之一。

(3)皮肤病变(皮肤瘙痒):恶性淋巴瘤患者可有一系列非特异性皮肤表现,皮肤损害呈多形性、红斑、水泡、糜烂等,晚期恶性淋巴瘤患者免疫功能低下,皮肤感染常经久破溃、渗液,形成全身散在的皮肤增厚、脱屑。

(4)免疫、血液系统表现:10%~20%的恶性淋巴瘤患者有贫血,部分患者有白细胞计数、血小板增多,血沉增快的表现。个别患者有类白血病反应,中性粒细胞明显增多。部分患者,尤其晚期患者表现为免疫功能异常,在 B 细胞 NHL 中,部分患者血清中可检测到数量不等的单克隆免疫球蛋白。

(5)组织器官受累:NHL 远处扩散及结外侵犯较 HD 常见。肝受累可引起肝大和肝区疼痛,少数可有黄疸。胃肠道损害包括食欲减退、腹痛、腹泻、肿块、肠梗阻和出血。肾损害表现为肾肿大、高血压、肾功能不全及肾病综合征。中枢神经系统病变多在疾病进展期,以累及脑膜及脊髓为主。脊髓损害以胸椎及腰椎最常见。脊髓受累,部分 NHL 在晚期会发展为急性淋巴细胞白血病,还可见肺实质浸润,胸腔积液,侵犯心肌和心包,表现为心包积液,口鼻咽部等处受累(咽淋巴环病变,口咽、舌根、扁桃体和鼻炎部的黏膜和黏膜下具有丰富的淋巴组织,组成咽淋巴环,又称韦氏环,是恶性淋巴瘤好发部位);恶性淋巴瘤还可继发或原发于脑、硬脊膜外、睾丸、卵巢、阴道、宫颈、乳腺、甲状腺、肾上腺、眼眶球后组织、喉、骨骼及肌肉软组织等,临床表现复杂多样,应注意鉴别。

第 二 幕

　　李阿姨进入血液科病房后进一步行右侧腹股沟淋巴结切除活检,病理诊断报告示:(右腹股沟)淋巴结滤泡性淋巴瘤 3b 级,滤泡为主型约 60%,部分区域为弥漫性大 B 细胞淋巴瘤约 40%,确诊为非霍奇金淋巴瘤。经与家人、医生商量后,李阿姨决定行 R-CHOP 方案化疗[利妥昔单抗(美罗华)+环磷酰胺+脂质体阿霉素+长春瑞滨(盖诺)+地塞米松],同时予以水化、碱化、保肝、保护心脏等处理,护士对其进行了精心的护理。

　　化疗第 5 d,李阿姨出现恶心、呕吐、脱发等症状,心情很低落,对于自己的变化感到沮丧,责任护士对她进行了相应的心理疏导:"李阿姨,你目前的情况都是因为你的身体在与疾病做斗争……"责任护士遵医嘱给予对症处理,这才让李阿姨的心情恢复了平和。

问题导引

1. 淋巴瘤的分型有哪些?
2. 淋巴瘤的化疗方案有哪些?
3. 淋巴瘤患者主要的观察和护理要点是什么?
4. 李阿姨化疗第 5 d 出现什么情况? 如何处理?

教师注意事项

　　本幕主要讲的是李阿姨化疗期间的治疗及护理。引导学生关注患者的心理变化,讨论和分析患者心理变化的原因,从而针对性地做好疾病宣教;化疗期间严密的病情观察和护理是确保患者康复的必要条件,引导学生学习淋巴瘤化疗期间的护理常规及心理护理。

学习目标

1. 掌握淋巴瘤的分型。
2. 掌握淋巴瘤的诊断标准。
3. 掌握淋巴瘤患者的观察和护理要点。
4. 掌握淋巴瘤化疗患者常见的并发症及处理。

5. 了解淋巴瘤的治疗原则。

提示用问题

1. 如何区分淋巴瘤的分型？

2. 针对李阿姨的疾病，责任护士的观察、护理要点有哪些？

3. 淋巴瘤化疗患者常见的并发症有哪些？如何处理？

教师参考资料

1. 淋巴瘤的分型

根据病理学特点，淋巴瘤可分为霍奇金淋巴瘤（HD）和非霍金奇淋巴瘤（NHL）。

（1）霍奇金淋巴瘤：青年多见，儿童少见。以细胞多样性及肿瘤组织中找到里-斯细胞（Reed-sternberg 细胞）为特征。以结节硬化型及混合细胞型最为常见，各型并非固定不变，尤以淋巴细胞为主型，易向其他各型转化，结节硬化型较为固定。

（2）非霍奇金淋巴瘤：1965 年，Rappaport 根据淋巴结病变是否为结节性，将其分为结节型与弥漫型；按细胞来源可分 B、T 和 NT 细胞淋巴瘤；1982 年，国际工作分类法（Working Famulation）根据病理学与疾病的临床表现，将淋巴瘤分成低度、中度及高度恶性。

2. 淋巴瘤的实验室检查及其他检查

淋巴瘤常用检查包括骨髓象及血液学检查、淋巴结活检（确诊依据）、影像学检查。

3. 淋巴瘤的治疗

淋巴瘤常用治疗方法包括放射治疗、化学药物化疗、手术治疗（脾功能亢进或 T 淋巴瘤）、外周造血干细胞移植（60 岁以下能耐受者）。

4. 淋巴瘤的护理常规

（1）休息：患者常有活动无耐力现象，需卧床休息，但一般不需绝对卧床。长期卧床者应常更换体位、预防压疮。

（2）预防感染：感染是导致患者死亡的重要原因之一。化疗药物对骨髓抑制常致成熟中性粒细胞减少或缺乏，使免疫功能进一步下降。粒细胞减少或缺乏和免疫功能下降是发生感染的危险因素。粒细胞减少持续时间越久，感染的威胁越大。预防感染可采取以下措施。①隔离：防止交叉感染。粒细胞及免疫功能明显低下者，应置于单人病室，有条件者置于超净单人病室、空气层流室或单人无菌层流床。普通病室或单人病室需定期进行紫外光照射、戊二醛熏蒸。限制探视的人数及次数，工作人员及探视者在接触患者之前要认真洗手。②注意个人卫生：保持口腔清洁，进食前后用温开水或氯己定漱口。宜用软毛牙刷，以免损伤口腔黏膜引起出血和继发感染。如有黏膜真菌感染可用氟康唑或依曲康唑涂擦患处。勤换衣裤，每日沐浴有利于汗液排泄，减少毛囊炎和皮肤疖肿发生。保持大便通畅，便后用温水或盐水清洁肛门，以防止肛周脓肿形成。③观察感染的早期表现：每天检查口腔及咽喉部，有无牙龈肿胀、咽红、吞咽疼痛感，皮肤有无破损、红肿，外阴、肛周有无异常改变等，发现感染先兆时，及时处理。对合并感染者可针对病原选用 2～3 种有效抗生素口服。④严格执行无菌操作技术：进行任何穿刺前，必须严格消毒。各种管道或伤口敷料应定时更换，以免细菌生长。

（3）出血护理：出血是淋巴瘤死亡的又一主要原因。

（4）输血的护理：骨髓暂时再生低下是有效化疗的必然结果。淋巴瘤在治疗过程中往往需输成分血或全血进行支持治疗。输注时应严格执行输血制度。一般先慢速滴注观察 15 min，若无不良反应，再按患者年龄、心肺功能、急慢性贫血及贫血程度调整滴速。输血过程中应密切观察输血引起的不良反应。

（5）饮食：应多补充高蛋白食物，如瘦肉、蛋、牛奶等，为避免用力解便造成出血，应食用高纤维食品，如绿叶蔬菜、水果，饮水每天 2 000 mL 以上。禁食咖啡、烟、酒及辛辣刺激食物，以预防胃肠道受伤害。

（6）疼痛护理：在疾病的不同阶段均可能发生疼痛，应用药物减轻患者疼痛，提高生活质量，增强患者对治疗原发病的信心，所以应用止痛药是必需的，但应遵循以下几个原则：①三阶梯用药：止痛药按从弱到强、按序递增、逐级增加的原则应用。如先用非阿片类药物、解热镇痛药（布洛芬缓释剂、吲哚美辛），再用弱阿片类镇痛药（强痛定、氨酚待因），最后用强阿片类镇痛药（吗啡、哌替啶）。②定时给药：是指有规律地给药。③先口服，再肌注，最后静脉给药：口服和肌内注射可以配合给药。目前临床上多见通过皮肤黏膜吸收的止痛药，如芬太尼透皮贴。④确定适用于个体的治疗剂量：达到让肿瘤患者不痛为原则，个体之间用药剂量差异较大。

（7）放疗时的皮肤护理：照射区的皮肤在辐射作用下一般有轻度损伤，对刺激耐受性低，易发生二次皮肤损伤，应避免此处皮肤受到强热、强冷刺激，避免日光直射，不用刺激性的化学物品，放疗期间应穿着宽松柔软的纯棉或丝绸内衣，洗浴毛巾要柔软，擦洗照射区皮肤时应动作轻柔，减少摩擦，保持局部皮肤清洁，防止皮肤破损。局部发红、有痒感时，应及早涂油膏保护皮肤。如皮肤干，可用 0.2% 薄荷淀粉或氢化可的松软膏外涂；皮肤湿可用 2% 甲紫溶液、氢化可的松软膏外涂，也可硼酸软膏外涂后加压包扎 1～2 d，渗液吸收后暴露局部；如局部皮肤溃疡坏死，应全身给予抗感染治疗，局部外科清创、植皮。

（8）药物指导：利妥昔单抗（美罗华）能够有效地清除残余的肿瘤细胞，避免复发，还能使耐药的肿瘤细胞对化疗药物重新恢复敏感。美罗华不良反应如下：发热、寒颤、强直；潮红、血管性水肿、恶心、皮疹、疲乏、头痛、瘙痒、呼吸困难、咽喉刺激等；10% 患者合并低血压和支气管痉挛、缺氧。处理措施：立刻停止输液，更换液体及输液器；立刻报告医生，及时准确执行医嘱，配合抢救，对症治疗；安抚患者，做好心理护理。

第 三 幕

李阿姨住院 2 周后生命体征平稳，病情基本稳定，每天在家属和朋友的陪伴下散步、聊天，情绪平稳。家属一旦离开，她就开始愁眉苦脸、闷闷不乐，每天晚上都要打电话到深夜。夜班护士发现后给李阿姨讲述了疾病的康复过程及注意事项，李阿姨听后安心地睡着了。经过几天的病情观察，医生告知李阿姨可以出院，责任护士耐心对其进行出院健康指导，李阿姨及家属都很配合，最终李阿姨顺利出院。

问题导引

1. 李阿姨心情低落时该怎样对其进行心理护理？家属又该怎样配合？
2. 李阿姨夜间失眠对其疾病恢复是否有不良影响？
3. 针对李阿姨的病情,护士的出院宣教有哪些要点？

学习目标

1. 掌握淋巴瘤患者的心理护理。
2. 掌握淋巴瘤患者的健康教育。

教师注意事项

本幕主要描述了李阿姨病情稳定,逐渐好转的过程。学生在本幕应学习做好康复师的角色,做好健康宣教,帮助患者调整心态,掌握出院后的注意事项,建立良好的生活习惯,指导患者做好疾病预后的康复指导,引导学生深入思考护理人员在疾病预后和心理护理中的作用。

提示用问题

1. 针对李阿姨持续低落的心情,护士该怎样做好心理护理帮助李阿姨重拾信心？
2. 作为责任护士,该如何对李阿姨进行疾病知识指导以帮助其建立良好的生活习惯？
3. 该如何教会李阿姨及其家属出院以后的用药指导及病情监测？

教师参考资料

1. 淋巴瘤患者的心理护理

因患者对疾病不了解,易出现焦虑、恐惧、烦躁。应加强健康教育并疏导患者说出自己的忧虑,调整好自己的心态,放松心情,经常与他人交谈,解除紧张情绪,减轻心理负担。护士与家人应加倍关爱与照顾患者,尽力缓和患者的精神压力,帮助患者正视现实,摆脱恐惧,使其情绪平稳。

2. 淋巴瘤患者的健康教育

(1) 指导患者掌握正确的淋巴结触摸方式,及早发现淋巴结的大小、有无粘连、硬度等。

(2) 指导患者定时门诊随访,如发生头晕、胸闷、脉速、气急、面色苍白,应及时就诊,可能发生了贫血。

(3) 放疗时避免日光照射,皮肤出现皮疹、瘙痒时,不要用手抓挠,防止感染;季节更替时,避免外出,防止病毒感染。

(4) 如有脾肿大时,应嘱患者动作宜慢,防止碰撞引起出血。

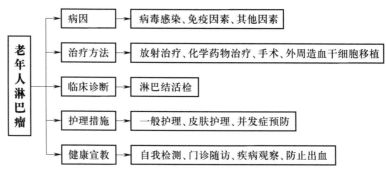

图 7-3-1 老年人淋巴瘤护理流程图

参考文献

[1] 冯羽飞.个性化护理干预对恶性淋巴瘤患者化疗后生活质量的影响[J].中国医学创新,2015,07:93-95.

[2] 李喆,谭晓虹,岑洪.局限期侵袭性非霍奇金淋巴瘤联合放化疗临床意义 Meta 分析[J].中华肿瘤防治杂志,2015,11:885-890.

[3] 张瑛.护理干预在非霍奇金淋巴瘤治疗中的临床效果[J].医疗装备,2015,13:162-163.

第四节　老年人多发性骨髓瘤
——"骨头里的炸弹"

> **教案摘要**
>
> 　　崔先生,72 岁,既往体健,无不良嗜好。于 3 月前在无明显诱因下出现腰痛伴活动困难,不能站立,腰椎 CT 示病理性压缩骨折。以"腰椎骨折"收治入院,后行腰椎手术后病理示多发性骨髓瘤,转入血液科进一步继续治疗。骨髓穿刺术示多发性骨髓瘤(原浆+幼浆 36%),行 BAD[硼替佐米(万珂)+脂质体阿霉素+地塞米松]方案化疗。住院期间,崔先生出现明显的骨痛、恶心、呕吐等症状,予一系列治疗及护理措施后,病情稳定,顺利出院。通过本教案,学生可以学习多发性骨髓瘤的临床表现及鉴别诊断、护理要点等内容,同时以患者为老年人这一中心点,思考老年人多发性骨髓瘤的健康促进策略,实现整体护理。

关 键 词

多发性骨髓瘤(Multiple Myeloma,MM);老年人护理(Nursing Care of the Elderly);化疗(Chemotherapy);健康指导(Health Guidance)

1. 掌握多发性骨髓瘤的临床表现。
2. 掌握多发性骨髓瘤的诊断标准。
3. 掌握多发性骨髓瘤化疗药物的不良反应。
4. 掌握多发性骨髓瘤的并发症及处理。
5. 掌握多发性骨髓瘤患者的健康教育。

次要学习目标

1. 了解多发性骨髓瘤的发病机制。
2. 了解多发性骨髓瘤的治疗方案。

第 一 幕

崔先生,72 岁,既往体健,无不良嗜好。于 3 月前在无明显诱因下出现腰痛伴活动困难,不能站立,腰椎 CT 示 L_1 椎体病理性压缩骨折,以"腰椎骨折"收治入院,后行腰椎手术后病理示多发性骨髓瘤,转入血液科进一步治疗。

问题导引

1. 根据这些信息,崔先生的首诊科室为什么不是血液科?
2. 哪些检查能确诊崔先生的疾病?
3. 崔先生既往无不良嗜好,体健,那他发病的原因有哪些?

教师注意事项

本幕描述的是患者被确诊为多发性骨髓瘤的过程。从患者先被确诊为腰椎骨折,后行病理明确为血液系统恶性肿瘤疾病。引导学生学习多发性骨髓瘤的诊断思路,掌握多发性骨髓瘤的典型表现及实验室检查项目。

学习目标

1. 掌握多发性骨髓瘤的临床表现。
2. 了解多发性骨髓瘤的发病机制。

提示用问题

1. 结合崔先生的病史及临床症状,崔先生的疾病如何诊断?
2. 崔先生的疾病有哪些特征性的临床表现?

教师参考资料

1. 骨髓瘤的临床表现

1) 骨髓瘤对骨骼和其他组织的器官的浸润与破坏

（1）骨骼破坏：胸肋锁骨连接处发生串珠样结节为本病特征之一，骨折压迫神经可能发生对称性的神经炎、截瘫、脊髓神经根病、肌萎缩和感觉障碍。骨破坏好发部位：头骨-椎体，肋骨，骨盆，肢体。骨痛：常见症状，多在骶部。开始疼痛为一过性，轻微、短暂而局限。咳嗽负重时加重，疼痛部位与病灶部位吻合，骨折时可呈放射性束带感。骨折：可自发，多发生于肋骨、锁骨、下胸椎、上腰椎；也可于活动后诱发。

（2）高钙血症：恶心、呕吐、厌食；多尿、脱水；神志模糊，甚至昏迷。

（3）髓外浸润：头、胸骨、锁骨多见、胸壁，椎体旁也可见器官肿大：淋巴结、肾、肝脾肿大。

（4）神经损害：截瘫。

（5）髓外骨髓瘤：病变位于口腔及呼吸道软组织。

（6）浆细胞白血病：浸润外周血所致。

2）血浆蛋白异常引起的表现

（1）感染：是导致死亡的第一位原因。因正常免疫球蛋白减少，出现体液免疫缺陷；因中性粒细胞数减少，细胞免疫力下降。最多见的是肺炎，其次为尿路感染，甚至败血症；病毒感染以带状疱疹多见，病原菌以 G-菌、G+菌、真菌多见，如阴沟肠杆菌、肺炎克雷伯菌、大肠杆菌、铜绿假单胞菌、表皮葡萄球菌、白色念珠菌等。

（2）肾功能损害：表现为蛋白尿、管型尿、急性肾损伤、慢性肾脏病。慢性肾脏病发病机制：游离轻链沉积病；高钙血症引起多尿，以致少尿；尿酸过多沉积在肾小管；肿瘤浸润。急性肾损伤多为脱水、感染、静脉肾盂造影等引起。

（3）高黏滞综合征：血清中 M 蛋白增多，尤以 IgA 易聚合成多聚体，可使血液黏滞性过高，引起血流缓慢、组织淤血和缺氧。在视网膜、中枢神经系统和心血管系统中变化最显著。

在视网膜中可表现为视网膜静脉呈袋状，可渗血和出血。在中枢神经系统可表现为头晕、眼花、视力障碍、手足麻木，严重者可影响大脑功能而昏迷。在心血管系统可表现为冠状动脉供血不足、慢性心力衰竭。还可出现肾功能不全症状，甚至发生肾衰竭。

（4）出血倾向、贫血（红细胞沉降率加快、红细胞绢线状排列）：鼻出血、牙龈出血、皮肤紫癜、内脏出血等。出血机制：血小板减少，M 蛋白包在血小板表面，影响血小板功能，血小板功能降低。凝血障碍：M 蛋白与纤维蛋白单体结合，影响纤维蛋白多聚化，M 蛋白还可直接影响凝血因子Ⅷ的活性。血管壁因素：高免疫球蛋白血症和淀粉样变性损伤血管壁，同时血液黏滞性增加。

（5）淀粉样变性和雷诺现象：少数患者，尤其是 IgD 型，可发生淀粉样变性，常见舌肥大、腮腺肿大、心脏扩大、腹泻便秘、皮肤苔藓样变、外周神经病变，以及肝肾功能损害等。如 M 蛋白为冷球蛋白，则引起雷诺现象。

2. 骨髓瘤的发病机制

目前认为，多发性骨髓瘤细胞虽然主要表达 B 细胞-浆细胞特点，但其起源是较前 B 细胞更早的造血前体细胞（Hematopoiesis Precursor Cell）的恶变。以下是专家总结的几点多发性骨髓瘤的病因。

（1）多发性骨髓瘤好发年龄为 40 岁以上，男多于女。

（2）病变前期可无明显症状，仅存在红细胞沉降率加快、贫血、蛋白尿等症状。

（3）多发性骨髓瘤的症状可有骨关节、腰背疼痛，以及颅骨、胸肋骨瘤形成，以胸肋、锁骨连接处发生串珠样结节及溶骨性钻凿样或鼠咬状圆形骨质缺损为特征，可出现病理性骨折、截瘫、肋间及坐骨神经痛等。

（4）多发性骨髓瘤可损害肾脏而造成蛋白尿、肾小管病、肾病综合征、尿毒症等。

（5）因血液黏稠度增加而引起头晕、头痛、视力障碍、胸闷、眩晕、出血等，都为多发性骨髓瘤的症状。

（6）多发性骨髓瘤还易引起肺部、泌尿系统感染。

第 二 幕

　　崔先生入血液科病房后，护士根据其病情需要准备了硬板床。崔先生表示不理解，拒绝配合。护士对他进行了健康教育，崔先生告诉护士，其实他在担心医生和他谈到的化疗，不知道效果会怎样，也不知道自己的身体是否能承受。责任护士对其进行了解释。

问题导引

1. 如何做好多发性骨髓瘤的基础护理？
2. 多发性骨髓瘤的治疗方法有哪些？

教师注意事项

在本幕，患者确诊多发性骨髓瘤后决定化疗。本幕引导学生掌握多发性骨髓瘤的护理及化疗的护理，使患者了解治疗的意义，配合治疗。

学习目标

1. 掌握多发性骨髓瘤的诊断标准。
2. 掌握多发性骨髓瘤患者的心理护理。
3. 了解多发性骨髓瘤的治疗方案。

提示用问题

1. 如何帮助崔先生减轻对化疗的恐惧？
2. 该疾病的化疗方案有哪些？

教师参考资料

1. 多发性骨髓瘤的诊断标准

1）血实验室检查

（1）贫血：常见，正细胞、正色素型贫血，可有少数幼粒、幼红细胞，红细胞沉降率显著加快。晚期骨髓瘤细胞在血中大量出现，形成浆细胞白血病，全血细胞减少。

（2）血清生化检查：①血清钙：明确有无高钙血症。②血清 BUN（血尿素氮）和血清肌酐：评价肾功能。③乳酸脱氢酶（LDH）：与肿瘤细胞活动有关。④C 反应蛋白：反映疾病的严重程度。⑤β_2微球蛋白(β_2M)和人血白蛋白:用于评估肿瘤负荷及预后。

2)骨髓细胞学检查

(1)主要为浆细胞系异常增生＞30％(至少占有核细胞数 10％),并有质的改变。核旁淡染区消失,但不呈车轮状排列。病灶呈散在分布,骨穿者最好自骨压痛处或多部位穿刺,可提高阳性率。

(2)活检证实为骨髓瘤。

(3)血清中有 M 蛋白:IgG＞35 g/L, IgA＞20 g/L 或尿中本周蛋白＞1 g/24 h,

3)骨病变 X 线检查表现

(1)早期:骨质疏松,多发生在脊柱、肋骨和盆骨。

(2)典型:为圆形、边缘清楚如凿孔样的多个大小不等的溶骨性损伤或病理性骨折,可见于肋骨、肩胛骨、颅骨、盆骨、脊柱、股骨、肱骨等处。

2. 治疗原则

(1)化疗(诱导化疗):沙利度胺,地塞米松,多柔比星;靶向药物＋传统化疗药物。

(2)支持治疗:骨质破坏的治疗,抑制破骨细胞,减少疼痛,修复骨质。

(3)外周造血干细胞移植术。

3. 多发性骨髓瘤患者的心理护理

该病病程长,病情重,患者易出现焦虑、恐惧、烦躁,应疏导患者说出自己的忧虑,加倍地关爱与照顾患者,尽力缓解患者的精神压力,帮助患者正视现实,摆脱恐惧,使其保持情绪平稳。

第 三 幕

崔先生行 BAD(万珂＋脂质体阿霉素＋地塞米松)方案化疗。化疗当天出现恶心、呕吐现象,崔先生心情低落,责任护士对其进行了心理疏导。2 周后,经过积极的对症治疗,崔先生病情缓解,医生准予出院。崔先生内心焦虑,家属也不知如何在家对其进行照顾。责任护士详细地告知崔先生出院后应注意的各类事项及随访时间。崔先生顺利出院。

问题导引

1. 如何做好崔先生的化疗护理? 有哪些观察要点?

2. 如何做好崔先生化疗后的健康指导,以配合后续治疗?

学习目标

1. 掌握多发性骨髓瘤化疗药物的不良反应。

2. 掌握多发性骨髓瘤的并发症及处理。

3. 掌握多发性骨髓瘤患者的健康教育。

教师注意事项

本幕主要讲的是崔先生化疗期间的情况,严密的病情观察和护理是确保崔先生康复的必要条件,引导学生学习多发性骨髓瘤化疗期间药物引起的不良反应,给予患者护理常规及心理护理。引导学生关注患者的生命体征、心理变化,讨论和分析患者出现药物不良反应、心理变化的原因,从而针对性地做好疾病宣教。同时让学生掌握患者出院后的健康宣教。

提示用问题

1. 责任护士如何为崔先生做好化疗期间的护理?

2. 如何帮助崔先生度过化疗期间的不适感?

3. 面对崔先生的焦虑情绪,如何帮助他重拾战胜疾病的信心?

4. 如何做好崔先生的出院指导?

教师参考资料

1. 多发性骨髓瘤的护理诊断

(1)疼痛:与浆细胞对骨骼和骨髓的浸润有关。

(2)躯体移动障碍:与骨质疏松、骨折、化疗后虚弱有关。

(3)有感染的危险:与自身疾病和大剂量化疗后引起的免疫力下降有关,如中性粒细胞减少等。

(4)排尿异常:与免疫球蛋白沉积有关。

(5)焦虑:与疾病对躯体的威胁有关。

(6)恐惧:与超大剂量化疗造成自理能力下降及各种不良反应有关。

(7)营养失调:低于机体需要,与肿瘤对机体的消耗、大剂量化疗后引起的胃肠道反应如慢性反复呕吐等有关。

(8)活动无耐力:与超大剂量化疗后免疫力下降,或者乏力、虚弱、少动有关。

(9)潜在并发症:感染性休克、肾衰竭、出血及化疗后骨髓抑制。

2. 多发性骨髓瘤的护理措施

1)一般护理

(1)环境:MM 患者多有呼吸道感染或泌尿系统感染,故应保持病室空气清新,温湿度适宜,注意保暖,防止受凉,减少探视,防止交叉感染,协助翻身排背,促进痰液排出。

(2)个人卫生:协助患者洗漱、大小便及保持个人卫生等,每天用温水擦洗全身皮肤,保持皮肤清洁干燥;做好会阴护理和肛周护理;患者恶心呕吐时,应协助患者漱口,做好口腔护理,预防细菌和真菌感染。

(3)饮食:进食高蛋白、高维生素的饮食,如猪肉、牛肉、鱼肉、排骨、新鲜蔬菜、水果等。避免食用富含油脂及辛辣的食物。

(4)休息与活动:协助患者每2 h变换体位1次,预防压疮;睡硬板床,翻身时动作轻柔,防止拖、拉、推,以免发生病理性骨折;将患者常用的物品和呼叫器放在床头;床栏保护,避免坠床;保持患者于肢体功能位,定时按摩肢体,预防下肢深静脉血栓。

2)疼痛护理

随着病情进展,骨痛症状难以缓解,程度轻重不一。也可因神经根受压出现神经痛。

（1）要关心体贴患者，尽量减轻患者痛苦。

（2）协助患者采取舒适的体位，可适当按摩病变部位，以降低肌肉张力，但需避免用力过度，以防病理性骨折。

（3）减少病室的噪声，减弱光线，指导患者采用放松、臆想疗法、音乐疗法等，转移对疼痛的注意力。

（4）必要时使用止痛药，并指导患者遵医嘱使用止痛药：吲哚美辛栓（消炎痛）（第一阶梯非阿片类）备用，肛塞时动作轻柔，避免肛周皮肤破损；加巴喷丁（人工合成氨基酸，用于治疗神经病理性疼痛的新型药）遵医嘱按剂量正确使用，注意观察患者有无嗜睡的反应，一旦发生及时告知医生，以调节药量。

3）化疗药物的不良反应及护理

（1）硼替佐米（万珂）的作用机制和不良反应：硼替佐米是人工合成的二肽硼酸盐类似物，属可逆性蛋白酶体抑制剂。常用于复发难治性多发性骨髓瘤的治疗。它能选择性地与蛋白酶体活性位点的苏氨酸结合，抑制蛋白酶体 20S 亚单位的糜蛋白酶/胰蛋白酶活性。不良反应有恶心、呕吐、食欲减退或厌食、便秘、腹泻等消化道症状。血小板减少、贫血等血液毒性反应，神经系统的周围神经病变，所有这些不良反应都是可以预测的，无脱发和直接的肝肾心毒性反应，以及其他化疗药物常见的毒性反应。硼替佐米的不良反应通过对症处理和调整硼替佐米的剂量方案，能很好地控制。

（2）沙利度胺（反应停）的作用机制和不良反应：沙利度胺抑制骨髓瘤异常血管增生，促进瘤细胞凋亡、免疫调理等；常见不良反应为皮疹、便秘、嗜睡、乏力、头晕、水肿等。

（3）环磷酰胺引起的出血性膀胱炎的预防与护理：①大剂量补液时，应 24 h 匀速输入，避免循环负荷过重；②按时遵医嘱及时应用保护膀胱黏膜药物，碱化尿液，应用利尿剂；③鼓励患者每日饮水 2 L 以上；④准确记录出入量，观察尿液的颜色、性状、量、pH 值及有无膀胱刺激征。

（4）激素类药物消化道症状的观察与护理：观察患者有无腹痛，以及大便颜色；进食清淡、少渣、易消化和少刺激性的食物，应避免油腻、粗糙、带刺、辛辣的食物。

3. 多发性骨髓瘤的并发症及处理

（1）淀粉样病变对症护理：细胞外淀粉样物质沉积于患者的血管壁及组织中，舌肥大是其典型症状。密切观察病情，注意患者心率变化，警惕淀粉样病变浸润心脏传导系统，导致心脏骤停；加强夜间巡视，防止因舌肥大导致阻塞性呼吸睡眠暂停。

（2）高钙血症和高尿酸血症的对症护理：如有高钙血症和高尿酸血症时，应鼓励患者多饮水，每日液体摄入量＞3 L，使每日的尿量保持在 2 L 以上，以预防或减轻高钙血症和高尿酸血症。

（3）病理性骨折的对症护理：为防止病理性骨折，应给患者睡硬板床，忌用弹性床，保持患者的舒适卧位，避免受伤，特别是坠床受伤。

4. 多发性骨髓瘤患者的健康指导

（1）家庭成员应帮助患者树立战胜疾病的信心，正视现实，共同分忧，努力分担患者的痛苦。

（2）指导患者保持良好的情绪，易出现病理性骨折，故应注意卧床休息，使用硬板床或硬床垫，忌用弹性床。保持患者舒适的卧位，避免受伤，应定时协助翻身，2 h 翻身 1 次，动作要轻柔,以免造成骨折。受压处皮肤应给予温热毛巾按摩或理疗,保持床铺干燥、平整,防止压疮发生。适度活动以促进肢体血液循环和血钙在骨骼的沉积,减轻骨骼的脱钙;注意劳逸结合,避免过度劳累、快速变换体位。在患者病情平稳后,协助并督促患者早日进行肢体功能锻炼,活动循序渐进,鼓励患者在可活动的限度内适当活动,避免进一步骨骼脱钙。

（3）养成良好的生活习惯,保持病室内空气新鲜,每天开窗通风 2 次,用软毛牙刷。饮水、食物、沐浴温度不宜过高,一般在 40℃ 左右,叮嘱患者不要搔抓皮肤,不要挖鼻孔,保持大便通畅,每次便后清洗外阴及肛周。

（4）用药指导与病情监测:遵医嘱用药,不可随意更改或加减药物剂量,定期复查与治疗;若活动后出现剧烈疼痛,可能为病理性骨折,应立即就医。注意预防各种感染,一旦出现发热等症状,应立即就医。

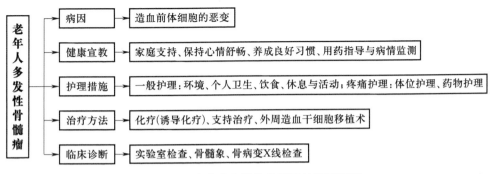

图 7-4-1　老年人多发性骨髓瘤护理流程图

参考文献

[1] 李洁莉,刘尚勤,阮晓岚,等. 应用病友交流会对老年多发性骨髓瘤患者行延续护理的效果[J]. 护理管理杂志,2018,18(9):670-673.

[2] 刘敏,陈凤娇,王姣,等. 老年多发性骨髓瘤患者心理状态调查及影响因素分析[J]. 老年医学与保健,2021,27(3):484-488.

[3] 赵佳莉,饶琦,罗茜. 老年初治多发性骨髓瘤化疗后感染临床特点及预后的多因素分析[J]. 老年医学与保健,2021,27(4):758-762.

[4] 贾蕾,邱娟,何璇,等. 老年多发性骨髓瘤患者心理弹性调查及其与应对方式和疾病不确定感的相关性研究[J]. 老年医学与保健,2021,27(2):257-261.

[5] 黄蓓晖,李娟. 多发性骨髓瘤诊断及治疗进展[J]. 中华血液学杂志,2018,39(7):605-608.

第八章 老年人骨骼系统疾病的护理

第一节 老年人骨质疏松症

——"脆弱的骨头"

教案摘要

张奶奶,73岁,因"腰部疼痛、活动受限4天"于2008年5月29日09时50分平车入院,经过保守治疗后疼痛缓解,张奶奶出院。患者因2008年1月1日、4月25日、5月25日反复受轻微外伤,伤后出现腰背部剧烈疼痛,疼痛持续,屈颈、屈髋卷缩位疼痛稍缓解,平卧时出现腰骶部、胸背部剧烈抽搐样疼痛,未伴四肢麻木、疼痛等症,经反复院外治疗(具体不详)症状未见明显改善,遂求诊本院。门诊医生拟诊断"腰2椎体压缩性骨折;腰椎骨质增生症"收住我科治疗。症见:腰部疼痛、活动受限,纳可,睡眠欠安,小便调,大便4d未解。查体:T 36.5℃,P 82次/min,R 20次/min,BP 150/82 mmHg,腰部强直,腰部椎体棘突广泛压痛,以腰2棘突及两侧压痛为明显,腰椎旁肌肉紧张,叩击痛明显,双下肢直腿抬高试验(一),加强试验(一),双下肢无麻木,肢端感觉血运好。入院诊断:骨质疏松性骨折。

关键词

骨质疏松症(Osteoporosis);骨密度测定(Bone Mineral Density Measurement);康复锻炼(Rehabilitation Exercise)

主要学习目标

1. 掌握骨质疏松症的临床表现。
2. 掌握骨质疏松症的护理措施。
3. 掌握骨质疏松症并发症的预防及处理。
4. 熟悉骨质疏松症的健康教育。

次要学习目标

1. 了解骨质疏松症的鉴别诊断。
2. 了解骨质疏松症的病因及分类。
3. 了解骨质疏松症的辅助检查及治疗方法。

第 一 幕

　　张奶奶,73 岁,一直有腰疼的毛病,但是没有在意。一月份,张奶奶接孙子放学的时候,小孩子跑得太快了,张奶奶一下子没跟上就摔倒了,后背疼得不行,每天睡觉都是侧躺屈着腿睡的,休养了几天,张奶奶感觉身体恢复点了也没去医院。4 月份,张奶奶晚上和老朋友们约好了去跳广场舞,谁知道下雨了,小跑回家的路上,滑了一下,回家后还是后背感觉疼得不行。4 d 前,张奶奶买完菜,提回家了,但是因为买的东西太多,不小心扭到了腰,本来张奶奶觉得在家休养几天就好了,但是过了 4 d,腰反而越来越痛了,屈腿躺着都不舒服,平躺的时候感觉更痛。连楼都下不来了,所以张奶奶让自己的老伴儿打了 120,最后因"腰部疼痛、活动受限 4 天"平车入院。活动受限,纳可,睡眠欠安,小便调,大便 4 d 未解。查体:T 36.5℃,P 82 次/min,R 20 次/min,BP 150/82 mmHg,腰部强直,腰部椎体棘突广泛压痛,以腰 2 棘突及两侧压痛为明显,腰椎旁肌肉紧张,叩击痛明显,双下肢直腿抬高试验(一),加强试验(一),双下肢无麻木,肢端感觉血运好。

问题引导

1. 根据这些信息,你认为患者发生了什么情况?
2. 患者入院后护士应立即做什么?
3. 你觉得应给予患者什么样的护理措施?

教师注意事项

　　本幕描述患者因"腰部疼痛、活动受限 4 天"入院,引导学生学习疼痛护理,重点掌握骨质疏松症的临床表现、病因、疾病的判断。

学习目标

1. 掌握骨质疏松症的临床表现。
2. 掌握骨质疏松症的护理措施。
3. 熟悉骨质疏松症的鉴别诊断。

提示用问题

1. 张奶奶腰背部剧烈疼痛,应该怎么进行护理?
2. 张奶奶三次受伤与该疾病有什么关系?

教师参考资料

1. 疾病病因

骨质疏松症与年龄因素有关,由成骨细胞介导。随着年龄的增长,老年性骨丢失、骨重建处于负平衡,其机制一方面是由于破骨细胞的吸收增加,另一方面是由于成骨细胞的衰减导致骨量减少,骨重建受到干扰。引起老年性骨质丢失的因素是复杂的,近年来研究认为与下列因素密切相关:肿瘤坏死因子、白细胞集落刺激因子、胰岛素样生长因子等,这些局部控制骨代谢的因子紊乱,造成骨形成失衡,骨吸收超过骨形成,引起骨质疏松。

2. 疾病分类

骨质疏松症分为原发性和继发性两大类,原发性骨质疏松症又分为绝经后骨质疏松症(Ⅰ型)、老年骨质疏松症(Ⅱ型)和特发性骨质疏松症 3 类。老年骨质疏松症一般指老年人 70 岁后发生的骨质疏松。

3. 鉴别诊断

骨密度测定:骨密度测量是诊断骨质疏松的主要定量依据,现如今已有单光子骨密度仪、单能 X 线骨密度仪、双能 X 线骨密度仪(Dual Energy X-ray Absorptiometry,DXA)定量 CT、定量超声骨密度仪等技术测量骨密度,但唯有 DXA 对腰椎和股骨上端测定的骨密度(g/cm^2)是国际公认的骨质疏松诊断指标,被称为诊断的"金标准"。

国际临床骨密度学会关于骨密度测量的共识文件表明,DXA 测量脊柱前后位 1～4 腰椎和髋部股骨颈、大粗隆、全髋骨密度有诊断意义,应用 WHO 诊断标准:T 值≤-2.5 为骨质疏松;T 值≥-1.0 为正常;T 值<-1.0 而>-2.5 为骨量减少。WHO 标准虽为绝经后妇女的骨质疏松诊断标准,但男性骨质疏松诊断也可参考应用,65 岁以上男性,T 值<-2.5 可诊断为骨质疏松;50～65 岁男性,T 值<-2.5 合并有骨折危险因子可诊断为骨质疏松。腰椎、股骨上端和跟骨 X 线检查:观察骨小梁形态、排列和密度,进行半定量测量诊断骨质疏松,具有简便易行、广为应用等优点。

骨转换标志物测定:检测血液、尿液中骨重建所释放的骨形成和骨吸收标志物,可了解骨转换状态,对老年人骨质疏松的骨重建病理特点进行判断,有助于老年人骨质疏松的病理分型诊断,并可早于骨密度值改变,反映骨重建的变化。骨形成标志物常用骨特异性碱性磷酸酶、骨钙素和Ⅰ型前胶原羧基端前肽等指标,骨吸收标志物常用抗酒石酸酸性磷酸酶、尿胶原吡啶交联、脱氧胶原吡啶交联、尿Ⅰ型胶原交联羧基末端肽或尿Ⅰ型胶原交联氨基末端肽和尿 Ca 与肌酐比值。

此外,一些风险因素与老年人骨质疏松症的发生和诱发骨折密切相关,如年龄、低骨密度、低体重、已有脆性骨折、脆性骨折家族史、54 岁前绝经或双卵巢摘除、身高缩短明显、易跌倒、长期低钙和维生素 D 摄入少、活动量少和长期吸烟、过量饮酒或咖啡等,应作为老年人骨质疏松症诊断的重要参考指标,在对老年人的骨质疏松进行诊断时需详细询问有关的易发因素。

4. 临床表现

疼痛、脊柱变形和发生脆性骨折是骨质疏松症最典型的临床表现。但许多骨质疏松症患者早期常无明显的症状,往往在骨折发生后经 X 线或骨密度检查才发现有骨质疏松。

5. 护理措施

(1) 合理运动和理化治疗:骨骼与肌肉密不可分,适当的运动能使骨骼与肌肉达到协调,能提高骨骼肌肉群的力度和改善骨关节的活动性,长期科学合理的运动能提高骨密度,老年人可以长期参与一些健身类的锻炼,如走路、太极拳、太极剑等等,均有利于防止老年骨质疏松症的发生。在一些物理治疗中,一些低频的脉冲电磁场、低强度的脉冲超声波刺激,也是防治老年骨质疏松症的有效方法。

（2）生活护理:①加强营养,均衡膳食:进食富含钙、低盐和适量蛋白质的饮食,推荐每日蛋白质摄入量为 0.8～1.0 g/kg,每天牛奶摄入量为 300 mL 或者相当量的奶制品。补充维生素 A、维生素 C 及含铁的食物,以促进钙的吸收。②充足日照:建议日照时间为 11:00—15:00,日照部位为四肢及面部,日照时长为 15～30 min,日照频次为每周至少 2 次,不推荐隔着玻璃晒太阳,尽量不涂抹防晒霜。③运动护理:规律运动,循序渐进,持之以恒。评估老人的身体状况、治疗阶段等,做出个体化及专业化的运动指导。④戒烟、限酒。⑤减少影响骨代谢药物的应用。⑥预防跌倒:老年人跌倒受多种因素的影响,如衰弱、多种药物的治疗、认知能力下降、平衡能力下降等,应在日常活动或运动中加强跌倒风险评估,做好防护措施,有效预防跌倒和骨折等不良事件。保障住院环境安全,如病房走廊和卫生间设有扶手,病房地面干燥、灯光明暗适宜,减少老人床单位周围障碍物等。加强日常生活护理,将日常物品如水杯、呼叫器等放置床旁,方便老人取用;对住院老人在洗漱及用餐时间,应加强意外的预防。当老人应用利尿剂或镇静剂时,加强巡视,避免因频繁如厕及精神恍惚而发生意外跌倒。

（3）用药护理:服用钙剂时要多饮水,增加尿量,以降低发生泌尿系统结石的概率,同时口服维生素 D,以增加钙的吸收。

（4）疼痛护理:通过疼痛量表评估疼痛程度,给予有效的疼痛护理措施。为缓解疼痛建议患者休息,给予对症护理,如使用骨科辅助用具、物理疗法及药物治疗等。遵医嘱用药,同时观察用药后的疗效,做好疼痛的动态评估与记录。对因长期剧烈疼痛卧床的老人,需注意压疮、坠床、静脉血栓等不良事件的发生。

第 二 幕

张奶奶经过保守治疗后疼痛缓解,医生允许张奶奶出院了。但是张奶奶对自己出院之后,应该怎么锻炼还是不太了解,于是找到了她的责任护士小王,问道:"护士小姐,医生让我出院了,我回家之后,应该怎么进行康复锻炼呢?"小王护士非常耐心地告诉张奶奶应该怎么进行锻炼,给她制订了一套锻炼计划,以及详细讲解了注意事项,并且贴心地告诉张奶奶出院后如何进行门诊随访。

学习目标

掌握骨质疏松症的健康教育。

教师注意事项

本幕描述了患者病情稳定,即将出院,学习在本幕应该重点学习做好健康宣教,帮助患者建立良好的生活习惯,指导患者做好康复锻炼。引导学生深入思考护理人员在疾病预后和康复中的作用。

提示用问题

1.你如何指导张奶奶进行康复锻炼?

2.如何指导张奶奶养成良好的生活习惯?

3.张奶奶出院后如何进行自我保健?

教师参考资料

骨质疏松症的防治

(1)一级预防:具有骨质疏松症危险因素者,应防止或延缓其发展为骨质疏松症并避免发生第一次骨折。

(2)二级预防:已出现了骨质疏松,要对生活方式进行干预,比如增加肌肉力量,防止跌倒等,并且应用抗骨质疏松药物,维持好骨密度,预防骨折发生。二级预防的要点是早发现、早诊断、早治疗。

(3)三级预防:指已有或已经发生过脆性骨折,防治目的是避免发生骨折或再次骨折。向老年人及家人讲解疾病知识和防治基础措施,主要包括生活方式的干预、预防跌倒、日常生活的注意事项等。

(4)药物干预:遵医嘱合理使用钙剂、维生素 D、降钙素等药物。

(5)康复指导:指导骨质疏松症老年人改变不良生活习惯,提高安全性。指导分散老人的注意力,减少对疼痛的关注,缓解由骨质疏松症引发的焦虑、抑郁等不良情绪。指导骨质疏松症行动不便老人选用拐杖、助步架等辅助用具,提高行动能力及协调能力,以减少跌倒发生。规范、综合的康复指导可改善骨强度、减少骨折发生,还可提升老人自护能力,促进老年人生活能力的恢复。

(6)运动指导:对于体质弱或是疾病治疗初期的老人,建议适当采取俯卧位,进行伸直腿和抗阻力运动,或采用散步、太极拳等运动,并做好防护措施,防止其跌倒,运动时间控制在 30 min 之内;对于体质相对较好的老人,可建议其采取适当快走的方式进行锻炼,达到增强老年人体质的目的。

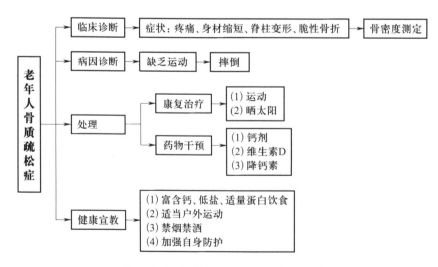

图 8-1-1 老年骨质疏松症护理流程图

参考文献

[1] 田伟. 骨科学[M]. 北京：人民卫生出版社，2009：137.

[2] 林迪超. 疼痛护理干预对老年骨质疏松患者睡眠质量及疼痛的影响[J]. 世界睡眠医学杂志，2021，8(1)：67-68.

[3] 姚美，宋志雪，陈长香，等. 综合干预对骨质疏松老年人疼痛及睡眠质量的影响[J]. 中国骨质疏松杂志，2016，22(12)：1551—1555.

[4] 周奕彤. 综合康复护理干预对老年骨质疏松症患者生活质量的影响分析[J]. 中国实用医药，2021，16(3)：189-191.

第二节 老年人关节病

——"疼痛的先兆"

教案摘要

孙阿香，女，67 岁，因"反复发作双侧膝关节隐痛 3 年，加重 1 月"到社区卫生服务中心就诊。患者约 3 年前开始出现双侧膝关节疼痛，痛不剧烈，为隐痛，偶有刺痛。天气寒冷、长时间步行或久站后易发生，休息后可缓解。近 1 月来，因帮忙带孙子，患者需要长时间怀抱婴儿，自觉上述症状加重，下楼梯时更明显。患者口服对乙酰氨基酚 0.5 g，每日 3 次，疼痛缓解不明显，特来就诊。否认膝关节外伤史，否认其他部位关节疼痛，否认发热、皮疹等其他伴随症状。否认冠心病、高血压病、糖尿病等慢性病史，否认消化道出血、消化道溃疡病史。否认烟酒嗜好。退休前为中学教师，需要长时间站立授课。夫及一子体健。体格检查：T 37.0℃，P 70 次/min，R 20 次/min，BP 132/80 mmHg，身高 162 cm，体重 75 kg，BMI 28.6 kg/m²。躯干、四肢未见皮疹。心、肺、腹无异常体征。双侧膝关节轻压痛，无红肿，浮髌试验双下肢无水肿。实验室和辅助检查：双膝关节摄片：退行性改变。

关键词

骨关节炎（Osteoarthritis）；关节置换术（Joint Replacement）；康复训练（Rehabilitation Training）

主要学习目标

1. 掌握骨关节炎的诱因及临床表现。

2. 掌握骨关节炎的护理措施。

3. 掌握骨关节炎的健康教育。

4. 熟悉骨关节炎症的治疗原则。

 次要学习目标

了解骨关节炎的辅助检查。

第 一 幕

孙奶奶,67 岁,经常帮忙带孙子,但是小孩子顽皮,一直跑跳,孙奶奶跟着小孩跑,一直感觉膝盖疼得不行,最近因"反复发作双侧膝关节隐痛 3 年,加重 1 月"到社区卫生服务中心就诊。患者约 3 年前开始出现双侧膝关节疼痛,痛不剧烈,为隐痛,偶刺痛。天气寒冷、长时间步行或久站后易发生,休息后可缓解。近 1 月来,孙奶奶因为帮忙带孙子,需要长时间怀抱婴儿,哄小孩子睡觉,觉得膝盖痛得不行,尤其是下楼梯时更明显。患者口服对乙酰氨基酚 0.5 g,每日 3 次,疼痛缓解不明显,特来就诊。否认膝关节外伤史,否认其他部位关节疼痛,否认发热、皮疹等其他伴随症状。体格检查:T 37.0℃,P 70 次/min,R 20 次/min,BP 132/80 mmHg,身高 162 cm,体重 75 kg,BMI 28.6 kg/m²。躯干、四肢未见皮疹。心、肺、腹无异常体征。双侧膝关节轻压痛,无红肿,浮髌试验双下肢无水肿。

问题引导

1. 根据这些信息,你认为孙奶奶发生了什么情况?

2. 孙奶奶入院后,如何指导并协助她做关节体操?

3. 孙奶奶疼痛加剧时,如何做好护理?

教师注意事项

本幕描述了患者约 3 年前开始出现双侧膝关节疼痛而就诊的经过。患者 BMI 28.6 kg/m²,引导学生学习 BMI 正常范围,过度肥胖站立或行走时会加重关节软骨的负担,加速软骨的磨损和老化,久而久之诱发关节炎,重点掌握关节炎的临床表现以及如何避免诱发关节炎。

学习目标

1. 掌握骨关节炎的诱因及临床表现。

2. 掌握骨关节炎的护理措施。

提示用问题

1. 孙奶奶发病的原因与带孙子有关系吗?

2. 该疾病患者会有什么临床表现?

3. 孙奶奶肥胖与该疾病的发生有关系吗?

教师参考资料

1. 骨关节炎的定义

退行性骨关节病又称骨关节炎、退行性关节炎、老年性关节炎、肥大性关节炎，是一种退行性病变，系增龄、肥胖、劳损、创伤、关节先天性异常、关节畸形等诸多因素引起的关节软骨退化损伤、关节边缘和软骨下骨反应性增生。本病多见于中老年人群，好发于负重关节及活动量较多的关节（如颈椎、腰椎、膝关节、髋关节等）。过度负重或使用这些关节均可促进退行性病变的发生。临床表现为缓慢发展的关节疼痛、压痛、僵硬、关节肿胀、活动受限和关节畸形等。

2. 诱因及临床表现

临床表现主要为关节疼痛，常为休息痛，表现为休息后出现疼痛，活动片刻即缓解，但活动过多后，疼痛又加剧。另一症状是关节僵硬，常出现在早晨起床时或白天关节长时间保持一定体位后。检查受累关节可见关节肿胀、压痛，活动时有摩擦感或"咔嗒"声，病情严重者可有肌肉萎缩及关节畸形。

3. 护理措施

1）生活护理

首先需控制体重和减肥，体重下降后能够防止或减轻关节的损害，能减轻关节的损害，并能减轻患病关节所承受的压力，有助于本病的治疗。其次，坚持适量体育锻炼，防止骨质疏松。最后，应多晒太阳及补充维生素D，以促进钙吸收，同时注意关节保暖。饮食方面，指导患者多食用高钙、高维生素、高蛋白、低脂肪的食物。禁食辛辣刺激的食物，如辣椒、咖啡、浓茶等。肥胖者应适当减重，应多食低脂肪、富含膳食纤维的食物。

2）指导并协助关节训练

（1）指导患者做膝关节体操：①卧位，屈膝关节，使足跟尽量靠近臀部；②坐位（屈膝位），伸展膝关节至最大范围，然后放下。

（2）踝关节体操：①坐位或仰卧位，足背屈起—屈向下；②坐位或仰卧位，足向内摆（内收）向外摆（外展）；③足踝绕环运动。

（3）趾关节体操：足趾向上曲起—复原—向下卷曲—复原。

（4）另外还有行走、跑步、自行车、游泳、划船等运动，应用时根据关节炎症情况和心肺功能确定其强度。常用于关节炎恢复中后期增强心血管功能，提高体质。

3）疼痛护理

告知患者镇痛泵及镇痛药的作用及不良反应，观察镇痛效果。出现持续加重的疼痛时，应及时通知医生。

第 二 幕

医生告诉孙奶奶需要做一个关节置换手术，孙奶奶很害怕，术前一晚都睡不好觉，责任护士小崔巡房时发现孙奶奶翻来翻去，问："孙奶奶，你有什么不舒服吗？"孙奶奶说："医生让我开刀，我很害怕，不知道开刀怎么样。"护士知

道后,耐心给予心理安慰。孙奶奶入院第 3 d,在护士帮助下,做好术前准备。医生向孙奶奶及家属告知手术时间、麻醉方式、术中体位配合,护士小崔指导孙奶奶床上大小便训练、深呼吸运动,做好备皮以及胃肠道准备,并且告知孙奶奶晚 22:00 之后禁食,0:00 之后禁饮,解释留置尿管的目的。第 4 d,孙奶奶在全麻下行"关节置换术",术顺,给予持续吸氧、心电监护,镇痛泵维持。引流管及导尿管在位通畅,给予每 2 h 翻身。

问题引导

1. 患者手术后安返病房后,护士如何做好术后护理?
2. 患者术后引流管及导尿管如何护理?

学习目标

1. 掌握关节置换术的术后护理。
2. 掌握术后导管的护理措施。

教师参考资料

关节置换术的术后护理

(1)对症状严重、关节畸形明显的晚期关节炎老人,多行人工关节置换术,术后护理因手术部位不同而有所区别。

(2)伤口及引流管的保护和处理:保持伤口的清洁干燥,有渗血或者渗出液时,及时通知医生。如有引流管,应适时挤压,保持引流管通畅,妥善固定,做好标识,观察引流液的颜色、性质、量,准确记录。

(3)术后应保持患肢功能位,观察患肢皮色、皮温,患肢动脉搏动,运动感觉有无受损,观察肿胀程度。

(4)冷疗时观察皮肤有无苍白,有无感觉麻木、刺痛等主诉,如有异常立即停止治疗。

(5)术后第一次下地,评估患者病情,询问患者有无头晕、心慌、乏力、疼痛等主诉,避免患者跌倒,进行宣教。

(6)密切观察远端的血运和感觉,对于肿胀比较厉害的,需要尽量抬高患肢,高于心脏,这样更有利于促进静脉回流,利于消肿。

(7)进行局部肌肉的收缩功能锻炼,防止局部肌肉出现萎缩的情况。

(8)进行局部关节的屈伸功能锻炼,防止关节出现僵硬的情况,为将来恢复关节正常功能做准备。

(9)饮食方面禁忌辛辣刺激性食物,禁忌油腻刺激性食物,戒烟戒酒,因为这些会影响患者局部伤口的愈合。

第 三 幕

住院期间,护士小崔一直耐心指导孙奶奶在床上保持下肢的外展中立位,在双下肢放置软枕,并告知其注意事项,以及如何预防关节脱位和术后的功能锻炼,孙奶奶于术后2周出院。

问题引导

1. 如何指导患者出院后的康复训练?
2. 如何做好出院健康指导?

学习目标

掌握骨关节炎的健康教育。

 教师参考资料

健康指导

(1)健康教育:结合老人自身特点,用通俗易懂的语言介绍本病的病因、不同关节的表现、用药及手术治疗的注意事项。

(2)保护关节:注意防潮保暖,防止关节受凉受寒。尽量使用大关节而少用小关节,如用屈膝屈髋下蹲代替弯腰和弓背;用双脚移动带动身体转动代替突然扭转腰部;选用有靠背和扶手的高脚椅就座,且髋膝关节成直角;枕头高度不超过15 cm,保证肩、颈、头同时枕于枕头上。多做关节部位的热敷,避免从事可诱发疼痛的工作或活动,如长期站立等,减少爬山、骑车等剧烈活动,少做下蹲动作。

(3)增强自理:对于活动受限的老人,应根据其自身条件及受限程度,运用辅助用具或特色的设计以保证和提高老年人的自理能力。

(4)康复训练:进行各关节的康复训练,通过主动和被动功能锻炼,可以保持病变关节的活动,防止关节粘连和活动功能障碍。①膝关节置换手术之后应当进行股四头肌等长练习,患者应当保持仰卧位或坐位,患膝保持伸直的状态,一般在不增加疼痛的前提下,尽量用最大的力量来等长收缩股四头肌,可以帮助膝关节恢复健康。②腘绳肌等长练习对于膝关节置换术后患者非常重要,锻炼时应当保持仰卧位或坐位,患膝保持伸直或者是稍屈曲,需要尽最大的努力来等长收缩腘绳肌,能够起到不错的辅助治疗效果。③伸膝练习,膝关节置换术后,只要患者的身体条件允许,需要保持坐位或者是仰卧位,注意将足跟垫高,再将小腿以及膝关节空出,时间控制在20～30 min,必要时可以在患者的膝关节部位加上重物。④直抬腿练习也可以帮助患者的膝关节恢复健康,术后应当保持仰卧位,将膝关节尽量伸直,需要直腿抬高。在力量增强之后,才可以改变坐位。如果患者的身体允许,可以在踝关节部位加重负荷,进行适当的强化练习。另外,患者在出院之前需要进行双侧下肢肌力以及膝关节 ROM 评定。出院之后多注意休息,切记不可以进行幅度较大的运动。

（5）用药指导：用明显的标记保证老人定时、定量、准确服药，并告知药物可能有的不良反应，教会老人监测方法。

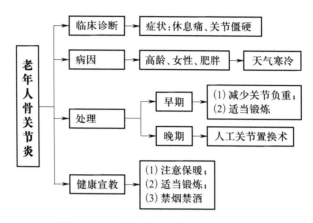

图 8-2-1　老年人骨关节炎护理流程图

参考文献

[1] 范倩雯. 膝骨关节炎的中医护理研究进展[J]. 养生保健指南,2021(1):293.

[2] 钱小莉,郁娴. 综合康复护理在老年性膝关节骨关节炎患者中的应用[J]. 当代护士(中旬刊),2019,26(7):26-28.

[3] 王翠翠,甘燕群. 老年患者膝关节骨性关节炎关节镜手术的无痛护理[J]. 养生保健指南,2016(50):110.

[4] 朱鸣凤. 老年性骨关节炎的现状与护理进展[J]. 健康必读,2020(27):272.

第三节　老年人颈椎病

——"瘫痪的杀手"

> **教案摘要**
>
> 　　张林,女,63岁,反复发作右上肢麻木1年余,再发加重1周来院,其从事职业需长期低头,诉右手桡侧三指麻木,劳累后加重,休息后缓解,无步态不稳,无精细动作不能,无躯体异感,无大小便功能障碍。查体:双上肢肌力正常,皮肤痛觉无减退,左侧霍夫曼征可疑,下肢肌力感觉正常,病理征阴性。
> 　　影像学检查:脊髓受压变性,上有棘上韧带骨化。

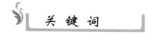　**关键词**

老年颈椎病(Senile Cervical Spondylosis);颈部功能不良指数(Neck Dysfunction index);日

本骨科学会评定法(Japanese Orthopaedic Society Evaluation Method);康复训练(Rehabilitation Training)

 主要学习目标

1. 掌握颈椎病评估的内容。
2. 掌握颈椎病的护理措施。
3. 掌握颈椎病的健康教育。
4. 熟悉颈椎病的治疗原则。

 次要学习目标

1. 了解颈椎病的辅助检查。
2. 了解颈椎病的发病原因。

第 一 幕

张女士是一个刺绣大家,也是国家非遗传承人,她的刺绣作品十分出色,可是近一年来,她低头刺绣时,总是感觉脖子酸痛,右手有时候也感觉木木的,她就挂了门诊,来医院检查。

张女士因为反复发作右上肢麻木1年余,再发加重1周来院,其从事职业需长期低头,诉右手桡侧三指麻木,劳累后加重,休息后缓解,无步态不稳,无精细动作不能,无躯体异感,无大小便功能障碍。

查体:双上肢肌力正常,皮肤痛觉无减退,左侧霍夫曼征可疑,下肢肌力感觉正常,病理征阴性。影像学检查:脊髓受压变性,上有棘上韧带骨化。

问题引导

1. 根据这些信息,你认为患者发生了什么情况?
2. 如何指导保守治疗护理措施?

提示用问题

张女生的职业对该病有影响吗?

教师注意事项

本幕描述了患者右上肢麻木1年余,再发加重1周来院就诊的情况,引导学生掌握颈椎病评估的内容,熟悉颈椎病的治疗原则以及掌握非手术治疗护理措施。

学习目标

1. 掌握颈椎病评估的内容。
2. 掌握颈椎病的护理措施。
3. 熟悉颈椎病的治疗原则。

教师参考资料

1. 老年颈椎病的定义

老年颈椎病是由于颈椎间盘退行性改变及其继发性颈椎组织病变,刺激或压迫周围的颈神经根、脊椎、椎动脉或交感神经而引起的一系列临床表现。

2. 评估内容

首先评估患者疼痛程度以及颈椎活动范围,针对疼痛程度可采用 VAS 法,针对颈椎活动范围可采用方盘量角器进行颈椎屈曲、伸展、侧弯以及旋转度的具体测量。

颈部功能不良指数是对颈椎病患者功能水平的评测,内容包含 10 个项目(4 项主观症状和 6 项日常生活活动)。具体评测项目为疼痛程度、自理情况、提重物、阅读、头痛、注意力、工作、驾车、睡眠和娱乐,每个项目评分为 0～5 分,总分为 0～50 分,分数越高,功能越差。具体分数与功能的相关性如下:0～4 分为无功能丧失;5～14 分为轻度功能丧失;15～24 分为中度功能丧失;25～34 分为严重功能丧失;34 分以上为功能完全丧失。它具有良好的重测信度,与 VAS 疼痛评分有高度相关性。

此外,对于脊髓型颈椎病患者,日本骨科学会评定法应用也较为普遍,其正常分值为 17 分,分数越低,表示功能越差,它既可用于评定手术治疗前后功能的变化,也可用于评定康复治疗效果(表 8-3-1)。

表 8-3-1　日本骨科学会评定表

项目	评分	项目	评分
上肢运动功能		感觉	
不能自己进食	0	A. 上肢感觉	
不能用筷子但会用勺子进食	1	严重障碍	0
手不灵活但能用筷子进食	2	轻度障碍	1
用筷子进食及做家务有少许困难	3	正常	2
无障碍但有病理反射	4	B. 下肢感觉:(同上肢)	
		C. 躯干感觉:(同上肢)	
下肢运动功能		膀胱功能	
不能行走	0	尿闭	0
用拐可平地行走少许	1	尿潴留,排尿费力	1
可上下楼,但要扶扶梯	2	排尿异常(尿频,排不尽)	2
步态不稳,也不能快走	3	正常	3
无障碍但有病理反射	4		

3. 治疗原则

(1)熟悉颈椎病常识,学习颈椎病的知识,了解颈椎解剖特点,做到科学预防与治疗颈椎病。掌握 1～2 种颈椎自我保健方法,积极预防颈椎病发生,选择正确的门诊治疗,而且应循序渐进,持之以恒。针对自身病症,选择多种方法,综合治疗,以求快速痊愈。

(2)原则性与个体性:由于颈椎病的病因复杂,发病原因各不相同,颈椎病患者的具体情况也有所不同,所以颈椎病患者治疗原则的一个重要方面是要强调原则性与个体化相结合,不同的患者应当采取不同的方法,治疗方案应切实可行。

(3)坚持自我治疗:颈椎病的自我治疗是极为重要的一种治疗方法,只要长期坚持,科学指导,颈椎病一定能够治愈。

(4)强调局部与整体:颈椎病在临床上表现为局部病变,实则是全身性病变。

（5）提高生存质量：提高生存质量，缓解疾病痛苦，是颈椎病的治疗目的，同时也是治疗的原则。

4. 颈椎病的试验检查

（1）前屈旋颈试验：令患者颈部前屈，嘱其向左右旋转活动。如颈椎处出现疼痛，表明颈椎小关节有退行性病变。

（2）椎间孔挤压试验（压顶试验）：令患者头偏向患侧，检查者左手掌放于患者头顶部、右手握拳轻叩左手背，则出现肢体放射性痛或麻木，表示向下传递到椎间孔的力量变小，有根性损害；对根性疼痛厉害者，检查者用双手重叠放于头顶、间下加压，即可诱发或加剧症状。当患者头部处于中立位或后伸位时，出现加压试验阳性，称为 Jackson 压头试验阳性。

（3）臂丛牵拉试验：患者低头，检查者一手扶患者头颈部，另一手握患肢腕部，做相反方向推拉，看患者是否感到放射痛或麻木，这称为 Eaten 试验。如牵拉同时再迫使患肢作内旋动作，则称为 Eaten 加强试验。

（4）上肢后伸试验：检查者一手置于健侧肩部起固定作用，另一手握于患者腕部，并使其逐渐向后、外呈伸展状，以增加对颈神经根牵拉，若患肢出现放射痛，表明颈神经根或臂丛有受压或损伤。

5. 护理措施

（1）生活护理：为患者提供良好的住院环境，提供合适的就餐体位与床上餐桌板。帮助患者行热敷等理疗，防止意外性伤害。

（2）心理护理：向患者解释病情，让其了解颈椎病的发病是一个缓慢的过程，治疗也可能立竿见影。鼓励患者消除悲观、焦虑、恐惧的心理，增强对治疗的信心。

（3）康复护理：做颈椎牵引时，要让患者有正确舒适的牵引姿势，取坐位或卧位，保持患者舒适。牵引期间，必须做好观察，以防止过度牵引造成的颈椎损伤。睡眠时，要注意枕头的高低及位置，平卧时枕头不可过高。鼓励患者主动加强各关节活动，维持肢体功能。天气寒冷，注意保暖。帮助患者挑选合适型号的颈领，并示范正确的佩戴方法。

第 二 幕

张女士入院后第 3 d 予以全麻下行颈椎固定术，于 13:00 安返病房，予以吸氧、心电监护、去枕平卧，术中切口下引流管一根在位通畅，引流出血性液体，留置导尿管 1 根，在位通畅。

4 h 后，张女士打铃呼叫护士："护士，我想要垫枕头，太低不舒服，还有我可以喝水吗？"护士告知张女士术后 6 h 后才能喝水和垫枕头，张女士十分难受，对护士说："那我好难受啊，什么时候可以喝水啊？"护士耐心反复安慰张女士，张女士终于度过了难熬的 6 h。喝水之后，张女士的心情也变得好一些了。

问题引导

1. 应做哪些术前指导？

2. 术后如何预防并发症的发生？

教师注意事项

本幕描述了患者在全麻下行颈椎固定术后安返病房,现伤口处留置引流管 1 根,引流出血性液体,留置导尿管 1 根。引导学生掌握术后及术前的护理措施,掌握术后并发症的预防。

学习目标

1. 掌握颈椎病术前护理措施。

2. 掌握颈椎病术后并发症的预防及护理措施。

教师参考资料

1. 术前护理措施

(1) 安全护理:患者存在肌力下降致四肢无力时应防烫伤和跌倒,指导患者不要自行倒开水;嘱患者穿平跟鞋,保持地面干燥,走廊、浴室、厕所等日常生活场所应设有扶手,以防步态不稳而摔倒。椎动脉型颈椎病患者避免头部过快转动或屈曲,以防猝倒。

(2) 心理护理:术前应向患者解释手术的目的,介绍手术室设备,消除其恐惧心理,增强患者战胜疾病的信心。讲述不良情绪对疾病的影响及其内在联系,告知患者恐惧和焦虑可引起全身各系统的不良反应。

2. 术后护理措施

(1) 体位护理:术后取平卧位,保持脊柱平直,维持颈部稍微前屈位,颈肩部两侧用沙袋固定,制动头颈部。

(2) 保持呼吸道通畅:心电监护,观察生命体征变化。

(3) 切口观察:观察敷料是否整洁,引流液的颜色、性质、量是否正常。切口周围是否肿胀,呼吸是否困难,面部有无青紫等。

(4) 术后得到医生的同意,可戴上石膏或者颈托下床活动。要先坐起,适应体位变化后再下床;下床时应由专人扶助,以防跌倒。

(5) 术后进食时间和种类:术后 6~8 h 可以进流食,逐步由半流食过渡到流食.

(6) 功能锻炼:指导肢体能活动的患者做主动运动,以增强肢体肌肉力量。肢体不能活动者,在病情许可时协助并指导其做各关节的被动运动,以防肌肉萎缩和关节僵硬。

3. 并发症的护理

(1) 术后出血:颈椎前路手术常因骨面渗血或术中止血不完善可引起伤口出血。出血量大、引流不畅时,可压迫气管导致呼吸困难,甚至危及生命。颈部血肿多见于术后当日,因此术后应注意观察生命体征、伤口敷料及引流液。

(2) 脊髓神经损伤:手术牵拉和周围血肿压迫均可损伤脊髓及神经,导致患者出现声嘶、四肢感觉运动障碍以及大小便功能障碍。手术牵拉所致的神经损伤多为可逆性的,一般在术后 1~2 d 明显好转或消失;血肿压迫所致的损伤为渐进的,术后应注意观察,以便及时发现问题并处理。

(3) 植骨块脱落、移位:多发生在手术后 5~7 d,系颈椎活动不当时椎体与植骨块间产生界面间的剪切力使骨块移动、脱落。所以,颈椎术后应重视体位护理:①术后要每隔 2 h 为患者进行一次翻身,翻身时,要保持头、颈部、躯干在同一平面上维持颈部相对稳定。②术后要垫枕头,高度要适宜,仰卧时,枕头不宜过高,侧卧时,枕头可以略高一些。③术后出现肢体麻木、疼痛的症状,或者是感觉上出现大小便失禁的时候,要及时向医生反映。④术后1～2周,可以进行四肢肌肉还有关节的一些活动,比如握拳、松拳的活动,还有股四头肌的一些锻炼。

第 三 幕

张女士即将出院,来到护士台问护士:"护士小姐,我马上要出院了,出院后我应该注意些什么? 我还需要做康复训练吗?"责任护士小王非常耐心地给张女士制订了一整套锻炼计划,并讲解了注意事项和出院后的门诊随访。

问题引导

1. 患者出院后如何落实健康指导?
2. 护士如何制订适合患者的康复计划?

教师注意事项

本幕描述了患者即将出院,护士将根据患者的情况制订康复计划以及健康指导。引导学生掌握颈椎病术后的健康指导。

学习目标

掌握颈椎病术后的健康指导。

教师参考资料

1. 健康教育

(1)结合病情介绍颈椎病知识,指出手麻、头晕症状大部分是神经、血管受到刺激引起的,经过治疗,症状可以缓解甚至消退。

(2)告诉患者颈托和颈领可以防止头部后仰,限制颈部转动,避免椎动脉痉挛的发生,能维持正常的生理曲度、支撑头部重量、减轻颈椎压力,不会影响患者的日常生活。

(3)出院健康教育:使用颈围3个月,保持良好的睡眠体位,选择合适的枕头与睡眠姿势。

(4)在颈椎病患者的家庭康复和预防中,除调整颈椎姿势外,同时还应加强颈肩部肌肉的锻炼,常用方法如下:①头颈部进行前后伸、左右侧弯、内外旋转的同时,双肩、肋骨做并拢动作。②坐位,双手交叉紧握并置于枕后,使头向后仰,胸部前挺,以扩大椎间隙。③仰卧位,颈部置于枕上,使头后仰,然后可左右转动头部,可使颈肌松弛。每日数次,要求动作规范,长期坚持。既可缓解疲劳,又能使肌肉发达,韧度增强,从而有利于维持颈段脊柱的稳定性,增强颈肩部应对突然变化的能力。

(5)防止外伤:避免各种生活意外损伤,如乘车中睡眠,急刹车时,极易造成颈椎损伤,故坐车时尽量不要打瞌睡。运动、劳动或走路时要防止闪、挫伤。在头颈部发生外伤后,应及时到医院诊断、治疗。另外,落枕、强迫体位及其他疾病(如咽喉部炎症、高血压、内分泌紊乱)等因素均可诱发颈椎损伤,应尽可能避免。

颈椎病患者手术后的康复是非常重要的,因为手术本身是一种创伤性过程,如果恢复不好,将极大地影响患者工作、学习和日常生活的各个方面。在手术创伤反应期过后,若病情平稳,即可开始康复训练。首先是进行一些深呼吸运动,这样可防止肺部感染,还可进行远端一些小范围的关节运动,如握拳、足背屈伸等。对于脊髓型颈椎病患者术前已有四肢运动功能损害症状,上述的动作可用被动的方法完成。在恢复期,四肢运动要从卧位逐渐过渡到半卧位、坐位的运动锻炼,然后是下床活动。手部的动作如对指、分指、抓拿等要重点训练;下肢训练先通过直腿抬高、下肢负重抬举、伸屈活动以加强肌力和关节活动范围,并逐渐借助双拐、手杖、下肢功能支架等简单支架装置开始训练站立、迈步,然后过渡到行走。

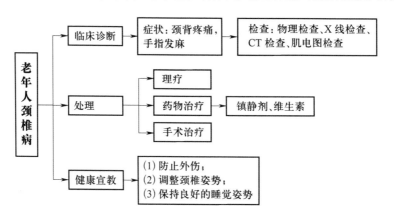

图 8-3-1　老年人颈椎病护理流程图

参考文献

[1] 张秀丽. 老年人脊髓型颈椎病围手术期护理[J]. 医学理论与实践,2005,18(10):1214-1215.

[2] 毛羽佳,张先庚,李凤燕,等. Orem 自理模式在老年颈椎病康复护理中的应用[J]. 护理研究,2013,27(16):1581-1583.

[3] 张陆,祝恺. 老年人颈椎病的康复与护理[J]. 社会福利,2013(4):43-44.

第四节　老年人腰椎间盘突出症

——"下肢麻木的祸首"

教案摘要

李翠兰,女,66 岁,因"腰部疼痛伴双下肢麻木 5 年,加重 6 个月"来院。双下肢麻木活动后加重,休息后缓解。简单查体:腰椎局部压痛,双侧股四头肌、腘绳肌、踇背伸肌肌力减弱,约四级,双侧膝腱反射消失,双侧巴氏征阳性。8 年前因左下肢疼痛于县医院曾行腰椎扩大开窗术,自诉手术部位为腰 4-腰 5。术前 MRI 检查示:腰 5-骶 1 右侧椎板缺失。

关 键 词

老年人腰椎间盘突出（Lumbar Disc Herniation in the Elderly）；术后预防（Postoperative Prevention）；康复训练（Rehabilitation Exercise）

 主 要 学 习 目 标

1. 掌握腰椎间盘突出症评估的内容。
2. 掌握腰椎间盘突出症的护理措施。
3. 掌握腰椎间盘突出症的健康教育。
4. 熟悉腰椎间盘突出症的临床表现。

 次 要 学 习 目 标

1. 了解腰椎间盘突出症的发病原因。
2. 了解腰椎间盘突出症的判定方法。

第 一 幕

　　李阿姨，因为"腰部疼痛伴双下肢麻木5年，加重6个月"来院。双下肢麻木活动后加重，休息后缓解。简单查体：腰椎局部压痛，双侧股四头肌；腘绳肌、蹈背伸肌肌力减弱，约四级，双侧膝腱反射消失，双侧巴氏征阳性。8年前因左下肢疼痛于县医院曾行腰椎扩大开窗术，自诉手术部位为腰4-腰5。术前 MRI 检查示：腰5-骶1右侧椎板缺失。

问题引导

1. 根据这些信息，你认为患者发生了什么情况？
2. 患者入院后如何落实护理评估？
3. 根据患者目前情况，应落实哪些护理措施？

教师注意事项

本幕描述了患者因腰部疼痛伴双下肢麻木5年，加重6个月来院就诊的情况，引导学生掌握腰椎间盘突出症评估的内容，掌握腰椎间盘突出症的护理措施。

学习目标

1. 掌握腰椎间盘突出症评估的内容。
2. 掌握腰椎间盘突出症的护理措施。
3. 熟悉腰椎间盘突出症的临床表现。

 教 师 参 考 资 料

1. 腰椎间盘突出症的定义

腰椎间盘突出症是指腰部的椎间盘在外力和劳损的作用下，发生了纤维环破裂、髓核突出,刺激或压迫神经根,出现腰痛、坐骨神经痛、肌肉麻木无力等表现的临床综合征。

2. 护理评估

(1)病史评估:①起病情况:如发病的时间、方式,有无明显的前驱症状和伴发症状。②病因和危险因素:有无外伤史、妊娠史以及有无类似外伤史、长期腰部劳损及其他疾病病史。③生活方式与习惯:有无不适当的体育锻炼及吸烟史,了解患者工作性质及强度。④家族遗传因素。

(2)身体状况评估:①年龄与职业。②疼痛的部位与性质:疼痛的先后顺序以及是否有下肢感觉异常。

(3)心理-社会状况:有无焦虑、抑郁等负性情绪,评估家庭照顾及社会支持能力。

3. 老年腰椎间盘突出症的表现

老年腰椎间盘突出症的主要特点是疼痛范围大,病情较重,多次反复发作,病程较长。同时,老年患者常伴有糖尿病、高血压、肺气肿、前列腺肥大等疾病,大多合并腰椎管狭窄。具体有以下几点:①有腰部以上在外伤后出现的腰部疼痛或单侧下肢疼痛;②腰痛部位多位于下腰部偏一侧,腿疼多为一侧由臀部向远端的放射性疼痛,可伴有麻木感;③腰或腿疼痛,在卧床休息后多可缓解,下床活动一段时间后又出现疼痛;④单侧鞍区(骑自行车与车座接触的部位)或一侧(双侧)小腿外侧,足背外侧或内侧疼痛或麻木,或疼痛和麻木同时存在;⑤行走时疼痛加重,不能完全站直行走,多数患者需用手扶腰部疼痛一侧,咳嗽、打喷嚏或提重物时,疼痛突然加重。

4. 护理措施

1)一般护理

(1)纠正平时的站姿、坐姿、劳动的姿势以及睡觉时的不良姿势和习惯。

(2)术后给予清淡、易消化、富有营养的食物。

(3)基础与生活护理:卧床期要做好口腔、会阴和排便护理,指导患者床上排便的方法,术后3d禁食辛辣及含糖高的食物,多食富含粗纤维蔬菜、水果。顺时针方向按摩腹部,每晨空腹饮冷盐水一杯,必要时用缓泻剂缓解便秘。

2)非手术治疗护理

(1)骨盆牵引护理,一般采用骨盆水平牵引,牵引时抬高足端,床脚作为反牵引力。

(2)急性期让患者绝对卧床休息,一般要卧床2~6周或至症状缓解。

(3)药物治疗护理,目的是止痛,减轻水肿、粘连及肌痉挛。

(4)物理治疗护理,包括局部按摩及热疗,经皮神经刺激疗法和倒步走疗法。

第 二 幕

医生告诉李阿姨需要做手术,李阿姨很害怕,术前一晚都睡不好觉,她的责任护士耐心给予心理安慰。李阿姨入院后第3d做好术前准备:备血、配血;向患者及家属告知手术时间、麻醉方式、术中体位配合,指导床上大小便训练、深呼吸运动,做好备皮以及胃肠道准备,告知晚22:00禁食、0:00禁饮,解释留置导尿管的目的。

> 第 4 d,患者在全麻下行"腰椎固定术",术顺,给予持续吸氧、心电监护,镇痛泵维持,给予每 2 h 翻身。导尿管在位通畅。

问题引导

1. 如何落实好术后护理措施?
2. 如何预防术后并发症?

教师注意事项

本幕描述了患者在全麻下行"腰椎固定术"的情况,引导学生掌握腰椎病术后健康指导意见,掌握并发症的预防及处理。

学习目标

1. 掌握腰椎病术后的健康指导。
2. 掌握腰椎病术后并发症的预防及处理。

教师参考资料

1. 手术治疗护理

1)术前准备

指导患者术前戒烟、戒酒,教会患者做深呼吸和有效咳嗽,预防肺部感染,加强营养支持,以增强体质。

2)病情观察

术后检测患者体温、血压、脉搏、呼吸及面色情况,持续心电监护,每小时记录 1 次,发现异常立即报告医生。

3)术后护理

(1)饮食护理:术后以流质、半流质为主,排气后改为普食。

(2)伤口护理:密切观察切口敷料的渗血情况和引流液的色、质和量。

(3)皮肤护理:术后指导患者床上抬臀运动及轴线翻身,缓解臀部皮肤压力。

(4)呼吸道护理:保持呼吸道通畅。

2. 椎间隙感染的预防和护理

(1)合理、有效应用抗生素。

(2)患者腰背部应严格制动 4~8 周,以防止炎症进一步扩散。

(3)必要时,需行病灶清除术并引流控制感染。

3. 手术后指导

术后鼓励患者在床上进行主动或被动双上肢(特别是肩关节)和双下肢功能锻炼、直腿抬高训练、踝关节主动背伸训练。术后 1 周,应进行腰背肌和腹肌的锻炼,同时进行呼吸训练,促进换气。

第 三 幕

李阿姨的导管术后 1 周被拔出,便去向护士询问了出院后的康复锻炼事项,问护士:"护士小姐,我要出院了,回去后怎么做康复锻炼?需要注意些什么?"护士小王非常耐心地给张女士制订了一整套锻炼计划,详细讲解了注意事项,以及出院后的门诊随访事宜。

问题引导

1. 护士如何落实好出院宣教?
2. 护士如何指导康复计划?

教师注意事项

本幕描述了患者出院时,护士给予出院宣教的情景。引导护士掌握腰椎间盘突出症的健康教育以及出院指导。

学习目标

掌握腰椎间盘突出症的健康教育。

 教师参考资料

1. 预防

(1)睡眠时不应睡软床,宜睡硬板床,以便使脊柱保持生理曲度。

(2)坐时最好靠背,同时脚下可以垫高些,使膝关节比髋关节高些,自我感觉舒适即可。

(3)老年人尽量不搬重的东西,若搬重物,应注意先下蹲,切勿直接弯腰搬,从地板上拾东西时,无论物品轻重,应先蹲下再拾,站立时也要靠两膝支撑起来。

(4)老年人的肌肉力量减退,又容易劳损,所以长期、持续的腰部锻炼是非常有益的。

(5)腰部持续疼痛不能自行缓解时,一定要查明原因,排除肿瘤等病变。腰部急性疼痛时可以佩戴腰围,卧床休息以缓解疼痛,但注意不要经常佩戴,并尽量在床上做腹部上弓、腰部后仰的功能锻炼。

(6)老年人由于身体机能减退,易发生骨折、腰部扭伤,此时一定要及时去正规的医院检查,另外,一定时间的卧床休息对预防腰椎病是非常有必要的。

(7)老年人要注意多吃些含钙量高的食品,多吃蔬菜水果,平时多晒太阳。

2. 术后注意

(1)注意室内外温差不要太大,温度忽高忽低容易引起腰椎间盘突出症复发。夏天用空调时不要贪凉,室内外温差在 5℃ 左右比较合适。

(2)腰椎间盘突出症患者不要做长时间的按摩,容易引发黄韧带肥厚,导致腰椎管狭窄,不利于康复。患有该病的男同志不要逞强干重活。

(3)腰椎间盘突出症患者抱小孩时最好靠近自己的身体,以免增加腰部负担。

3. 健康教育

（1）腰的保护：床要软硬适中；避免腰部受到风寒侵袭；避免腰部长时间处于一种姿势。

（2）腰的应用：①坐姿：腰部靠在椅背上，并垫一软枕，使腰部处于自然伸直位，忌久坐不动，宜经常站起来伸腰和来回走动；②站姿：脚重心尽量往前，要让两腿轮流承担身体的重量；③卧姿：应屈膝，使全身肌肉放松，保持脊柱不弯曲；④取物：从地面拿东西时，身体下蹲，腰背挺直，让物体尽量贴近身体，然后依靠胯、膝用力起身。

（3）腰的锻炼：人体两侧的腰背肌肉可以稳定脊柱，平时要注意锻炼腰部肌肉，防止腰背部的软组织损伤，减轻腰椎的负担，延缓腰椎间盘的退变。

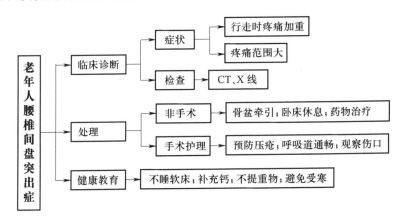

图 8-4-1　老年人腰椎间盘突出症护理流程图

参考文献

［1］李江华. 老年人腰椎病疼痛的处理与护理研究［J］. 饮食保健,2018,5(43):124.

［2］徐爱敬. 老年人腰椎手术围手术期护理研究［J］. 医学信息,2014(26):427-427.

第五节　老年人骨折

——"跌倒的隐患"

教案摘要

盛兰兰,女,76岁,因"摔伤左髋部肿痛、活动受限1天"收住入院。入院查体：左下肢外旋畸形,左髋部压痛阳性,左下肢纵向叩击痛阳性。X线检查示：左股骨颈骨折。入院后给予患肢骨牵引。择期给予左侧人工股骨头置换术。

关键词

老年骨折(Senile Fracture);牵引复位(Traction Reset);康复训练(Rehabilitation Training)

主要学习目标

1. 掌握股骨颈骨折评估的内容。
2. 掌握股骨颈骨折的护理措施。
3. 掌握股骨颈骨折的健康教育。
4. 熟悉股骨颈骨折的治疗原则。

第 一 幕

盛奶奶,76岁,下雪天去买菜的时候,踩到了冰没站稳,一下子摔倒了,路人帮忙联系了家人,可是回家躺了 1 d,还是感觉摔的地方特别疼,于是拨打120送入院,因"摔伤左髋部肿痛、活动受限 1 天"收住入院。入院查体:左下肢外旋畸形,左髋部压痛阳性,左下肢纵向叩击痛阳性。X 线检查示:左股骨颈骨折。入院后给予患肢骨牵引。

问题引导

1. 患者发生了什么情况?
2. 患者入院后,有哪些护理评估的内容?
3. 护理人员需落实哪些护理措施?

教师注意事项

本幕描述了患者因"摔伤左髋部肿痛、活动受限 1 天"收住入院。入院查体:左下肢外旋畸形,左髋部压痛阳性,左下肢纵向叩击痛阳性。行 X 线片检查示:左股骨颈骨折。引导学生掌握骨折患者评估的内容,掌握相应的护理措施。

学习目标

1. 掌握股骨颈骨折评估的内容。
2. 掌握股骨颈骨折的护理措施。

教师参考资料

1. 老年骨折的定义

老年人因骨质疏松,在外力作用下,很容易发生骨折,导致老年人发生残疾,影响生活质量。在老年人中常见骨折为股骨颈骨折。

2. 护理评估

1) 病史评估

(1) 外伤史的评估:致伤的因素,受伤的时间、部位、过程及严重程度,是否合并其他脏器的损伤。

（2）既往史的评估：大多数老年患者伴有其他疾病，如高血压、糖尿病、心脑血管疾病等。

2）身体状况评估

（1）年龄与精神状态评估：老年患者要准确评估心、肺、脑、肝、肾等重要脏器功能，以及营养和心理状态，分析影响手术安全和术后恢复的因素，决定采取的治疗方案。

（2）临床表现：畸形、疼痛、肿胀和功能障碍的程度。

（3）髋关节功能评分：髋关节功能评分的目的是量化显示患者髋关节疼痛、活动度、生活质量。Harris评分是一个广泛应用的评价髋关节功能的方法，常用来评价保髋和关节置换的效果。

3）心理-社会状况评估

老年人意外致伤，常常自责，顾虑手术效果，担心骨折预后，有无焦虑、抑郁等负性情绪，是否对他人有依赖心理；康复训练过程中观察患者是否缺乏主动性与积极配合的现象；患者有无克服困难、增强自我照顾能力的自信心；家属在患者的康复中是否能给予支持和帮助。

3. 护理措施

1）一般护理

（1）环境与休息：给患者提供良好的环境，使其保持舒适的卧位。保持病房安静整洁，有利于患者休息和睡眠，可减轻患者的心理负担。

（2）饮食护理：患者膳食要合理，粗细粮合理搭配，少吃辛辣刺激性食物。指导患者进食高蛋白、高维生素、高钙、粗纤维及果胶成分丰富的易消化食物。保持心情舒畅，增进食欲。在床上进行适当的活动，促进胃肠蠕动，必要时口服助消化药。

2）非手术治疗的护理

（1）病情观察：老年患者体质弱，反应迟缓，创伤后应注意观察生命体征、疼痛及精神状态，观察患肢的肿胀情况、局部瘀青以及患肢长度与位置的情况。

（2）牵引复位护理：维持牵引有效性，要注意以下几点：①牵引重量不可随意改变；②牵引力的方向与大腿在同一轴线上；③牵引绳不可脱离滑轮；④在牵引过程中，避免身体过分向床头、床尾滑动，失去身体的反牵引作用；⑤牵引针两端套上空瓶，防止外露部分划伤健侧肢体或勾破被服和病衣裤；⑥保证牵引针眼干燥清洁，针眼处不需要覆盖任何敷料；⑦将患肢置于功能位，保持外展中立位，可用枕头或海绵垫于膝关节和踝关节下，预防足跟压力性损伤及足下垂；⑧观察有无血管神经损伤，严密观察患肢血液循环及肢体活动情况。

第 二 幕

医生告诉盛奶奶需要做一个手术，盛奶奶很害怕，术前一晚都睡不好觉，她的责任护士耐心给予心理安慰。盛奶奶入院后，护士做好术前准备：备血、配血；向患者及家属告知手术时间、麻醉方式、术中体位配合，指导床上大小便训练、深呼吸运动，做好备皮以及胃肠道准备，告知晚22:00禁食、0:00禁饮，解释留置导尿管的目的。

入院第2 d，盛奶奶在全麻下行"左侧人工髋关节置换术"，术顺，给予持续吸氧、心电监护，镇痛泵维持，给予每2 h翻身。

问题引导

1. 如何落实好术后护理措施?

2. 如何预防术后并发症?

教师注意事项

本幕描述了患者在全麻下行"左侧人工髋关节置换术"的情况,引导学生掌握骨折术后健康指导并掌握并发症的预防及处理。

学习目标

1. 掌握骨折术后的健康指导。

2. 掌握骨折术后并发症的预防及处理。

 教师参考资料

1. 并发症的预防与护理

(1) 老年患者体弱,皮肤弹性差,容易产生压力性损伤,可采用气垫床以减轻骶尾部的压迫。

(2) 由于牵引长期卧床,活动受限,肠蠕动减慢,床上不习惯排便,患者很容易出现腹胀、便秘。因此,要指导患者合理饮食,避免使用刺激性食物,摄取充足水分。

(3) 预防坠积性肺炎:指导患者做有效咳嗽训练和呼吸训练。

(4) 伴发疾病的护理:指导高血压患者合理用药,将血压控制稳定;糖尿病患者的抵抗力低,需注意口腔及皮肤卫生。

(5) 在牵引期间,指导患者有计划地进行功能锻炼。

2. 手术治疗的护理

1) 术前准备

(1) 保持高血压、心脏病、糖尿病患者的病情稳定,避免术中及术后出血量增加。

(2) 向患者提供有关手术及康复训练的资料,使其了解手术的意义及术前应做的各项准备,以缓解紧张心理,树立信心。

(3) 功能锻炼宣教。

(4) 术前训练,指导患者深呼吸、有效咳嗽、床上大小便,以预防坠积性肺炎、尿潴留、便秘等的发生。

2) 术后护理

(1) 病情观察:检测生命体征,遵医嘱心电监测、吸氧。密切观察患肢感觉和肢端皮温、肤色及足背动脉搏动及足背伸等情况。

(2) 伤口管理:密切观察切口敷料的渗血情况和引流液的色、质和量。

(3) 呼吸道护理:保持呼吸道通畅,观察患者的神志、表情,以及呼吸频率、节律的变化。

(4) 加强疼痛管理,对创伤后的老年人,要主动耐心询问,相信患者的主诉,并表示理解患者的痛苦。

(5) 为患者创造良好的环境、舒适的卧位,保持病房安静整洁。

第 三 幕

患者术后2周予以拔除导管,便去向护士询问:"护士小姐,我要出院了,回家后我怎么做康复锻炼呢,我要注意些什么,可以跟我说一下吗?",护士小王非常耐心地给张女士制订了一整套锻炼计划,讲解了相关注意事项。

问题引导

1. 护理人员如何落实好患者的出院宣教?

2. 护理人员如何指导患者的康复计划?

教师注意事项

本幕描述了患者拔出导管,现予以出院,护士给予出院宣教的情形。引导护士掌握骨折术后的健康教育以及出院护理。

学习目标

掌握骨折患者的健康教育。

教师参考资料

1. 出院护理

(1)饮食指导:鼓励患者补充钙质,多食用牛奶及奶制品、豆类等含钙较多的食品,多晒太阳以增加骨密度。

(2)用药指导:遵医嘱按时服用药物,告知患者药物的作用、用法及注意事项。

(3)疾病指导:术后第1个月内髋关节水肿,亦可用冷敷及抬高患肢来改善。避免跌倒,避免感冒,遵循小病大治的原则,以防止术后的远期感染。

(4)康复训练指导:患者出院后,需进一步加强下肢平衡功能、本体感觉、肌力的训练,以改善关节活动度、负重能力和日常生活的自理能力。避免进行对新髋关节产生过度压力,造成磨损的活动。

(5)自我护理:指导患者进行日常生活活动的自我护理,尽早独立生活。为避免局部感染的发生,皮肤的清洁护理非常重要,尤其是带有外固定者需注意避免外固定引起的压疮。

(6)准确进行功能锻炼:指导患者进行相关的活动度、肌力、坐位、站立位、步行等功能训练,特别是牢记锻炼中的注意事项,避免因不恰当的锻炼引起意外的发生。功能训练还需遵循循序渐进的原则,运动范围由小到大,次数由少到多,时间由短到长,强度由弱到强,锻炼以不感到很疲劳、骨折部位无疼痛为度。

(7)指导患者定期随访:一般患者术后1个月、3个月、6个月骨科随访,行X线检查,了解骨折愈合情况。若有石膏外固定者,术后1周复诊,确定是否需更换石膏,调整石膏的松紧度。进行功能锻炼者,需每1~2周至康复科随访,由专业人员给予功能训练的指导,了解当前的训练状况及功能恢复情况,及时调整训练方案。

(8)健康行为指导:吸烟和饮酒可使骨量减少。成骨细胞功能下降,是造成骨折的重要危险因素,帮助患者主动戒烟、少饮酒,鼓励患者继续加强功能锻炼,介绍加强体育锻炼的方法,增强体质,防止再跌倒的发生。

2. 康复锻炼

主要是术后住院期间的康复治疗,根据术后身体恢复情况可以分为以下几个阶段进行。

(1) 术后 1～3 d:术后第 1 d,患者通常因手术中失血而身体比较虚弱,伤口疼痛也较明显,麻醉造成的胃肠道功能尚未恢复,因而不能进食。同时关节内的积血仍需要通过引流管引出。所以,此时的康复训练以恢复肌肉力量和促进下肢血液循环,防止血栓形成为目的。暂不活动髋关节,因为下肢肌肉的收缩犹如一个泵不断将血液挤回心脏。手术后患肢完全没有活动可能造成下肢血液瘀积,造成深静脉血栓,如果血栓脱落可能造成肺栓塞、脑梗死引发生命危险,同时下肢完全没有活动可能使肌肉和关节失去弹性,影响术后肢体和关节功能的恢复。所以手术后第 1～3 d 应将下肢略抬高,以促进下肢血液回流。可适当进行以下练习:①屈伸踝关节:慢慢将脚尖向上勾起,然后再向远伸,使脚面绷直。每隔 1 h 做 5～10 次,每个动作持续 3 s。手术后立即开始屈伸踝关节练习,直至完全康复。②转动踝关节:由内向外转动您的踝关节,每天 3～4 次,每次重复 5 遍。③健侧肢体练习:屈髋、屈膝收缩健侧下肢肌肉,每 2 h 练习 1 组,每组 30 次,每次持续 10～15 s。

(2) 术后 4～7 d:此期患者可以正常饮食,体力逐渐恢复,伤口疼痛减轻,关节内积血和积液已经引出,引流管已经拔除,患肢肿胀逐渐消退,可以开始进行一些卧位髋关节活动,以恢复肌肉力量,逐渐增加髋关节的活动度。每天 3～4 次,每次重复以下 3 种练习方式 10 遍。①屈髋、膝关节练习:患者可以自主屈伸髋、膝关节,使脚跟滑向臀部,然后伸直,注意不要使膝关节向两侧摆动。②臀部收缩练习:平卧位,绷紧臀部肌肉,保持 5 s。③外展练习:平卧位,伸直腿尽量向两侧分开,然后回收,注意不要完全并拢。④股四头肌收缩练习:保持大腿前方肌肉绷紧,方法是向下压,尽量伸直膝关节,保持 10～15 s,每隔 10 min 练习 10 次,直到感觉大腿肌肉有点疲劳为止。⑤直腿抬高练习:绷紧大腿前方肌肉,尽量伸直膝关节,抬高下肢(距离床面 10 cm),保持 5～10 s,慢慢放下,重复练习,直至感觉大腿肌肉有点疲劳。⑥髋关节伸直练习:术侧髋关节主动伸直动作或髋下垫枕,这样可以伸展屈髋肌及关节囊前部。

(3) 术后 8～14 d:根据恢复情况继续前一阶段练习,并可进一步增加坐位和站立位的练习,恢复正常髋关节活动的同时增加肌肉力量。大多数患者此时期的人工髋关节已经可以部分负重了(使用非骨水泥假体的患者应适当延迟负重时间,具体方法请听从医生指导),可以进行以下康复训练内容。①下地练习:将助行器放在术侧腿旁,向床边移动身体。将术侧腿移动到床下,防止术侧髋关节外旋。健侧腿顺势移动到床下,将身体转正,扶助行器站立。②坐下练习:坐下之前做好准备,需要有靠背和扶手的椅子,加坐垫,缓慢倒退,看好位置,双手扶稳,再缓慢坐下。屈髋不能超过 90°,要坐较高的椅子。③站立练习:开始的时候患者可能会感觉头晕,所以一定要有人在身旁协助,进行站立练习时,患者要扶着床边或墙上的扶手,每天练习 3～4 次。站立抬腿练习:双手握住扶手抬起患侧腿,注意抬腿时膝关节不要超过腰部,每次练习 2～3 遍。站立后伸和外展练习:将患肢慢慢后伸,抬头挺胸,拉伸髋关节囊和屈髋肌群,注意保持上身直立,每次 2～3 遍,然后下肢伸直向外抬起慢慢回收,拉伸髋关节,内收外展肌,每次 2～3 遍。④助步器迈步行走练习:先用助行器辅助行走,保持中心稳定,改用双侧腋杖。先将步行器摆在身体前 20 cm 处,先迈术侧腿,再跟上健侧腿,如此循环。开始时,每天 3～4 次,每次行走 5～10 min,待逐渐适应后,增加到每天 2～3 次,每次 20～30 min。完全康复后，每天 3～4 次，每次行走 20～30 min，行走有助于保持髋关节周围肌肉力量。通过本阶段的锻炼应达到以下目标：髋关节主动屈曲达到 90°；在助行器的帮助下可自行部分负重行走；非骨水泥假体应适当延长负重行走时间。

3. 拆线及出院

如伤口愈合良好，未发生严重手术并发症，一般于术后 10～14 d 拆线，患者身体状况已大部分恢复，可以出院。此时关节功能并未达到理想程度，故出院后仍应继续进行康复练习。髋关节肌肉丰富，比起膝关节置换术后恢复相对快很多。出院后的练习应以站立位的练习和行走练习为主，待软组织完全愈合后，髋关节一般已经可以自如活动了。

（1）由助行器改为双拐进行行走：先前移双拐一足距离，患侧腿落地，前移重心直到重心越过双拐连线，健侧足向前移，越过双拐连线 20～30 cm，如此交替进行。

（2）继续住院期间的站位练习。

（3）上下楼梯练习：大多数情况下，术后 5 周，患者已经可以上下楼梯，因为 3 周的时间髋关节周围软组织已经基本上痊愈。上楼梯时，先将健侧腿迈向台阶，再将术侧腿迈上台阶，下楼梯时，先将双拐移到下一台阶，再将术侧腿迈下台阶，最后将健侧腿迈下台阶。

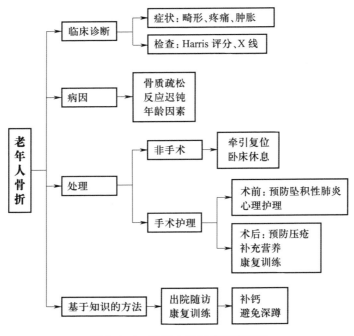

图 8-5-1　老年人骨折护理流程图

参考文献

［1］张永萍. 心理干预联合综合康复护理对老年骨质疏松性骨折患者术后疼痛及生活质量的影响[J]. 西部中医药，2018，31(6)：127-129.

［2］刘宇，王英东，杜玲. 术前心理护理和术后康复锻炼对老年骨质疏松性椎体压缩性骨折患者的影响[J]. 中国煤炭工业医学杂志，2015，18(5)：854-856.

第六节　老年人骨肿瘤

——"癌前病变的隐患"

教 案 摘 要

　　李阿弟,男,74 岁。左股骨远端肿物并进行性增大 43 年,局部疼痛 1 个月入院。查体:跛行步态。左下肢较右下肢短缩约 7 cm。左膝关节处可见一大小约 12 cm×10 cm 球形肿物,质硬,无波动感,有压痛,表面尚光滑,可见少许静脉曲张,边界尚清,活动度较差,局部皮温稍高。X 线检查示:股骨远端囊性膨胀性生长病变,内有钙化及条状骨质密度影,边缘硬化。

 关 键 词

老年人骨肿瘤(Senile Bone Tumor);平衡训练(Balance Training);康复训练(Rehabilitation Training)

 主要学习目标

1. 掌握骨肿瘤评估的内容。
2. 掌握骨肿瘤的护理措施。
3. 掌握骨肿瘤的健康教育。
4. 熟悉骨肿瘤的治疗原则。

第 一 幕

　　李爷爷左股骨远端肿物并进行性增大 43 年,局部疼痛 1 个月入院。查体:跛行步态。左下肢较右下肢短缩约 7 cm。左膝关节处可见一大小约12 cm×10 cm 球形肿物,质硬,无波动感,有压痛,表面尚光滑,可见少许静脉曲张,边界尚清,活动度较差,局部皮温稍高。X 线检查示:股骨远端囊性膨胀性生长病变,内有钙化及条状骨质密度影,边缘硬化。

问题引导

1. 患者发生了什么情况?
2. 患者入院后,护士应做哪些护理评估?
3. 根据患者的情况,护士如何落实护理措施?

教师注意事项

本幕描述了患者左股骨远端肿物并进行性增大 43 年,局部疼痛 1 个月就诊的情况,引导学生掌握骨肿瘤评估的内容,掌握骨肿瘤的护理措施。

学习目标

1. 掌握骨肿瘤评估的内容。

2. 掌握骨肿瘤的护理措施。

教师参考资料

1. 老年骨肿瘤的定义

骨肿瘤是指发生在骨内或起源于各种骨组织成分的肿瘤,以及由其他脏器恶性肿瘤转移到骨骼的肿瘤。

2. 护理评估

(1)健康史:了解发病时间、主要症状、疾病发展过程、治疗情况,有无病理性骨折;既往健康状况。

(2)身体状况:评估病变局部情况。

(3)心理－社会状况:评估患者及家属对治疗效果的担心程度,以及对疾病的认识和对康复的期望值,以便针对性地进行疏导。

3. 护理措施

(1)心理护理:针对患者及其家属对肿瘤性质、治疗方案及预后的疑虑,给予解释。

(2)饮食护理:宜食用高蛋白、高碳水化合物、维生素类含量丰富的食物。

(3)疼痛护理:观察疼痛性质,遵医嘱使用镇痛剂。

第 二 幕

医生查房时告诉李爷爷需要做一个手术,李爷爷很害怕,术前晚都睡不好觉,来到护士台问护士:"护士小姐,我要开刀了,我很害怕,手术安全吗?会有什么危险吗?"护士很耐心给予心理安慰。患者于第 2 d 在硬腰联合麻醉下行"骨肿瘤切除术",于 13:00 安返病房,予以吸氧、心电监护、去枕平卧,术中切口下引流管 1 根在位通畅,引流出血性液体,留置导尿管 1 根在位通畅。

问题引导

1. 患者术后安返病房后,护士应落实哪些护理?

2. 患者术后护士如何指导功能锻炼?

教师注意事项

本幕描述了患者行骨肿瘤术术后的情况,引导学生掌握术后护理措施,掌握骨肿瘤术后功能锻炼。

学习目标

1. 掌握骨肿瘤的术后护理。

2. 掌握骨肿瘤的术后功能锻炼。

 教师参考资料

1. 术后护理

(1)体位护理:行骨肿瘤切除术后,患肢置于合适的位置。对于骨缺损大者应避免过早负重,以防发生病理性骨折。

(2)伤口护理:观察伤口有无渗血,包扎有无过紧、松散和污染等,记录引流液的量和性状。

(3)用药护理:对局部广泛切除、异体骨移植者给予抗凝药物,注意观察用药后有无出血倾向。

(4)病情观察:观察患肢的血液循环情况,有无肿胀、动脉搏动,皮肤色泽与温度是否改变。

(5)功能锻炼:根据病变部位及手术方式进行功能锻炼。

2. 常用平衡训练

1)根据状态进行的平衡训练

(1)静态平衡训练法:即在任一体位采用加负载的方法刺激姿势反射。可先从比较稳定的体位开始,然后转至不稳定体位。大致顺序为:前臂支撑俯卧位、前臂支撑俯卧跪位、前倾跪位、跪坐位、半跪位、坐位、站立位(扶平衡杠站、独立站、单腿站)。

(2)动态平衡训练法:在支撑面由大到小、重心由低到高的各种体位下,逐步施加外力完成。具体可通过摇晃平衡板圆棍(上铺塑料布)及大小不同的充气球进行。

2)根据体位进行的平衡训练

可分为坐位平衡训练和站立位平衡训练,并根据外力情况可再分为Ⅰ～Ⅲ级平衡训练。

(1)坐位平衡训练:患者取坐位,手置于身体两侧或大腿部,保持心情放松。①Ⅰ级平衡训练:指不受外力和无身体动作的前提下保持独立坐位姿势的训练,患者通过协调躯干肌肉以保持身体直立。开始时需要有人在身旁保护,逐步过渡到无保护独立坐位。②Ⅱ级平衡训练:患者可以独立完成身体重心转移、躯干屈曲、伸展、左右倾斜及旋转运动,并保持坐位平衡的训练。③Ⅲ级平衡训练:指在站立姿势下抵抗外力保持身体平衡的训练。患者可以采用平衡板训练,站立位作业训练等。如在双杠内放置平衡板,患者与平行杠呈垂直位站立于平衡板上,治疗师双手协助控制患者骨盆,缓慢摇动平衡板,诱发患者头部及躯干向中线调整及一侧上肢外展的调整反应。

(2)站立位平衡训练:指患者站立姿势下,独立完成身体重心转移、躯干屈曲、伸展、左右侧屈及旋转运动,并保持平衡的训练。开始时由治疗师双手固定患者髋部,协助完成重心转移和躯干活动,逐步过渡到由患者独立完成。

第 三 幕

　　李爷爷做完手术后要出院了,但是心里特别害怕,对责任护士说:"虽然我做了手术,但是这个毛病肯定治不好,而且身体有了残疾,总觉得别人看我的目光都是嘲笑,哎,我以后的生活怎么办啊?"责任护士小王耐心地给李爷爷做心理康复,缓解其心理负担,并制订了功能训练计划。李爷爷非常开心。

问题引导

　　1. 对于这类患者,如何做好心理护理?

　　2. 患者出院后如何适应社会,勇敢面对生活?

教师注意事项

　　本幕描述了患者对自身残疾感到自卑,对今后的生活感到害怕。引导学生熟悉骨肿瘤术后患者的心理状况,掌握心理康复,落实好健康指导。

学习目标

　　1. 掌握骨肿瘤术后患者的心理康复。

　　2. 掌握骨肿瘤健康指导。

教师参考资料

1. 心理康复

　　患者截肢后必然带来不同程度的躯体残疾和缺陷,恢复期往往更加关注自己的外表,尤其是女性,她们最难适应变化。截肢后日常工作受到影响,女性患者较注重家庭,对自己的身体需要重新认识,对别人也要重新评价。

2. 健康教育

　　(1) 加强营养:高蛋白饮食,促进术后康复。

　　(2) 饮食护理:这是很多疾病治疗的重点,也是很不错的一种方法,大家要注意骨肿瘤手术后应补充营养,给予高蛋白、高维生素类食物,如肉类、家禽、新鲜蔬菜、鱼类等。骨肿瘤化疗患者除以上饮食外,尤其需多吃胡萝卜、水果、荸荠、番茄等。最好不要吃刺激性食物、不喝刺激性饮料,比如碳酸饮料,不吃易引起复发性食物,如公鸡、鲤鱼,加强锻炼,增强身体抵抗力,避免感冒。

　　(3) 运动护理:保持运动有利于疾病的恢复。良性骨肿瘤手术后待一般切口愈合后,在不影响骨稳定性的情况下,可逐步恢复正常活动,如影响骨稳定性,在固定期间,可进行固定部位的肌肉舒缩运动和未固定关节的主动活动。拆除固定后逐步锻炼活动关节。恶性骨肿瘤患者应多休息,脊柱和下肢骨肿瘤患者以卧床休息为主,经常活动未固定的关节。上肢骨肿瘤患者可行走,活动不固定关节,待病情稳定后可逐渐增加活动度。

　　(4) 定期检查:良性骨肿瘤手术后每月复查一次,如良性骨肿瘤未行手术治疗者,则应注意局部情况,如遇肿块突然增大,疼痛加重时,应及时来医院就诊,到治愈为止。恶性骨肿瘤手术后早期每月复查 1~2 次,之后每月复查一次。

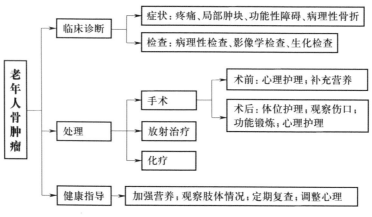

图 8-6-1　老年人骨肿瘤护理流程图

参考文献

[1] 张昌,赵晓琴,王新艳. 个性化护理在骨肿瘤外科老年患者的研究体会[J]. 世界最新医学信息文摘(连续型电子期刊),2019,19(22):243-244.

[2] 陈瑞治. 老年肿瘤患者外科手术后锁骨下静脉穿刺置管术的应用与护理研究[J]. 中外医疗,2017,36(29):147-149.

第九章 老年人其他系统疾病的护理

第一节 老年人白内障

教案摘要

刘先生,72岁,是一位退休工人,有吸烟史45年,约15支/d。既往有高血压病史,血压控制平稳。最近1年看东西有点模糊,出现了左眼渐进性视力下降、视物模糊伴眼前固定不动暗影。门诊拟"左眼渐进性视物模糊1年余"收住入院。患者入院生命体征平稳,完善眼科专科检查后,在局麻下行"左眼白内障超声乳化术＋人工晶体植入术"。术后经过眼科常规护理,患者顺利康复,如期出院。通过教案,学生可以学习白内障的临床表现、手术方式、围手术期护理要点及并发症的防治,通过对白内障患者全程、动态的健康照护问题的评估和分析,进行连续性照护,从而实现以患者为中心的整体护理。

关键词

白内障(Cataract);白内障超声乳化术(Phacoemulsification);以患者为中心(Patient-centered);健康指导(Health Guidance)

主要学习目标

1. 掌握白内障的定义及临床表现。
2. 掌握白内障围手术期的护理要点。
3. 掌握白内障术后的健康宣教。
4. 熟悉白内障术后并发症的防治。
5. 熟悉白内障的鉴别诊断。

次要学习目标

1. 了解白内障的病因。
2. 了解白内障的分类。

3. 了解白内障的辅助检查。

4. 了解白内障的手术方式。

第 一 幕

刘先生,72 岁,是一位退休工人,吸烟史 45 年,约 15 支/d。既往有高血压病史,血压控制平稳。近期在无明显诱因下出现左眼进行性视力下降,视物模糊伴眼前固定不动暗影,发病后左眼无红、肿、胀、痛,无同侧头痛、恶心、呕吐等症状。患者近期左眼视物模糊症状加重,遂于今日来我院眼科就诊。患者入院时体温为 36.6℃,心率为 88 次/min,呼吸为 18 次/min,血压为 125/85 mmHg。医生详细问了病史后,安排其做了全面的眼科检查。

问题引导

1. 根据本幕提供的患者信息,请给出患者的初步诊断。

2. 患者目前能够确诊吗? 还需要做哪些检查吗?

3. 该疾病的发生与哪些因素有关?

教师注意事项

本幕描述的是白内障患者发病时就诊的情形。通过本幕提供的信息,引导学生根据患者的临床表现思考患者发生了什么疾病,如何与其他疾病鉴别,同时引导学生学习该疾病发生的原因及辅助检查。

学习目标

1. 掌握白内障的定义及临床表现。

2. 了解白内障的病因。

3. 了解白内障的分类。

4. 了解白内障的辅助检查。

提示用问题

1. 患者目前可能的诊断是什么? 如何鉴别?

2. 为了明确诊断,患者还应进行哪些检查?

3. 哪些原因可能导致患者发生该疾病?

教师参考资料

1. 白内障的定义

白内障(Cataract)指晶状体浑浊,即晶状体透明度降低或者颜色改变导致的光学质量下降的退行性疾病,是发生在眼球里面晶状体上的一种疾病,任何晶状体的混浊都可称为白内障。但是当晶状体混浊较轻时,没有明显地影响视力而被忽略或不被人发现时,没有列入白内障行列。

晶状体轻度混浊不影响视力者,没有临床意义。当晶状体混浊使视力下降者,才认定为临床意义上的白内障。在流行病学调查中,将晶状体混浊并使视力下降到 0.7 或以下作为诊断指标。白内障是全世界致盲和视力损伤的首要原因,多见于 50 岁以上老人,随着人口的增长和老龄化,白内障引起的视力损伤将越来越多。白内障患者最初发病出现的症状为视物模糊,随后视物出现双影或者重影。

2. 白内障的病因

老化、遗传、局部营养障碍、免疫与代谢异常、外伤、中毒、辐射等都能引起晶状体代谢紊乱,导致晶状体蛋白质变性而发生混浊,导致白内障。本病可分为先天性和后天性。

(1)先天性白内障:又叫发育性白内障,多在出生前后即已存在,多为静止型,可伴有遗传性疾病,有内生性与外生性两类,内生性者与胎儿发育障碍有关,外生性者是母体或胎儿的全身病变对晶状体造成损害所致。先天性白内障分为前极白内障、后极白内障、绕核性白内障及全白内障。

(2)后天性白内障:出生后因全身疾病或局部眼病、营养代谢异常、中毒、变性及外伤等原因所致的晶状体混浊,分为 6 种:①老年性白内障,最常见,又叫年龄相关性白内障,多见于 40 岁以上,且随年龄增长而增多,与多因素相关,如老年人代谢缓慢发生退行性病变有关,也有人认为与日光长期照射、内分泌紊乱、代谢障碍等因素有关。根据初发混浊的位置可分为核性与皮质性两大类。②并发性白内障(并发于其他眼病)。③外伤性白内障。④代谢性白内障。⑤放射性白内障。⑥药物及中毒性白内障。

3. 白内障的分类

由于晶体不同部位屈光力变化,可有多视、单眼复视、近视度增加等表现。临床上将老年性白内障分为皮质性、核性和后囊下 3 种类型。

(1)皮质性白内障以晶体皮质灰白色混浊为主要特征,其发展过程可分为四期:初发期、未成熟期、成熟期、过熟期。

(2)核性白内障晶体混浊多从胚胎核开始,逐渐扩展至成人核,早期呈黄色,随着混浊加重,色泽渐加深(如深黄色、深棕黄色)。核的密度增大,屈光指数增加,患者常诉说老视减轻或近视增加。早期周边部皮质仍为透明,因此,在黑暗处瞳孔散大,视力增进,而在强光下瞳孔缩小,视力反而减退。故一般不等皮质完全混浊即行手术。

(3)后囊下白内障因混浊位于视轴区,早期即影响视力。

4. 白内障的临床表现

白内障的早期症状:视物模糊,单眼多视,色觉异常,老视减轻。

白内障最主要的症状是视物模糊,可有怕光、看物体颜色较暗或呈黄色,甚至复视(双影)及看物体变形等症状。

5. 白内障的辅助检查

(1)焦点照明检查法:用灯光直接照射,看晶体有无混浊及脱位。

(2)虹膜投影法:以细光成 45°自瞳孔缘斜行投射至晶体,如晶体混浊位于核心部,在混浊区与瞳孔缘之间有一新月状透明区,混浊越重,阴影越窄。如晶体全部混浊则新月状阴影完全消失。

(3)检眼镜彻照法:将光线投入瞳孔区内,正常时可见均匀之红影,如晶体或屈光间质混浊,则可见红影中有黑点或黑块,检查时可令患者转动眼球,看黑影是否移动,以了解混浊部位。

（4）裂隙灯检查法：以裂隙灯作光学切面检查，从前至后，可见许多明暗相间的层次结构，代表着不同时期的晶状体核，各层次透明度不完全一致，其中以前囊、成人核前表面及胚胎后表面较为清晰。

第 二 幕

　　刘先生眼科 B 超提示：左眼白内障。门诊医生拟"左眼白内障"将其收治入眼科。病房医生和护士共同接待了患者。在完善术前检查，排除手术禁忌证后，医生告诉他要立即行"左眼白内障超声乳化术＋人工晶体植入术"。患者听后非常担心："什么是超声乳化术？现在就要手术吗？不行不行，我还没准备好呢！"护士安慰患者道："您不用担心！我会协助您做好术前准备的，手术前也会有护士帮您清洗眼睛的。""清洗眼睛？什么意思？"护士耐心地解答了患者所有的疑惑，患者听后也表示理解，积极配合护士做好了术前准备。

问题引导

　　1. 根据患者目前的症状和体征，他目前适合的手术方式有哪些？
　　2. 如何帮助患者缓解紧张焦虑的心理，使其更好地配合手术？
　　3. 白内障手术前有哪些特殊的术前准备？

教师注意事项

　　本幕主要描述患者在明确诊断后，护士为其实施心理疏导及术前准备的经过。通过本幕，引导学生学习白内障主要手术方式、术前心理护理和眼科术前特殊准备要点，使患者以最佳的状态迎接手术。

学习目标

　　1. 掌握白内障患者的术前护理。
　　2. 掌握白内障的手术方式。

提示用问题

　　1. 目前白内障的主要手术方式有哪些？
　　2. 针对患者术前紧张焦虑的情绪，如何进行心理护理？
　　3. 白内障患者术前眼科护理常规包含哪些内容？

教师参考资料

1. 白内障的手术方式

（1）白内障超声乳化术为近年来国内外开展的新型白内障手术。此手术目前主要集中在我国比较先进的大中城市开展。手术时使用超声波将晶状体核粉碎使其呈乳糜状，然后连同皮质一起吸出，术毕保留晶状体后囊膜，可同时植入房型人工晶状体。老年性白内障发展到视力低于 0.3，晶状体混浊在未成熟期、中心核部比较软者，适合做超声乳化手术。其优点是切口小,组织损伤少,手术时间短,视力恢复快。

（2）白内障囊外摘除术需要在手术显微镜下进行,老式囊外摘除术则可以不用。白内障囊外摘除术较老式囊外摘除术切口小。

（3）白内障囊内摘除术是将混浊的晶状体完整地从眼内取出的一种手术。此手术需要较大的手术切口,因手术时晶状体囊一并被摘除,故不能同时植入后房型人工晶状体。

2. 术前心理护理

可采用临床护理路径干预,注重观察患者的心理状况,并通过健康教育、心理疏导提高患者对疾病及手术的认知,使其认识到护理干预的重要性及必要性,提高自我管理意识,进而促进患者快速康复。有研究表明以罗伊适应模式为导向的精细化护理服务,可有效改善老年白内障患者术后焦虑、抑郁状况。

3. 白内障手术的术前护理

（1）测量生命体征,如体温、脉搏、血压。做好术前准备及辅助检查,如心电图、胸部 X 线检查。

（2）协助患者做好个人卫生,如洗头、洗澡,换好干净衣服。

（3）给予易消化饮食,保持大便通畅。

（4）术前 1 h 散瞳,按医嘱给予抗生素治疗。按医嘱用药。

第 三 幕

完善术前准备后,患者在局麻下行"左眼白内障超声乳化术＋人工晶体植入术"。经过半个小时的手术,术后安返病房。护士立即按照眼科术后护理常规给患者进行指导。此时患者的女儿突然迎了上来,焦急地问道:"护士,我爸爸手术后有什么要注意的吗?"护士耐心地安抚了患者女儿,并告诉她患者目前的注意事项及观察要点。

手术后第 2 d,患者伤口无渗血渗液,恢复良好,术后左眼视力 0.8,未诉术眼不适。随后护士来到病房,通知患者可以出院了,并向患者详细告知了出院后的注意事项。

问题引导

1. 患者术后安返病房后,作为责任护士,如何做好他的病情观察及护理?

2. 白内障手术后,可能会有哪些并发症发生?

3. 如何帮助白内障患者养成良好的生活习惯,避免疾病的复发?

教师注意事项

本幕主要描述患者行手术治疗以及护士为患者实施术后护理的经过。通过本幕提供的信息,引导学生学习白内障术后的观察要点及并发症防治,引导学生掌握白内障术后的健康教育要点。

学习目标

1. 掌握白内障的术后观察要点。
2. 掌握白内障的健康宣教。
3. 熟悉白内障术后常见并发症的防治。

提示用问题

1. 作为眼科的护士,怎样做好患者术后的护理工作,促进其早日康复?
2. 该手术可能会有哪些并发症发生? 如何防治?
3. 如何给白内障患者进行健康指导,使其早日恢复正常生活?

教师参考资料

1. 白内障手术的术后护理

(1) 嘱患者注意术眼有无疼痛,人工晶状体位置有无偏斜或脱位,眼前节有无炎症渗出,虹膜及瞳孔是否发生粘连等。术后每周去医院检查 1 次,包括视力、人工晶状体及眼底情况。1 个月后遵医嘱定期复查。

(2) 术后 3 个月内应避免剧烈运动,勿突然低头,避免过度劳累,防止感冒。

(3) 术后 1 个月内每日数次用激素及抗生素眼药,并且遵医嘱使用作用较弱的扩瞳眼药,以防止瞳孔粘连。对长期使用激素类眼药者,应注意眼压情况,避免产生激素性青光眼。

(4) 保持大便通畅,少吃刺激性食物,忌烟酒,多吃水果及蔬菜。

(5) 术后 3 个月应到医院常规检查,并做屈光检查,有屈光变化者可验光配镜加以矫正。一般 1 个月后可正常工作和学习。

2. 白内障手术的常见并发症

(1) 高眼压:若患者发生术眼胀痛,伴同侧头痛、恶心、呕吐,应警惕高眼压的发生,需密切监测眼压,并及时遵医嘱给予降眼压药物治疗。

(2) 角膜水肿:若患者主诉眼部出现异物感,视力提高不理想,发生角膜水肿的可能性大,应做好解释、安慰工作,遵医嘱给予对症治疗药物。

(3) 眼内炎:白内障超声乳化吸除手术后最严重的并发症,多在术后 1~4 d 急骤起病,伴有剧烈眼部疼痛和视力急剧减退。术后密切观察病情,一旦发生感染迹象立即通知医生处理。配合医生抽取房水或玻璃体液,进行细菌和真菌培养及药物敏感实验。遵医嘱全身及局部应用足量抗生素。

3. 白内障患者的健康指导

(1) 为患者讲解眼部护理相关知识,教会其正确按摩眼部,做好眼部护理工作。制定眼压持续监测记录表,每日严密监测患者的角膜水肿、眼球变硬、眼球张力、炎性反应等情况,并将监测信息反馈至主治医生;做好眼部并发症护理工作,对有眼部炎性反应的患者及时给予抗炎药物治疗,对出现高眼压的患者遵医嘱给予口服乙酰唑胺、噻吗洛尔滴眼液等药物进行降压治疗,做好每周眼部复查工作。

(2) 注意精神调节,心胸应宽广,保持情绪舒畅,要制怒。培养一些兴趣以陶冶情操,多与人交谈,分散对不愉快事情的注意力,激起生活热情,能起到阻止和延缓病情进展的作用。

（3）加强用眼卫生，平时不用手揉眼，不用不洁手帕、毛巾擦眼。用眼过度后，应适当放松，久坐工作者应间隔1～2 h起身活动10～15 min，举目远眺，或做眼保健操。要保证充足的睡眠，及时消除疲劳。

（4）积极防治慢性病，包括眼部的疾病及全身性疾病。尤其是糖尿病最易并发白内障，要及时有效地控制血糖，防止病情进一步发展。

（5）饮食宜含丰富的蛋白质、钙、微量元素，多食含维生素 A、维生素 B、维生素 C、维生素 D的食物。平时多食鱼类，能保持正常的视力，延缓病情的进展。

（6）吸烟者易患白内障已被相关研究证实，应及早戒烟。

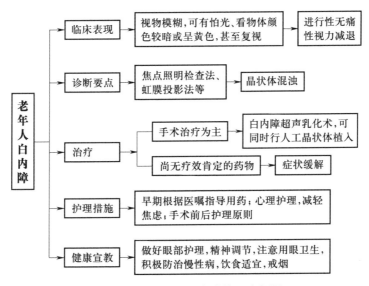

图 9-1-1　老年人白内障护理流程图

参考文献

［1］席淑新,赵佛容.眼耳鼻咽喉口腔科护理学［M］.4 版.北京:人民卫生出版社,2017:89-92.

［2］肖艳,肖冰,邱小玲.临床护理路径在老年性白内障患者围手术期护理中的应用［J］.当代护士,2021, 28(16):146-148.

［3］吕捷,吴贤慧,张慧慧.以罗伊适应模式为导向的精细化护理服务在老年白内障患者术后康复期的实践研究［J］.实用防盲技术,2021,16(3):125-138.

［4］陈彩容,陈映红,张桂莲.老年白内障合并青光眼手术患者术后高眼压的危险因素分析及护理干预［J］.全科护理,2021,19(25):3595-3598.

第二节　老年人失禁性皮炎

——"老年人的难言之隐"

教 案 摘 要

　　患者,男,72 岁,汉族,小学文化,退休,长期卧床,无过敏史;转入我院之前,一直在某社区养老机构养老。某日,因"突发语言障碍、肢体无力 3 h"入院,诊断为:脑梗死后遗症;肺炎;慢性肾脏疾病 3 期。入院时患者神志清,语言表达能力下降,格拉斯哥评分为 5 分,双上肢肌力 IV^+ 级,双下肢肌力 III^+ 级,四肢肌张力增高;肛周皮肤潮红,间中少许粪水经肛门流出。入院后患者大便次数增多,伴有大便失禁现象,解便每日约 8 次,便体呈黄糊状,于肛周外涂抹鞣酸软膏,口服黄连素治疗,但治疗效果不佳,入院第 6 d 大便呈果冻样黏液便,肛周可见明显潮红现象,于肛周皮肤涂抹液体敷料给予保护,口服蒙脱石散等止泻类药物,但给药后患者的解便症状仍未好转,每日约 5 次,呈稀薄果冻样便。失禁后第 4 d,患者肛周皮肤处出现点状红疹,部分破损,随着病程进一步发展,最严重时患者肛周皮肤呈现大面积潮红,以肛周处症状最为严重,接近肛周处皮肤存在破损、糜烂、渗出等现象。实验室检查结果提示,尿培养可见白色念珠菌生长,大便常规与隐血试验均为阴性。采用皮肤状况评分工具(SCAT)对患者失禁性皮炎进行评估,评分为 8 分。后予改善微循环、营养脑神经、补充营养、抗血小板凝聚等治疗,治疗过程中患者腹泻、失禁性皮炎情况逐渐好转。后经过进一步治疗和护理,病情好转后,准备再次转回原养老机构。

关 键 词

失禁性皮炎(Incontinence Associated Dermatitis,IAD);皮肤状况评估工具(Skin Condition Assessment Tool,SCAT);以患者为中心(Patient-centered);健康指导(Health Guidance)

主要学习目标

1. 掌握失禁性皮炎的临床表现、诊断标准。
2. 掌握失禁性皮炎的护理及并发症。
3. 掌握皮肤状况评估工具的使用方法。
4. 掌握失禁性皮炎的健康教育。
5. 熟悉失禁性皮炎的定义、病因。

次要学习目标

1. 了解失禁性皮炎和压力性损伤的鉴别。
2. 了解失禁性皮炎的辅助检查。
3. 了解失禁性皮炎护理用具的使用方法。

第 一 幕

患者,男,72岁,汉族,小学文化,退休,长期卧床,无过敏史;转入我院之前,一直在某社区养老机构养老。某日,因突发语言障碍、肢体无力3 h入院,诊断为:脑梗死后遗症;肺炎;慢性肾脏疾病3期。入院时患者神志清,语言表达能力下降,格拉斯哥评分为5分,双上肢肌力IV$^+$级,双下肢肌力III$^+$级,四肢肌张力增高;肛周皮肤潮红,少许粪水经肛门流出。

问题引导

1. 根据本幕中的信息,你认为患者皮肤方面出现了什么问题?依据是什么?
2. 如何做好皮肤状况评估?
3. 如何区分失禁性皮炎和压力性损伤?

教师注意事项

本幕描述了患者长期卧床,因突发疾病入院治疗的情形。护理诊断发现肛周皮肤潮红,少许粪水经肛门流出的情况。引导学生学习失禁性皮炎的诱因及临床表现,学习皮肤状况评估工具,同时引导学生区分失禁性皮炎和压力性损伤。

学习目标

1. 掌握失禁性皮炎的临床表现。
2. 掌握皮肤状况评估工具的使用方法。
3. 熟悉失禁性皮炎的定义、病因。

提示用问题

1. 对于长期卧床的老年人,在皮肤护理方面,你应该考虑哪些因素?
2. 你了解皮肤状况评估工具吗?

教师参考资料

1. 失禁性皮炎的定义

失禁性皮炎是指皮肤长期暴露在尿液和粪便的侵蚀中,所导致的会阴部、肛门周围皮肤受损(发红、发亮、散布性红疹、表皮破损),严重时皮肤会产生糜烂及溃疡问题。失禁性皮炎也会发生在腹股沟、臀部、大腿内侧等处。

2. 失禁性皮炎的病因

(1)疾病原因:①抗生素大量应用导致菌群失调;②不适当肠道高营养治疗;③肠道感

染;④下消化道出血;⑤使用胃肠动力药或缓泻剂;⑥肛门括约肌松弛。

（2）护理原因:①护理评估不到位,处置不准确;②会阴清洁、隔离不到位,表皮、真皮受损害;③使用纸尿裤包裹,不透气;④不适当的清洗方法及反复擦拭,致机械性损伤。

3. 失禁性皮炎的临床表现

失禁相关性皮炎的临床表现包括红斑、水肿、浸渍、剥脱、破损、丘疹和水疱的形成。伤口的边界通常不清晰,呈弥散状,伴有瘙痒或疼痛以及继发性的真菌感染。失禁性皮炎有时会和1期、2期压力性损伤的临床表现比较相似,但失禁性皮炎发生的区域不在骨突部位,通常呈弥散状以及在一些皮肤皱褶处。

4. 皮肤状况评估工具

（1）会阴评估工具:评估失禁性皮炎发生危险性工具,见表9-2-1。

表 9-2-1 会阴评估工具

评估项目	1分	2分	3分
刺激物类型	成形的粪便或尿液	软便混合或未混合尿液	水样便和/或尿液
刺激时间	床单/尿布至少或少于每8 h更换	床单/尿布至少或少于每4 h更换	床单/尿布至少或少于每2 h更换
会阴皮肤状况	皮肤干净、完整	红斑、皮肤合并或不合并念珠菌感染	皮肤脱落、糜烂,合并或不合并皮炎
影响因素（低蛋白、感染、鼻饲营养或其他）	0～1个影响因素	2个影响因素	3个（含）以上影响因素

注:总分为4～12分,分数越高表示发生失禁性皮炎(IAD)危害性越高,分值在4～6分属于低危害群,7～12分属于高危险群。目前该量表已在临床上使用,推荐作为IAD发生的初筛工具。

（2）皮肤状况评分工具:评估失禁性皮炎严重程度的工具见表9-2-2。

表 9-2-2 皮肤状况评分工具

评估项目	分数				
	0分	1分	2分	3分	4分
皮肤破损范围	无	小范围(<20 cm²)	中等范围(20～50 cm²)	大范围(>50 cm²)	
皮肤发红	无发红	轻度发红(斑点外观不均匀))	中度发红(严重点状,但外观不均匀)	严重发红	
糜烂深度	无	轻度糜烂,只侵犯表皮	轻度糜烂,侵犯表皮及真皮,伴或不伴有少量渗液	表皮严重糜烂,中度侵犯到真皮层(少量或无渗出)	表皮及真皮严重糜烂,合并中等量渗出

注:前2个评估项目记0～3分,后一项记0～4分,总分记0～10分,得分越高则失禁性皮炎越严重。

使用时有以下注意事项:①选择合适的评估时机和频率;②高危患者在入院2 h内进行初次评估;③之后每班次进行评估;④确定评估部位,尿失禁引起的失禁性皮炎常发生于大阴唇、阴囊皱褶;大便失禁引起的失禁性皮炎常发生于肛门周围。

5. 判断失禁性皮炎的分级情况

通过视诊和触诊评估失禁性皮炎的分级情况。

（1）高危:指皮肤无红斑或局部温度不高于周围皮肤,但可表现出以往患失禁性皮炎和

（或）已愈合压疮所留下的痕迹或颜色改变且无法恰当地护理或无法自我照顾及沟通者；24 h 内出现 3 次以上无法控制水样便的排泄也属于高危失禁性皮炎。

（2）早期失禁性皮炎：暴露于大小便的皮肤变得干燥但仍完整，无水泡，但呈粉红色并向周围扩展，边界不规则；对于深色皮肤患者，颜色改变较难判别，此时宜触诊，可感知皮温高于没受粪便刺激部位。感知功能及沟通能力正常的患者可诉有烧灼感、针刺感等。

（3）中度失禁性皮炎：受刺激的局部皮肤发亮或呈明显红色，但在深色部位，可表现为发白、发黄或深红/紫色；局部皮肤光亮潮湿可伴有血水渗出或针尖状出血，或呈凸起状或有水泡；可伴有皮肤缺损（少量）；患者常伴有明显疼痛。

（4）重度 IAD：受刺激的部位出现部分皮层缺损，呈红色，伴渗出或出血；深色皮肤患者，可表现为发白、发黄或深红褐色/紫色；渗出液中的蛋白黏附于干燥皮肤表面，可引起皮肤层的脱落。

（5）合并真菌性皮炎：老年女性多见。可伴有任何程度的失禁性皮炎损伤皮疹，通常位于发红部位的边缘（深色皮肤患者，可表现为发白、发黄或深红褐色/紫色），可表现为丘疹或仅为平坦的斑点（白/黄）。患者常诉有痒感。

第 二 幕

入院后患者大便次数增多，伴有大便失禁现象，每日解便约 8 次，便体呈黄糊状，于肛周外涂抹鞣酸软膏，口服黄连素治疗，但治疗效果不佳，入院第 6 d 大便呈果冻样黏液便，肛周可见明显潮红现象，于肛周皮肤涂抹液体敷料给予保护，口服蒙脱石散等止泻类药物，但给药后患者的解便症状仍未好转，每日约 5 次，呈稀薄果冻样便。失禁后第 4 d，患者肛周皮肤处出现点状红疹，部分破损，随着病程进一步发展，最严重时患者肛周皮肤呈现大面积潮红，以肛周处症状最为严重，接近肛周处皮肤存在破损、糜烂、渗出等现象。实验室检查结果提示，尿培养可见白色念珠菌生长，大便常规与隐血试验均为阴性。采用皮肤状况评分工具对患者失禁性皮炎进行评估，评分为 8 分。入院后予改善微循环、营养脑神经、补充营养、抗血小板凝聚等治疗，治疗过程中患者腹泻、失禁性皮炎情况逐渐好转。

问题引导

1. 如何判断患者肛周皮肤处出现点状红疹，部分破损的情况？
2. 压力性损伤和失禁性皮炎在表现上有哪些不同？
3. 失禁性皮炎的治疗方法及相关护理措施有哪些？

教师注意事项

在本幕，患者出现了失禁性皮炎的症状，需要注意其与 1 期、2 期压力性损伤的区分，两者的治疗和护理是有明显差别的。教师注意引导学生关注患者的主要问题，能够预见性地配合医生进行相应处理和检查，积极配合医生完成失禁性皮炎患者的治疗、护理。

> **学习目标**

　1. 掌握失禁性皮炎和压力性损伤的区分要点。

　2. 掌握失禁性皮炎的观察及护理要点。

　3. 了解失禁性皮炎的治疗方法。

> **提示用问题**

　1. 什么是压力性损伤？失禁性皮炎和压力性损伤在表现上有哪些不同？

　2. 失禁性皮炎有哪些护理要点？

　3. 常规失禁性皮炎的治疗方法是什么？

> **教师参考资料**

1. 失禁性皮炎的治疗

　　任何皮肤问题，预防的效果远大于治疗，专家共识均特别强调发现并治疗失禁的病因是预防失禁性皮炎的关键环节，而清洗和保护皮肤是预防和处理失禁性皮炎的重要措施。针对高危患者，较为推荐的方案即皮肤评估和组合性皮肤护理程序：①避免皮肤受刺激物长期接触；②皮肤清洗；③皮肤滋润；④皮肤保护。

　　失禁性皮炎的预防主要在于尽快地移除刺激并进行皮肤保护，皮肤护理方案应当包括皮肤的清洁、滋润和保护。

2. 失禁性皮炎患者的护理措施

　　(1) 避免皮肤长期接触刺激物：刺激物通常指尿、粪或两者皆有。对单纯尿失禁患者，男患者可选用一次性尿套或导尿装置，女患者可用导尿装置，以减少或避免尿液和皮肤的接触。对于单纯粪失禁或尿粪双失禁的患者，除了传统地使用一次性垫巾、纸尿裤等，也有使用各类导管如肛管、气管插管、三腔二囊管等插入肛口引流粪便。目前最好的方法是采用一件式肛门造口袋连接负压吸引瓶来收集、引流大便。

　　(2) 皮肤清洗：清洁皮肤目前以擦洗、喷洗为主，擦拭，轻拍或自然蒸发来干燥皮肤。皮肤 pH 值为 5.4～5.9，国外建议使用 pH 接近 5.5 的清洗液，以减少皮肤损伤。目前，国外免冲洗皮肤清洗液是弱酸性，其机理是通过乳化作用使皮肤污物和细菌彻底从皮肤上清除。皮肤清洗液内含清洁剂和表面活性剂，同时含有润肤或保湿成分，有利于维持皮肤屏障功能。国外研究证明，弱酸性免冲洗的皮肤清洗剂要优于"肥皂＋水"，对于皮肤而言，免冲洗的皮肤清洗液更安全。日常肥皂 pH 值在 9.5～11，在水中溶解后 pH 值增加，会破坏皮肤屏障功能。

　　(3) 皮肤滋润：皮肤屏障作用取决于角化细胞和细胞间的脂质，角质层的保水能力取决于其有序排列。而润肤就是修复或增强皮肤的保湿屏障，保持或增加其含水量，减少水分丧失。滋润剂通常含水分、保湿剂和润肤剂。国外大多数清洗液都含保湿剂和(或)润肤剂。高效保湿剂主要包含甘油、a－氨基酸、丙二醇、尿素、山梨糖醇等，其作用是加强真皮层到表皮层的水分吸收；润肤剂的主要成分为脂质，包含脂肪、蜡或油类，皮肤干燥者润肤剂可提高皮肤的水合作用并降低其撕脱的发生，失禁性皮炎患者皮肤持续处于潮湿环境中，因此润肤剂比保湿剂效果好。

　　(4) 皮肤保护：伤口、造口和失禁护士协会(Wound, Ostomy, and Continence Nurses

Society,WOCN)指出,保持皮肤干燥并在失禁一定时间后选用皮肤保护剂。皮肤保护剂指喷洒皮肤后形成一层封闭且半透明的保护膜,能够辅助皮肤呼吸,防止浸渍,减少尿液或粪便刺激。皮肤保护剂可以减少失禁性皮炎和2期压力性损伤的发生率,同时降低护理成本,节省时间,并且更利于皮肤的保护。现阶段国外护理人员主要选用的皮肤保护剂有凡士林油膏、无痛皮肤保护膜液体辅料。

国内目前在失禁性皮炎的预防护理上大多以经验性护理为主,选用的皮肤保护剂主要有以下六类:①粉剂类:该类用品可吸收部分尿液及稀便中的水,降低皮肤摩擦,包括惠尔康造口粉、蒙脱石散等。②油剂类:该类产品含油脂,局部外用形成一层保护膜,将尿液与粪便隔离,同时不浸渍周围皮肤,减轻皮损,包括赛肤润、复方氧化锌油、山茶油、麻油、紫草油等。③膏剂类:该类产品外用后形成一层保护膜,其黏性大、作用持久,有利于将尿液与粪便隔离,包括鞣酸软膏、生肌膏、湿润烧伤膏。④液体类:该类产品多为中成药制剂,具有收敛、燥湿、杀菌之功效,包括康复新液、3%硼酸溶液、活性银离子等。⑤抗生素类:该类产品通过抑制细菌内蛋白质的合成来阻止细菌繁殖,包括红霉素软膏、莫匹罗星软膏、咪康唑(达克宁)散等。⑥无痛皮肤保护膜:无痛皮肤保护膜液体辅料是现阶段比较专业的皮肤保护剂,是目前失禁患者保护皮肤的理想方法,患者感觉舒适,无痛感,操作简单方便,不良反应少。

3. 失禁性皮炎和压力性损伤的鉴别

失禁性皮炎与压力性损伤常发生于相同部位(如臀部),并且失禁性皮炎与1期、2期压力性损伤外观相似,有时候二者会同时出现,导致许多护士难以正确鉴别。如果鉴别错误,护士会采取错误的护理措施,造成不必要的医疗资源浪费,影响伤口愈合,甚至会增加患者住院天数,加重经济负担。因此,正确鉴别失禁性皮炎和压力性损伤十分重要(表9-2-3)。

表9-2-3　失禁性皮炎与压力性损伤的鉴别要点

项目	失禁性皮炎	压力性损伤
病理生理	对粪便/尿液的炎症反应	缺血性损伤
位置	会阴、肛周、大腿内侧、臀部	骨突处、受压部位
相关因素	小便和(或)大便失禁	活动减少、感觉减退
深度	多呈浅表性	最初表现为1期,最终可发展为全皮层损伤
形态/分布	边界不规则、界限不清楚	通常呈圆形;涉及剪力时可呈椭圆形或长形;边界清楚
伴发症状	可有坏死组织、潜行、窦道	周围皮肤通常出现浸渍

第 三 幕

经过进一步治疗和护理,患者病情好转,准备再次转回原养老机构。责任护士对家属以及社区护士进行了失禁性皮炎的健康宣教,后续跟踪患者皮肤状况良好。

问题引导

1. 针对长期卧床患者,有哪些预防失禁性皮炎的措施?

2. 如何为患者进行出院指导?

教师注意事项

本幕主要讲的是患者失禁性皮炎治疗后续护理及预防,经过反复讲解指导,患者及其家属能明白患者发生失禁性皮炎的原因,并能按照医嘱积极配合治疗护理。

学习目标

掌握失禁性皮炎的健康教育。

提示用问题

1. 对于长期卧床患者,有哪些皮肤护理要点?

2. 患者出院后如何进行皮肤护理,需要注意的问题有哪些?

教师参考资料

1. 失禁性皮炎患者的健康指导

预防失禁性皮炎的核心方法包括,移除皮肤刺激物并且让皮肤远离刺激性物质;使用器械或产品让皮肤脱离大小便环境;预防继发性皮肤感染(如白色念珠菌感染);控制或转移引起大小便刺激皮肤的原因。

在针对长期卧床老年人的护理中,主要有以下要点。

(1)勤翻身,至少每2 h变换体位一次,鼓励其主动转动体位或帮助其翻身。保持会阴部皮肤干燥、清洁。

(2)尽量避免皮肤长期接触刺激物。使用含有清洁、滋润、保护成分的一次性纸巾,如果没有上述纸巾,使用弱酸性的清洗液,不要使用肥皂,不要用力擦洗,皮肤干燥后合理应用皮肤保护剂(粉剂、皮肤保护膜等)。

(3)失禁处理:除针对失禁原因治疗外,还需指导尿失禁者进行排尿训练、膀胱功能训练、骨盆底肌肉训练或采用尿套。大便失禁的患者,可使用造口用集便袋贴于肛周收集大便,也可使用 OB 内置式卫生棉塞入肛门 7～9 cm,外露棉线末端。

(4)支持治疗:鼓励、协助患者摄入合适的热量和蛋白质。

(5)当皮肤已经发生皮炎或破溃时处理:根据皮损炎症程度,在专业医生指导下按照外用药治疗原则科学治疗护理。

2. 失禁性皮炎患者的人文关怀

(1)创造温馨舒适、整洁干净的病区环境。

(2)理解尊重患者,护理人员应充分重视自己的仪容、仪表,言语恳切,态度热情。耐心倾听患者的主诉。

(3)通过宣传册、多媒体信息平台和疾病知识讲座等形式,向患者讲解疾病治疗、护理和康复的相关知识。

(4)详细讲解出院后的饮食、活动、药物等知识,做好患者的随访工作。

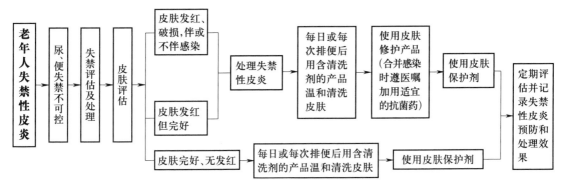

图 9-2-1　老年人失禁性皮炎护理流程图

参考文献

[1] 尤黎明,吴瑛. 内科护理学[M]. 5 版. 北京:人民卫生出版社,2012:231-234.

[2] 杨丽华,尧慧燕. 1 例老年卧床患者假性腹泻致失禁性皮炎的护理[J]. 当代护士(上旬刊),2021,28(01):169-171.

[3] 付春玲. 老年失禁性皮炎的危险因素及防治措施的研究进展[J]. 医学食疗与健康,2020,18(17):210-211.

[4] 田芳. 标准化护理在老年失禁性皮炎救治中的效果分析[J]. 中国医药科学,2020,10(11):94-96,119.

[5] 张鹏燕. 三种护理干预措施在失禁相关性皮炎患者中的应用[D]. 青岛:青岛大学,2019.

[6] 黄海燕,米元元,喻姣花,等. ICU 成人失禁相关性皮炎预防及管理的循证护理实践[J]. 护理学报,2018,25(19):34-39.

[7] 康宙清,杨颖,季蕊,等. 失禁相关性皮炎标准化预防及护理指引在老年失禁患者中的应用[J]. 安徽医药,2018,22(06):1199-1203.

[8] 王泠,郑小伟,马蕊,等. 国内外失禁相关性皮炎护理实践专家共识解读[J]. 中国护理管理,2018,18(01)3-6.

[9] 丁炎明. 伤口护理学[M]. 北京:人民卫生出版社,2021:355.